# 脉经译注

主　编　牛兵占

副主编　王四平　张拴成　孙东云

编　委　刘淑彦　方　敬　潘永梅
陈志杰　侯仙明　李贺芝
韩红伟　张会珍　马小顺
吴中秋　邓国兴　戎曙欣
赵润生　牛黎明　王翠芳
杨　阳　王香婷　贾云芳

中医古籍出版社

图书在版编目（CIP）数据

脉经译注/牛兵占主编. -北京：中医古籍出版社，2009.6
（中医经典白话珍藏本）
ISBN 978-7-80174-727-3

Ⅰ. 脉… Ⅱ. 牛… Ⅲ. ①脉经-译文②脉经-注释 Ⅳ. R241.11

中国版本图书馆 CIP 数据核字（2009）第 062493 号

脉经译注
牛兵占　主编

---

责任编辑　伊广谦
封面设计　天水工作室
出版发行　中医古籍出版社
社　　址　北京东直门内南小街 16 号（100700）
印　　刷　北京义飞福利印刷厂
开　　本　850mm×1168mm　1/32
印　　张　19
字　　数　477 千字
版　　次　2009 年 6 月第 1 版　2009 年 6 月第 1 次印刷
印　　数　0001~4000 册
书　　号　ISBN 978-7-80174-727-3
定　　价　32.00 元

# 前　言

《脉经》是西晋初王叔和编著的一部诊断学专著，也是我国现存古籍中重要的医学文献。其内容丰富，理论较完备，并全面总结了两晋以前的诊断学成就，继承和发展了中医脉学理论，使脉学在中医临床上形成较为成熟的诊断学实用技术。

一、作者生平概况

王叔和，名熙，高平（今山西高平）人。一说山东邹人(今山东邹县)。王叔和的生卒年代及生平事迹史书无载，其资料甚为匮乏。仅在西晋·皇甫谧《甲乙经序》、后魏·高湛《养生论》及唐代甘伯宗《名医传》中载有少量事迹。考之诸书，王叔和的生平年代大约与皇甫谧相偕而稍早。皇甫谧生于东汉·建安二十年（公元215年），卒于西晋·太康三年（公元282年)。有学者考证，王叔和约生于东汉·建安十五年（公元210年)，卒于西晋·太康元年（公元280年)。王叔和一生经历了东汉、三国和西晋三个历史时期。其盛壮年华应在曹魏时代。后汉及曹魏是中国医药学又一个高度发展的时期。中国医学史上两个泰斗级人物华佗和张仲景正是在这一历史时代涌现。王叔和如生于建安十五年，这是华佗死后的第三年。张仲景约卒于建安二十四年，此时王叔和9岁。据说王叔和青年时代为避战乱，举家移居荆州，适逢张仲景医门弟子卫汛并成为知交，受其熏陶，嗜好医道，并浸染于医籍之中。这可能是王叔和步入医学殿堂并成为大家的契机。皇甫谧《甲乙经序》中称："近代太医令王叔和撰次仲景遗论甚精，指事施用。"此一语为后世保留了王叔和一生中最重要的两条信息，其一是王叔和曾做过太医令。有人认为是曹魏时的太医令，曹魏被司马氏所取代而建立西晋王朝是通过和平演变的方式完成，此时王叔和应是55岁左右，王叔和留任晋室太医令也是可能的。其二是撰次仲景遗论，是指王叔和重新编次张仲景的《伤寒杂病论》，并把此书临床诊断学的内容收入《脉经》。王叔和尚著有《脉诀图要》六卷，《脉赋》一卷，《脉诀发蒙》三卷，《论病》六卷，均亡佚。

## 二、《脉经》的成书年代及传世情况

考晋以前书序大都无落款，《脉经》王叔和自序亦然。这给后世确定《脉经》一书的确切年代留下了困难。考《脉经》自序，此书可能是王叔和晚年作品。因其“自序”云：“其王、阮、傅、戴，吴、葛、吕、张，所传异同，咸悉载录。”其中“吴”疑为华佗弟子吴普；“葛”疑为葛洪之祖葛玄；“吕”疑指吕广，以上均为三国时吴国人。可以说此三人均与王叔和是同时代。收录其“所传”，时间应在王叔和的晚年。考王叔和一生，其整理编次仲景之书应在前，自撰《脉经》应在后。有书记称《脉经》成书在晋·太康元年（公元280年），这是王叔和的卒年，恐不确。成书似应在太康元年之前。

《脉经》成书后传世甚广，《隋书·经籍志》、《旧唐书·经籍志》、《唐书·艺文志》、《宋史·艺文志》、《崇文总目》、《郡斋读书志》、《遂初堂书目》、《文献通考》、《通志艺文略》等官私书目均有载录。《脉经》经几百年的辗转流传，至宋代，此书散乱脱夺情况已十分明显。其中卷十除少量文字外，所云“手检图”已全部丢失。仁宗时期国朝成立校正医书局，由官方组织人力物力开始整理校正当时所保存的医书。由林亿等人根据当时所流传的三种《脉经》本子进行了一次大规模的校订整理。芟去重复，补其遗漏，重新编次，勒成十卷九十七篇，形成现今所流传的《脉经》面貌。林氏校本于宋神宗·熙宁元年（公元1068年）由国子监刊行，世称《脉经》宋刻大字本。此本亦为后世所有《脉经》刊刻本的祖本。

三、《脉经》的内容及构成情况

现在传世的《脉经》共十卷九十七篇，约10万字。其内容包括：卷一主要论述持脉之法及二十四种脉象的表现；卷二阐释关前、关后、寸口、人迎、神门等部位脉象的阴阳属性、虚实变化以及所主脏腑经络病变，三部脉象主病，并兼及奇经八脉之脉象主病；卷三论脏腑平脉、病脉和死脉；卷四论述三部九候、杂病脉及寸口三部主病脉；卷五记述张仲景、华佗和扁鹊三人的脉学资料；卷六记述十二经病脉证；卷七记述汗、吐、下、温、灸、刺等治法的禁忌证和适应证；卷八记述杂病脉证；卷九记述妊娠、产后及儿科病脉证；卷十为“手检图二十一部”内容。

《脉经》内容的构成，主要源自魏晋以前的脉学及诊断学文献，其中少量为王叔和的自撰之文。其资料主要取材于《内经》、《难经》、《伤寒杂病论》、《脉法赞》、《四时经》，另有扁鹊、华佗和张仲景脉法遗论。这其中的《脉法赞》及《四时经》都是现已不存世的佚书，而卷五所记述如确为扁鹊、华佗遗文，这可能是此二人所传世的仅见文字。

四、《脉经》的价值

脉学自《内经》发展到魏晋时代，经华佗和张仲景的总结和临床探索，其内容更为丰富、技法更为切用。而且依脉辨证、脉证并重的临床意义愈益重大，已成为医家临床诊断不可或缺的方法。但这一时期的脉学内容仍散见于各家著述之中，其互兹偏见、混乱不一的情况难免其中。另一方面，见诸《内经》及各医家著作的脉学，大都以抽象玄奥的文字著之笔端，而脉学又是临床上的实用技术，这门技术的授受即成为极大困难。正是在这种情况下，王叔和所编著的《脉经》，使诸家脉学内容规范化、统一化，并使脉学自理论到临床操作自成体系。将玄微深奥的脉学知识易于理解和把握，切于临床实践和应用，这不仅是历史现实的需要，也是医学实用技术发展的必然要求。王叔和顺应了时代的要求，编撰成《脉经》这样一部划时代诊断学专著，这即是王叔和在我国医学史上的重大贡献，同样也是《脉经》一书的珍贵价值。

具体而论，王叔和所著《脉经》的巨大成就主要体现在临床价值和文献学价值两方面。

（一）《脉经》的临床价值

《内经》、《难经》中虽然记述了大量的脉学资料，但除少量能切实直接用之于临床外，而大部分脉学文字仍属于“称述多而切事少”的状况。后世张仲景、华佗等医家所总结的脉学临床资料常带有个人体验在其中，脉学从理论到临床技法缺乏统一而又规范的体系。王叔和在诸家脉法的基础上，通过临床验证，分析归纳，系统整理，在诊脉部位和方法上进行统一规范整理，对各种脉象机理、形态表现及主病作了明确阐释。使脉学技法更趋于科学、客观和实用。在诊脉部位和方法上进一步完善和方便实用。尤其在独取寸口和分部主病方面形成了一套系统而较完备的内容。在脉学理论和技法的完善和开创方面，《脉经》重点对脉象的名称和形态描述上加以规范和创新，使脉象所形成的指感更易于了然于心。更为重要的是，王叔和将脉象表述的更细化、具体化和形象化，并归纳为浮、芤、洪、滑、数、促、弦、紧、沉、伏、革、实、微、涩、细、软、弱、虚、散、缓、迟、结、代、动二十四种。并对每一种脉象从层位、气势、节律、频率、长短、宽狭、充盈度、流利度等诸多因素上进行形态特征的描述，然后阐释脉象与病理的联系。这无疑会摆脱和扭转脉学上部分“虚化”和“玄化”的因素而使其指示明确，易于推广应用，更容易普及于临床并被后世广泛认同，亦成为后世脉学的准则。王叔和通过对脉法的改革和完善并著之于版牍，成为中医脉学发展的里程碑，开创了中医诊断学的新纪元。《脉经》所确立的脉学规范和技法要则，沿用近两千年，至今仍有重要的临床指导意义。《脉经》问世后，对于世界其他民族医学也产生了重要影响，如阿拉伯、土耳其、日本、朝鲜，历史上均有《脉经》的译本并溶入了他们的诊断学。

（二）《脉经》的文献学价值

一部《脉经》，其全书绝大部分内容是收载的魏晋以前中医典籍。除《内经》、《难经》、《伤寒论》、《金匮要略》的内容外，还收载了现已不存的《脉法赞》、《四时经》等医学佚书的部分内容。另有“扁鹊脉法”、“华佗脉法”遗文，并散在载录了汉魏时期王、阮、傅、戴，吴、葛、吕、张的脉法遗说。这些遗论遗说，是通过《脉经》的收录而得以流传免于佚失。《脉经》还收载了部分不见于现行本《内经》、《难经》及《伤寒杂病论》的文字。这说明我们通过《脉经》尚能窥及部分《内经》、《难经》及《伤寒杂病论》的业已失传的内容。以上可以说明，《脉经》从文献角度起到了保存部分佚书的重要作用。

《脉经》的全部内容中，有三分之一以上为张仲景遗论。载录了《伤寒杂病论》的大部分内容。从一定意义上讲，《脉经》可视为《伤寒杂病论》最早的一种传本。我们通过《脉经》不仅可以窥测《伤寒杂病论》原著的原始内容和篇目，而且还可以为研究和校勘现行本《伤寒论》和《金匮要略》提供可靠的文献依据。《脉经》还收录了《内经》和《难经》的部分篇章。这些篇章从内容和文字上均有别于今本《内经》和《难经》，这无疑为我们研究《内经》和《难经》古貌和变迁提供了有力佐证，也为校勘学方面提供了书证根据。另外，《脉经》和《内经》、《难经》两经部分用字错互有别，而且常常是互训字，这又可以帮助后人解决这些古医籍中的训诂问题。

五、《脉经》版本沿革

《脉经》在宋以前多以抄本流传，是古籍散乱脱漏的主要原因。其中第十卷“手检图”的不存也与抄本有关，因为传抄又具备绘图技法者甚少。手抄工本高而效率低，书籍的社会存有量奇缺，故印刷术大量应用之前诸多书籍难以传世。北宋校正医书局成立后，林亿等人以官方名义在三种古本的基础上开始对《脉经》进行大规模校正整理，使流传六百余年的《脉经》面貌一新。根据马继兴氏《中医文献学》研究证明：林亿氏校本于宋神宗·熙宁元年（公元1068年）由国子监刊行大字本，是为《脉经》的初刻本，这也是后世所有刊刻《脉经》的祖本。宋哲宗·绍圣三年（公元1096年），又由国子监刊行小字本，此为《脉经》的二刻本。南宋时期，现已知依据北宋本重刊者有四种：一是福建建阳本，刊年不详；二是宋宁宗·嘉定二年（公元1209年）依据建阳本重刊的广西漕司本；三是宋宁宗·嘉定十年（公元1217年）何大任刊本；四是刊年未详的南宋本。两宋刊本现已知均不存世。连接传世链条的版本，一是元·泰定四年（公元1327年）河南龙兴道儒学依据广西漕司本重刊本，后世称为龙本；元代以后又有影刻及复刻何大任本存世。这是元以后衍化传世的龙本和何本两大传本源流。

至明代，龙本系统最早是明宪宗·成化十年（公元1474年）苏州毕玉氏刊本，明神宗·万历三年（公元1575年）福建袁表刊本。袁表刊本以后的传本是日本·庆长间（公元1596－1661年）活字本；明熹宗·天启六年（公元1626年）沈际飞刊本，此本以后又有两种日本影刻本。清·嘉庆十七年（公元1812年）沈礼意刊本，名《脉经真本》，此本先后又有多种复刻本、校勘本传世。属于龙本系统的传本尚有清·道光二十一年（公元 1841 年）钱熙祚校刻《守山阁丛书》本；清·道光二十三年（公元 1843 年）黄鋐刊本；清·光绪十七年（公元 1891 年）周学海刊《周氏医学丛书》本；清·光绪三十三年（公元 1907 年）京师医局重刊《医统正脉》本。

何大任本系统又分出影刻和重刊两大支系传世。影本最早为明代佚名氏根据宋本模雕，为现存仅有接近宋版《脉经》原貌的刊本，刊行于嘉靖年间（公元 1522 – 1566 年）。此本是《脉经》现存比较珍贵的本子，已知尚有三部存世：一部为日本静嘉堂文库所藏陆心源皕宋楼旧本；一部为日本国立公文书馆内阁文库所藏原日本聿修堂旧藏本；一部为台北故宫博物院所藏十九世纪末杨守敬氏在日本购得携回本。此本杨氏曾于光绪十九年（公元 1893 年）影刻刊行（即邻苏园影宋本）。光绪三十一年（公元 1905 年）长沙徐氏据杨守敬本再次影刻刊行（即徐氏橘影园刊本）。明末依据影刻何氏本重刊的有万历二十七年（公元 1601 年）吴勉学刊《古今医统正脉全书》本；天启四年（公元 1624 年）缪希雍刊本。清代影刻本主要有嘉庆年间阮元《宛委别藏》影抄宋·嘉定何大任本，奉新廖积性氏据宋对校元、明诸本重刊本。

何大任本系统的重刊本支系已知的主要有两种：一为元文宗·天历三年（公元 1330 年）叶氏广勤堂刊本。一为明·嘉靖年赵府居敬堂刊本。

建国后《脉经》重要的几次刊行是：1954 年、1955 年商务印书馆据元·天历广勤堂刊本铅印单行本；1956 年人民卫生出版社影印广勤堂刊本，此本于 1982 年重印；1957 年上海卫生出版社、1958 年上海科技卫生出版社、1959 年上海科学技术出版社分别影印光绪十九年（公元 1893 年）杨守敬氏邻苏园影宋本；1984 年人民卫生出版社出版福州市人民医院《脉经校释》，此本是近年全面整理校释的版本；1991 年人民卫生出版社出版沈炎南《脉经校注》本。

六、整理编写说明

此次《脉经》整理编写以商务印书馆于1954 年据元·天历广勤堂刊本铅印单行本为底本依据。此本属于何大任本重刊本系统，系出广西漕司本，源出南宋·福建建阳本。编写过程中主要参考参校本有:《脉经校释》、《脉经校注》、《医经病源诊法名著集成》、《素问》、《灵枢》、《伤寒论》、《金匮要略》、《难经》、《针灸甲乙经》、《千金方》等。

编写体例，依据底本首录经文，次加注释。在注释过程中对经文中的部分文字进行了适当勘定，其校勘宗旨是，各本互有出入，但无伤大义者，则依底本不校。底本义长者不校。校语与注释揉为一体，以使经文畅明。对其生僻及难解字词，作了注音和训诂，以阐明字词音义。注释力求论据充足，据理不确或无以为解者，不妄加注说，以存疑待考。次为经文语译，译文是直译与意译相结合。原文辞语尚无确切解释者，为使文义顺畅，则姑且译之。最后为编者评介，意在钩沉提要，并阐发经文要旨。评述褒贬其中，以图客观求是。但据理不确者，不妄加评论。编者疏陋，谬误难免其中，望明哲赐教。

牛兵占

2008 年元月于河北医科大学

# 脉经序

## 晋太医令王叔和撰

脉理精微，其体难辨。弦、紧、浮、芤，展转相类。在心易了，指下难明。谓沉为伏，则方治永乖；以缓为迟，则危殆立至。况有数候俱见，异病同脉者乎！夫医药为用，性命所系。和、鹊至妙，犹或加思；仲景明审，亦候形证。一毫有疑，则考校以求验。故伤寒有承气之戒，呕哕发下焦之问。而遗文远旨，代寡能用；旧经秘述，奥而不售。逐令末学，昧于源本，互滋偏见，各逞已能。致微疴成膏肓之变，滞固绝振起之望，良有以也。今撰集岐伯以来，逮于华佗，经论要诀，合为十卷。百病根源，各以类例相从；声色证候，靡不赅备。其王、阮、付、戴、吴、葛、吕、张所传异同，咸悉载录。诚能留心研穷，究其微赜，则可比踪古贤，代无夭横矣。

# 目　录

# 卷一

## 脉形状指下秘诀第一 二十四种

[原文]

浮脉，举之有余，按之不足。(浮于手下)

芤[1]脉，浮大而软，按之中央空，两边实。(一曰手下无，两旁有。)

洪脉，极大在指下。(一曰浮而大。)

滑脉，往来前却[2]流利，展转[3]替替然[4]，与数相似。(一曰浮中如有力；一曰漉漉如欲脱。)

数脉，去来促急。(一曰一息六、七至；一曰数者进之名。)

促脉，来去数，时一止复来。

弦脉，举之无有[5]，按之如弓弦状。(一曰如张弓弦、按之不移；又曰浮、紧为弦。)

紧脉，数如切绳[6]状。(一曰如转索之无常。)

沉脉，举之不足，按之有余。(一曰重按之乃得。)

伏脉，极重指按之，着骨[7]乃得。(一曰手下裁动；一曰按之不足，举之无有；一曰关上沉不出，名曰伏。)

革脉，有似沉、伏、实、大而长，微弦。(《千金翼》以革为牢)

实脉，大而长、微强，按之隐指[8]愊愊然[9]。(一曰沉浮皆得。)

微脉，极细而软或欲绝，若有若无。（一曰小也；一曰手下快；一曰浮而薄；一曰按之如欲尽。）

涩脉，细而迟，往来难且散，或一止复来。（一曰浮而短；一曰短而止；或曰散也。）

细脉，小大于微，常有，但细耳。

软脉，极软而浮、细。（一曰按之无有，举之有余；一曰小而软，软亦作濡。曰濡者，如帛衣在水中，轻手相得。）

弱脉，极软而沉细，按之欲绝指下。（一曰按之乃得，举之无有。）

虚脉，迟、大而软，按之不足，隐指豁豁然[10]空。

散脉，大而散。散者气实血虚。有表无里。

缓脉，去来亦迟，小驶[11]于迟。（一曰浮、大而软，阴脉与阳同等。）

迟脉，呼吸三至，去来极迟。（一曰举之不足，按之尽牢；一曰按之尽牢，举之无有。）

结脉，往来缓，时一止复来。（按之来缓，时一止者，名结阳。初来动止，更来小、数，不能自还，举之则动，名结阴。）

代脉，来数中止，不能自还，因而复动。脉结者生，代者死。

动脉，见于关上，无头尾，大如豆，厥厥然[12]动摇。（《伤寒论》云：阴阳相搏，名曰动。阳动则汗出，阴动则发热，形冷恶寒，数脉见于关上，上下无头尾，如豆大，厥厥动摇者，名曰动。）

浮与芤相类（与洪相类）。弦与紧相类。革与实相类（《千金翼》云：牢与实相类）。滑与数相类。沉与伏相类。微与涩相类。软与弱相类。缓与迟相类（软与迟相类）。

［注释］

［1］芤：葱的别名。芤脉，脉形如葱叶，大而中空。《本草纲目二六·菜·葱》："芤者，草中有孔也，故字从孔，芤脉象之。"

［2］前却：前，指脉流搏起前冲之势；却，退也。此指脉流回落之势。

［3］展转：此处形容滑脉流利。

［4］替替然：连续不断貌。

［5］有：《千金方·卷二十八·指下形状第三》作"力"，作"力"为确。

［6］切绳：按如拉紧的绳索。

［7］着骨：着，附也。重按帖骨而动。

［8］按之隐指：指重取法，与实脉取法不合，《濒湖脉学》改作"应指"，为确。

［9］愊愊然：坚实之象。愊，音闭（bì）。

［10］豁豁然：充盈度差，即空虚感。

［11］小驶：驶，马行迅疾。小驶，指稍快。

［12］厥厥然：坚搏跳动的样子。

［语译］

浮脉，轻取脉即应手，可诊得脉之主体、全貌，当中取或沉取时，脉力与轻取时相较，略显不足。

芤脉，浮、大而软，按之中间空，两侧实。

洪脉，按之指下极其盛大。

滑脉，流行滑利，连绵不断，与数脉类似。

数脉，来去迅速紧迫。

促脉，来去迅速，时有一次歇止而后继续鼓动。

弦脉，轻取不觉，中、沉取如按弓弦。

紧脉，按之数，其形如转动绳索的样子。

沉脉，轻取脉力和脉形不明显，中、沉取可诊得脉之主体、全貌。

伏脉，用力重按至骨才能体察。

革脉，类似于沉、伏、实、大脉，而且脉形长，略有弦象。

实脉，大而长，脉力较强，按之应指坚实。

微脉，极细而软，或将要停止鼓动，指下似有似无。

涩脉，脉细兼迟，流行不滑利而且有散象，或一止又来。

细脉，脉形比微脉略大，可以摸到，只是脉形很细。

软脉，指下感觉极软而且脉位浮，脉形细。

弱脉，指下感觉极软而且脉位沉、脉形细，按之好象要断绝的样子。

虚脉，脉来迟缓，脉形大而指下感觉软，按之无力，应指有空虚不足之感。

散脉，脉形大而且有散象（寸口脉位皮肤之上呈现无数散在之跳动点，不类他脉皆不离脉体之线条形状）。这是气实血虚，气实即气相对强盛充斥于身体之表里，血虚即血不足，因血主营于内，所以叫做有表无里。

缓脉，脉之来去均较缓慢，但比迟脉稍快。

迟脉，一呼一吸脉鼓动三次，去来极为迟缓。

结脉，去来迟缓似迟脉，时有一次歇止而后继续鼓动。

代脉，来时速度快，中间有间歇，而间歇的时间较长，又开始鼓动。有结脉者病情较轻，预后较佳，有代脉者病情较重，预后不佳。

动脉，见于关上，其形如豆无头无尾，在指下跳动不已。

浮脉与芤脉类似。弦脉与紧脉类似。革脉与实脉类似。滑脉与数脉类似。沉脉与伏脉类似。微脉与涩脉类似。软脉与弱脉类似。缓脉与迟脉类似。

[评介]

首卷首篇先论述“脉形状指下秘诀”。所谓脉象，是古人在长期临床实践中所体会总结出的人体各种生理病理情况下脉搏搏动的气势和状态。这种气势和状态是通过医者的“指感”而领悟于心。王氏总结了晋代以前各种有关脉学文献所记载的二十四种脉象，结合自己的体会进行描述而尽可能的使人了然于心，并扼要阐明举、按、推、寻的不同手法，又将相类脉进行对照比较，便于学者领会和掌握。

对于现实而言，我们应对古人所记载的“脉象”用一种全新的目光，采用科学的方法，更深层次地去认识和解读它，这就须要首先把握形成所谓“脉象”的多个要素。即脉搏搏动的层位、频率、节律、张力、冲力、脉壁厚度及弹性、流利度、充盈度、力度、长度（轴向范围）、宽狭度（径向范围）、搏动幅度、气势以及某些特殊动态。依据这些要素二十四种脉象应当理解为：

“浮脉”，指脉搏层位浅。“举之有余”，搏动幅度大。“按之不足”，脉体张力偏小而脉壁柔软。

“芤脉”，层位浅而脉体宽。“按之中央空”，充盈度极差。“两边实”，流利度尚可。

“滑脉”，气势灵活。“往来前却流利”，流畅度及充盈度较高而脉壁柔软。“展转替替然”，脉有冲力。与“数”相似，脉率偏快。

“数脉”，频率偏高之脉。“去来促急”，冲力较大。

“促脉”，冲力急促。“来去数”，频率高。“时一止复来”，节律不整。

“弦脉”，张力偏高。“举之无有”，搏动幅度小。“按之如弓弦”，脉体窄而硬度大。

“紧脉”，张力偏高。“数如切绳状”，频率快而冲力大。

“沉脉”，层位深。“举之不足”，搏动幅度小。“按之有余”，充盈度大。

“伏脉”，层位极深。“极重指按之，着骨乃得”，脉体窄而力度小。

“革脉”，脉壁偏厚。“有似沉伏”，层位深。“实大而长”，力度大而脉体偏宽，轴向范围大。“微弦”，张力微大。

“实脉”，充盈度、力度均高。“大而长”，径向范围及轴向范围均大。“微强”，冲力、张力微大。“按之隐指（应作应指）愊愊然”，应指力度大。

“微脉”，力度小，充盈度低。“极细而软或欲绝”，脉体极窄而充盈度极低或冲力极差。“若有若无”，气势极差。

“涩脉”，流利度低下。“细而迟”，脉体窄而频率慢。“往来难且散”，冲力低。“或一止复来”，偶尔有节律不整。

“细脉”，径向范围偏小。“小大于微”，脉体大于微脉。“常有，但细耳”，节律规整只是细小。

“软脉”，充盈度差，脉壁薄而柔性高。“极软而浮细”，力度小而充盈度差，层位浅而脉体窄。

“弱脉”，充盈度极差。“极软而沉细”，充盈度力度极小而层位深，脉体窄。“按之欲绝指下”，力度极低而冲力差。

“虚脉”，力度冲力不足。“迟大而软”，频率慢、脉体宽而充盈度差。“隐指豁豁然空”，按之有陷指感。

“散脉”，脉体宽大而冲力差。“大而散”，宽大而充盈度力度不足。

“缓脉”，频率低。“去来亦迟”，冲力小，搏幅低而慢。“小驶于迟”，稍快于迟脉。

“迟脉”，频率偏低。“呼吸三至”，正常一息三至。“去来极迟”，搏动缓慢而搏幅低。

“结脉”，节律不整。“往来缓”，频率慢。“时一止复来”，停搏时间短而复动。

“代脉”，节律不整。“来数中止”，脉率快而停搏。“不能自还，因而复动”，停搏时间长而复动。

“动脉”，轴向范围极小，仅见关位。“无头无尾大如豆”，寸位尺位无脉，动位短宽。“厥厥然动摇”，脉动如震颤感。

## 平脉早晏法第二

［原文］

黄帝问曰：夫诊脉常以平旦，何也[1]？岐伯对曰：平旦者[2]，阴气未动，阳气未散[3]，饮食未进，经脉未盛，络脉调均[4]，血气未乱，故乃可诊，过此非也[5]（《千金》同，《素问》、《太素》云：有过之脉）。切脉动静而视精明[6]，察五色，观五脏有余不足，六腑强弱，形之盛衰，以此参伍[7]，决死生之分。

［注释］

［1］夫诊脉常以平旦，何也：《素问·脉要精微论》作："诊法何如"。平旦，太阳初生之时。

［2］平旦者：《素问·脉要精微论》作："诊法常以平旦"。

［3］阴气未动，阳气未散：指晨起人体内阴阳静谧，阴气尚未被扰动，阳气还未散越。

［4］络脉调均：《素问·脉要精微论》作"络脉调匀"。此指清晨全身络脉气血匀调。

［5］故乃可诊，过此非也：《素问·脉要精微论》作"故乃可诊有过之脉"。

［6］精明：此指眼睛的神气、神态等。

［7］参伍：指多种诊法参互印证。

［语译］

黄帝问：切脉常在清晨之时，这是为什么？岐伯答道：清晨之时，人体的阴气尚未被扰动，阳气还未宣散，没有进饮食，经脉中的气血尚未充盛，络脉气血调和，气血没有被扰乱，故可以诊有病之脉，过了这个时间就不适宜了。切脉了解其气血变化，而且要注意观察病人的双目与面色表现，从而推测五脏的有余不足，六腑强弱，形体盛衰，将脉象、两目、面色等情况相互参照，来判断疾病的预后。

[评介]

此节经文引自《素问·脉要精微论》，文字略有出入，主要强调诊脉常以平旦的重要意义。晨起初醒时人体内环境均处于相对平静状态。气血的自身规律、阴阳双方的气势都能真切体现于外。所以人体的生理状况、病理反应均可较少地受到干扰而真实地反映于脉象和其他指征。值得注意的是，影响脉搏搏动所形成的脉象最重要的是三个因素：其一是情绪波动，其二是饮食活动，其三是体力运动。而这三个因素在晨起之时最能避免。古人诊脉选择平旦是最佳时段。最后强调在诊脉的同时还要参伍目光神色、肌肤色泽、脏腑气机强弱反应、形体盛衰，才能全面审察病机。

## 分别三关境界脉候所主第三

[原文]

从鱼际[1]至高骨[2]（其骨自高），却行一寸，其中名曰寸口。从寸[3]至尺，名曰尺泽[4]，故曰尺寸。寸后尺前[5]名曰关，阳出阴入[6]，以关为界。阳出三分，阴入三分[7]，故曰三阴三阳。阳生于尺动于寸，阴生于寸动于尺。寸主射[8]上焦，出头及皮毛竟手[9]。关主射中焦，腹及腰。尺主射下焦，少腹至足。

[注释]

[1]鱼际：手掌拇指鱼际肌隆起处，古又称为鱼，其赤白肉边缘称鱼际。

[2]高骨：手腕部桡骨茎突隆起部。

[3]从寸：《千金方》作"寸口"，为是。

[4]尺泽：此指尺泽穴动脉搏动处，《灵枢·本输篇》："肺脉入于尺泽。尺泽，肘中之动脉也"。

[5]寸后尺前：后，指上肢的肘肩方向。前，指上肢的掌指方向。寸后尺前，即寸与尺的临界处。

[6]阳出阴入：阳，指关前的寸位。阴，指关后的尺位。《难经·二难》："从关至尺是尺内，阴之所治也；从关至鱼际是寸口内，阳之所治也。"阳出阴入，似指尺寸部脉搏搏动的起伏情况。

[7]阳出三分，阴入三分：意义甚为不明。阳出，似是脉搏搏起；阴入，似指脉搏搏起后的回落之势。姑释之以待高明。

[8]射：《说文》："弓弩发于身而中于远也"。此指寸、关、尺三部搏动于寸口部，而反映身体远处的情况。

[9]竟手：竟，终也。竟手，即终止于手。

## [语译]

从鱼际到高骨，向后退行一寸，叫做寸口。从寸口到尺部，称作尺泽，所以有尺寸之称。寸之后尺之前，称做关，阳脉之气出，阴脉之气入，皆以关为界。阳气出可分为三阳之气，阴气入可分为三阴之气，因此称做三阴三阳。阳气发生在尺部，搏动在寸口，阴气发生在寸口，而搏动在尺部。寸口主候上焦，出于头连及皮毛到手为止，关部主候中焦，由腹至腰。尺部主候下焦，由少腹至足。

## [评介]

此节经文论述脉学理论中"三关境界"划分方法。即鱼际至桡骨茎突部名寸口；从桡骨茎突部至尺泽部即尺部。桡骨茎突部本身为关上。这是寸与尺的界限。这是脉气阴阳出入的分界点。这种分属部位的方法是独取寸口脉学理论中重要基点。它始见于《难经》，王氏将其发展到一个高峰，后世脉学基本上承袭了这一学说。此节经文与《难经》第二难文义接近。然本文更详尽。

## 辨尺寸阴阳荣卫度数第四

[原文]

夫十二经皆有动脉[1]，独取寸口[2]，以决五脏六腑死生吉凶之候者，何谓也？然：寸口者，脉之大会[3]，手太阴之动脉也。人一呼脉行三寸；一吸脉行三寸；呼吸定息[4]，气行六寸。人一日一夜，凡一万三千五百息，脉行五十度[5]，周[6]于身，漏水下百刻[7]，荣卫[8]行阳二十五度，行阴亦二十五度[9]，为一周晬时[10]也。故五十度而复会于手太阴。太阴者，寸口也，即五脏六腑之所终始，故法取于寸口也。

脉有尺寸，何谓也？然：尺寸者，脉之大会要也。从关[11]至尺是尺内，阴之所治[12]也。从关至鱼际是寸口内，阳之所治[13]也。故分寸为尺，分尺为寸[14]。故阴得尺内一寸，阳得寸内九分[15]，尺寸终始一寸九分，故曰尺寸也。

脉有太过[16]，有不及[17]，有阴阳相乘[18]，有覆[19]，有溢[20]，有关[21]，有格[22]，何谓也？然：关之前者，阳之动也，脉当见九分而浮。过者，法曰太过；减者，法曰不及。遂[23]上鱼为溢，为外关内格，此阴乘之脉也。关之后者，阴之动也，脉当见一寸而沉。过者，法曰太过；减者，法曰不及。遂入尺为覆，为内关外格，此阳乘之脉。故曰覆溢。是真脏之脉[24]也，人不病自死。

### [注释]

[1]十二经皆有动脉：指手足三阴三阳十二经脉都有动脉显现处。如手太阴肺经脉动中府、云门、经渠、太渊；手阳明脉动合谷、阳溪；手少阴脉动极泉、神门；手太阳脉动天窗；手厥阴脉动劳宫；手少阳脉动和髎、耳门、巨髎；足太阴脉动箕门、冲门；足阳明脉动冲阳、大迎、人迎、气冲；足少阴脉动太溪、阴谷；足太阳脉动委中；足厥阴脉动太冲、五里、阴廉；足少阳脉动下关、听会。

[2]独取寸口：寸口，即腕关节桡动脉搏动处，又称气口、脉口。独取寸口，《内经》以三部九侯法为主，但已有独取寸口的脉理记载，可见于《素问·五脏别论》。这可能是脉诊趋向简便。独取寸口的原理为寸口为肺经之动脉，而肺又朝百脉联络全身。

[3]大会：总会聚、会合之意。

[4]定息：一呼一吸为一息。一息终了，另一息未起称为定息。

[5]度：指经气昼夜间运行全身的周次。

[6]周：指昼夜间经气环绕运行全身的周次总数，即五十度。

[7]漏水下百刻：是古代计时的方法，用铜壶盛水滴漏，壶中浮动漏箭，所指刻度，以作计时之用。早期为漏水法，后改用授水法更为准确。漏水下百刻，为一昼夜的时间。

[8]荣卫：即营卫。

[9]行阳二十五度，行阴亦二十五度：指营卫之气白天行于阳分二十五周次，夜间行于阴分也是二十五周次。详见《灵枢·营卫生会》。

[10]为一周晬时：指营卫在一昼夜之间运行五十周次，总称为一周。

[11]关：诊脉部位。位置在桡骨茎突内的寸口脉正中，即寸部和尺部的中间，是尺和寸分界之处。

[12]从关至尺内，阴之所治：指从关位到尺部，属于阴。治，治理之义。

[13]关至鱼际，是寸口内，阳之所治：关前为阳，寸在关前，属于阳，所以说“阳之所治”。

[14]故分寸为尺，分尺为寸：分，分开之义。从腕关节到肘关节（屈面），计长一尺一寸（以“同身寸”计）。以关为界，从肘中尺泽穴到关后为一尺，为尺部；从鱼际到关前为一寸，为寸部。把总长一尺一寸分成关

前的一寸，其余为尺部；分关后的一尺，其余为寸部。

[15]阴得尺内一寸，阳得寸内九分：取脉候诊时，尺部只取一尺中的一寸；而寸部只取一寸中的九分。亦即关后取一寸，关前取九分，合为一寸九分。

[16]太过：脉势超出本位。

[17]不及：脉势不达本位。

[18]阴阳相乘：指脉势与部位的反常。阳，指寸部脉势；阴，指尺部脉势。乘是乘袭之义，指一方气势压倒另一方。

[19]覆：本为覆盖之义，在此似是脉势沉潜。

[20]溢：本为满溢之义。在此似是脉势浮越。

[21]关：闭拒之义。

[22]格：阻抗之义。

[23]遂：进也。《难经本义》解为“遂者，径也，径行而直前也。”是形容脉势过盛而直前无阻。

[24]真脏之脉：《素问·玉机真脏论》：“诸真脏脉见者，皆死不治也……病甚者，胃气不能与之俱至于手太阴，故真脏之独见。独见者，死也。”依此，真脏脉又称无胃气之脉，即死脉。五脏死证，都有真脏脉，各不相同。但其共性，均有节律紊乱，失去和缓从容之象。

## [语译]

十二经都有动脉，唯独取寸口，以其来作为判断五脏六腑疾病情况和生死预后的征兆，为什么如是说呢？答：寸口是十二经脉之气总会之处，属手太阴肺经脉搏动之处。正常人一呼气脉动两次。经气走行三寸；一吸气脉也动两次，经气也走行三寸；一呼一吸是为一息，经气共走行六寸。人在一日一夜中，一般呼吸一万三千五百次，经气环绕全身共走行五十周次。用铜壶滴漏，当它滴漏百刻时，荣卫之气于白天循环二十五周，黑夜循环二十五周，合为一周。因此五十周后又会合于手太阴肺经。手太阴肺经的经气反映在寸口部位，寸口即是五脏六腑气血循环的起止点，所以脉诊取用寸口。

脉诊部位有尺与寸之分，为什么这样分呢？答：尺和寸是十二经脉的经气会聚之处。从关部到尺泽，属尺的范围，为阴气所辖；从关部到鱼际，属寸口的范围，为阳气所辖。所以分去关部以上的一寸，其下即为尺部；分去关部以下的一尺，其上即为寸部。实际应用中阴只取尺内的一寸，阳只取寸内的九分，尺和寸的起止共长一寸九分，因该部既含尺又有寸，所以叫做尺寸。

脉象表现有的太过，有的不及，有的阴阳相乘，有的覆、有的溢，有的关、有的格，为什么如是说呢？答：关部前面是阳气搏动之处，脉形应该长九分而表现出浮象。超过九分的，称做太过；不满九分的，称做不及。脉径直上行达到鱼际的称为溢脉，这是由于阳气被关闭于外而阴气又格阻于内，成了阴盛乘阳的脉象。关部后面是阴气搏动之处，脉形应该长一寸而表现出沉象。超过一寸的，称做太过；不满一寸的，称做不及。脉径直下行超出一寸，甚至到尺泽的地方，称为覆脉，这是由于阴气被关闭于内而阳气又格阻于外，成了阳胜乘阴的脉象，所以叫做覆脉和溢脉，这两种脉象都是真脏脉现。病人虽然表面上没有什么明显病象，亦会死的。

[评介]

此节经文源出《难经》第一难，文字略有出入。而《难经》文字又源于《灵枢·卫气行》与《灵枢·营卫生会》等篇。

中医的脉法理论，在《内经》以前已经形成，但有不同的学派。《内经》中对“遍诊法”、“三部九候法”及“独取寸口法”均有记述。《难经》继承了“独取寸口”学派并创立“寸关尺”三部之说。关于“十二经皆有动脉”，是指人体表浅部位有多处按之可得的动脉显现处，这是“遍诊法”和“三部九候法”的诊脉部位。其中每一动脉显现处常依据靠近的十二经脉循行部位或俞穴而得名。诊得十二经脉变化，严格讲是较全面、较完备、获得信息较广泛的诊脉法。但此种方法受气候、男女之间禁戒等多种因素所制约，临床应用受到极大限制。这可能是《难经》以后逐渐趋向于“独取寸口”的主要原因。这实质上是偏离了全面诊察的方向而使之局限化，所获得的病理信息必然不足。“独取寸口”的理论依据是基于寸口脉是手太阴肺经动脉，而肺又“朝百脉”，通会全身。这种理论依据的科学性又值得商榷。

关于“人一呼脉行三寸”等一系列数据，以及“脉行五十周于身”的说法，是源于《灵枢经》的《卫气行》、《五十营》及《营卫生会》等多篇内容。其中“呼吸定息，脉行六寸”显系古人的揣测，其数据计算也与实际有误。“气行五十度周于身，漏水下百刻，荣卫行阳二十五度，行于阴亦二十五度，为一周也。故五十度而复会于手太阴”，是源于《灵枢经》中《卫气行》的一种理论。其观点是，昼夜之间，太阳绕黄道一周，历经二十八星宿。太阳每行一星宿（又称“日行一舍”），在这样的一个时段，即每昼夜百刻制的二十八分之一，人体气血沿十二经脉循环运行一周又十分身之八周。五十周即二十八乘以一又十分之八而得之积（实为 50.4 周），而余数不计。这种说法是出于“天人相应”的思想。从科学方法而论，显系一种想象。二十八星宿是我国古代天文学中沿黄道附近选定的标定日月运行的二十八组恒星坐标。有在黄道南纬，有在黄道北纬。星宿与星宿之间的间距相差悬殊。但《内经》是把它等距离计算。就其方法而论，已不可取，由此而产生的气血运行分度理论就必然失之科学，在此基础上所创立的脉法理论更值得推敲。脉法严格讲是一种技术，又是临床经验的积累和总结。站在这个角度去审视古人的脉法，可能更合乎客观实际。读者宜详之。

# 平脉视人大小长短男女逆顺法第五

[原文]

凡诊脉，当视其人大、小、长、短，及性气缓、急[1]。脉之迟、速、大、小、长、短，皆如其人形性[2]者，则吉；反之者则为逆也。脉三部大都欲等。只如小人、妇人、细人，脉小、软；小儿四、五岁，脉呼吸八至[3]，细、数者吉。(《千金翼》云：人大而脉细，人细而脉大；人乐而脉实，人苦而脉虚；性急而脉缓；性缓而脉躁；人壮而脉细，人羸而脉大，此皆为逆，逆则难治。反此为顺，顺则易治。凡妇人脉常濡弱于丈夫；小儿四、五岁者脉自驶疾，呼吸八至也。男左大为顺，女右大为顺。肥人脉沉，瘦人脉浮。)

[注释]

[1]性气缓、急：性气，指个体性情，亦即心理类型。缓，性情缓慢柔和。急，性情急躁刚烈。

[2]如其人形性：形，指人的体形高矮肥瘦大小而言。性，即上文所指"性气"而言。如其人形性，指脉象气势应与人的体形性情相协调，方为正常。

[3]脉呼吸八至：指四、五岁小儿的脉搏呼吸定息应为八至。而成人常脉是呼吸定息脉五至。

[语译]

凡是切脉的时候，应该观察病人的体形胖、瘦，高、矮，以及性情和缓还是急躁。脉象的迟、速、大、小、长、短，都和其人体形、性情相符的，就是顺象；否则就是逆象了。脉的寸、关、尺三部，一般要大概相等。只是象个子矮的人、妇女、身形纤细的人，脉小而软；四、五岁的小孩，一呼一吸脉跳动八次，且表现为细、数的均是正常情况。

［评介］

本节经文强调了脉象的形态、气势、脉率应与人的体质、性情、性别及年龄相适应，才是正常生理脉象。如不相协调而相反则是病脉。特别提及幼儿的脉率正常情况下应细而数，息数与脉搏的比例是为“呼吸八至”。

## 持脉轻重法第六

［原文］

脉有轻重[1]，何谓也？然：初持脉[2]，如三菽之重[3]，与皮毛相得[4]者，肺部[5]也（菽者小豆，言脉轻如小豆之重，吕氏作大豆。浮之在皮毛之间者，肺气所行，故言肺部也）。如六菽之重，与血脉相得者，心部也（心主血脉，次于肺，如六豆之重）。如九菽之重，与肌肉相得者，脾部也（脾在中央，主肌肉，故次心，如九豆之重）。如十二菽之重，与筋平者，肝部也（肝主筋，又在脾下，故次之）。按之至骨，举之来疾[6]者，肾部也（肾主骨，其脉沉至骨）。故曰轻重也。

［注释］

［1］脉有轻重：指切脉时指力的轻重。也是切按得脉所用的不同力度。实质上是脉气搏动所处的不同层位。

［2］初持脉：初，始也。持脉，切按脉搏。初持脉，指持脉后逐渐用力而始得脉动的时刻。

［3］如三菽之重：本指切按的力度。菽，本指豆类总称，一般指大豆。三菽之重，约略说明取脉时按指的力度。下文六菽、九菽、十二菽依次推加。

［4］与皮毛相得：指用三菽重的指力可得其脉动，说明脉动层位在皮毛之下，脉动层位轻浮表浅。相得，相当、相和洽。

[5]肺部：肺气所主的层位。下文心部、脾部、肝部、肾部仿此。

[6]举之来疾：举，本指切脉时的轻取法。此指取肾脉时，重取至骨后的抬指法。举之来疾，抬指时脉流急疾。

[语译]

切脉的指法有轻重之不同，怎么理解呢？答：开始切脉的时候，所用的指力大约相当于三粒大豆的重量，轻按接触到皮毛即可触到脉搏，是肺气运行的部位。所用的指力大约有六粒大豆的重量，按之触到血脉的，是心气运行的部位。所用指力大约有九粒大豆的重量，按之触到肌肉的，是脾气运行的部位。象有十二粒大豆的重量，按之触到和筋相平的，是肝气运行的部位。重按到骨，手指向上抬举时脉来急速有力的，是肾气运行的部位。所以说诊脉指法有轻有重。

[评介]

此节经文主要论述依据五脏部位高下，决定取脉布指的力度，同时也在说明脉搏动的层位。表面上看，三菽之重、六菽之重、九菽之重、十二菽之重，似乎已经量化。而实质上仍是指感上的意会之论。这可能是临床实际操作上的难点。徐大椿《难经经释》第五难按语云："《伤寒论·平脉法》引此数语，称为经说，其所谓经，疑即《难经》。至《难经》之所本，则不知其何出也。"此说最早见于《难经》第五难，后世《伤寒论》、《脉经》均宗此说。因其难于把握，后世主要以布指取脉浮、中、沉的基本方法行之于临床。

## 两手六脉所主五脏六腑阴阳逆顺第七

[原文]

脉法赞[1]云：肝、心出左，脾、肺出右，肾与命门，俱出尺部。魂、魄、穀、神，皆见寸口[2]。左主司官，右主司府[3]。左大顺男，右大顺女。关前一分，人命之主，左为人迎，右为气口[4]。神门诀断[5]，两在关后；人无二脉，病死不愈。诸经损减，各随其部。察按阴阳，谁与先后（《千金》云：三阴三阳，谁先谁后）。阴病治官，阳病治府。奇邪所舍[6]，如何捕取[7]？审而知之，针入病愈[8]。

心部在左手关前寸口是也，即手少阴经也。与手太阳为表里，以小肠合为府。合于上焦，名曰神庭，在龟尾下五分（一作鸠尾）。

肝部在左手关上是也，足厥阴经也。与足少阳为表里，以胆合为府。合于中焦，名曰胞门（一作少阳），在太仓左右三寸。

肾部在左手关后尺中是也，足少阴经也。与足太阳为表里，以膀胱合为府。合于下焦，在关元左。

肺部在右手关前寸口是也，手太阴经也。与手阳明为表里，以大肠合为府。合于上焦，名呼吸之府，在云门。

脾部在右手关上是也，足太阴经也。与足阳明为表里，以胃合为府。合于中焦脾胃之间，名曰章门，在季肋前一寸半。

肾部在右手关后尺中是也，足少阴经也。与足太阳为表里，以膀胱合为府。合于下焦，在关元右。左属肾；右为子户，名曰三焦。

**[注释]**

[1]脉法赞：注家一般认为是古脉法书，现不存，待考。

[2]魂魄穀神，皆见寸口：魂，一般为属于高级思维，为肝所主。魄，

属于低级思维及各种反射，为肺所主。穀，此指化谷机能，又可引申为营养状况，由脾所主。神，此为广义的神，包括各种生命活动、机能现象、思维现象，由心所主。魂魄穀神，皆见寸口，可理解为人体的各种生理活动，均可通过寸口脉体现出来。

[3]左主司官，右主司府：左、右，一般认为是左脉、右脉。官、府，不知所指。《脉经校释》认为官是“我克之脏”，府是“克我之脏”，但义不甚明，待考。司，掌管、主持之义。

[4]关前一分，人命之主，左为人迎，右为气口：关前一分，是诊脉的重要部位，主诊人命生死。左为人迎，右为气口，义不可解。人迎本身又是古人诊脉部位，指颈侧动脉，与左关前一分处是何关系，不得而知。气口，即寸口的别称，与右关前一分处何干，亦颇费解，疑王叔和引别家脉学之说，待考。

[5]神门诀断：诀，杨本、广本均作决。神门，诸家之说不一。所指不明，徐灵胎认为是两尺脉部，主肾。李延昰认为即《难经·八难》之“三焦之原，一名守邪之神”，均不可解，待考。

[6]奇邪所舍：指各种邪气所寄留的部位。

[7]如何捕取：指确定邪气留止的部位而取穴治疗。

[8]审而知之，针入病愈：此句原文可为考察上下文意的证据，即此段文字不但是脉学理论的取脉部位，其中包括取穴治疗部位，下文的神庭、龟尾、太仓、关元、云门、章门可证。

## [语译]

脉法赞上说：肝和心功能反映在左手关部和寸部，脾和肺功能反映在右手关部和寸部，肾和命门功能分别反映在左右手的尺部。人之魂、魄、穀、神的正常与否，都可从寸口处脉象的变化来观察。左脉主管火（心）、木（肝）、水（肾）三脏，是官，主持我克的脏气；右脉主管金（肺）、土（脾）、相火（命门）三脏，是府，左手火、木、水与右手金、土、相火为一一对应的五行相克关系，如同官对官府具有管理权一样，所以左为官，右为府。男子是左脉略大于右为顺，女子是右脉略大于左为顺。关部前面一分处为人性命之主。左寸名人迎，右寸名气口。神门脉位于两手关后的尺部，起着判断预后的作用；病人如果两尺脉摸不到，则病重难愈。各经脉如果有所损伤，都会在寸口脉的相应部位表现出来。通过望诊和切诊判断病之阴阳，判定病变的先后。如果是阴经发生病变，要先治官；如果是阳经病变，要先治府。病邪所侵犯的部位，怎样去搜索呢？只要审察疾病，明确病因病机，就能针到病除。

心部位于左手关之前的寸部，属于手少阴经，同手太阳经相为表里，同小肠相配合并以小肠为其腑，两经相交合于上焦的部位，名为神庭，位于龟尾穴下五分处。

肝部位于左手关部，属于足厥阴经，同足少阳经相为表里，同胆相配合且以胆为其腑，两经相交合于中焦的部位，名叫胞门，位于太仓穴左右旁开三寸处。

肾部位于左手关后的尺部，属于足少阴脉，同足太阳经相为表里，同膀胱相配合且以膀胱为腑，两经相交合于下焦的部位，位于关元穴的左侧。

肺部位于右手关前的寸部，属于手太阴经，同手阳明经相为表里，同大肠相配合且以大肠为腑，两经相合交于上焦的部位，名叫呼吸之腑，位于云门穴处。

脾部在右手关部，属于太阴经，同足阳明经相为表里，同胃相配合且以胃为腑，两经相合交于中焦脾胃之间的部位，名叫章门，位于季肋前一寸半之处。

肾部在右手关后的尺部，属于足少阴经，同足太阳经相为表里，同膀胱相配合且以膀胀为腑，两经相合交于下焦的部位，位于关元穴的右侧。左手尺部属肾，右手尺部为命门，对于女子则为子户，子户又别称为三焦。

**[评介]**

此节经文提出寸口脉的寸、关、尺分位，即左为心、肝、肾，右为肺、脾、命门的脉学理论。并声称引自“脉法赞”。由此亦可知“脉法赞”可能是古书名，现已不存。文献记载《脉经》之前的脉法书尚有多种，但晋以后均未传世。但我们通过《内经》、《难经》以及《史记·扁鹊仓公列传》所记载的有关脉学的内容，可以肯定，在《脉经》之前脉学理论及技法尚不统一。部分散见内容也很难确定其真正含义。此节摘录于“脉法赞”的内容，部分文字即颇难理解。特别是后半部分所涉及的腧穴名称与穴位部位，与现世规范的穴位名称及部位则大有出入。这可能是别有师承或有脱误。

## 辨脏腑病脉阴阳大法第八

［原文］

脉何以知脏腑之病也？然：数者，腑也；迟者，脏也。数即有热，迟即生寒。诸阳为热，诸阴为寒。故别知脏腑之病也。（腑者阳，故其脉数；脏者阴，故其脉迟。阳行迟，病则数；阴行疾，病则迟。）

脉来浮大者，此为肺脉也。脉来沉滑，坚如石，肾脉也。脉来如弓弦者，肝脉也。脉来疾去迟，心脉也[1]。脉来当见而不见为病[2]。病有浅深，但当知如何受邪。

［注释］

［1］脉来疾去迟，心脉也：来，指脉动的起搏阶段。去，指脉动的回落阶段。来疾，指脉动起搏阶段疾速短暂。去迟，指脉动回落阶段缓慢持久。这是心脉的表现。《素问·玉机真脏论》：“夏脉者心也，南方火也，万物之所以盛长也，故其气来盛去衰，故曰钩。”可互考。

［2］脉来当见而不见为病：当见，指各脏所当显现的本脏脉象。如肺脉浮大，肾脉的沉滑坚如石、肝脉如弓弦、心脉的来疾去缓等。不见为病，

即肺脉不见浮大、肾脉不见沉滑坚如石等，可视为病理之脉。

［语译］

通过脉怎么能了解脏腑的疾病呢？答：数脉属腑病，迟脉属脏病。数脉为有热，迟脉为有寒。各种阳脉属热证，各种阴脉属寒证。因此可以从脉象辨别脏腑的疾病。

脉来现浮大之象的，此属肺脉。脉来现沉滑之象，且又坚硬象石头的，此属肾脉。脉来象弓弦一样绷直的，属于肝脉。脉鼓起快速，回落较慢的，属于心脉。脉应四时，在某一时当现而不现该脉象的，是病脉。病情有浅有深之分，但更重要的在于知道怎样感受邪气而发病，即要判知病因。

［评介］

此节经文前半部源出《难经》第九难。主论以脉象迟、数判断脏病和腑病，并依此确定病性之寒热。认为“数则为热，迟则为寒”，确为脉学常理。但所称“数者为腑病，迟者为脏病”，从临床实际而论，却难合其法。徐大椿在《难经经释》中评介说：“以迟数别脏腑，亦未尽然。盖腑病亦有迟，而脏病亦有数者。但言其所属阴阳大概则可耳，然终有语病。”

后半部文字文义可见于《内经》与《难经》相关篇章，但文字多有出入。其实质主要确立浮大为肺脉，沉滑坚如石为肾脉，脉来如弓弦者为肝脉，来疾去迟为心脉。然而尚缺脾脉之论。

## 辨脉阴阳大法第九

［原文］

脉有阴阳之法，何谓也？然：呼出心与肺，吸入肾与肝，呼吸之间，脾受谷味也，其脉在中[1]。浮者阳也，沉者阴也[2]，故曰阴阳。

心肺俱浮，何以别之？然：浮而大散[3]者心也；浮而短涩[4]者肺也。

肾肝俱沉，何以别之？然：牢而长[5]者肝也；按之软，举指来实者肾也。脾者中州[6]，故其脉在中（《千金翼》云：迟缓而长者脾也）。是阴阳之脉也。

脉有阳盛阴虚，阴盛阳虚，何谓也？然：浮之损小[7]，沉之实大[8]，故曰阴盛阳虚。沉之损小，浮之实大，故曰阳盛阴虚。是阴阳虚实之意也。（阳脉见寸口，浮而实大。今轻手浮之，更损减而小，故曰阳虚。重手按之，反更实大而沉，故曰阴盛。）

经言[9]：脉有一阴一阳，一阴二阳，一阴三阳，有一阳一阴，一阳二阴，一阳三阴。如此言之，寸口有六脉俱动耶[10]？然：经言如此者，非有六脉俱动也，谓浮、沉、长、短、滑、涩也。浮者阳也，滑者阳也，长者阳也。沉者阴也，涩者阴也，短者阴也。所以言一阴一阳者，谓脉来沉而滑也。一阴二阳者，谓脉来沉滑而长也。一阴三阳者，谓脉来浮滑而长，时一沉也。所以言一阳一阴者，谓脉来浮而涩也。一阳二阴者，谓脉来长而沉涩也。一阳三阴者，谓脉来沉涩而短，时一浮也。各以其经所在，名病之逆顺也[11]。

凡脉大为阳，浮为阳，数为阳，动为阳，长为阳，滑为阳；沉为阴，涩为阴，弱为阴，弦为阴，短为阴，微为阴。是为三阴三阳也。阳病见阴脉者，反也，主死。阴病见阳脉者，顺也，主生。

关前为阳，关后为阴[12]。阳数则吐血，阴微则下利[13]，阳弦则头痛，阴弦则腹痛，阳微则发汗，阴微则自下，阳数口生疮，阴数加微，必恶寒而烦挠不得眠也。

阴附阳则狂，阳附阴则癫[14]。得阳属腑，得阴属脏。无阳则厥，无阴则呕[15]。阳微则不能呼，阴微则不能吸，呼吸不足，胸中短气，依此阴阳以察病也。

寸口脉浮大而疾者，名曰阳中之阳。病苦烦满，身热，头痛，腹中热[16]。

寸口脉沉细者，名曰阳中之阴。病苦悲伤，不乐，恶闻人声，少气，时汗出，阴气不通，臂不能举。

尺脉沉细者，名曰阴中之阴。病苦两胫酸疼，不能久立，阴气衰，小便余沥，阴下湿痒。

尺脉滑而浮大者，名曰阴中之阳。病苦小腹痛满，不能溺，溺即阴中痛，大便亦然。

尺脉牢而长，关上无有，此为阴干阳，其人苦两胫重，少腹引腰痛。

寸口脉壮大，尺中无有，此为阳干阴。其人苦腰背痛，阴中伤，足胫寒。

夫风伤阳，寒伤阴。阳病顺阴，阴病逆阳。阳病易治，阴病难治。在肠胃之间，以药和之。若在经脉之间，针灸病已。

**[注释]**

[1]呼出心与肺，吸入肾与肝，呼吸之间，脾也，其脉在中：心肺居于上焦，呼出由乎此。肝肾居于下焦，吸入由乎此。呼吸之间，脾受谷味，意指脾所受谷味营养，充养推动呼吸，而呼吸收纳的天阳精气与谷气相结合，又推动着脉气。体现着脉有胃气。

[2]浮者阳也，沉者阴也：所有浮类脉象，是阳气的体现。而沉类脉

象，是阴气的体现。

[3]浮而大散：此为兼脉。即脉象浮兼大兼散。

[4]浮而短涩：即脉象浮兼短兼涩。

[5]牢而长：牢脉是似沉伏而实强之脉。长是脉位径向范围大。牢而长，为沉兼实强兼脉位长。一如弦脉。

[6]脾者中州：即脾主中央土之位，即脾主中焦。中州，中央土位。

[7]浮之损小：浮之，即浮取之，为取脉指法。损小，软弱而短小。损，虚也。损小为脉象虚软细小。

[8]沉之实大：沉之，即沉取之，亦为取脉指法。实大，脉象坚实粗大。

[9]经言：此指《难经》的说法。下文引言为《难经·四难》的内容。

[10]寸口有六脉俱动耶：此句为明确上文脉象阴阳的概念。即“脉有一阴一阳，一阴二阳。一阴三阳，有一阳一阴，一阳二阴，一阳三阴”，非指寸口左右六脉而言，而是指浮、沉、短、长、滑、涩六种脉象的相兼情况。

[11]各以其经所在，名病之逆顺也：以，根据。经，指与经脉相连的脏腑。名，判断、确定之义。逆顺，指病症的逆证和顺证。徐灵胎《难经经释》：“上文言脉之形体，而未尝判断吉凶，此乃言其断法也。其经，手足三阴三阳也。逆顺，如心脏宜浮，肾脏宜沉为顺；若心脏反沉，肾脏反浮则为逆。此又见脉无定体，因经而定顺逆，其法则两经备言之。”

[12]关前为阳，关后为阴：此亦即在寸口脉三部脉上分阴阳。关前属寸位，属于阳。关后属于尺位，属于阴。

[13]阴微则下利：指关后的尺位如脉象微弱，主下利证候。下文依此。

[14]阴附阳则狂，阳附阴则癫：阴附阳，是以阳脉为主候，阴脉为从属，即阳脉强而阴脉弱，一般为狂证。如阴脉强而阳脉弱则为癫证。

[15]无阳则厥，无阴则呕：无阳，即没有阳脉体现，一派沉、短、涩之象，主厥证。厥证为阳脱欲绝之证。无阴，即没有阴脉体现，一派浮、长、滑之象，主呕逆之证。

[16]腹中热：廖本、朱本、张本作“腹中热痛”，似是。

**[语译]**

诊脉别阴阳的方法，是怎么说呢？答：呼气由心和肺而出，吸气而下入于肾和肝，呼气吸气之间由脾所主，而脾脉之气应包含于各脉之中。浮为阳脉，沉为阴脉，所以说脉象有阴阳。

心脉、肺脉都可表现为浮，怎么样区别它们呢？答：脉象浮兼大和散者为心脉，脉象浮兼短和涩者为肺脉。

肾脉、肝脉都可以表现为沉，怎么样区别它们呢？答：脉象沉兼牢和长者为肝脉，脉沉重按之濡软，而略向上抬举时出现充实之感的是肾脉。脾位于中焦，所以其脉气也涵于其它四种脉之中。这是辨别脉象阴阳的方法。

脉象有阳盛阴虚，和阴盛阳虚，怎么理解呢？答：轻按脉时脉力减弱脉形细小，重手沉取时，脉力较强脉形粗大的叫做阴盛阳虚。重手沉取时，脉力减弱脉形细小，轻按时脉力较强脉形粗大的，叫做阳盛阴虚。这就是从脉象判断脉阴阳虚实的大意。

《难经》说：脉象有一阴一阳，一阴二阳，一阴三阳，还有一阳一阴，一阳二阴，一阳三阴几种情况。如此说来，那么寸口不是有六种脉象同时搏动吗？答：医经如是说，不是六种脉象同时搏动，而是说脉象可表现为浮、沉、长、短、滑、涩。浮属于阳脉，滑属于阳脉，长属于阳脉，沉属于阴脉，涩属于阴脉，短属于阴脉。所说的一阴一阳，是言脉来沉而兼滑。一阴二阳，是言脉来沉滑而长。一阴三阳，是言脉来浮滑而长，时而有一沉脉出现。所说的一阳一阴，是言脉来浮而兼涩。一阳二阴，是言脉来长而沉涩。一阳三阴，是言脉来沉涩而短，时而有一浮脉出现。分别根据各脏腑经脉在寸口部对应的脉象变化，来判定疾病的轻重和预后的好坏。

一般说来，大脉属阳，浮脉属于阳，数脉属于阳，动脉属于阳，长脉属于阳，滑脉属于阳；沉脉属于阴，涩脉属于阴，弱脉属于阴，弦脉属于阴，短脉属于阴，微脉属于阴。这就是脉象上的三阴三阳。阳性病变而见阴脉，此乃逆证，主死或病情重预后不佳。阴性病变而见阳脉，此乃顺证，主病情轻预后较好。关前寸部属阳，关后尺部属阴。寸部表现为数脉，多见吐血，尺部表现微脉，多见下利，寸部表现为弦脉，多见头痛，尺部表现弦脉，多见腹痛，寸部表现微脉，多见发汗，尺部表现微脉，多见自下利，寸部表现数脉，多见口生疮。尺部表现数而微的脉，多见恶寒而烦扰不得睡眠。尺寸部都表现为阳盛之脉多为狂证，尺寸部都表现为阴盛之脉多为癫证。表现为阳脉说明病在腑，表现为阴脉说明病在脏。寸部无脉多发为厥逆，尺部无脉多发为呕吐。寸部脉微可表现为呼气困难，尺部脉微可表现为吸气困难，呼气和吸气都困难，导致胸中短气。可以根据阴阳脉象变化来诊察病情。

寸脉表现为浮大而快的，称为阳中之阳。症状表现为烦躁满闷、身体发热、头痛、腹中发热。

寸脉表现为沉细的，称为阳中之阴，症状表现为悲伤不乐，厌烦听到别人的声音，气短，时有汗出，津血流行不畅，手臂不能上举。

尺脉表现沉细的，称为阴中之阴。症状表现为两小腿酸痛，不能久站，津血不足，小便余沥不尽，阴部湿痒。

尺脉表现滑而浮大，称为阴中之阳，症状表现为小腹部疼痛胀满，小便不能出，小便时感到阴中疼痛，大便也是如此。

尺脉表现牢而长，关部没有的，这是阴盛犯阳。病人苦于两小腿沉重，少腹牵引到腰部疼痛。

寸脉表现为盛大，尺脉没有，这是阳盛犯阴。病人苦于腰、背疼痛，前阴内损伤，足部小腿寒冷。

风邪伤人阳分，寒邪伤人阴分。阳分受损阴气未伤故称为阳病顺阴，阴分受损多伤阳气故称为阴病顺阳，因此阳病容易治疗，阴病就难于治疗。病在肠胃之间，可用药调和。若病在经脉之间，可以用针灸治疗使其痊愈。

[评介]

此节经文前半部见于《难经》第四难。首先论述呼吸与五脏的关系、脉象主五脏的理论，并归纳多种脉象的阴阳属性。关于“呼出心与肺，吸入肾与肝，呼吸之间，脾受谷味”，常是后世引述的文字。究其真正含义，“呼出心与肺”，一般认为心肺居上焦，呼出由乎此。也隐含着心血与肺气的关系。“吸入肾与肝”，认为肾肝居下焦，指吸入而纳于肾。“呼吸之间，脾受谷味”，旨在说明脾胃后天居于中焦，化生营血，充养脉气，同时也说明胃气对脉气的重要性。然徐大椿认为：“受谷味三字，亦属赘辞”，恐非。

关于“心肺俱浮，浮大而散者心也；浮而短涩者肺也。”“肾肝俱沉，牢而长者肝也；按之软，举指来实者肾也。脾者中州，故脉在其中，是阴阳之法也”这些似是而非的脉理，《内经》中也有类似的文字。后人学习把握它常不得要领。它是平脉还是病脉，其临床意义何在？很难把握。

有关“脉有一阴一阳”的一段文字，是在阐释浮、沉、长、短、滑、涩六种脉象的阴阳属性。其中一阴一阳、一阴二阳等阴阳的多少，实质是说明兼脉情况。

另外，自“凡脉大为阳、浮为阳、数为阳、动为阳、长为阳、滑为阳”以后的文字，不见汉代以前的文献。或为失传，或为王氏自为之文。主要阐释脉象与具体证候的联系。有其实际临床意义。

## 平虚实第十

［原文］

人有三虚三实，何谓也？然：有脉之虚实，有病之虚实，有诊之虚实。脉之虚实者，脉来软者为虚，牢者为实[1]。病之虚实者，出者为虚，入者为实[2]；言者为虚，不言者为实[3]；缓者为虚，急者为实。诊之虚实者[4]，痒者为虚，痛者为实[5]。外痛内快[6]，为外实内虚，内痛外快[7]，为内实外虚。故曰虚实也。

问曰：何谓虚实？答曰：邪气盛则实，精气夺则虚。何谓重实？所谓重实者，言大热病，气热脉满，是谓重实。

问曰：经络俱实如何？何以治之？答曰：经络皆实，是寸脉急而尺缓也[8]。当俱治之。故曰滑则顺，涩则逆。夫虚实者，皆从其物类始[9]，五脏骨肉滑利，可以长久。

**[注释]**

[1]脉来软者为虚，牢者为实：此言以脉诊判断虚实，一般濡软脉为虚。坚牢之脉为实。软，《难经·四十八难》作濡。牢，《难经·四十八难》作紧牢。

[2]出者为虚，入者为实：出，指汗出、出血、泄泻、呕吐、滑遗等。入，指邪气内侵。徐灵胎《难经经释》："出，谓精气外耗，如汗、吐、泻之类，凡从内出者皆是。入，谓邪气内结，如能食便闭、感受风寒之类，凡从外入者皆是。"

[3]言者为虚，不言者为实：言，絮絮多言。不言，气闭邪实而不能言。徐灵胎《难经经释》："言，多言也。病气内乏，神气自清故惺惺能言也。不言，不能言也。邪气外攻，昏乱神志也。言、不言，即上下文出入之义。"

[4]诊之虚实者：诊之，指问诊、抚诊。《难经·四十八难》者字下有"濡者为虚，牢者为实"二句，徐灵胎认为此二句与上文重出，《脉经》不录，看来也是基于此。而实质上文"软者为虚，牢之为实"是指脉诊而言。而此"濡者为虚，牢者为实"似指皮肤抚诊。濡，指皮肤濡润淖泽。牢，指皮肤坚紧枯滞。

[5]痒者为虚，痛者为实：此为问诊，痒为虚风所致，痛为气血瘀滞。

[6]外痛内快：外痛，指肌肤筋骨疼痛。内快，指脏腑安和无所苦。

[7]内痛外快：内部脏腑疼痛而外部肌肤筋骨安和。

[8]经络皆实，是寸脉急而尺缓也：此引《素问·通评虚实论》文。寸脉急而迟缓，是指寸口脉急疾而尺肤部皮肤缓纵。寸，寸口脉诊。尺，尺肤诊，非指尺部脉。《内经》已具此文，而《内经》未有寸、关、尺、之说。丹波元简《素问识》："此节以脉口诊经，以尺肤诊络，盖经为阴为里，乃脉道也，故以脉口诊之；络为阳为浮而浅，故以尺肤诊之。"

[9]夫虚实者，皆从其物类始：指各种虚实反应，均与疾病内在根本相一致。始，根本。另，始廖本、朱本、张本及《甲乙经》均作治，《素问·通评虚实论》作始，始为确。

## [语译]

病人有三虚三实，具体指什么呢？答：有脉象方面的虚实，有病证方面的虚实，有症状方面的虚实。所谓脉象的虚实，脉来濡软无力的属虚，坚牢有力的属实。所谓病证的虚实，精气外耗而致的属虚，邪气侵入内而致的属实；说话多且言语错乱的属虚，不能说的属实；起病缓慢的多属虚，起病急骤的多属实。所谓症状的虚实，痒的症状多属虚，疼痛的症状多属实。以手按病处，浅按痛而深按反舒服，属外实内虚，反之，深按痛而浅按舒服，属内实外虚。所以说疾病是有虚实之分。

问：什么叫做虚证实证？答：邪气壅盛的称为实证，精气被耗损的称为虚证。什么叫做重实呢？所谓重实，即大热病时，病家盛热，脉象满实，此称为重实。

问：经与络都属实是怎样的？怎样来治疗呢？答：经络都盛实，是指寸脉急滑而尺脉缓涩。经和络应该都治疗。所以说脉滑为顺证，脉涩为逆证。辨虚实可以在同类事物中运用取象比类的方法推求。因万物始生则呈现滑利，故五脏骨肉滑利，则生命可以长久。

## [评介]

本节经文前半部出自《难经》第四十八难，文字略有出入。

主要论述疾病过程中的“三虚三实”情况，即脉象反映的虚实，内伤外感病机的虚实以及诊断标准的虚实。其价值较高，并有重要临床意义。后半部分文字亦在论述虚实内在涵义，语出《素问·通评虚实论》。

## 从横逆顺伏匿脉第十一

［原文］

问曰：脉有相乘[1]，有从[2]有横[3]，有逆[4]有顺[5]，何谓也？师曰：水行乘火，金行乘木，名曰从。火行乘水，木行乘金，名曰横。水行乘金，火行乘木，名曰逆。金行乘水，木行乘火，名曰顺。

经言：脉有伏匿[6]者，伏匿于何脏，而言伏匿也？然：谓阴阳更相乘，更相伏[7]也。脉居阴部反见阳脉者，为阳乘阴也；脉虽时沉涩而短，此阳中伏阴。脉居阳部反见阴脉者，为阴乘阳也；脉虽时浮滑而长，此为阴中伏阳也。重阴者癫[8]，重阳者狂[9]。脱阳者见鬼[10]，脱阴者目盲[11]。

［注释］

［1］脉有相乘：乘，此作乘袭、克伐解。即指下文纵、横、逆、顺而言。包括正常克制、反克、母病及子、子病累母的发病关系。脉有相乘，其义难明。此段文字源出《伤寒论·平脉法》，脉学的相承之说及纵、横、逆、顺之理，虽有各家之注，但颇费解。

［2］有从：从，张仲景《伤寒论·平脉法》作纵。成无己《注解伤寒论》：“纵者，言纵任其气。”然如何体现于脉，实难为解。

［3］有横：成无己《注解伤寒论》：“横者，言其气横逆，反乘其不胜也。”于脉何理，其义难明。

[4]有逆：成无己《注解伤寒论》："子行乘母，其气逆也。"

[5]有顺：成无己《注解伤寒论》："母行乘子，其气顺也。"

[6]脉有伏匿：指脉象不见于本位而隐匿不现。徐灵胎《难经经释》："引经言无考。伏匿，谓不见于本位，反藏匿于他部而见其脉也。"

[7]谓阴阳更相乘，更相伏：乘，过度克伐。伏，隐伏之义。此指脉经与相应的阴阳分属关系紊乱乖失。

[8]重阴者癫：重阴，指阴盛。癫，癫证，表情抑郁，自语，窃笑，旁若无人，属于阴证。《脉经校释》："重阴，指尺部、寸部均见阴脉。"可参。

[9]重阳者狂：重阳，指阳盛。狂，证情狂躁，属阳证。《脉经校释》："重阳，指尺部、寸部均见阳脉。"可参。

[10]脱阳者见鬼：脱阳，阳气脱陷亡失。见鬼，指证情迷幻的妄见现象。

[11]脱阴者目盲：脱阴，阴精脱陷亡失。目盲，目无所见的眼黑现象。

**[语译]**

问道：脉有互相乘袭的，有纵、有横、有逆、有顺，其含义是什么呢？师答：水克火，金克木，克其所胜，称为纵。火反克水，木反克金，反克其所不胜，称为横。水克金，火克木，乃子克母，称为逆。金克水，木克火，乃母克子，称为顺。

医经上说：脉象有隐伏藏匿的情况，究竟隐伏藏匿在那一脏，才可以说是隐伏藏匿呢？答：这是说阴脉和阳脉有互相乘袭，互相隐伏的情况。阴部之脉反见到浮滑长等的阳脉，此乃阳脉乘袭阴部，即使有时也见沉涩而短的阴脉，这是阳脉隐伏于阴脉之中的表现。阳部之脉反而见到沉涩短等的阴脉，此乃阴脉乘袭阳部，即使有时也见浮滑而长的阳脉，这是阴脉隐伏阳脉之中的表现。寸、尺部均可见到阴脉的主癫病；寸、尺部均可见到阳脉主狂病。阳气脱失的人视觉上以"无"为"有"，易产生幻觉，而见鬼魅之形；阴气脱离的人视觉上以"有"为"无"，如盲人视若无物，而无所见。

[评介]

此节经文自“问曰：脉有相乘”至“名曰顺”源出《伤寒论·平脉法》，主要谈脉象所体现的五行生克现象。以五行理论理解本段文字较简单。但难在做为技法学的脉学如何操作，本文并没有交待清楚。故此很难施使于临床。这说明五行理论用之于脉学是不成功的。

后半部分文字源出《难经》第二十难。主要论述“脉有伏匿”的问题。此说虽诸家各有其解，但仍然难得要领。现行《内经》亦不见其说。至于重阳者狂，重阴者癫，脱阳者见鬼，脱阴者目盲，做为阴阳病机尚可理解。但做为脉学，仍难把握。

## 辨灾怪恐怖杂脉第十二

[原文]

问曰：脉有残贼[1]，何谓？师曰：脉有弦，有紧，有涩，有滑，有浮，有沉，此六脉为残贼，能与诸经作病[2]。

问曰：常为人所难，紧脉何所以而来？师曰：假令亡汗若吐，肺中寒故令紧。假令咳者，坐饮冷水[3]，故令紧。假令下利者，以胃中虚冷，故令紧也。

问曰：翕奄沉，名曰滑[4]，何谓？师曰：沉为纯阴，翕为正阳[5]，阴阳和合，故脉滑也。

问曰：脉有灾怪[6]，何谓？师曰：假令人病，脉得太阳，脉与病形证相应。因为作汤。比还送汤之时[7]，病者因大吐，若下利而腹中痛。因问言：我前来脉时，不见此证，今反变异者，是名为灾怪。因问：何缘作此吐利？答曰：或有先服药，今发作，故为灾怪也。

问曰：人病恐怖[8]，其脉何类？师曰：脉形如循丝累累然[9]。其面白脱色。

问曰：人媿者[10]，其脉何等类？师曰：其脉自浮而弱。面形[11]乍白乍赤。

问曰：人不饮，其脉何类？师曰：其脉自弦。而唇干燥也。

言迟者，风也。摇头言者，其里痛也。行迟者。其表强也。坐而伏者，短气也。坐而下一膝者，必腰痛。里实护腹，如怀卵者[12]，必心痛。

师持脉，病人欠者[13]，无病也。脉之因伸者[14]，无病也（一云：呻者，病也）。假令向壁卧，闻师到，不惊起而目眄视[15]（一云：反面仰视），若三言三止。脉之，咽唾，此为诈病。假令脉自和，处言[16]此病太重，当须服吐下药，针灸数十百处乃愈。

**[注释]**

[1]脉有残贼：残贼，伤害之义。此指经脉气血被邪气伤害而出现异常脉象。脉有残贼，应理解为经脉被伤害。

[2]能与诸经作病：能在各经脉形成病脉反应。《伤寒论·平脉法》作“能为诸经作病”。

[3]坐饮冷水：坐，因为、由于之义。坐饮冷水，因为饮冷水。

[4]翕奄沉，名曰滑：翕，收缩、敛息之义。奄，忽然。此句意为滑脉之象是脉气收缩聚敛的同时突然时而一沉。

[5]翕为正阳：脉气收缩继而鼓动为正阳之气。正，廖本作三。

[6]脉有灾怪：指根据脉证用药后，突然出现变证的情况。

[7]比还送汤之时：《伤寒论·平脉法》作“比还送汤如食顷”。比，及也。此作等到解。

[8]人病恐怖：指人害恐怖之证，即以惶恐不安为主症。

[9]脉形如循丝累累然：脉象如用手循扶丝线但又有连续颤动的感觉。累累然，连续不断的样子。

[10]人媿者：媿，同愧。指人内疚羞愧之时。

[11]面形：《伤寒论·平脉法》作“面色”。

[12]里实护腹，如怀卵者：如怀卵者，《伤寒论·平脉法》作“如怀卵物者”。意为里实之证病人常有自我护腹的体征，如同怀中揣有易碎之卵类物品。一般为里实疼痛拒按的自我保护性体征。

[13]病人欠者：病人频频呵欠。

[14]脉之因伸者：因，依就也，顺接也。伸，《伤寒论·平脉法》作“呻”，并无因字。脉之因呻者，意指当医者诊脉时，病人紧接着便有呻吟声。

[15]不惊起而目盻视：不惊起，不急忙坐起。盻，音戏（xì），怒视曰盻。盻视，恨恨而视，怒视之义。此句意为见医者不急忙坐起且恨恨而视。

[16]处言：强调说明。另，处言犹如悚言。

## [语译]

问：脉有伤残贼害，是指什么呢？师答道：脉象有弦，有紧，有涩，有滑，有浮，有沉，这六种脉是残贼之脉，诸经均可现这几种脉而表示邪气已侵入发生了病害。

问：曾经被人诘问，脉紧是怎样产生出来的？师答道：假如汗出过度，或者呕吐，均可使肺受寒邪而现紧脉。假如咳嗽的病人，因为喝了冷水，所以脉紧。假如腹泻的病人，因为胃中虚冷，所以脉紧。

问：脉来去遽速流利而忽然沉的，称为滑脉，怎样理解呢？师答道：脉位沉属于纯阴，脉来搏起属正阳，阴阳相合，所以脉象表现出流利之象而为滑脉。

问道：脉有灾怪的，怎么理解？师答道：假如有人得了病，诊脉为太阳病的脉象，脉也与证候表现相符合。因此为其煎制汤药，等到回来送药的时候，病人反而大吐，或泄泻和腹内痛。因而问道：我先前来诊脉的时候，并没有这些证候，现在有这种症状的变化，应该称为灾怪。因而又问道：为什么出现呕吐、腹泻？答道：或许是以前已吃过药，现在发作，因此会发生灾怪。

问：人遭受了恐吓，应该出现什么脉象？师答道：脉形细小像按在丝缕上一样，脉来连续不绝。病人的面色苍白而无血色。

问：人羞愧的时候，脉象应该是什么样的？师答道：脉象必然浮弱。面色忽白忽红。

问：人不喝水，应该出现什么脉？师答道：脉必然会出现弦象，而且唇口干燥。

语言謇涩迟缓的，属风病。摇着头说话的，是因身体内部疼痛。行动迟缓的，是表邪盛实，筋脉不柔和导致的。坐而伏着身体，是因呼吸困难，气息不能顺畅。坐而伸着一只脚的，一定是腰痛。内里有实邪，用手掌护着腹部，像怀中抱卵一样，必是心口疼痛。

医生切脉时，病人频繁打呵欠的，是没有病。诊脉时病人频繁伸懒腰的也是没有病。假如病人面向墙壁躺着，听到医生来了，并没有惊起，而是用眼睛斜视一下医生，或者言语吞吞吐吐，给其诊脉时，吞咽唾液的，这是装病。假如脉象正常调和，当即告诉病人，这病太严重了，必须服涌吐泻下的药物，并且针灸数十至数百处，才能痊愈。

［评介］

此段经文间断见于《伤寒论·平脉法》，但文字互有出入。首先论述“残贼脉”的概念与病机的关系，具有一定临床意义。又谈到“脉有灾怪”的情况，因这种情况在临床常是病情剧烈演变的结果，致使医者难以预料。本文又谈及羞愧、恐惧等心理因素常影响脉搏的变化，这与临床实际非常贴切，医者宜晓知其情。最后又要求医者善于观察病人的神色、形体指征以及言语神态，从而窥测病人的内在病理以及心理活动。这可以说古人在临床上观察总结人文心理方面达到妙绝地步。

## 迟疾短长杂脉第十三

［原文］

黄帝问曰：余闻胃气、手少阳三焦、四时五行脉法。夫子言脉有三阴三阳，知病存亡，脉外以知内，尺寸大小，愿闻之。岐伯曰：寸口之中，外别浮沉、前后、左右。虚实、死生之要，皆见寸口之中。脉从前来[1]者为实邪，从后来[2]者为虚邪，从所不胜来[3]者为贼邪，从所胜来[4]者为微邪，自病（一作得）者为正邪。外结者[5]，病痈肿；内结者[6]，病疝瘕也；间来而急者，病正在心，癥气也；脉来疾者，为风也；脉来滑者，为病食也；脉来滑躁者，病有热也；脉来涩者，为病寒湿也。脉逆顺之道，不与众谋。

师曰：呼吸者，脉之头也[7]。初持脉来疾去迟，此为出疾入迟，为内虚外实。初持脉来迟去疾，此为出迟入疾，为内实外虚也。

脉数则在府，迟则在脏。脉长而弦，病在肝（扁鹊云：病出于肝）。脉小血少，病在心（扁鹊云：脉大而洪，病出于心）。脉下坚上虚，病在脾胃（扁鹊云：病出于脾胃）。脉滑（一作涩）而微浮，病在肺（扁鹊云：病出于肺）。脉大而坚，病在肾（扁鹊云：小而紧）。

脉滑者，多血少气。脉涩者，少血多气。脉大者，血气俱多。又云：脉来大而坚者，血气俱实。脉小者，血气俱少。又云：脉来细而微者，血气俱虚。沉细滑疾者热，迟紧者寒（又云：洪数滑疾为热，涩迟沉细为寒）。脉盛滑紧者，病在外热。脉小实而紧者，病在内冷。

脉小弱而涩者，谓之久病；脉滑浮而疾者，谓之新病。

脉浮滑，其人外热，风走刺[8]，有饮，难治。脉沉而紧，上焦有热，下寒得冷，即便下。脉沉而细，下焦有寒，小便数，时苦绞痛，下利重。脉浮紧且滑直者，外热内冷，不得大小便。脉洪大紧急，病速进在外，苦头发热痈肿。脉细小紧急，病速进在中，寒为疝瘕积聚，腹中刺痛。脉沉重而直前绝者，病血在肠间。脉沉重而中散者，因寒食成瘕。脉直前而中散绝者，病消渴（一云：病浸淫痛）。脉沉重，前不至寸口，徘徊绝者[9]，病在肌肉遁尸[10]。脉左转[11]而沉重者，气癥阳[12]在胸中。脉右转[13]出不至寸口者，内有肉癥。脉累累如贯珠不前至，有风寒在大肠，伏留不去。脉累累中止不至，寸口软者，结热在小肠膜中，伏留不去。脉直前左右弹者[14]，病在血脉中衃血[15]也。脉后而左右弹者，病在筋骨中也。脉前大后小，即头痛目眩。脉前小后大，即胸满短气。

上部有脉，下部无脉，其人当吐，不吐者死。上部无脉，下部有脉，虽困无所苦。夫脉者，血之府也。长则气治，短则气病，数则烦心，大则病进，上盛则气高，下盛则气胀，代则气衰，细则气少（《太素》细作滑），涩则心痛，浑浑革革[16]，至如涌泉，病进而危，弊弊绰绰[17]，其去如弦绝者死。短而急者，病在上。长而缓者，病在下。沉而弦急者，病在内。浮而洪大者，病在外。脉实者，病在内。脉虚者，病在外。在上为表，在下为里，浮为在表，沉为在里。

**[注释]**

[1]脉从前来：前，指寸口脉靠近腕部一端，即关前。脉从前来，即脉先从关前起搏。

[2]从后来：后，指寸口脉靠近肘部一端。脉从后来，即脉先从关后起搏。

[3]从所不胜来：前文问"四时五行脉法"，此间"所不胜"似指春见秋脉，夏见冬脉，秋见夏脉，长夏见春脉，冬见长夏脉。待考。

[4]从所胜来：似指春见长夏脉，夏见秋脉，长夏见冬脉，秋见春脉，冬见夏脉。存疑待考。

[5]外结者：邪气结滞于形体之外。

[6]内结者：邪气结聚于腹内。

[7]呼吸者，脉之头也：意即呼吸之气是推动经脉之气运行的动力根本。

[8]风走刺：似是风走身刺刺而痛。《脉经校释》认为："拟似刺风。考《巢氏病源·卷二·刺风候》：刺风者，由体虚肤腠开为风所侵也。其状，风邪走遍于身，而皮肤淫跃，邪气与正气交争，风邪击搏，如锥刀所刺，故名刺风也"。

[9]前不至寸口，徘徊绝者：脉动不及寸口部，时长时短或脉绝不至。徘徊，往返回旋，此指脉搏时长时短。绝，脉来时有时无。

[10]遁尸：《脉经校释》以为是《巢氏病源·卷二十三》的遁尸候："言其（病邪）停遁在人肌肉血脉之间，若卒有犯触，即发动。亦令人心腹胀满卒痛，气息喘急，旁攻两胁，上冲心胸，瘥后复发，停遁不消，故谓之遁尸也。"

[11]脉左转：其义难明。左，似指左寸口。转，弯曲之义。

[12]气癥阳：《千金方》作"气微伤"，为是。

[13]脉右转：似是右寸口脉转曲。

[14]左右弹者：似指脉搏左右弹跳。待考。

[15]胚血：同衃血，凝结之死血。

[16]革：音义同急。

[17]弊弊绰绰：绰绰，《素问·脉要精微论》作“绵绵”。此句指脉象时有时无，且沉细绵软。

[语译]

黄帝问道：我听说过胃气、手少阳三焦、四时五行脉法理论。先生说诊脉有三阴三阳之法，以此可知疾病的有无，通过切按外现之脉可以知道体内的情况，及其尺寸部位的大小的意义，希望具体了解一下。岐伯说：寸口脉中，有浮和沉、前和后、左和右的分别。病之虚实、人之死生，其关键都见于寸口之中。脉中所现的邪气如果是从我生之脏传来的为实邪，从生我之脏传来的为虚邪，由我所不能克之脏传来的是贼邪，由我所能克之脏传来的为微邪，邪气发于本脏自身的为正邪。脉有浮、结之象的，其病多为患痈肿病；脉现沉、结之象的，其病多为患疝瘕病；脉动于浮沉之间且数者，说明邪在心中，乃是徵气病；脉来迅速快于数急的，多为风病；脉来滑利的，多为食积病；脉来滑且有躁动之象的，多为热邪为患；脉来涩滞的，多为寒湿病。脉的逆顺之理，是不能同一般人商讨的。

师说：呼吸之气为脉中血之引领，推动血的运行。刚按脉的时候，脉搏起得快，落下得慢，这就是出得快，入得慢，属于内虚外实。刚按脉的时候，脉搏起得慢，落下得快，这就是出得慢，入得快，属于内实外虚了。

脉数病在腑，脉迟病在脏。脉象长弦的，病位在肝。脉小说明血不足，病位在心。脉关部坚实而寸部不足的，病位在脾胃。脉滑而微现浮象的，病位在肺。脉大而坚实的，病位在肾。

脉现滑象的，说明血多气少。脉现涩象的，说明血少气多。脉现大象的，说明血气俱多。又一种说法：脉来大而坚实的，说明血气俱实。脉小的，说明血气俱少。又一种说法：脉来微细的，说明血气俱虚。脉沉细滑疾的，病性属热；脉迟紧的，病性属寒。脉来盛大而滑紧的，病主在表而有热。脉小实而紧的，病主在内而有寒。

脉象小弱而涩的，属于旧病。脉象滑浮而疾的，属于新病。

脉象浮滑的，说明病外有邪热，因风邪侵袭而在体表出现游走性刺痛，伴有饮邪，这种情况是很难治愈的。脉象沉紧的，说明上焦有热而下焦有寒，如果又感受外来的寒邪或内伤生冷，就会发生泻泄。脉象沉细的，说明下焦有寒，症见小便频数，常感少腹绞痛，下痢，里急后重。脉象浮紧而滑直的，说明表热里寒，大小便不通。脉象洪大而紧急的，说明在表的病情发展迅速，病人表现为头部发热、痈肿。脉象细小而紧急的，说明在里的病情发展迅速，病人因感受寒邪而形成疝、瘕、积、聚，并可见腹中刺痛的症状。脉沉甚而直，在前部出现断绝的，患血病在肠间。脉沉甚而中现散象的，是由于寒冷饮食而成瘕病。脉径直而来通贯三部，但中部出现散漫断绝的，是患有消渴病。脉沉甚，只在关尺部搏动，时有断绝的，主病邪在肌肉，为遁尸证候。脉搏向左转动而沉甚的，属于气伤在胸中。脉搏向右转，不显于寸口的，为体内患有肉癥。脉来连续不断如珠连串，但不能前达于寸部，是有风寒之邪隐伏留连在大肠而未被除掉。脉来连续但时有停歇，寸口脉软的，此为蕴结的热邪隐伏留连于小肠膜中间而未被除掉。脉径直向前并左右弹指的，主病在血脉中，为血液凝结之患。脉向后并左右弹指的，主病在筋骨之间。脉前部大而后部小的，主头痛目眩。脉前部小而后部大的，主胸满气短。

寸部脉摸得到而尺部脉摸不到的，按理其人应当呕吐，不呕吐的会死亡。寸部脉摸不到而尺部脉可摸到的，虽病而无大碍。脉道，为血液会聚的地方，如果见长脉，是气机调畅正常，如果见短脉，是气不足或循行异常，如果见数脉，是心烦不安；如果见大脉，是疾病发展的表现；上部脉盛可见气逆喘急，下部脉盛可见腹满胀气；代脉表明脏气衰微，细脉表明气不足，脉涩可见于心中疼痛，如脉来盛大急促，象泉水样涌动，是病情发展的危象；如脉来似断似续，飘忽不定，去时好似弓弦断绝之象，主死候。脉短而急的，主病在上焦；脉长而缓的，主病在下焦。脉沉而弦急的，主病在内；脉浮而洪大的，主病在外。脉象实的，主病在内；脉虚的，主病在外。脉在上部有异常说明病在于表，脉在下部有异常说明病在于里。脉浮主病在表，脉沉主病在里。

[评介]

此节经文自始“黄帝问曰”至“不与众谋”，文体与《内经》同，但现行《内经》不载其文。这可能是王氏所依据的为古本《内经》。我们现在所看到的《内经》是唐中期王冰整理以后的面貌。与王叔和时代所流传的《内经》古本肯定有较多出入。另一方面，王氏所收载的这段文字也可能另有传承。

本文从“师曰”至“即胸满短气”，又似仲景文体，但也不见现行仲景之书。这是因为王叔和之后仲景之书也曾遭窜易和脱失。

以上两段可以看出，在王氏《脉经》中，尚保留部分现行《内经》及《伤寒杂病论》中所看不到的原始资料。这就是《脉经》的最重要的文献学价值。

最后一段文字出自《素问·脉要精微论》，但文字又有较大出入，又成为校勘现行《内经》的重要文字依据。

## 平人得病所起脉第十四

[原文]

何以知春得病？无肝脉也。无心脉，夏得病。无肺脉，秋得病。无肾脉，冬得病。无脾脉，四季之月得病。

假令肝病者西行，若食鸡肉得之，当以秋时发，得病以庚辛日也。家有腥死，女子见之，以明要为灾。不者，若感金银物得之。

假令脾病东行，若食雉兔肉，及诸木果实得之。不者，当以春时发，得病以甲乙日也。

假令心病北行，若食豚鱼得之。不者，当以冬时发，得病以壬癸日也。

假令肺病南行，若食马肉及獐鹿肉得之。不者，当以夏时发，得病以丙丁日也。

假令肾病中央，若食牛肉及诸土中物得之。不者，当以长夏时发，得病以戊己日也。

假令得王脉，当于县官家得之。

假令得相脉，当于嫁娶家得之，或相庆贺者得之。

假令得胎脉，当于产乳家得之。

假令得囚脉，当于囚徒家得之。

假令得休脉，其人素有宿病，不治自愈。

假令得死脉，当于死丧家感伤得之。

何以知人露卧得病？阳中有阴也。

何以知人夏月得病？诸阳入阴也。

何以知人食饮中毒？浮之，无阳、微、细之不可知也。但有阴脉，来疾去疾，此相为水气之毒也。脉迟者，食干物得之。

[评介]

此节经文不见诸家经论。除少量以五行论脏脉之外。大多类数术家诡谲之言，似与医无涉。无足取者。

# 诊病将差难已脉第十五

[原文]

问曰：假令病人欲差[1]，脉而知愈[2]，何以别之？师曰：寸、关、尺，大、小，迟、疾，浮、沉，同等[3]，虽有寒热不解者，此脉阴阳为平复，当自愈。

人病，其寸口之脉与人迎之脉大小及浮沉等者，病难已[4]。

[注释]

[1]差：瘥之借字，愈也。

[2]脉而知愈：意为通过脉象而知即将痊愈。

[3]同等：指各部脉及各种脉象的气势和调、节律均匀。

[4]人病，其寸口之脉与人迎之脉大小及浮沉等者，病难已：疾病过程中，不同疾病其寸口与人迎所反应的脉势大小有一定差异方为正常。见《灵枢·禁服》、《素问·平人气象论》等篇。

[语译]

问道：假如病人快要痊愈时，通过切脉可判知将愈，怎样识别呢？师说：病人寸、关、尺部，出现大、小，迟、疾，浮、沉六种脉象，且表现是同等的，虽然病人还有寒热还没有被完全消除，但这是阴阳恢复，应当自会向愈。

人发病以后，其寸口脉和人迎脉在大小及浮沉等方面的表现均相等，这是反常现象，病难以治愈。

[评介]

此节经文源出《伤寒论·平脉法第一》，文字有出入。主要通过脉象判断预后，文字虽简，但有重要临床价值。最后一句，“人病，其寸口之脉与人迎之脉大小及浮沉等者，病难已”，见于《灵枢·论疾诊尺》篇。

# 卷　二

## 平三关阴阳二十四气脉第一

[原文]

左手关前寸口阳绝[1]者，无小肠脉也。苦脐痹，小腹中有瘕瘕[2]，王月即冷上抢心[3]。刺手心主经，治阴。心主在掌后横理中（即太陵穴也）。

左手关前寸口阳实者，小肠实也。苦心下急痹（一作急痛），小肠有热，小便赤黄。刺手太阳经，治阳（一作手少阳者非）。太阳在手小指外侧本节陷中（即后谿穴也）。

左手关前寸口阴绝者，无心脉也。苦心下毒痛[4]，掌中热，时时善呕，口中伤烂。刺手太阳经[5]，治阳。

左手关前寸口阴实者，心实也。苦心下有水气，忧恚发之。刺手心主经，治阴。

左手关上阳绝者，无胆脉也。苦膝疼，口中苦，眯目[6]，善畏，如见鬼状，多惊少力。刺足厥阴经，治阴。在足大指间（即行间穴也），或刺三毛中。

左手关上阳实者，胆实也。苦腹中实不安，身躯习习也。刺足少阳经，治阳，在足上第二指[7]本节后一寸（第二指当云小指次指即临泣穴也）。

左手关上阴绝者，无肝脉也。苦癃[8]，遗溺，难言，胁下有邪气，善吐，刺足少阳经，治阳。

左手关上阴实者，肝实也。苦肉中痛，动善转筋。刺足厥阴经，治阴。

左手关后尺中阳绝者，无膀胱脉也。苦逆冷，妇人月使不调[9]，王月则闭，男子失精，尿有余沥。刺足少阴经，治阴。在足内踝下动脉（即太谿穴也）。

左手关后尺中阳实者，膀胱实也。苦逆冷，胁下有邪气，相引痛。刺足太阳经，治阳。在足小指外侧本节后陷中（即束骨穴也）。

左手关后尺中阴绝者，无肾脉也。苦足下热，两髀[10]里急，精气竭少，劳倦所致。刺足太阳经，治阳。

左手关后尺中阴实者，肾实也。苦恍惚健忘，目视䀮䀮[11]，耳聋怅怅[12]善鸣。刺足少阴经，治阴。

右手关前寸口阳绝者，无大肠脉也。苦少气，心下有水气，立秋节即咳。刺手太阴经，治阴。在鱼际间（即太渊穴也）。

右手关前寸口阳实者，大肠实也。苦肠中切痛，如锥刀所刺，无休息时。刺手阳明经，治阳。在手腕中（即阳谿穴也）。

右手关前寸口阴绝者，无肺脉也。苦短气咳逆。喉中塞，噫逆，刺手阳明经，治阳。

右手关前寸口阴实者，肺实也。苦少气，胸中满，彭彭与肩相引。刺手太阴，治阴。

右手关上阳绝者，此无胃脉也。苦吞酸，头痛，胃中有冷。刺足太阴经，治阴。在足大指本节后一寸（即公孙穴也）。

右手关上阳实者，胃实也。苦肠中伏伏[13]（一作愊愊），不思饮食，得食不能消。刺足阳明经，治阳。在足上动脉（即冲阳穴也）。

右手关上阴绝者，无脾脉也。苦少气下利，腹满身重，四肢不欲动，善呕。刺足阳明经，治阳。

右手关上阴实者，脾实也。苦肠中伏伏如坚状，大便难。刺足太阴经，治阴。

右手关后尺中阳绝者，无子户[14]脉也。苦足逆寒，绝产，带下，无子，阴中寒。刺足少阴经，治阴。

右手关后尺中阳实者，膀胱实也。苦少腹满，引腰痛。刺足太阳经，治阳。

右手关后尺中阴绝后，无肾脉也。苦足逆冷上抢，胸痛，梦入水见鬼，善厌寐[15]，黑色物来掩人上[16]。刺足太阳经，治阳。

右手关后尺中阴实者，肾实也。苦骨疼，腰脊痛，内寒热。刺足少阴经，治阴。

右阴阳二十四气脉证

**[注释]**

[1]左手关前寸口阳绝：左手关前为左寸脉，主心与小肠。阳绝，指举之无脉，亦即浮取无脉。

[2]苦脐痹，小腹中有瘕瘕：苦，《千金方》作“若”，似是。脐痹，似指脐部凸起的脐疝现象。瘕瘕，杨本、广本、缪本、钱本均作疝瘕。

[3]王月即冷上抢心：王，通旺。冷上抢心，冷气向上攻冲，撞抢心部的症状反应。

[4]毒痛：《千金方》作“热痛”，似是。

[5]刺手太阳经：《千金方》作“刺手少阳经”。

[6]眯目：指两目眯离难睁，视物疲劳。

[7]足上第二指：指，同趾。

[8]癃：又称癃闭。指小便潴留膀胱而不通。

[9]妇人月使不调：即妇女月经不调。月使，指月经，又称月信。

[10]髀：大腿部。

[11]𥇦𥇦：目视不明曰𥇦。

[12]怅怅：怅，失意貌，又愁思也。此为苦于耳聋耳鸣的症状反应。怅，音唱（chàng）。

[13]肠中伏伏：伏，隐伏。食滞不消痞闷感觉。

[14]子户：本指女子阴道口。此泛指女性生殖系。

[15]厌寐：厌，通魇。本指恶梦，即梦中常见鬼狐而惊醒，又称梦魇。魇寐，指睡眠中常有恶梦。

[16]黑色物来掩人上：梦魇时病人常有黑色物掩压身体之上的感觉。

[语译]

左手关部前面寸口，浮取不应，是无小肠脉。病患脐部痹痛，少腹有癥瘕，当季节适合病情发展的时候，就有冷气冲到心部。针刺手厥阴心主经，主治阴经。心主经穴在手掌后面横纹中。

左手关部前面寸口，浮取脉实，是小肠有实邪。病患心下急痹，小肠有热，小便赤黄。针刺手太阳小肠经，主治阳经。太阳经穴在手小指外侧本节凹陷中。

左手关部前面寸口，沉取不应，是无心脉。病患心下剧痛，手掌中热，时常会呕，口腔破烂。针刺手太阳小肠经，主治阳经。

左手关部前面寸口，沉取脉实，是心有实邪。病患心下有水气，在忧愁愤怒时候，病就发作。针刺手厥阴心主经，主治阴经。

左手关部，浮取不应，是无胆脉。病患膝部疼痛，口苦，眼睛视物不清，无因而感恐惧，好象见着鬼物，心多惊，体乏力。针刺足厥阴肝经，主治阴经。穴位在足拇趾与次趾之间，或针刺足拇趾爪甲后丛中。

左手关部，浮取脉实，是胆有实邪。病患腹胀痛不安，肢体善动。针刺足少阳胆经，主治阳经。穴位在足小趾和次趾之间，本节后一寸处。

左手关部，沉取不应，是无肝脉。病患小便癃闭，或不禁，难以言状，胁肋下有邪气，喜吐。针刺足少阳胆经，主治阳经。

左手关部，沉取脉实，是肝有实邪。病患肉里疼痛跳动，转筋。针刺足厥阴肝经，主治阴经。

左手关后尺中，浮取不应，是无膀胱脉。病患逆冷，妇女月经不调，再过三个月，经水停闭。男子遗精，尿后有余沥。针刺足少阴肾经，主治阴经。穴位在足内踝下动脉处。

左手关后尺中，浮取脉实，是膀胱有实邪。病患逆冷，胁下有邪气互相牵引作痛。刺足太阳膀胱经，主治阳经。穴位在足小指外侧本节后凹陷处。

左手关后尺中，沉取不应，是无肾脉。病患足下热，两髀肉里挛急，是由精气不足和劳累疲倦而引起的。针刺足太阳膀胱经，主治阳经。

左手关后尺中，沉取脉实，是肾有实邪。病患精神恍惚，健忘，目不明，耳鸣不聪，闷闷难过。针刺足少阴肾经，主治阴经。

右手关部前面寸口，浮取不应，是无大肠脉。病患气息短少，心下有水气，到立秋节就发生咳嗽。针刺手太阴肺经，主治阴经。在鱼际间。

右手关部前面寸口，浮取脉实，是大肠有实邪。病患肠中剧痛，象锥刀子刺样不停。针刺手阳明大肠经，主治阳经。穴位在手腕中。

右手关部前面寸口，沉取不应，是无肺脉。病患呼吸短促，咳嗽气逆，喉中梗塞，嗳气呃逆。针刺手阳明大肠经，主治阳经。

右手关部前面寸口，沉取脉实，是肺有实邪，病患气息短少，胸中胀满，膨胀牵引到肩部。针刺手太阴肺经，主治阴经。

右手关部，浮取不应，是无胃脉。病患泛酸，头痛，胃中有冷气。针刺足太阴脾经，主治阴经。穴位在足大趾本节后一寸。

右手关部，浮取脉实，是胃有实邪。病患肠中阻滞，不想吃，吃了也不消化。应针刺足阳明胃经，主治阳经。穴位在足跗上，五寸陷中，动脉应手处。

右手关部，沉取不应，是无脾脉。病患气息短少，泄泻，腹胀满，体沉重，手足不喜活动，容易呕吐。应针刺足阳明胃经，主治阳经。

右手关部，沉取脉实，是脾有实邪。病患肠中有所阻滞，似有硬梓，大便难解。针刺足太阴脾经，主治阴经。

右手关部后面尺中，浮取不应，是子户无脉。病患足胫逆冷，断产不孕，带下，不能生育，阴中冷。针刺足少阴肾经，主治阴经。

右手关部后面尺中，浮取脉实，是膀胱有实邪。病患少腹胀满，牵引腰部痛。针刺足太阳膀胱经，主治阳经。

右手关部后面尺中，沉取不应，是无肾脉。病患足胫厥冷上冲，胸部作痛，梦下水见鬼，睡时多恶梦，似有黑色东西压在身上。针刺足太阳膀胱经，主治阳经。

右手关部后面尺中，沉取脉实，是肾有实邪。病患骨疼痛，腰脊痛，内发寒热。针刺足少阴肾经，主治阴经。

以上阴阳二十四气的脉证。

［评介］

此节经文似是王氏自为之文，也可能另有文献依据，但已不传世。主要讨论左右寸口的寸、关、尺六部脉所显现的阴阳绝实之象，共计二十四种。每一种所体现的脉象又代表一脏或一腑的证候。并依此确定针刺十二经脉治疗。其治疗法则，体现了一定的规律性，即阳绝者治其阴，取其与之相表里的另一经；阳实者治其阳，取本经。阴绝者治其阳，取其与之相表里的另一经；阴实者治其阴，取本经。

本节经文，从文字理解并不难，也具有规律性。但左右寸口脉寸关尺所体现的“阴阳绝实”，如何表现在指感上，本文并没有交待清楚，这势必给医者临床上的验证带来困难。故此其临床价值就会大失其色。

## 平人迎神门气口前后脉第二

**[原文]**

心实

左手寸口人迎[1]以前脉阴实者，手厥阴经[2]也。病苦闭，大便不利，腹满，四肢重，身热，苦胃胀。刺三里[3]。

心虚

左手寸口人迎以前脉阴虚者，手厥[4]阴经也。病苦悸恐不乐，心腹痛，难以言，心如寒，状恍惚[5]。

小肠实

左手寸口人迎以前脉阳实者，手太阳经也。病苦身热，热来去，汗出（一作汗不出）而烦，心中满，身重，口中生疮。

小肠虚

左手寸口人迎以前脉阳虚者，手太阳经也。病苦颅际[6]偏头痛，耳颊痛。

心、小肠俱实

左手寸口人迎以前脉阴阳俱实者，手少阴与太阳经俱实也。病苦头痛，身热，大便难，心、腹烦满，不得卧，以胃气不转，水谷实也。

心、小肠俱虚

左手寸口人迎以前脉阴阳俱虚者，手少阴与太阳经俱虚也。病苦寒，少气，四肢厥，肠澼[7]，洞泄[8]。

肝实

左手关上脉阴实者，足厥阴经也。病苦心下坚满，常两胁痛，自忿忿[9]如怒状。

肝虚

左手关上脉阴虚者，足厥阴经也。病苦胁下坚，寒热，腹满，不欲饮食，腹胀，悒悒不乐[10]，妇人月经不利，腰腹痛。

胆实

左手关上脉阳实者，足少阳经也。病苦腹中气满，饮食不下，咽干，头重痛，洒洒恶寒，胁痛。

胆虚

左手关上脉阳虚者，足少阳经也。病苦眩、厥，痿，足指不能摇，躄坐不能起，僵仆，目黄，失精，𥆧𥆧。

肝、胆俱实

左手关上脉阴阳俱实者，足厥阴与少阳经俱实也。病苦胃胀呕逆，食不消。

肝、胆俱虚

左手关上脉阴阳俱虚者，足厥阴与少阳经俱虚也。

病苦恍惚，尸厥[11]不知人，妄见[12]，少气不能言，时时自惊。

肾实

左手尺中神门以后脉阴实者，足少阴经也。病苦膀胱胀闭，少腹与腰脊相引痛。

左手尺中神门以后脉阴实者，足少阴经也。病苦舌燥，咽肿，心烦，嗌干，胸胁时痛，喘咳汗出，小腹胀满，腰背强急，体重骨热，小便赤黄，好怒好忘，足下热疼，四肢黑，耳聋。

肾虚

左手尺中神门以后脉阴虚者，足少阴经也。病苦心中闷，下重，足肿不可以按地。

膀胱实

左手尺中神门以后脉阳实者，足太阳经也。病苦逆满，腰中痛，不可俯仰，劳也。

膀胱虚

左手尺中神门以后脉阳虚者，足太阳经也。病苦脚中筋急，腹中痛引腰背，不可屈伸，转筋，恶风，偏枯[13]，腰痛，外踝后痛。

肾、膀胱俱实

左手尺中神门以后脉阴阳俱实者，足少阴与太阳经俱实也。病苦脊强，反折戴眼[14]，气上抢心，脊痛不能自反侧。

肾、膀胱俱虚

左手尺中神门以后脉阴阳俱虚者，足少阴与太阳经俱虚也。病苦小便利，心痛背寒，时时少腹满。

肺实

右手寸口气口[15]以前脉阴实者，手太阴经也。病苦肺胀，汗出若露，上气喘逆，咽中塞，如欲呕状。

肺虚

右手寸口气口以前脉阴虚者，手太阴经也。病苦少气不足以息，嗌乾不朝津液。

大肠实

右手寸口气口以前脉阳实者，手阳明经也。病苦腹满，善喘咳，面赤身热，咽喉中如核状[16]。

大肠虚

右手寸口气口以前脉阳虚者，手阳明经也。病苦胸中喘，肠鸣，虚渴，唇口干，目急[17]，善惊，泄白[18]。

肺、大肠俱实

右手寸口气口以前脉阴阳俱实者，手太阴与阳明经俱实也。病苦头痛目眩，惊狂，喉痹痛，手臂卷[19]（卷，一作倦，一作踡），唇吻不收。

肺、大肠俱虚

右手寸口气口以前脉阴阳俱虚者，手太阴与阳明经俱虚也。病苦耳鸣嘈嘈[20]，时妄见光明，情中不乐，或如恐怖。

脾实

右手关上脉阴实者，足太阴经也。病苦足寒，胫热，腹胀满烦扰不得卧。

脾虚

右手关上脉阴虚者，足太阴经也。病苦泄注，腹满气逆，霍乱呕吐，黄疸，心烦不得卧，肠鸣。

胃实

右手关上脉阳实者，足阳明经也。病苦腹中坚痛而热，汗不出如温疟，唇口干，善哕，乳痈，缺盆腋下肿痛。

胃虚

右手关上脉阳虚者，足阳明经也。病苦胫寒不得卧，恶寒洒洒，目急，腹中痛，虚鸣(《外台》作耳虚鸣)，时寒时热，唇口干，面目浮肿。

脾、胃俱实

右手关上脉阴阳俱实者，足太阴与阳明经俱实也。病苦脾胀，腹坚，抢胁下痛，胃气不转，大便难，时反泄利，腹中痛上冲肺肝，动五脏，并喘鸣，多惊，身热汗不出，喉痹，精少。

脾、胃俱虚

右手关上脉阴阳俱虚者，足太阴与阳明经俱虚也。病苦胃中如空状，少气不足以息，四逆寒，泄注不已。

肾实

右手尺中神门以后脉阴实者，足少阴经也。病苦痹，身热，心痛，脊胁相引痛，足逆，热烦。

肾虚

右手尺中神门以后脉阴虚者，足少阴经也。病苦足胫小弱，恶风寒，脉代绝，时不至，足寒，上重下轻，行不可以按地，少腹胀满，上抢胸，痛引胁下。

膀胱实

右手尺中神门以后脉阳实者，足太阳经也。病苦转胞[21]，不得小便，头眩痛，烦满，脊背强。

膀胱虚

右手尺中神门以后脉阳虚者，足太阳经也。病苦肌肉振动，脚中筋急，耳聋，忽忽不闻[22]，恶风，飕飕作声[23]。

肾、膀胱俱实

右手尺中神门以后脉阴阳俱实者，足少阴与太阳经俱实也。病苦癫疾，头重与目相引痛厥，欲起走，反眼，大风[24]，多汗。

肾、膀胱俱虚

右手尺中神门以后脉阴阳俱虚者，足少阴与太阳经俱虚也。病苦心痛，若下重不自收，篡反出[25]，时时苦洞泄，寒中泄，肾心俱痛。（一说云："肾有左右，膀胱无二。"今用当以左肾合膀胱，右肾合三焦。）

**[注释]**

[1]左手寸口人迎：寸口，《内经》指桡骨动脉。人迎，《内经》指颈动脉。然此人迎有解为左寸口之寸脉。脉论历来纷纭，不知王叔和氏此说之所宗。

[2]手厥阴经：厥，《千金方》作"少"。依下文文例，作少为是。

[3]刺三里：针刺三里穴治疗上述证候。

[4]厥：《千金方》仍作"少"，似是。

[5]状恍惚：指神情恍乱昏糊不定。

[6]颅际：指颅骨边缘。

[7]肠澼：即痢疾，以便下脓血为特征。

[8]洞泄：泻下无度，不可自控。

[9]自忿忿：自己无缘无故恚怒不已。

[10]悒悒不乐：情志忧虑抑郁而不畅。

[11]尸厥：昏厥不知人，四肢逆冷的厥逆之证，又称假死证。

[12]妄见：幻视症状。

[13]偏枯：即半身颓废不用的证候，又称半身不遂。

[14]反折戴眼：反折，角弓反张。戴眼，目睛上吊而眸凝不转。

[15]右手寸口气口：《内经》寸口、气口均指桡骨动脉。此气口有解为右寸口之寸脉；左寸口之寸脉为上文之人迎，似为一家之言。

[16]咽喉中如核状：咽中有异物感，有如果核。即张仲景所称咽中有物"如炙脔"，即后世梅核气。

[17]目急：即目系急得目睛凝视不动。

[18]泄白：指大便夹杂白色粘液。

[19]手臂卷：卷，拳曲貌。或作倦，或作踡。似指上肢挛缩不伸。

[20]耳鸣嘈嘈：指耳鸣嘈杂。

[21]转胞：胞，同脬。又称转脬。常见于孕产妇，以膀胱充盈尿急不下为主症，兼有小腹急痛，小便癃闭。

[22]忽忽不闻：耳中忽忽作响而耳聋不闻。

[23]飕飕作声：耳中有如风声作响。

[24]大风：又称疠风，古指麻风病。

[25]篡反出：篡，指会阴部。篡反出，似指脱肛现象。

**[语译]**

心实

左手寸口人迎以前，沉取脉实，属手厥阴心包经。病患闭塞不通，大便不畅，腹部胀闷，四肢沉重，身热，胃胀。应针刺三里穴。

心虚

左手寸口人迎以前，沉取脉虚，属手厥阴心包经。病患心悸惊惧不乐，心腹疼痛，难以言状，心寒，精神恍惚不定。

小肠实

左手寸口人迎以前，浮取脉实，属手太阳小肠经。病患身热往来，汗出而烦，心中满闷，体重，口内生疮。

小肠虚

左手寸口人迎以前，浮取脉虚，属手太阳小肠经。病患偏头痛，耳颊部痛。

心、小肠俱实

左手寸口人迎以前，沉取浮取俱实脉，属手少阴心经和手太阳小肠经俱实证。病患头痛，身热，大便难，心烦腹满不得安卧。这是因为胃气失运，水谷停滞的缘故。

心、小肠俱虚

左手寸口人迎以前，沉取浮取，具见虚脉，属手少阴心经和手太阳小肠经俱虚证。病见怕冷，短气，四肢厥冷，痢疾或泄下无度。

肝实

左手关上沉取脉实，属足厥阴肝经。病患心下坚硬满闷，常常两胁作痛，自感忿怒不平。

肝虚

左手关上沉取脉虚，属足厥阴肝经。病患胁下坚硬，发寒热，腹满闷，不喜饮食，腹胀，抑郁不畅，妇女月经不利，腰腹部痛。

胆实

左手关上浮取脉实，属足少阳胆经。病患腹中胀满，饮食不下，咽部干燥，头重而痛，畏寒，胁痛。

胆虚

左手关上浮取脉虚，属足少阳胆经。病患目眩、厥逆，痿软。足趾不能摇动，两腿瘸，坐而不能起立，僵直仆倒，目黄，眼睛昏昏不明。

肝、胆俱实

左手关上脉沉取浮取俱为实脉，属足厥阴肝经和足少阳胆经俱实证。病患胃脘胀满呕逆，食不消化。

肝、胆俱虚

左手关上脉沉取浮取俱为虚脉，属足厥阴肝经和足少阳胆经俱虚证。病患精神恍惚，暴厥昏倒，人事不知，幻视，气短少而讲话难，时时自感惊恐。

肾实

左手尺部中神门以后沉取脉实，属足少阴肾经。病患膀胱胀闭，少腹和腰脊相牵引作痛。

左手尺部中神门后面沉取脉实，属足少阴肾经。病患舌燥，咽肿，心烦，咽干，胸胁时时作痛，喘气咳嗽汗出，小腹部胀满，腰背部强直拘急，肢体重骨热，尿色黄赤，易怒善忘，足心热痛，四肢皮肤色黑，耳聋。

肾虚

左手尺部中神门以后沉取脉虚，属足少阴肾经。病患心闷，下肢沉重，脚肿不能着地。

膀胱实

左手尺部中神门以后浮取脉实，属足太阳膀胱经。病患气逆胀满，腰痛不能俯仰，这是劳伤引起。

膀胱虚

左手尺部中神门以后浮取脉虚，属足太阳膀胱经。病患脚筋拘急，腹中痛牵引到腰背，不能屈曲和伸直，筋掣扭转，怕风，半身偏废，腰痛，外踝后部痛。

肾、膀胱俱实

左手尺中神门以后脉浮取沉取俱实，属足少阴肾经和足太阳膀胱经俱实证。病患背脊强直，角弓反张，目不转睛而上视，气上冲心，脊痛不能自转侧。

肾、膀胱俱虚

左手尺中神门后面浮取沉取俱虚脉，属足少阴肾经和足太阳膀胱经俱虚证。病患小便多，心痛，背寒，常常少腹部胀满。

肺实

右手寸部气口前面，沉取脉实，属手太阴肺经。病患肺部胀满，汗出如露水，气促喘逆，咽喉梗塞，欲作呕样。

肺虚

右手寸部气口前面，沉取脉虚，属手太阴肺经。病患气息短少不够呼吸，咽干，因津液不能上朝润。

大肠实

右手寸部气口前面浮取脉实，属手阳明大肠经。病患腹部胀满，多喘气咳嗽，面红赤，肌肤热，咽喉中如梅核梗阻一样。

大肠虚

右手寸部气口前面浮取脉虚，属手阳明大肠经。病患胸中喘满，肠鸣，渴不喜饮，唇口干，目系窘急，容易受惊，大便含白色粘液。

肺、大肠俱实

右手寸部气口前面沉取浮取俱实脉，属手太阴肺和手阳明大肠俱实证。病患头痛、目眩，发惊狂，喉部痹痛，手臂拳曲，口唇松弛。

肺、大肠俱虚

右手寸部气口前面沉取浮取俱虚脉，属手太阴肺和手阳明大肠俱虚证。病患耳鸣声嘈嘈，时妄见光明，心情抑郁不乐，或象有所骇怕。

脾实

右手关上沉取脉实，属足太阴脾经。病患脚寒冷而小腿热，腹部胀满，烦扰不能安卧。

脾虚

右手关上沉取脉虚，属足太阴脾经。病患泄泻，腹满闷，气上逆，霍乱呕吐，发黄疸，心烦不能安卧，肠鸣。

胃实

右手关上浮取脉实，属足阳明胃经。病患腹中坚痛而热，不出汗，有似温疟病，口唇干，容易发哕，患乳痈，缺盆和腋窝肿痛。

胃虚

右手关上浮取脉虚，属足阳明胃经。病患小腿寒冷，不得安卧，怕寒，目系窘急，腹痛，肠鸣，时寒时热，口唇干燥，面部和眼睑浮肿。

脾、胃俱实

右手关上沉取浮取俱为实脉，属足太阴脾经和足阳明胃经俱实证。病患脾区胀满，腹坚牵引胁下痛，胃气不运，大便难。有时反而泄泻，腹中痛上冲到肺肝两部，扰动五脏，并且喘逆作声，多惊恐，身热，汗不出，喉中闭塞不通，精不足。

脾、胃俱虚

右手关上沉取浮取俱虚脉，属足太阴脾经和足阳明胃经俱虚证。病患胃中有空虚感，气少不够呼吸，四肢厥逆寒冷，泄泻下注不已。

肾实

右手尺部神门后面沉取脉实，属足少阴肾经。病患痹痛，身热，心痛，脊胁相引作痛，两足逆冷，烦热。

肾虚

右手尺部神门后面，沉取脉虚，属足少阴肾经。病患小腿细软，怕风畏冷，脉见结代，有时摸不到脉，足部寒冷，有上重下轻感觉，行走似不着地，少腹部胀满，上冲胸部发痛牵引到胁下。

膀胱实

右手尺部神门后面浮取脉实，属足太阳膀胱经。病患转胞，不得小便，头眩痛，心烦满闷，脊背强直。

膀胱虚

右手尺部神门后面浮取脉虚，属足太阳膀胱经。病患肌肉振动，脚筋挛急，耳聋，悠忽之间，听不到声音，怕风声飕飕作响。

肾、膀胱俱实

右手尺部中神门后面沉取浮取俱见脉实，属足少阴肾经和足太阳膀胱经俱实证。病患癫疾，头重牵引眼睛痛，坐卧不定。反眼不能转睛，痨风病，出汗多。

肾、膀胱俱虚

右手尺部神门后面沉取浮取俱见脉虚，属足少阴肾经和足太阳膀胱经俱虚证。病患心痛，好象有直肠下坠感，不会自动上收，会阴部好象要翻出一样，饭后就泻，完谷不化，这是中有寒气的泄泻，肾区和心区均有痛感。

[评介]

此节经文的文献依据不详，抑或王氏自为之文。共列举三十六条，仍以左右寸口寸、关、尺的阴阳虚实来反映脏腑虚实病变。其中有脏腑单一病变，亦有相表里的脏腑兼证。其中第一条“心实”有治法，其他则缺如。

把脉象人为的规律性设计，必然使脉象虚化而脱离临床实际。也就失去了它的实际意义和价值。

另外关于此节经文中的“人迎”和“气口”问题，人迎本指颈部动脉，《内经》把人迎与寸口并列为常诊动脉。而此处人迎代表左寸之心脉。气口在《内经》中又是寸口的别称，而此处又代表右寸之肺脉。这种概念上的混用必然给后人带来认识上的混乱。

## 平三关病候并治宜第三

[原文]

寸口脉浮，中风，发热，头痛。宜服桂枝汤、葛根汤，针风池、风府，向火灸身，摩治风膏[1]，覆令汗出。

寸口脉紧，苦头痛骨肉痛，是伤寒。宜服麻黄汤发汗，针眉冲[2]、颞颥[3]，摩治伤寒膏。

寸口脉微，苦寒，为衄。宜服五味子汤，摩茱萸膏，令汗出。

寸口脉数，即为吐，以有热在胃管，熏胸中。宜服药吐之，及针胃管，服除热汤。若是伤寒七、八日至十日，热在中，烦满渴者，宜服知母汤。

寸口脉缓，皮肤不仁，风寒在肌肉，宜服防风汤，以药薄熨[4]之，摩以风膏，灸诸治风穴。

寸口脉滑，阳实，胸中壅满，吐逆，宜服前胡汤，针太阳、巨阙，泻之。

寸口脉弦，心下愊愊，微头痛，心下有水气。宜服甘遂丸，针期门，泻之。

寸口脉弱，阳虚，自汗出而短气。宜服茯苓汤、内补散，适饮食消息[5]，勿极劳[6]，针胃管补之。

寸口脉涩，是胃气不足。宜服干地黄汤，自养，调和饮食，针三里，补之（三里一作胃管）。

寸口脉芤，吐血。微芤者，衄血。空虚，血去故也。宜服竹皮汤、黄芪汤[7]，灸膻中。

寸口脉伏，胸中逆气，噎塞不通，是胃中冷气上冲心胸。宜服前胡汤、大三建丸，针巨阙、上管，灸膻中。

寸口脉沉，胸中引胁痛，胸中有水气。宜服泽漆汤，针巨阙，泻之。

寸口脉濡，阳气弱，自汗出，是虚损病。宜服干地黄汤、薯蓣丸、内补散、牡蛎散并粉，针太冲，补之。

寸口脉迟，上焦有寒，心痛咽酸，吐酸水。宜服附子汤、生姜汤、茱萸丸，调和饮食以愋之。

寸口脉实，即生热，在脾肺，呕逆气塞；虚即生寒在脾胃，食不消化。有热，即宜服竹叶汤、葛根汤；有寒，即宜服茱萸丸、生姜汤。

寸口脉细，发热吸吐[8]。宜服黄芩龙胆汤，吐不止，宜服橘皮桔梗汤，灸中府。

寸口脉洪大，胸胁满，宜服生姜汤、白薇丸，亦可紫菀汤下之，针上管、期门、章门。

右上部寸口十七条。

关脉浮，腹满不欲食。浮为虚满，宜服平胃丸，茯苓汤，生姜前胡汤，针胃管，先泻后补之。

关脉紧，心下苦满，急痛。脉紧者为实，宜服茱萸当归汤，又大黄汤，两治之良。针巨阙下管，泻之。（《千金方》云：服茱萸当归汤，又加大黄二两佳。）

关脉微，胃中冷，心下拘急。宜服附子汤，生姜汤，附子丸，针巨阙，补之。

关脉数，胃中有客热。宜服知母丸，除热汤，针巨阙，上管，泻之。

关脉缓，其人不欲食，此胃气不调，脾气不足。宜服平胃丸，补脾汤，针章门，补之。

关脉滑，胃中有热。滑为热实，以气满故不欲食，食即吐逆。宜服紫菀汤下之，大平胃丸，针胃管，泻之（《千金》云：宜服朴硝麻黄汤、平胃丸）。

关脉弦，胃中有寒，心下厥逆，此以胃气虚故尔。宜服茱萸汤，温调饮食，针胃管，补之。

关脉弱，胃气虚，胃中有客热，脉弱为虚热作痛，其说云有热不可大攻之，热去则寒起。止宜服竹叶汤，针胃管，补之。

关脉涩，血气逆冷。脉涩为血虚，以中焦有微热。宜服干地黄汤，内补散，针足太冲上补之。

关脉芤，大便去血数升者，以膈腧伤故也。宜服生地黄并生竹皮汤，灸膈腧。若重下去血者，针关元，甚者，宜服龙骨丸，必愈。

关脉伏，中焦有水气，溏泄。宜服水银丸，针关元，利小便，溏泄便止。

关脉沉，心下有冷气，苦满吞酸。宜服白薇茯苓丸，附子汤，针胃管，补之。

关脉濡，苦虚冷，脾气弱，重下病。宜服赤石脂汤，女萎丸，针关元，补之。

关脉迟，胃中寒。宜服桂枝丸，茱萸汤，针胃管，补之。

关脉实，胃中痛。宜服栀子汤，茱萸乌头丸，针胃管，补之。

关脉牢，脾胃气塞，盛热，即腹满响响。宜服紫菀丸，泻脾丸，针灸胃管，泻之。

关脉细，脾胃虚，腹满。宜服生姜茱萸蜀椒汤，白薇丸；针灸三管。

关脉洪，胃中热，必烦满。宜服平胃丸，针胃管，先泻后补之。

右中部关脉十八条。

尺脉浮，下热风，小便难。宜服瞿麦汤，滑石散，针横骨、关元，泻之。

尺脉紧，脐下痛。宜服当归汤，灸天枢，针关元，补之。

尺脉微，厥逆，小腹中拘急，有寒气。宜服小建中汤（一本更有四顺汤），针气海。

尺脉数，恶寒，脐下热痛，小便赤黄。宜服鸡子汤，白鱼散，针横骨，泻之。

尺脉缓，脚弱下肿，小便难，有余沥。宜服滑石散，瞿麦汤，针横骨，泻之。

尺脉滑，血气实，妇人经脉不利，男子溺血。宜服朴硝煎，大黄汤，下去经血，针关元，泻之。

尺脉弦，小腹疼，小腹及脚中拘急。宜服建中汤，当归汤，针气海，泻之。

尺脉弱，阳气少，发热骨烦。宜服前胡汤，干地黄汤，茯苓汤，针关元，补之。

尺脉涩，足胫逆冷，小便赤。宜服附子四逆汤，针足太冲补之。

尺脉芤，下焦虚，小便去血。宜服竹皮生地黄汤，灸丹田[9]、关元，亦针补之。

尺脉伏，小腹痛，癥疝，水谷不化。宜服大平胃丸、桔梗丸，针关元，补之（桔梗丸一云：结肠丸）。

尺脉沉，腰背痛。宜服肾气丸，针京门，补之。

尺脉濡，苦小便难(《千金》云；脚不收，风痹)。宜服瞿麦汤，白鱼散，针关元，泻之。

尺脉迟，下焦有寒。宜服桂枝丸，针气海、关元，补之。

尺脉实，小腹痛，小便不禁。宜服当归汤加大黄一两，以利大便，针关元，补之，止小便。

尺脉牢，腹满，阴中急。宜服葶苈子茱萸丸，针丹田、关元、中极。

右下部尺脉十六条。

［注释］

［1］摩治风膏：摩，《脉经校释》："作按摩解"，似误。摩治风膏，疑为用风膏敷抹治疗。观本篇文字凡用"摩"字，下均用膏剂。依下文"摩茱萸膏"、"摩治伤寒膏"、"摩以风膏"等，摩治似是以膏剂外敷涂抹治疗。

［2］眉冲：膀胱经穴位，眉上神庭、曲差之间。

［3］颞颥：本指鬓骨，或指人欲言又止时由口腔运动而牵拉面部肌肉动貌。此为脑空穴别名。足少阳胆经穴。承灵穴后一寸五分。

［4］薄熨：薄，通迫。熨，外治法，用多种方法迫使热量透传于肌肤以达病位。适合各种风寒湿证。

［5］消息：此作斟酌调理、将息解。

［6］极劳：疲劳之义。极，疲也。

［7］黄芪汤：《千金方》及杨本、广本、缪本、钱本均作黄土汤，依本证"寸口脉芤，吐血"等表现，作黄土汤为是。

［8］吸吐：《千金方》作呕吐，为是。

［9］丹田：本为道家语，在脐下三寸，正当任脉经关元穴处。另说在脐下一寸五分处正当气海穴处。

［语译］

寸口脉浮，太阳中风，发热头痛。应服桂枝汤或葛根汤随症治之，针刺风池、风府，并向火以灸其身；以风膏摩擦身上，加被覆盖，使其汗出。

寸口脉紧，病患头痛，骨肉疼痛，是伤寒病。应服麻黄汤发汗，针刺眉冲，颞颥，并以伤寒膏摩擦身上。

寸口脉微，病人发冷，鼻衄。应服五味子汤，摩擦茱萸膏，使其汗出。

寸口脉数，就会很快见到呕吐，因为胃脘有热上熏胸中。应服药催吐，并针刺胃脘，内服除热汤。假若是伤寒病已七、八天到十天，热在中，见心烦、脘满、口渴的，当服知母汤。

寸口脉缓，皮肤麻木不知痛痒，是风寒在肌肉，应服防风汤，以药稍稍熨贴，摩擦风膏，并选些治风穴位施行灸术。

寸口脉滑，属阳实，胸中壅塞满闷，呕吐上逆，应服前胡汤，针刺太阳、巨阙，用泻法。

寸口脉弦，心下郁郁不舒，微头痛，心下有水气。应服甘遂丸；针刺期门穴，用泻法。

寸口脉弱，属阳虚，自汗出而短气。应服茯苓汤或内补散。以适当饮食调理，勿过度劳累，针刺中脘穴，用补法。

寸口脉涩，是胃气不足。应服干地黄汤；自行静养，调理饮食，针刺三里穴，用补法。

寸口脉芤，吐血。微芤的，衄血。由于血去缘故，所以出现空虚的芤脉。应服竹皮汤或黄芪汤，灸膻中穴。

寸口脉伏，胸中有气上逆，梗噎不通，是胃里冷气上冲心胸。应服前胡汤或大三建丸，针刺巨阙、上脘，并灸治膻中。

寸口脉沉，胸中痛引胁部，是胸中有水气。应服泽漆汤、针刺巨阙穴，用泻法。

寸口脉濡，属阳气弱，自汗出，是虚损病。应服干地黄汤，或薯蓣丸，或内补散，或牡蛎散并粉，针刺太冲穴，用补法。

寸口脉迟，此上焦有寒，心痛吞酸，吐酸水。应服附子汤，生姜汤，茱萸丸，并调和饮食，以暖其寒气。

寸口脉实，是在脾肺有热，症见呕逆气塞；如脉虚，是脾胃有寒，症见消化不好。属热应服竹叶汤、葛根汤，属寒服茱萸丸、生姜汤。

寸口脉细，发热呕吐，应服黄芩龙胆汤，吐不止，应服橘皮桔梗汤，并灸治中府穴。

寸口脉洪大，胸胁胀满，应服生姜汤，白薇丸，亦可服紫菀汤，下其气满，并针刺上脘、期门、章门穴。

以上是上部寸口脉十七条。

关部脉浮，腹部胀满不欲食。因脉现浮象，是属于虚满症，应服平胃丸，茯苓汤，生姜前胡汤，针刺中脘穴，先用泻法后用补法。

关部脉紧，病患心下胀满，急剧疼痛。脉紧是实证，应服茱萸当归汤，又服大黄汤，以两方治之较佳。另针刺巨阙，下脘穴，用泻法。

关部脉微，属胃中冷，心下拘急。应服附子汤，或生姜汤，或附子丸，针刺巨阙穴，用补法。

关部脉数，是胃中有邪热。应服知母丸，或除热汤；针巨阙、上脘穴，用泻法。

关部脉缓，病者不欲食，是脾气虚弱，胃气不和。应服平胃丸，或补脾汤，针刺章门穴，用补法。

关部脉滑，是胃中有热。滑是热实之脉，因为气满所以不欲食，食则上逆作吐。当服紫菀汤下其气满，或服大平胃丸，针刺中脘穴，用泻法。

关部脉弦，是胃中有寒，心下虚气上逆，这是胃气虚所致。应服茱萸汤，温热的饮食调之；针刺中脘穴，用补法。

关部脉弱，是胃气虚，且有邪热；脉弱是属虚热为病，有的说有热不可用大攻下法，若下之，热虽除去，寒就随而出现。所以只宜服竹叶汤，针刺中脘穴，用补法。

关部脉涩，血气逆冷。脉涩主血虚，因中焦有微热，应服干地黄汤，内补散，针刺太冲穴，用补法。

关部脉芤，病人大便出血数升，因膈腧伤的缘故。当服生地黄，和生竹皮汤，灸膈腧穴。假使继续出血的，应针刺关元穴，更重的，当服龙骨丸，必定痊愈。

关部脉伏，是中焦有水气，大便溏泄。当服水银丸，针刺关元穴，利了小便，溏泄就会止。

关部脉沉，是心下有冷气，胀满，吞酸。当服白薇茯苓丸，附子汤，针刺中脘穴，用补法。

关部脉濡，病患虚寒，脾气弱，泄甚。当服赤石脂汤，女萎丸，针刺关元穴，用补法。

关部脉迟，是胃中有寒，当服桂枝丸，茱萸汤，针刺中脘穴，用补法。

关部脉实，胃中疼痛。当服栀子汤，茱萸乌头丸；针刺中脘穴，用补法。

关部脉牢，是脾胃之气阻塞，热盛，腹满，有响声。当服紫菀丸、泻脾丸，针灸中脘穴，用泻法。

关部脉细，是脾胃虚，腹胀满。当服生姜茱萸蜀椒汤，白薇丸，针灸上脘、中脘、下脘等穴。

关部脉洪，为胃中有热，必然证见烦满。当服平胃丸，针刺中脘穴，先用泻法，后用补法。

以上是中部关脉十八条。

尺部脉浮，是下焦有热，热胜风动，小便不畅。当服瞿麦汤，滑石散，针刺横骨、关元两穴，用泻法。

尺部脉紧，脐下痛。当服当归汤，灸天枢，针关元穴，用补法。

尺部脉微，四肢厥逆，小腹部拘急，是有寒气。当服小建中汤，针刺气海穴。

尺部脉数，怕冷，脐下热痛，尿色黄赤。当服鸡子汤，白鱼散，针刺横骨穴，用泻法。

尺部脉缓，下肢无力，而且浮肿，小便不畅，尿后还有余溺。当服滑石散，瞿麦汤，针刺横骨穴，用泻法。

尺部脉滑，是血气实，在妇女则月经不利，在男子则尿血。当服朴硝煎，大黄汤，通其经血，针刺关元穴，用泻法。

尺部脉弦，小腹及脚中均感拘急。当服建中汤，当归汤，针气海穴，用泻法。

尺部脉弱，是阳气不足，发热，骨节烦疼。当服前胡汤，或干地黄汤，茯苓汤，针刺关元穴，用补法。

尺部脉涩，小腿冰冷，小便赤。当服附子四逆汤，针刺足太冲穴。用补法。

尺部脉芤，属下焦虚，小便出血。当服竹皮生地黄汤，灸丹田、关元两穴，也可以用针刺补法。

尺部脉伏，小腹痛，癥疝，食不消化。当服大平胃丸，桔梗丸，针刺关元穴，用补法。

尺部脉沉，腰背痛。当服肾气丸，针刺京门穴，用补法。

尺部脉濡，病患小便不畅。当服瞿麦汤，白鱼散，针刺关元穴，用泻法。

尺部脉迟，是下焦有寒。当服桂枝丸，针刺气海、关元两穴，用补法。

尺部脉实，小腹部痛，小便不禁。当服当归汤加大黄一两，以通大便，针刺关元，用补法，以止小便。

尺部脉牢，腹部胀满，阴中拘急。当服葶苈子茱萸丸，针刺丹田、关元、中极三穴。

以上是下部尺脉十六条。

［评介］

此节文字篇幅较长，其文献依据不详。其文字虽简捷，但有脉、有症、有方、有针以及其他治法。本文记述了八首仲景方，即桂枝汤、葛根汤、麻黄汤、泽漆汤、薯蓣丸、附子汤、小建中汤、肾气丸。另有五十四首方名不知所出，这实为一大缺憾。因为王氏此书立意为脉法及诊断专书，遇有医方问题，则只书方名而不记方剂的药物构成。这样就有一个问题是，所记方剂是载籍仍传于世者，如仲景方，尚能有籍可查；如果载籍业已失传，其方剂的组成就无从考证了。这就是本书从临床价值上失色的地方。

## 平奇经八脉病第四

［原文］

脉有奇经八脉者，何谓也？然：有阳维、阴维，有阳跷、阴跷，有冲，有督，有任，有带之脉。凡此八脉者，皆不拘于经[1]，故曰奇经八脉也。经有十二，络有十五，凡二十七气，相随上下，何独不拘于经也？然：圣人图设沟渠[2]，通利水道，以备不虞[3]。天雨降下，沟渠溢满，雱霈妄行[4]，当此之时，圣人不能复图也。此络脉流溢[5]，诸经不能复拘也。

奇经八脉者，既不拘于十二经，皆何起何系也？然：阳维者起于诸阳之会，阴维者起于诸阴之交。阳维、阴维者，维络于身，溢畜[6]不能环流溉灌诸经者也。阳跷者起于跟中，循外踝而上行入风池。阴跷者亦起于跟中，循内踝而上行至咽喉，交贯冲脉。冲脉起于关元，循腹里，直上至咽喉中（一云：冲脉者，起于气冲，并阳明之经，夹脐上行，至胸中而散也）。

督脉者起于下极之输[7]，并于脊里，循背，上至风府。冲脉者阴脉之海也。督脉者阳脉之海也。任脉者起于胞门子户[8]，夹脐上行至胸中（一云：任脉者，起于中极之下，以上毛际，循腹里，上关元，至喉咽）。带脉者起于季肋，迴身一周。此八者，皆不系于十二经，故曰奇经八脉者也。

奇经之为病何如？然：阳维维于阳，阴维维于阴。阴阳不能相维，怅然失志[9]，容容不能自收持[10]（怅然者，其人惊，即维脉缓，缓则令身不能自收持，即失志、善忘、恍惚也）。阳维为病，苦寒热；阴维为病，苦心痛（阳维为卫，卫为寒热；阴维为荣，荣为血，血者主心，故心痛也）。阴跷为病，阳缓而阴急（阴跷在内踝。病，即其脉急，当从内踝以上急，外踝以上缓）；阳跷为病，阴缓而阳急（阳跷在外踝。病，即其脉急，其人当从外踝以上急，内踝以上缓）。冲之为病，逆气而里急（冲脉从关元至喉咽，故其为病，逆气而里急）。督之为病，脊强而厥[11]（督脉在脊。病，即其脉急，故令脊强也）。任之为病，其内苦结，男子为七疝[12]，女子为瘕聚（任脉起于胞门、子户，故其病结，为七疝、瘕聚）。带之为病，苦腹满，腰容容若坐水中状（带脉者，迴带人之身体。病，即其脉缓，故令腰容容也）。此奇经八脉之为病也。

诊得阳维脉浮者，蹔起目眩[13]，阳盛实，苦肩息，洒洒如寒。

诊得阴维脉沉大而实者，苦胸中痛，胁下支满，心痛。

诊得阴维如贯珠者，男子两胁实，腰中痛，女子阴中痛，如有疮状。

诊得带脉左右绕脐腹腰脊痛，冲阴股也。

两手脉，浮之俱有阳，沉之俱有阴，阴阳皆实盛者，此为冲督之脉也。冲督之脉者，十二经之道路也。冲督用事，则十二经不复朝于寸口，其人皆苦恍惚狂痴。不者，必当由豫有两心[14]也。

两手阳脉浮而细微绵绵不可知，俱有阴脉，亦复细绵绵，此为阴跷阳跷之脉也。此家曾有病鬼魅风死[15]，苦恍惚亡人为祸也[16]。

诊得阳跷病拘急，阴跷病缓。

尺寸俱浮，直上直下，此为督脉。腰背强痛，不得俯仰，大人癫病[17]，小儿风痫疾[18]。

脉来中央浮，直上下痛者，督脉也。动苦腰背膝寒，大人癫，小儿痫也。灸顶上三丸。

尺寸脉俱牢（一作芤），直上直下，此为冲脉。胸中有寒疝也。

脉来中央坚实，径至关者，冲脉也。动苦少腹痛，上抢心，有瘕疝，绝孕，遗失溺[19]，胁支满烦也。

横寸口边丸丸[20]，此为任脉。苦腹中有气如指，上抢心，不得俯仰，拘急。

脉来紧细实长至关者，任脉也。动苦少腹绕脐下，引横骨，阴中切痛，取脐下三寸。

**[注释]**

[1]不拘于经：指奇经八脉气血的运行不受十二正经运行规律所限制。

[2]圣人图设沟渠：圣人，古指知识智慧超凡越俗之人。图设沟渠，

指往古圣人谋划设计并带领人们开挖沟渠。

[3]以备不虞：以防备不测。

[4]雱霈妄行：雱霈音乒沛（pāng pèi），同滂沛。指急风暴雨。妄行，洪水横流。

[5]络脉流溢：指络脉气血充盛时，漫溢于奇经八脉。

[6]溢畜：畜，通蓄。溢蓄，漫溢和蓄积，此指奇经八脉对十二经脉气血的调节作用。

[7]下极之输：下极，指肛门。下极之输，指会阴穴。

[8]胞门子户：指男女的生殖门户。女子称胞门，男子称子户。

[9]怅然失志：失魂落魄，心无所主之貌。

[10]容容不能自收持：失意慵懒乏力，不能自主的样子。

[11]脊强而厥：脊背强急而四肢厥逆。

[12]七疝：《素问·骨空论》有“男子内结七疝”之说，但未见详论，《中国医学大辞典》：“《素问》以冲疝、狐疝、㿗疝、厥疝、疝瘕、㿉疝、癃疝为七疝。”张山雷《难经汇注笺正》：“疝之有义，隋唐以前，谓有厥疝、癃疝、寒疝、气疝、盘疝、㿉疝、狼疝之名”。考古之疝病，多指小肠疝气及外阴阴囊部多种疾病。

[13]蹔起目眩：蹔，同暂，突然之义。此句为突然间头晕目眩。

[14]由豫有两心：由豫，犹豫不决。有两心，心意不定，左右为难。

[15]此家曾有病鬼魅风死：意为此人家中曾经有人得“鬼魅风”之病而死。鬼魅风，显系一种迷信之说。似是被鬼魅困扰而死的疾病。实为精神病的一种表现。

[16]苦恍惚亡人为祸也：苦恍惚，被精神恍惚所折磨。亡人，死去的人。亡人为祸，死去的人带来的祸患。显系迷信之说。

[17]大人癫病：大人形成癫病。癫病，抑郁型精神病。

[18]小儿风痫疾：小儿会形成风痫疾。风痫疾，以抽搐为主症的证候。即后世的癫痫证。

[19]遗失溺：遗失，又称遗矢，矢，实为屎的通假字。遗失溺，即大小便失禁。

[20]横寸口边丸丸：似指寸口脉结横不直，并似贯珠。丸丸，指脉来如贯珠。

[语译]

经脉里有所谓奇经八脉的，怎么讲？答：有阳维、阴维，有阳跷、阴跷，有冲脉，有督脉，有任脉，有带脉。这八种脉都不拘束于十二经，别道单行，异于常脉，所以叫做奇经八脉。又问：经脉有十二，络脉有十五，合共为二十七脉气，是相随上下循经周行，何以八脉独不受拘束于经络系统呢？答：譬如古代圣人计划开挖沟渠，通畅疏利水道，用以防备预料不到的水灾。假如天降大雨，沟渠内的水盈满外流，滂沛的雨水泛滥妄行，在这个时候，圣人就不能再计谋开挖沟渠了。这好象奇经气血流溢一样，十二经也不能再限制它了。

又问：奇经八脉，既然不拘束于十二经之内，那么它起于何处？系于何处呢？答：阳维脉是起始在诸阳经相会合的地方，阴维脉是起始在诸阴经相交叉的地方。所谓阳维、阴维的脉，是联络周身的阴阳各脉，将溢满的气血蓄积起来，不是随正经流行而灌溉它们。阳跷脉是在脚跟中间开始，沿着足外踝向大腿外侧上行，入风池穴。阴跷脉也是在足跟中间开始，沿着足内踝向大腿内侧上行，到咽喉部，交会贯通着冲脉。冲脉从关元穴开始，沿着腹中直上到咽喉中间。督脉是从躯干最下部的会阴穴开始，合并在脊柱里面，沿着背部上行到风府穴。冲脉为阴脉的总汇。督脉为阳脉的总汇。任脉是从胞门、子户穴开始，挟脐部两侧，向上而行，到达胸中。带脉是从季肋部开始，环绕腰部一周。这八种脉，都不维系于十二经之内，所以叫做奇经八脉。

奇经八脉发生病变的症状是怎样呢？答：阳维脉维系诸阳经脉，为身之表，阴维脉维系诸阴经脉，为身之里。假使阴维脉不能联系诸阴经脉，阳维脉不能联系诸阳经脉，就是阴阳不能维持一身，失去相互维系作用，会使精神不爽，情志抑郁，恍惚善忘，疲倦乏力不能自主。阳维脉的病变，因阳为卫，卫受邪，故发寒热；阴维脉的病变，因阴为荣，荣为血，血是心所主，故心痛。阴跷脉的病变，属阳的外侧（外踝上）弛缓，属阴的内侧（内踝上）拘急；阳跷脉的病变，属阴的内侧（内踝上）弛缓，属阳的外侧（外踝上）拘急。冲脉的病变，气逆上冲，而腹痛胀急不舒。督脉的病变，脊柱强直而厥。任脉的病变，其内凝滞气结。在男子为七疝，在女子为瘕聚。带脉的病变，腹中胀满，腰部疲倦乏力，好像坐在水里的感觉。这就是奇经八脉所发生的病变。

阳维脉象见浮的，猝然发生目眩，这是阳气盛而又实，病人喘息抬肩，洒淅有寒状。

阴维脉象沉大而实的，胸中痛，胁下感觉胀满而心痛。

阴维脉象一串滑动的珠子，在男子两胁满实，腰部痛。在女子阴中作痛，象有生疮样。

带脉症见左右回绕着脐腹及腰脊作痛，引向股内侧近阴处。

两手脉象，轻按俱见阳脉，重按俱见阴脉，若阴阳都见实盛脉象，这是冲脉和督脉。按冲、督两脉是十二经通行的途径。如果属于奇经的冲、督二脉所主，那正经的十二脉不会朝于寸口，患者苦恍惚不定，如狂如痴。否则也会有犹豫不决的心理。

两手阳脉浮取细微，绵绵不绝，很难触知，同时重按均见阴脉，也是细小绵绵不断，这是阴跷、阳跷的脉。这家必曾有鬼魅的病及风病死亡，精神恍惚不定，想是死人为患。

阳跷脉为病见拘急；阴跷脉为病见弛缓。

脉尺部寸部直上直下都是浮的，这是督脉为病。证状可见腰背部强直而痛，不能俯仰，大人则患癫疾，在小儿则是风痫病。

脉来时关部浮，直上下动的，是督脉。腰背膝部寒冷，大人为癫病，小儿为痫病。灸顶上三壮。

尺部寸部脉直上直下均有牢象的，这是冲脉。症状可见胸中有寒疝。

脉来中间坚实，直达关部的，这是冲脉。少腹痛，上逆抢心，为瘕疝病，女子不孕，二便不禁，胁下胀满烦闷。

脉横着寸口边，其状如珠丸，这是任脉。腹中有气充斥，上逆抢心，不能俯仰，拘急不舒。

脉象紧细而实长到关部的，这是任脉。此脉动，往往少腹部痛绕到脐下并牵引到横骨，阴中剧痛，当取穴在脐下三寸。

[评介]

此节文字前部源出《难经》第二十七难、二十八难、二十九难。其文字或有出入。主要讨论奇经八脉脉证。后部自“诊得阳维脉浮者”以下文字，不知源出，但仍论述奇经八脉脉证，并且较前文更详。不知是《难经》业已失传的文字，还是另有所据。

# 卷　三

## 肝胆部第一

**[原文]**

肝象木（肝于五行象木），与胆合为府（胆为清净之府）。其经足厥阴（厥阴肝脉），与足少阳为表里（少阳胆脉也，藏阴府阳，故为表里）。其脉弦（弦肝脉之大形也）。其相冬三月[1]（冬水王木相）；王春三月[2]；废夏三月[3]（夏火王木废）；囚季夏六月[4]（季夏土王木囚）；死秋三月[5]（秋金王木死）。其王日甲乙[6]；王时平旦日出[7]（并木也）。其困日戊己；困时食时日昳[8]（并土也）。其死日庚辛；死时晡时[9]日入（并金也）。其神魂（肝之所藏者魂）。其主色，其养筋（肝气所养者筋），其候目（肝候出目，故肝实则目赤），其声呼，其色青，其臭臊[10]（月令云：其臭羶），其液泣（泣出肝），其味酸，其宜苦（苦火味也），其恶辛（辛金味），肝俞在背第九椎，募在期门[11]（直两乳下二肋端）。胆俞在背第十椎，募在日月（穴在期门下五分）。

右新撰[12]（并出《素问》诸经，昔人撰集或混杂相涉，烦而难了，今抄事要，分别五脏名为一部）。

冬至之后得甲子[13]，少阳起于夜半[14]，肝家王。（冬至者岁终之节，甲子日者，阴阳更始之数也，少阳胆也，胆者木也，生于水，故起夜半，其气常微少，故言少阳云夜半子者，水也。）肝者东方木（肝与胆为藏府故王东方，应木行也），万物始生，其气来软而弱，宽而虚（春少阳气温和软弱，故万物自生焉），故脉为絃（肝气养于筋，故其脉弦，强亦法木体强也）。软即不可发汗，弱即不可下。宽者汗，开者通，通者利，故名曰宽而虚。（言少阳始起尚软弱，人荣卫腠理开通，发即汗出不止，不可下，下之而泄利不禁，故言宽虚通利也。）春以胃气为本，不可犯也。（胃者土也，万物禀土而生，胃亦养五脏，故肝王以胃气为本也，不可犯者，不可伤也。）

右四时经[15]

黄帝问曰：春脉如絃，何如而絃？岐伯曰：春脉肝也，东方木也，万物之所以始生也，故其气来濡弱轻虚而滑，端直以长，故曰絃。反此者病。黄帝曰：何如而反？岐伯曰：其气来实而强，此谓太过，病在外。其气来不实而微，此谓不及，病在中。黄帝曰：春脉太过与不及，其病皆何如？岐伯曰：太过则令人善忘（忘当作怒）忽忽眩冒而癫疾。不及则令人胸胁痛引背，下则两胁胠满。黄帝曰：善！

肝脉来[16]，濡弱招招[17]，如揭竿末梢曰平（《巢源》云：绰绰如按琴瑟之絃，如揭长竿曰平）。春以胃气为本。肝脉来盈实而滑，如循长竿[18]，曰肝病。肝脉来急而益劲，如新张弓弦[19]，曰肝死。

真肝脉至，中外急，如循刀刃责责然[20]（《巢源》云：赜然），如按琴瑟絃。色青白不泽[21]，毛折[22]乃死。

春胃微弦曰平。弦多胃少曰肝病。但絃无胃曰死。有胃而毛曰秋病。毛甚曰今病。

肝藏血，血舍魂，悲哀动中则伤魂，魂伤则狂妄不精[23]，不敢正当人[24]（不精不敢正当人，一作其精不守，令人阴缩），阴缩而筋挛[25]，两胁骨不举[26]，毛悴色夭，死于秋。

春肝木王，其脉弦细而长，名曰平脉也。反得浮涩而短者(《千金》云：微涩而短)，是肺之乘肝，金之克木，为贼邪大逆，十死不治。(一本云：日月年数至三，忌庚辛。)反得洪大而散者(《千金》云：浮大而洪)，是心之乘肝，子之扶母[27]为实邪，虽病自愈。反得沉濡而滑者，是肾之乘肝，母之归子为虚邪，虽病易治。反得大而缓者，是脾之乘肝，土之陵木为微邪，虽病即差。

肝脉来濯濯[28]如倚竿，如琴瑟之弦，再至曰平[29]；三至曰离经病；四至脱精[30]；五至死[31]；六至命尽[32]，足厥阴脉也。

肝脉急甚为恶言；微急为肥气[33]，在胁下若覆杯[34]。缓甚为善呕；微缓为水瘕痹[35]。大甚为内痈，善呕衄；微大为肝痹阴缩，咳引少腹。小甚为多饮；微小为消瘅[36]。滑甚为㿗疝[37]；微滑为遗溺。涩甚为淡饮；微涩为瘈疭挛筋。

足厥阴气绝则筋缩，引卵[38]与舌。厥阴者肝脉也，肝者筋之合也，筋者聚于阴器，而脉络于舌本，故脉弗营则筋缩急，筋缩急则引舌与卵，故唇青舌卷卵缩，则筋先死。庚笃辛死，金胜木也。

肝死脏，浮之脉弱，按之中如索不来[39]，或曲如蛇行[40]者，死。

右《素问》，《针经》，张仲景。

## [注释]

[1]相冬三月：此句连同下文诸句，均为五行生克制化理论。相，辅也，助也。此作相生、生化解。指冬三月为水行，对木行有生化、滋养作用。

[2]王春三月：王，通旺。春三月是木行的旺期。

[3]废夏三月：废，此为放置之义，引申为停顿。夏三月为木行停顿期。

[4]囚季夏六月：囚，拘禁也，此为束缚困阻之义。季夏，即长夏六月，六月为木行的束缚困阻期。

[5]死秋三月：死，克制之义。秋三月是木行的克制期。

[6]其王日甲乙：指甲乙日是木行的旺期。甲乙，古人以天干记日，十日一旬为一周期，并以此配五行，即木旺甲乙，火旺丙丁，土旺戊己，金旺庚辛，水旺壬癸。

[7]平旦日出：清晨日出之时，即卯时。

[8]食时日昳：食时，指午时之时。日昳，日昃之时，即午后太阳西偏的未时。

[9]晡时：即申时。

[10]其臭臊：指木行主臊味。臭，音嗅（xiù），此作气味解。

[11]募在期门：肝的募穴在期门。募，指经脉之气会聚之处。

[12]右新撰：右，指上文。新撰，指王叔和依据《素问》及古医论自行撰写的内容。孙鼎宜《脉经钞》："为叔和自出机杼，类集而成，并自注之"。

[13]冬至之后得甲子：冬至阴气极而一阳生。甲子，指甲子日，此为冬至后的第一个甲子日，为运历开始。

[14]少阳起于夜半：指冬至后第一个甲子日的夜半子时，天地间少阳之气开始生发，肝气旺盛。

[15]右四时经：上文是四时经气的情况。即王叔和辑录肝经经气情况。又，"四时经"有云为古时医经，此指王叔和辑录的文献出处。

[16]肝脉来：《素问·平人气象论》作"平肝脉来。"下文依次为"病肝脉来"、"死肝脉来"。

[17]濡弱招招：《素问·平人气象论》作"软弱招招"。指肝的平脉之象，"软弱柔和，节律均匀"。

[18]如循长竿：如同循抚长竿，有盈实之感，为肝的病脉。

[19]如新张弓弦：如同新弓张弦之坚劲，为肝的死脉。

[20]如循刀刃责责然：如同抚摸刀刃一样坚细。责责然，本指抚摸刀刃测锋利时发出的声音。此为形容肝的真脏脉。

[21]色青白不泽：肤色青而兼白而不光泽，不泽，夭然没有生气。

[22]毛折：指皮毛焦枯。

[23]狂妄不精：癫狂谵妄而不精明。

[24]不敢正当人：喜独处而不与接触。

[25]阴缩而筋挛：前阴回缩而筋脉挛急。

[26]两胁骨不举：指两胁骨不能随呼吸举动而受限。

[27]子之扶母：《千金方》作“子之乘母”。

[28]脉来濯濯：指脉来如水荡漾。

[29]再至曰平：指一呼脉两至。

[30]四至脱精：一呼脉四至是精气脱陷。

[31]五至死：一呼脉五至是死脉。

[32]六至命尽：一呼脉六至是生命竭尽。

[33]肥气：肝的积病，胁下隆起。

[34]胁下若覆杯：胁下有覆杯状隆起。

[35]水瘕痹：水邪停聚于胁下，小便不畅。

[36]消瘅：瘅，热也，伴有内热的消渴病。

[37]癞疝：指男子睾丸肿大的一类疾病。

[38]引卵：引，牵引回缩。卵，此指睾丸。

[39]按之中如索不来：按取脉搏中间坚硬如索，但脉至不分明。

[40]曲如蛇行：指脉形委曲不直如蛇行之状。

**[语译]**

肝脏在五行中象木，同胆府相结合。其经脉为足厥阴，同足少阳相为表里。其脉弦。得助于冬三月；旺盛于春三月；衰废于夏三月；因闭于季夏六月；死于秋三月。旺日为甲乙；旺时为卯时。困日为戊己；困时为辰时、未时。死日为庚辛；死时为申时、酉时。魂藏于肝，故其神主魂。其主色。其养筋。其候目。

在声为呼。在色为青。其臭为腥膻。其液为泣。其味酸。所喜味苦。所恶味辛。肝的俞穴在背上第九椎（椎下左右旁开各寸半），募穴在两乳下二肋端期门穴。胆的俞穴在背上第十椎（椎下左右旁开各寸半），募穴在期门下五分的日月穴。

以上是新撰之文。

冬至以后得甲子日，少阳起于夜半子时，肝经旺。肝属东方木，万物刚生长，气来是温和软弱，宽虚通利，故脉为弦。软就不可发其汗，弱就不可用下法。春得宽脉则汗、开、通、利均能正常而不壅滞，所以叫宽而虚。尤其当春之令，以胃气为本，不能侵犯，以免耗伤胃气。

以上是四时经之文。

黄帝问：春天脉象如弦样，怎样来解释弦呢？岐伯答：春脉主肝，属东方木，是万物开始生长的时候，所以脉气来时软弱、轻虚而滑、端直而长，这叫做弦脉。违反的就是病。黄帝说：怎样算是违反？岐伯答：脉气来时应指实而有力，这叫太过，主病在外。脉气来时不实而微，这叫不及，主病在里。黄帝说：春脉太过与不及，它的病怎么样呢？岐伯答：脉气太过会使人记忆力衰退，精神恍惚，头目眩冒而成巅顶疾病。脉气不及会使人胸胁痛引背部，下则引起两胁下满闷。黄帝说：讲得对！

肝脉来的形状软弱，象拿长竿末梢，柔弱和软，这叫做平脉。春天以胃气为根本的。肝脉来的形状盈满充实而滑，如顺着长竿样，这叫做肝病。肝脉急，益加强劲，如按着新张的弓弦样，这叫做肝的死脉。

肝真脏脉来的时候，里外均急，如摩着刀刃一样的锋利，如按着琴瑟的弦索。面色青白而不润泽，毫毛枯焦，主死。

肝主春木，春得胃土冲和之气，脉长而软，叫做微弦，这是无病的平脉。假使弦多缺少胃土冲和之气是肝病。但弦硬全无胃土冲和之气主死。有胃土冲和之气而现肺的毛脉，应到秋得病。

如果肺的毛脉轻浮过甚，现在就得病了。

血藏于肝，魂舍于血，悲哀动于中就伤了魂，魂伤则狂言妄语，神志不精明，不敢正面见人，阴缩而筋挛，两胁骨陷下而不起，皮毛憔悴，色泽不荣，死于秋天。

春令肝木当旺，脉见弦细而长，叫做平脉。假使反得浮涩而短，是肺来乘肝，即金来克木，谓之贼邪，这是大为反常的十死不治。假使反得洪大而散的脉，是主心来乘肝，即子来扶母，谓之实邪，虽然得了病也可以自然痊愈。假使反得沉濡而滑的脉，是肾来乘肝，即母来归子，谓之虚邪，虽然得了病也容易治疗。假使反得大而缓的脉，是主脾来乘肝，即土来凌木，谓之微邪，虽然有了病也很轻。

肝脉来时濯濯直上，象倚着长竿，按着琴瑟的弦索一样，一呼两至为平脉；三至为病；四至为脱精；五至为死脉；六至则命绝。是足厥阴的脉象。

肝脉急甚，言语不和；微急为肥气病，在胁下象覆杯。缓甚会呕吐；微缓是水瘕痹证。大甚为内痈，会呕血衄血；微大为肝气郁滞，阴器收缩，咳嗽牵引到少腹部。小甚为多饮；微小为消渴病。滑甚为㿗疝；微滑为遗尿。涩甚为痰饮，微涩为筋脉拘挛瘈疭。

足厥阴经气绝，筋脉收缩牵引睾丸与舌本。足厥阴经属肝脉，合于筋，筋聚于阴器，而脉络系于舌本，所以脉不营濡则筋见缩急，筋缩急则引舌与卵，故见口唇青，舌卷卵缩说明筋先失去作用。庚日病重，辛日死，属金克木的缘故。

肝脏死脉，是轻按脉弱，中取似索而不应，屈曲像蛇走一样的，死。

以上是《素问》、《针经》、张仲景之文。

[评介]

此节经文文献渊源在每段之末王氏记有出处。一是《四时经》，此书有说为晋以前医学书籍，清人孙鼎宜所撰《脉经钞》则认为是王叔和撮录多种医书搀杂而成。观其文字，部分源出《内经》多篇内容。后部分内容出自《素问》、《针经》及张仲景书。采自《素问》的内容主要见于“平人气象论”及“玉机真藏论”等篇。其所署《针经》，为现行《灵枢》部分，唐以前是以《针经》之名传世。王氏所节录的内容主要见“经脉篇”及“邪气脏腑病形篇”。所云“张仲景”，即节选于《伤寒杂病论》。所有文献因王氏所依据的是晋以前古本，故其文字与现行本多有出入，部分文字已不见现行本。这是王氏之书的价值所在。

此节经文主要论述多种脉象所主病证，并详列证候表现。是较珍贵的临床资料。

## 心小肠部第二

[原文]

心象火，与小肠合为府。（小肠为受盛之府也）。其经手少阴（手少阴心脉也），与手太阳为表里（手太阳小肠脉也）。其脉洪（洪心脉之大形）。其相春三月（木王火相）；王夏三月；废季夏六月；囚秋三月（金王火囚）；死冬三月（水王火死）。其王日丙丁；王时禺中、日中[1]。其困日庚辛；困时晡时、日入。其死日壬癸；死时人定[2]、夜半。其藏神（心之所藏者神也）。其主臭。其养血（心气所养者血）。其候舌。其声言（言由心出故主言）。其色赤。其臭焦。其液汗。其味苦。其宜甘（甘脾味也）。其恶咸（咸肾味也）。心俞在背第五椎（或云第七椎），募在巨阙（在心下一寸）。小肠俞在背第十八椎，募在关元（脐下三寸）。

右新撰。

心者南方火（心主血，其色赤，故以夏王于南方应火行）。万物洪盛，垂枝布叶，皆下垂如曲，故名曰钩[3]。（心王之时，太阳用事，故草木茂盛枝叶布舒皆下垂曲，故谓之钩也。）心脉洪大而长，洪则卫气实，实则气无从出。（脉洪者卫气实，卫气实则腠理密，密则气无从出。）大则荣气萌[4]。萌洪相薄[5]，可以发汗，故名曰长。（荣者血也，萌当为明字之误耳，血王故明且大也，荣明卫实，当须发动通其津液也。）长洪相得，即引水浆溉灌经络[6]，津液皮肤[7]。（夏热阳气盛，故其人引水浆润灌肌肤，以养皮毛，犹草木须雨泽以长枝叶。）太阳洪大，皆是母躯[8]。幸得戊己，用牢根株[9]。（太阳夏火，春木为其母，阳得春始生，名曰少阳。到夏洪盛，名曰太阳，故言是母躯也。戊己土也，土为火子，火王即土相，故用牢根株也。）阳气上出，汗见于头。五月枯薢[10]，胞中空虚，医反下之，此为重虚也。（月当为内，巳当为乾，枯燥也。皆字误耳。内字似月，由来远矣。遂以传焉。人头者，诸阳之会。夏时饮水浆，上出为汗，先从头流于身躯，以实其表。是以五内乾枯燥，则胞中空虚津液少也。胞者，膀胱津液之府也。愚医不晓，故反下之，令重虚也。）脉浮有表无里，阳无所使。（阳盛脉浮，宜发其汗，而反下之，损于阴气。阳为表；阴为里。经言：阳为阴使，阴为阳守，相须而行。脉浮，故无里也。治之错逆，故令阴阳离别，不能复相朝使。）不但危身，并中其母。（言下之，不但伤心，并复中肝。）

右四时经。

黄帝问曰：夏脉如钩，何如而钩？岐伯曰：夏脉心也，南方火也，万物之所以盛长也，故其气来盛去衰，故曰钩[11]。反此者病。黄帝曰：何如而反？岐伯曰：其气来盛去亦盛，此谓太过，病在外。其来不盛去反盛，此谓不及，病在中。黄帝曰：夏脉太过与不及，其病皆何如？岐伯曰：太过，则令人身热而肤痛为浸淫[12]。不及，则令人烦心。上见咳唾，下为气泄[13]。帝曰：善！

心脉来，累累如连珠[14]，如循琅玕[15]曰平。夏以胃气为本。心脉来，喘喘[16]（《甲乙》作累累）连属，其中微曲[17]曰心病。心脉来，前曲后居[18]，如操带钩。曰心死。

真心脉至，坚而搏，如循薏苡子[19]，累累然，其色赤黑不泽，毛折乃死。

夏胃微钩曰平。钩多胃少曰心病。但钩无胃曰死。胃而有石曰冬病。石甚曰今病。

心藏脉，脉舍神，怵惕思虑则伤神，神伤则恐惧自失，破䐃脱肉[20]，毛悴色夭，死于冬。

夏心火王，其脉洪（《千金》作浮大而洪）大而散，名曰平脉。反得沉濡而滑者，是肾之乘心，水之克火为贼邪，大逆，十死不治（一本云：日月年数至二忌壬癸）。反得大而缓者，是脾之乘心，子之扶母，为实邪，虽病自愈。反得絃细而长者，是肝之乘心，母之归子，为虚邪，虽病易治。反得浮（《千金》浮作微）涩而短者，是肺之乘心，金之陵火，为微邪，虽病即差。

心脉来，累累如贯珠滑利，再至曰平；三至曰离经病；四至脱精；五至死；六至命尽。手少阴脉。心脉急甚为瘈疭；微急为心痛引背，食不下。缓甚为狂笑；微缓为伏梁[21]，在心下上下行，时唾血。大甚为喉介[22]；微大为心痹[23]引背，善泪出。小甚为善哕；微小为消瘅。滑甚为善渴；微滑为心疝[24]引脐少腹鸣。涩甚为瘖[25]；微涩为血溢维厥[26]，耳鸣癫疾。

手少阴气绝，则脉不通。少阴者，心脉也。心者，脉之合也。脉不通，则血不流，血不流，则发色不泽，故其面黑如漆柴者，血先死。壬笃癸死[27]，水胜火也。

心死脏。浮之脉实如豆麻击手[28]，按之益躁疾[29]者，死。

右《素问》、《针经》、张仲景。

［注释］

［1］禺中、日中：禺，同隅。禺中，即隅中。《淮南子·天文训》："日至于衡阳，是谓隅中"。指日至东南隅，即巳时。日中，指正午时。

［2］人定：指入夜人定之时，即亥时。

［3］下垂如曲，故名曰钩：心应夏，五行属火，夏季万物蕃盛，枝叶垂布，呈弯曲之象，故称之为钩。以此喻解心脉如钩之势。

［4］荣气萌：荣气，即营血。萌，萌发。又疑为萌为明之误。明，显也，营血充盛之象。

［5］萌洪相薄：指心脉明显并与洪大之势相结合。薄，通迫。结合之义。

［6］引水浆溉灌经络：指夏季其人多引水浆以溉灌经络。引，引持之义，此作迫切解，"大渴引饮"即此义。溉灌，即滋润濡养之义。

［7］津液皮肤：此句如连上读则意为"津液"及"皮肤"被所引水浆所"溉灌"；如独立成句，"津液"则为动词，作滋润解，"津液皮肤"即为滋润皮肤。

［8］太阳洪大，皆是母躯：太阳，此指夏季阳盛之时。洪大，夏脉洪大之势。皆是母躯，至夏季脉洪之势是受其母春木之行所充养。

［9］幸得戊己，用牢根株：火行之子为土行，土主戊己，土养万物，

故使火行牢固根株。根株，指根基和枝干。

[10]枯葅：枯，干涸之义。葅，本为粗糙之义，音奸（jiān）。一说葅为斡之误，干燥之义。

[11]其气来盛去衰，故曰钩：此言夏脉如钩形成的机理。来盛，指脉流搏起时气势充盛。去衰，脉流回落时气势衰弱，这样由盛而衰形成一个落差，则成为一个下垂如曲的钩状之势。

[12]浸淫：皮肤湿肿，脓液四溢的湿疮类疾病。

[13]气泄：肛门矢气。

[14]累累如连珠：累累，连续不断貌。连珠，即串珠。

[15]如循琅玕：如同循抚琅玕的感觉。琅玕，指滑润如玉的圆石。

[16]喘喘：此作振振解。

[17]微曲：即微钩之义，心病之脉。

[18]前曲后居：脉象应指之感是先曲后直，失去冲和之象。

[19]如循薏苡子：如同循抚薏苡的种子的感觉。

[20]破䐃（jūn 菌）脱肉：䐃者，肉之标，谓膝肘后肉如块者，脾主肉，故肉如脱尽，䐃如破败。

[21]伏梁：有形之病名，为五积之一的心积。深伏在心胸之下，大如手臂，即腹腔条索状病块。

[22]喉介：喉中梗阻。介，隔也，阻也。

[23]心痹：心积之病，以心经闭阻为特征的疾病。

[24]心疝：中医疝病其义甚广，名目繁多，单讲疝病，《素问·长刺节论》："病在少腹，腹痛不得大小便，病名曰疝。"本文心疝其主证为"引脐少腹鸣"。寒邪侵犯心经而成的疝病。

[25]瘖：音哑（yǎ），或发声沙涩不扬。

[26]维厥：维，即四维，指四肢。厥，逆冷。维厥，即四肢逆冷。

[27]壬笃癸死：即壬日笃重癸日死亡。笃，病情危重。

[28]浮之脉实如豆麻击手：浮之，即浮取之。脉实，脉来充实。如豆麻击手，如同麻子及豆类撞击于手。

[30]躁疾：躁，指脉势动感坚实而迫及，失之冲和。疾，脉率迅速急迫。

［语译］

心在五行中象火，同小肠府相合。其经脉为手少阴，同手太阳相为表里。其脉洪大。得助于春三月；旺盛于夏三月；衰废于季夏六月；囚闭于秋三月；死于冬三月。旺日为丙丁；旺时为巳时、午时。困日为庚辛；困时为申时、酉时。死日为壬癸日；死时为亥时、子时。心藏神。其主臭。其养血。其候舌。在声为言。在色为赤。在臭为焦。其液汗。其味苦。所喜味甘。所恶味咸。心的俞穴在背上第五椎（椎下左右旁开各寸半），募穴在心下一寸巨阙穴。小肠俞穴在背上第十八椎（椎下左右旁开各寸半）；募穴在脐下三寸关元穴。

以上是新撰之文。

心属南方火。万物生长茂盛发枝生叶，皆舒展而曲下，所以心脉取象为钩。心脉是洪大而长的，洪是说明卫气实，卫实则腠理致密，精气不漏。大是说明荣气强。实、强相迫，可以发汗，所以叫做长。长、洪相结合，说明夏天气候热，阳气盛，就要引饮水浆以灌溉经络，浸润皮肤。心脉到夏洪盛叫做太阳，为洪大太阳本脉，是得自母体之春木。火旺则土相，所以喜得土培，用以牢固根株。头为诸阳之会，阳气上出为汗。五月又为阳盛的时候，汗出多则枯燥。引起胞中空虚，是津液少的缘故，医者不知而反下之，犯虚虚之戒。又阳盛脉浮，是有表证无里证，单表之证，阳无所附，所谓阳为阴使，阴为阳守，本相须而行，治错反助其相离。不但危及本身，并且中伤了肝脏。

以上是四时经之文。

黄帝问：夏脉象钩，怎样来解析钩？岐伯答；夏脉言心，属南方火，是万物生长强盛的时候，所以脉气来时强盛去时轻微，这叫做钩脉，违反就是病。黄帝说：怎样算是违反？岐伯答：脉气来时强盛，去时也强盛，这是太过，主病在外。脉气来时不强盛，去时反强盛，这是不及，主病在里。黄帝说：夏脉太过和不及，它的病状是怎样呢？岐伯答：太过会使人身热皮肤痛，发为浸淫疮。不及，会使人心烦，上见咳唾涎沫，下见矢气下泄。黄帝说：讲得对！

心脉来的形状，连续不断如串连的珠子，像扪着珠玉样温润柔滑，这叫做平脉。夏天以胃气为根本的。心脉来的形状动促而急，其中又见轻微钩曲，是钩多胃气少，叫做心病。心脉来的形状，初按只见钩曲脉象而无冲和之气，好像摸着带钩一样，叫做心的死脉。

真脏心脉来的形状，坚牢搏手，好象扪着苡米子样，连续不断，肤色现赤黑而不润泽，毫毛枯焦会死。

夏脉得微钩而有冲和胃气，这是无病的平脉。假使钩多而冲和胃气少是心病。但是钩多而无冲和胃气为死脉。虽有胃气而兼现坚沉的肾脏石脉，到冬得病。假如石脉坚沉过甚，就不到冬天而现在病了。

脉藏于心，神舍于脉，惊惧思虑过甚就伤了神，神伤就恐惧不安自己若有所失，肌肉消削，皮毛憔悴，色泽不荣，死在冬。

夏令心火旺，脉见洪大而散，叫做平脉。假使反得沉濡而滑的脉，是主肾来乘心，即水来克火，叫做贼邪。这是大为反常的，十死不治。假使反得大而缓的脉，是主脾来乘心，即子来扶母，谓之实邪，虽得病也可自然痊愈。假使反得弦细而长的脉，是主肝来乘心，即母来归子，谓之虚邪，虽得病也容易治愈。假如反得浮涩而短的脉，是主肺来乘心，即金来凌火，谓之微邪，虽有病，也就很快告愈。

心脉来时连续不断，如联珠样滑利，一呼两至为无病；一呼三至脉离其常度，谓之离经；一呼四至精气耗散谓之脱精；一呼五至为死脉；一呼六至为命绝难救。这些是手少阴心经的脉象。

心脉急甚为筋脉掣搐不安；微急为心痛引背，食不下。缓甚为狂笑；微缓为心积病在心下，上下动，时唾血。大甚为喉间如有物梗塞；微大为心气闭塞作痹，引及背部，容易流泪。小甚会呃逆；微小为消瘅症。滑甚为口渴；微滑为心气积而为疝，引及脐中，小腹作响。涩甚为瘖哑；微涩为血溢，手足厥冷，耳鸣、癫疾。

手少阴经气绝，脉道不通。少阴经属心脉。心与脉合。脉道不通，血就不流行，血不流行发色就不润泽，所以面色黑如漆柴，说明血先死的象征。壬日病重，癸日病死，是水胜火的缘故。

心脏死脉，轻按脉实，像豆麻击手，按之更见躁动而疾的，死。

以上是《素问》《针经》张仲景之文。

[评介]

此节经文包括三部分内容。其一是“右新撰”之前。估计是王氏自己撰写的内容。主要讨论心与小肠的表里关系及生理病理反应。其理论依据主要是五行学说及与时令时间节律的关系。最后指明其募穴和俞穴的部位。

第二部分内容是《四时经》之前。主要论述心脉的气势形象以及与季节方位的联系。在病理情况下的反应以及医生误治后严重局面等。

其后是第三部分内容。仍然引述《素问》、《针经》及仲景之文。讨论心脉气象及所主病证。其论述较详尽，阐释心的平脉脉象，病脉脉象和死脉脉象，并综合了多种证候表现。

## 脾胃部第三

[原文]

脾象土，与胃合为府（胃为水谷之府）。其经足太阴（太阴脾之脉也），与足阳明为表里（阳明胃脉）。其脉缓

（缓，脾脉之大形也）。其相夏三月（火王土相）；王季夏六月；废秋三月；囚冬三月；死春三月。其王日戊己；王时食时、日昳。困日壬癸；困时人定、夜半。其死日甲乙；死时平旦、日出（并木时也）。其神意。其主味。其养肉。其候口。其声歌。其色黄。其臭香。其液涎。其味甘。其宜辛。其恶酸。脾俞在背第十一椎，募在章门（季肋端是）。胃俞在背第十二椎，募在太仓。

右新撰

脾者土也，敦而福[1]，敦者，厚也，万物众色不同[2]（脾主水谷，其气微弱，水谷不化，脾为土行，王于季夏，土性敦厚，育养万物，当此之时，草木备具，枝叶茂盛，种类众多，或青黄赤白黑色各不同矣），故名曰得福者广[3]（土生养万物，当此之时，脾则同禀诸脏，故其德为广大）。万物悬根住茎，其叶在巅[4]。蜎蜚蠕动，蚑蠷喘息[5]，皆蒙土恩[6]（悬根住茎草木之类也。其次则蠛蚋几微之虫，因阴阳气变化而生者也。喘息，有血脉之类也，言普天之下，草木昆虫，无不被蒙土之恩福也），德则为缓，恩则为迟[7]，故令太阴脉缓而迟。尺寸不同（太阴脾也，言脾王之时，脉缓而迟，尺寸不同者，尺迟而寸缓也）。酸咸苦辛，大（一作土）沙（一作涉，又作妙）而生[8]，互行其时，而以各行[9]，皆不群行，尽可常服[10]（肝酸，肾咸，心苦，肺辛涩，皆四脏之味也。脾主调和五味，以禀四脏，四脏受味于脾，脾王之时，其脉涉，一作沙，一作妙，达于肌肉之中，互行人身躯，乃复各行，随其四肢，使其气周匝，荣诸脏腑，以养皮毛，皆不群行至一处也，故言尽可常服也）。土寒则温，土热则凉[11]（冬阳气在下，土中温暖，夏阴气在下，土中清凉，脾气亦然）。土有一子，名之曰金，怀挟抱之，不离其身。金乃畏火，恐热来薰，遂弃其母，逃归水中。水自金子，而藏火神，闭门塞户，内外不通，此谓冬时也（阳气在中，阳为火行，金性畏火，故恐薰之，金归水中而避火也，母子相得益盛，闭塞不通者，言水气充实，金在水中，此为强固，火无复得往克之者，神密之类也）。土亡其子，其气衰微，水为洋溢[12]，浸渍为池[13]（一作其地）。走击皮肤[14]，面目浮肿，归于四肢（此为脾之衰损，土以防水，今土弱而水强，故水得陵之而妄行）。愚医见水，直往下之[15]，虚脾空胃。水遂居之，肺为喘浮[16]（脾胃已病，宜扶养其气，通利水道。愚医不晓而往下之，此为重伤，水气遂更陵之，上侵胸中，肺得水而浮，故言喘浮）。肝反畏肺，故下沉没（肺金肝木，此为相克，肺浮则实，必复克肝，故畏之沉没于下）。下有荆棘，恐伤其身，避在一边，以为水流（荆棘木之类，肝为木，今没在下，则为荆棘，其身脾也。脾为土，土畏木，是以避在下一边，避木也。水流者，水之流路也。土本克水，而今微弱，又复触木，无复制水，故水得流行）。心衰则伏，肝微则沉，故令脉伏而沉（心火肝木，火则畏水而木畏金，金水相得，其气则实，克于肝心，故令二脏衰微，脉为沉伏也）。工医来占[17]，因转孔穴[18]，利其溲便，遂通水道，甘液下流，亭其阴阳[19]，喘息则微，汗出正流。肝著其根，心气因起，阳行四肢。肺气亭亭[20]，喘息则安（转孔穴者，诸脏之荣卫转治使顺，甘液，脾之津液，亭其阴阳，得复其常所，故荣卫开通，水气消除，肝得远著其根株，肝心为母子，肝著则心气得起，肺气平调，故言亭亭，端好之意也）。肾为安声，其味为咸（肺主声，肾为其子，助于肺，故言安声，咸肾味也）。倚坐母败，洿臭如腥[21]（金为水母，而归水中，此为母往从子，脾气反虚，五脏由此而相克贼倚倒致败，则洿臭而腥，故云然也）。土得其子，则成为山[22]。金得其母，名曰邱英[23]。

右四时经。

黄帝曰：四时之序，逆顺之变异也。然脾脉独何主？岐伯曰：脾者土也，孤脏以灌四旁者也。曰：然则脾善恶[24]可得见乎？曰：善者不可得见，恶者可见[25]。曰：恶者何如？曰：其来如水之流者，此谓太过，病在外。如鸟之喙[26]，此谓不及，病在中。太过，则令人四肢沉重不举。其不及，则令人九窍壅塞不通，名曰重强[27]。

脾脉来，而和柔相离，如鸡足践地[28]，曰平。长夏以胃气为本，脾脉来，实而盈数如鸡举足[29]，曰脾病。脾脉来，坚兑[30]如鸟之喙，如鸟之距[31]，如屋之漏[32]，如水之溜[33]，曰脾死。

真脾脉至，弱而乍疏乍散[34]（一作数）。色青黄不泽，毛折乃死。

长夏胃微濡弱，曰平。弱多胃少，曰脾病。但弱[35]无胃，曰死。濡弱有石，曰冬病。石[36]甚，曰今病。

脾藏荣，荣舍意，愁忧不解则伤意，意伤则闷乱，四肢不举，毛悴色夭，死于春。

六月季夏建未[37]，坤未之间土之位[38]，脾王之时，其脉大，阿阿而缓[39]，名曰平脉。反得弦细而长者，是肝之乘脾，木之克土，为贼邪。大逆，十死不治。反得浮（《千金》浮作微）涩而短者，是肺之乘脾，子之扶母，为实邪，虽病自愈。反得洪大而散者（《千金》作浮大而洪），是心之乘脾，母之归子，为虚邪，虽病易治。反得沉濡而滑者，肾之乘脾，水之陵土，为微邪，虽病即差。

脾脉苌苌而弱[40]（《千金》苌苌作长长）来疏去数，再至曰平，三至曰离经病，四至脱精，五至死，六至命尽，足太阴脉也。

脾脉急甚为瘈疭；微急为膈中满[41]，食饮入而还出，后沃沫[42]。缓甚为痿厥[43]；微缓为风痿[44]，四肢不用，心慧然若无病[45]。大甚为击仆[46]；微大为痞气[47]裹大脓血[48]，在肠胃之外；小甚为寒热；微小为消瘅[49]。滑甚为㿗癃[50]；微滑为虫、毒、蚘[51]、肠鸣热。涩甚为肠㿗[52]；微涩为内溃，多下脓血也。

足太阴气绝，则脉不营其口唇，口唇者肌肉之本也，脉不营则肌肉濡[53]，肌肉濡则人中满，人中满则唇反，唇反肉先死。甲笃乙死，木胜土也。

脾死脏，浮之脉大缓（一作坚），按之中如覆杯[54]，絜絜状。如摇者[55]，死（一云：絜絜状如炙肉）。

右《素问》《针经》张仲景。

［注释］

［1］敦而福：敦，厚也。此指土性丰厚。福，古指富贵寿考，又指降福保佑，此指土行养育万物，赐予万物。脾象地而属土，古有得厚配地之说。

［2］万物众色不同：指万物各有质性，各有色泽，各有形状。

［3］得福者广：指土行养育万物，赐福万物。

［4］悬根住茎，其叶在巅：意指植物的生长形式和生长依据。悬，悬

系、悬命之义，此作依据解。悬根，指植物命系于根。住茎，指植物的生命体现停留在茎部。其叶在巅，指植物的叶子生长在最上部，也是植物生命的终端表现。

[5]蜎蜚蠕动，蚑蠼喘息：意指动物的生长形式和生命依据。蜎，蚊的幼虫，即孑孓。蜚，一种体轻如蚊的害虫，椭圆形，发恶臭，群集以稻花为食，使稻不结谷。蠕动，指动物的各种活动。蚑，虫名，俗称喜蜘，又，虫行貌。蠼，同蠼。虫名，又称蠼螋。俗称蛒蛸或长脚蜈蚣。喘息，原指张口舒气，此作呼吸解。

[6]皆蒙土恩：指草木昆虫都蒙受土地的恩惠，意即植物动物都依赖土地的养育。

[7]德则为缓，恩则为迟：德，恩惠之义，又作道解，此指土行恩惠万物的规律。缓，缓慢持久。恩，恩德之义，亦为土行的规律。迟，与缓同义。

[8]大沙而生：四字不可解，依据小字注校似应作“土妙而生”，意即土行生化万物的奥妙应运而生。

[9]互行其时，而以各行：指五行各以其自身规律和时令而运行。

[10]皆不群行，尽可常服：似指五行五脏各有规律，但都依顺土行养育。服，顺从之义。

[11]土寒则温，土热则凉：指冬天气温寒冷，阳气下降闭藏于内，土地深部反而温暖；夏天气温炎热，阳气上升于地表，阴气潜伏于下，土地深部反而清凉。

[12]土亡其子，其气衰微，水为洋溢：指土行金行气势衰微，水行过盛而洋溢。

[13]浸渍为池：指水邪漫溢蓄积。池，水邪汇聚之处。

[14]走击皮肤：指水邪趋向于皮肤，形成水肿。击，此作触解。

[15]愚医见水，直往下之：指拙劣医生见到水邪为病，常以下法治之。

[16]肺为喘浮：指肺气亢盛。

[17]工医来占：高明的医生来作诊断。工，巧也。工医，指高明医生。占，测也。此作诊断解。

[18]因转孔穴：因，依就也。转，转动，此作拨动调节解。孔穴，即

腧穴。

[19]亭其阴阳：亭，作均衡、调和、调节解。亭其阴阳，调和阴阳使之平衡。

[20]肺气亭亭：即肺气平平。亭，平也。《史记·张汤传》："补廷尉史，亭疑法。"

[21]倚坐母败，洿臭如腥：倚，依靠。此作连累解。坐，获罪。倚坐母败，似指心火的病变而累及脾土。洿，本指低洼之处，又同污。洿臭如腥，似指脾病而湿浊内生。

[22]土得其子，则成为山：土得其子，是肺脾和调。则成为山，似指身体盛壮。山，本指陆地上隆起高耸的部分，此作隆盛解。

[23]金得其母，名曰邱英：金得其母，是肺脾和顺。邱，同丘。与上文"山"字义同。英，《千金方》及诸本均作"矣"，似是。名曰邱矣，仍指肺脾和顺，则身体盛壮。

[24]脾善恶：指脾所表现的生理之脉和病理之脉。善，指生理情况。恶，指病理情况。

[25]善者不可得见，恶者可见：指正常的情况表现不明显，异常的情况则有突出的表现。

[26]如鸟之喙：喙，指鸟嘴，如鸟之喙，类比脾之病脉坚硬而弯曲。

[27]重强：病名，指因脾气不及而致的九窍功能紊乱。

[28]和柔相离，如鸡足践地：和柔相离，指脉势柔和，节律分明而匀调。如鸡足践地，类比节律分明而匀调。

[29]实而盈数，如鸡举足：脉势充实坚满而频率快，如鸡抬足奔走。

[30]坚兑：《素问·平人气象论》作"锐坚"，似是。

[31]鸟之距：距，本指鸟爪，特指鸟爪悬于胫者。此类比脉势坚搏。

[32]如屋之漏：类比脉搏节律不齐，如屋之漏雨。

[33]如水之滔：类比脉势紊乱，即《素问·脉要精微论》所云："浑浑革至如涌泉"。

[34]乍疏乍散：《素问·平人气象论》作"乍疏乍数"，指脉律忽慢忽快，至数紊乱。

[35]弱：《素问·平人气象论》作"代"，似是。

[36]石：《素问·平人气象论》作"弱"，似是。

[37]六月季夏建未：六月为夏月第三月，故称季夏。建，指月建，又称斗建。古人观天象之北斗，斗柄在一年之内逆时针方向绕天极运转一周，将之分为十二次第，以十二地支记次。正月建寅，即正月斗柄指向寅位，依次类推，则六月建未，正是六月斗柄指向未位。

[38]坤未之间土之位：坤，八卦之一。位在西南。在未申之间。土运应季夏六月，正在坤未。

[39]阿阿而缓：阿阿，形容柔和之象。阿阿而缓，此处指脉势柔和而平缓。

[40]苌苌而弱：《千金方》作“长长而弱”，似是长长，指脉位显现较长。弱，此为柔和之义。《素问·脉要精微论》：“长则气治”。

[41]微急为膈中满：《灵枢·邪气藏府病形》作“微急为膈中”，此文似是。急指脾脉微急是膈中满胀。

[42]后沃沫：后，指大便。沃，本作浇灌解，此为泻下之义。沫，指大便泻下如沫状。

[43]痿厥：痿，痿证，以四肢萎废不用为特征。厥，厥证，以四肢厥逆、昏仆为特征。

[44]风痿：痿证名，因风致痿。

[45]心慧然若无病：心慧然，无内在痛苦。若无病，如同无病症一样。

[46]击仆：突然昏倒，不醒人事，即卒中病。

[47]痞气：为脾积之病。在胃脘大如覆盘，久而不愈。另，痞，《灵枢·邪气藏府病形》作“疝”。

[48]裹大脓血：《灵枢·邪气藏府病形》作“腹里大脓血”。

[49]消瘅：消渴病的一种，兼有内热。瘅，热也。

[50]㿗癃：《灵枢·邪气藏府病形》作“㿗癃”。㿗，疝气的一种。癃，尿闭证。

[51]蚘：同蛔。

[52]肠㿗：似是肠疝的一种。然杨上善《太素》注云：“脉涩，气少血多而寒，故冷气冲下，广肠脱出，名曰肠㿗。”如为肠疝，指小肠垂入阴囊。杨上善所云“广肠脱出，”似是从肛门脱出，则为后世所称脱肛。待考。

[53]肌肉濡：指肌肉濡软。

[54]按之中如覆杯：为有形之病，切按可触及如倒置的杯状物。

[55]絜絜状，如摇者：絜，通挈，提举。此为悬挂之义。摇，摆动。絜絜状如摇者，指上文所触及的覆杯状物如同悬挂在某一部位而能左右摆动，即推之可移。

［语译］

脾脏在五行中象土，同胃腑相合。其经脉为足太阴，同足阳明相为表里。其脉缓。得助，于夏三月；旺盛，于季夏六月；衰废，于秋三月；囚闭，于冬三月；死，于春三月。旺日，为戊己；旺时，为辰时、未时。困日，为壬癸；困时，为亥时、子时；死日，为甲乙；死时，为寅时、卯时。意藏于脾，故其神主意。其主味。其养肉。其候口。其在声为歌。在色为黄。在臭为香。其液为涎。其味甘。所喜味辛。所恶味酸。脾的俞穴在背上第十一椎旁开各寸半，募穴在季肋端章门穴。胃俞穴在背上第十二椎旁开各寸半，募穴在中脘穴。

以上是新撰之文。

脾象土，性敦厚，而施福泽，助万物诸色之品类，所以其德广大。诸凡万物草木之类，不论悬根而出，或住茎而生，其叶亦随之而生。昆虫的呼吸与蠕动，草木培植与生长，二者无不受土之福泽。在万物方面，因有所“得”而为“德”，在“地”“土”方面，因有所“赐”而为“恩”。地属阴，土性敦厚而温柔，具有厚德载物，育养万物的特点，所赐缓缓，则所得者徐徐，所以太阴脾脉，有缓和迟的性质。尺寸随之不同，故寸脉缓而尺脉迟。酸、咸、苦、辛四脏之味，皆禀受脾土而生，各随其行，荣诸脏腑，皆不群行到一处，所以都可常服。冬时阳气下存，气候反寒，而土中温暖，夏时阴气下存，气候反热，而土中清凉。土生金是母子关系，怀抱提携，密切不离。火刑金，金是怕火热来爋的，子是弃其母，就其子，逃归水中。金水相生，而收藏火神，例如隆冬时候，闭门塞户，内外不通，即人身阳气闭藏的涵义。土失了金，是表现其气衰微。土既衰微，则无制水的能力，水得凌之而妄行，好象海水洋溢，淹没地面，沉浸变成水池一样。这样泛滥的水，从内向外，刺激皮肤，就出现面目浮肿，归于四肢，则四肢肿胀。一般医生，只知见水泻水，以致脾胃更为空虚。然水聚而上凌于肺，发为喘浮。肺实必复克肝，故畏之沉没于下。肝沉在下如荆棘之木，脾气畏克，失其正位，则不能制水。水得流行，以克心火，肝木畏金，金水相得其气则实，克于肝心，故令二脏衰微，脉为沉伏。高明的医生来诊病时，转换孔穴，通利其便，水道遂通，脾胃的津液得以通调，平衡其阴阳，则喘息减轻，汗出正常。土能制水，则水气消除，肾气得治，肾水可生肝木，肝得水之滋润，还著其根，木生火，心气因之而振作，阳气得以运行于四肢。肺主气，气平则喘息安。肾为肺之子，子能助母，肺声得以安，肾味为咸。假如金畏火克，下逃水中，金水相倚，而脾又失子之助，其气乃虚五脏因此互相克贼，倚靠致败，水浊不流，则洿积为池，又腥又臭。脾土为母，肺金为子，土得金之助，好像“山”和“邱”的关系，山大而邱小，山为邱之母脾就像成为山的作用。反之肺金得脾母的相倚，就像起“子”的作用，也就是像邱的作用，或且是两重小邱的作用。

以上是四时经之文。

黄帝问：春夏秋冬的四时次序，有着顺逆的演变。然而脾脉单独主什么呢？岐伯说：脾属土，为单独一脏以灌溉四脏。说：脾脏的正常与异常可以见到吗？说：正常的不能见到，有病的是可以见到。说：有病的脾脉怎样？说：脉来好像水的流动。这是太过，主病在外。脉来好像鸟的嘴，这是不及，主病在中。太过的脉，令人四肢沉重不能举动。不及的脉则令人九窍壅塞不通，名叫重强。

脾脉来柔软和缓，相距离像鸡足踏地一样，叫做平脉。长夏以胃气为根本，脾脉来实而满数，如鸡举足疾行，叫做脾病。脾脉来的形状，坚硬尖锐如鸟嘴，如鸟距，如屋漏滴水，如水流出而不返，叫做脾的死脉。

真脏脾脉来弱时疏时散。色青黄不光泽，毫毛枯焦，死。

脾主长夏，得胃土冲和之气，脉微软而弱，是无病的平脉。假使弱多缺少胃土冲和之气是脾病。但弱全无胃土冲和之气主死。软弱而现肾的石脉，应到冬得病。如果肾沉石之脉过甚，现在就得病了。

荣藏于脾，而意舍于荣中，忧愁不自解就伤了意，意被伤就闷乱而四肢不举，皮毛憔悴，色泽不荣，死在春三月。

六月季夏月建在未，坤未中间，属土位，是脾土当旺的时候，其脉大而和缓，叫做平脉。假使反得弦细而长的脉，是肝来乘脾，木来克土，谓之贼邪，这是大为反常的，十死不治。假使反得浮涩而短之脉，是主肺来乘脾，即子来扶母，谓之实邪，虽然得了病，不治自愈。假使反得洪大而散之脉，是主心来乘脾，即母来归子，谓之虚邪，虽然得了病，容易治疗。假使反得沉濡而滑之脉，是主肾来乘脾，即水来凌土，叫做微邪，虽然得了病也很轻。

脾脉久久而弱，来的时候很慢，去的时候很快，一呼两至为平脉；三至为病；四至为脱精；五至为死脉；六至则命绝。是足太阴的脉象。

脾脉急甚为筋脉瘛疭；微急为膈中胀满，饮食入胃后随即吐出，大便泻下如泡沫状。缓甚为手足痿软或厥病；微缓为风痿病，虽四肢不用，而精神却很清楚，好象无病一样。大甚为卒中；微大为痞气，裹了大脓血在肠胃外面。小甚为寒热，微小为消瘅。滑甚为疝气；微滑为虫毒的反映，肠中有蚘，腹热会鸣。涩甚为脱肛；微涩为肠内溃疡，会下很多的脓血。

足太阴经气绝，则血脉不营其口唇，口唇为肌肉之本，血脉不营，则肌肉濡软，肌肉濡软，则人中肿，肿则唇外反，这是肉先失去作用。甲日病重，乙日病死，是木胜土的缘故。

脾脏死脉，是轻按脉象大而缓，按之如覆杯状静静的。若摇动的死。

以上是《素问》、《针经》、张仲景之文。

[评介]

此节经文仍源自“新撰”、《四时经》以及《内经》和仲景文。主要讨论脾胃的表里关系，生理、病理特征，募俞穴部位，脾脉气象特征及成因，所主病证及症状表现等。另外，此节《四时经》的篇幅较长，所涉医理主要以五行论事。但数术家气息颇浓。

## 肺大肠部第四

[原文]

肺象金，与大肠合为府（大肠为传导之府也）。其经手太阴（手太阴肺脉也），与手阳明为表里（手阳明大肠脉也）。其脉浮（浮，肺脉之大形也）。其相季夏六月（季夏土王金相）；其王秋三月；废冬三月；囚春三月；死夏三月（夏火王金死）。其王日庚辛；王时晡时、日入。其困日甲乙；困时平旦、日出；其死日丙丁；死时禺中、日中。其神魄。其主声。其养皮毛。其候鼻。其声哭。其色白。其臭腥。其液涕。其味辛。其宜咸。其恶苦。肺俞在背第三椎（或云第五椎也），募在中府（直两乳上二肋间）。大肠俞在背第十六椎，募在天枢（侠脐傍各一寸半）。

右新撰

肺者西方金，万物之所终（金性刚，故王西方，割断万物，万物是以皆终于秋也）。宿叶落柯[1]，萋萋枝条[2]，其杌然独在[3]。其脉为微浮毛[4]，卫气迟（萋萋者，零落之貌也。言草木宿叶，得秋随风而落，但有枝条杌然独在，此时阳气则迟，脉为虚微如毛也）。荣气数，数则在上，迟则在下，故名曰毛（诸阳脉数，诸阴脉迟，荣为阴，不应数，反言荣气数，阴得秋节而升，转在阳位，故一时数而在上也，此时阴始用事，阳即下藏，其气反迟，是以肺脉数散如毛也）。阳当陷而不陷[5]，阴当升而不升，为邪所中（阴阳交易，则不以时定，一气感激，故为风寒所中）。阳中邪则卷[6]，阴中邪则紧[7]，卷则恶寒，紧则为栗，寒栗相薄，故名曰疟。弱则发热，浮乃来出（卷者，其人拘卷也，紧者，脉紧也，此谓初中风寒之时，脉紧，其人则寒，寒止而脉更微弱，弱则其人发热，热止则脉浮，浮者，疟解王脉出也）。旦中旦发，暮中暮发（言疟发皆随其初中风邪之时也）。脏有远近，脉有迟疾，周有度数，行有漏刻（脏谓人五脏，肝心脾肺肾也。心肺在膈上，呼则其气出，是为近。呼为阳，其脉疾。肾肝在膈下，吸则其气入，是为远也。吸为阴，其脉迟。度数谓经脉之长短。周身行者，荣卫之行也。行阴阳各二十五度为一周也，以应漏下百刻也）。迟在上，伤毛采[8]。数在下，伤下焦。中焦。有恶则见，有善则匿[9]（秋则阳气迟，阴气数，迟当在下，数当在上，随节变，故言伤毛采也。人之皮毛，肺气所行，下焦在脐下，阴之所治也。其脉应迟，今反数，故言伤下焦。中焦脾也，其平善之时，脉常自不见，衰乃见耳，故云有恶则见也）。阳气下陷，阴气则温（言阳气下陷，温养诸脏），阳反在下，阴反在巅，故名曰长而且留

（阴阳交代，各顺时节，人血脉和平，言可长留竟一时）。

右四时经

黄帝问曰：秋脉如浮，何如而浮？岐伯对曰：秋脉肺也，西方金也，万物之所以收成也。故其气来，轻虚而浮，其气来急去散，故曰浮。反此者病。黄帝曰：何如而反？岐伯曰：其气来，毛而中央坚，两傍虚，此谓太过，病在外。其气来，毛而微，此谓不及，病在中。黄帝曰：秋脉太过与不及，其病何如？岐伯曰：太过，则令人气逆而背痛，温温然[10]。不及，则令人喘，呼吸少气而咳，上气见血，下闻病音[11]。

肺脉来，厌厌聂聂[12]，如落榆荚[13]，曰肺平。秋以胃气为本（《难经》云：厌厌聂聂，如循榆叶，曰春平脉。蔼蔼如车盖，按之益大，曰秋平脉）。肺脉来，不上不下，[14]如循鸡羽[15]，曰肺病（《巢源》无不字）。肺脉来，如物之浮[16]，如风吹毛[17]，曰肺死。

真肺脉至，大而虚，如以毛羽中人肤[18]，色赤白不泽，毛折乃死。

秋胃微毛，曰平。毛多胃少，曰肺病。但毛无胃，曰死。毛而有弦，曰春病。弦甚，曰今病。

肺藏气，气舍魄，喜乐无极则伤魄，魄伤则狂，狂者意不存人[19]，皮革焦[20]，毛悴色夭，死于夏。

秋金肺王，其脉浮（《千金》浮作微）涩而短，曰平。脉反得洪大而散者（《千金》作浮大而洪），是心之乘肺，火之克金，为贼邪，大逆，十死不治（一本云：日月年数至四，忘丙丁）。反得沉涩而滑者，是肾之乘肺，子之扶母，为实邪，虽病自愈。反得大而缓者，是脾之乘肺，母之归子，为虚邪，虽病易治。反得弦细而长者，是肝之乘肺，木之陵金，为微邪，虽病即差。

肺脉来，汎汎[21]轻如微风吹鸟背上毛，再至曰平；三至曰离经病；四至脱精；五至死；六至命尽。手太阴脉也。

肺脉急甚为癫疾；微急为肺寒热，怠惰，咳唾血，引腰背胸，苦鼻息肉不通[22]。缓甚为多汗；微缓为痿偏风[23]（一作漏风），头以下汗出不可止。大甚为胫肿；微大为肺痹，引胸背，起腰内。小甚为飧泄[24]；微小为消瘅。滑甚为息贲[25]上气；微滑为上下出血。涩甚为呕血；微涩为鼠瘘[26]，在颈支液之间，下不胜其上，其能喜酸。

手太阴气绝，则皮毛焦。太阴者，行气温皮毛者也。气弗营则皮毛焦，皮毛焦则津液去，津液去则皮节伤，皮节伤者则爪枯毛折，毛折者则气先死。丙丁笃死，火胜金也。

肺死脏，浮之虚，按之弱如葱叶，下无根者，死。

右《素问》、《针经》、张仲景。

**［注释］**

［1］宿叶落柯：宿叶，久生的叶子。柯，树木的枝茎。

［2］萋萋枝条：指秋天树木落叶后，其枝条凋零萧条貌。

［3］杌然独在：杌，本指树无枝，此指树木落叶后的光秃零落貌。

［4］其脉为微浮毛：《千金方》作“其脉为微浮”，此句意为秋脉微浮如毛。

［5］阳当陷而不陷：即阳当降而不降。陷，此作降解。

[6]卷：此作拘急解。

[7]紧：脉紧。

[8]伤毛采：损伤皮毛色泽。采，色泽。

[9]中焦有恶则见，有善则匿：中焦脾脉如有病理变化则显现，正常生理情况下则隐匿不见。恶，病变。善，正常生理。

[10]温温然：《素问·玉机真脏论》作"愠愠然"，为是。愠愠然，郁闷不舒。

[11]上气见血，下闻病音：上气见血，喘咳上气而有咯血。下闻病音，喘息时可听见喉间有病理性哮鸣音。

[12]厌厌聂聂：厌，静也。《诗》："厌厌夜饮，不醉无归。"传："厌厌，安也。"聂，《说文》："附耳私小语也"。此作轻解。厌厌聂聂，指脉来轻虚柔软。

[13]如落榆荚：榆荚，榆树的羽状种子，圆形，籽实周边呈羽状薄膜。如落榆荚，进一步说明肺的平脉轻虚柔软，如榆荚飘然而落。

[14]不上不下：指病肺脉来的不浮不沉，居中而动。

[15]如循鸡羽：进一步说明"不上不下"的居中而动。鸡羽两侧虚软，羽茎居中而硬。

[16]如物之浮：如物浮于水上，指死肺脉浮之太过。

[17]如风吹毛：形容死肺脉浮之太过而飘忽不定。

[18]如以毛羽中人肤：指以毛羽轻抚皮肤的感觉。类比肺的真脏脉。

[19]意不存人：指狂证的丧失理智而旁若无人的表现。

[20]皮革焦：指皮肤憔悴。焦，通憔。

[21]汎汎：汎，浮起之貌。汎汎，轻浮之象。

[22]苦鼻息肉不通：被鼻息肉阻塞鼻孔而呼吸不通所苦。

[23]偏风：中风所致的半身不遂，又称偏枯。

[24]飧泄：寒泻的一种，以完谷不化为特征。

[25]息贲：为五积病之一，属于肺积，以呼吸气逆为特征。

[26]鼠瘘：瘰疬化脓后所形成的瘘管。因经久不愈而形成很深的瘘道，状如鼠洞，俗称老鼠疮。即现代医学的淋巴结核化脓。

## [语译]

肺脏在五行中象金，同大肠腑相结合。其经脉为手太阴，同手阳明相为表里。其脉浮。得助于季夏六月；旺盛于秋三月；衰废于冬三月；囚闭于春三月，死于夏三月。旺日为庚辛；旺时为申时、酉时，困日为甲乙；困时为寅时、卯时；死日为丙丁；死时为已时、午时。魄藏于肺故其神主魄。其主声。其养皮毛。其候鼻。在声为哭。在色为白。在臭为腥。其液为涕。其味辛。所喜味咸。所恶味苦。肺的俞穴在背上第三椎，募穴在两乳上二肋间中府穴。大肠俞穴在背上第十六椎，募穴在侠脐旁各一寸半天枢穴。

以上是新撰之文。

肺属西方金，为万物收成时候，旧叶纷纷凋落，剩下光秃的枝条。脉微浮而软，是卫气迟，荣气数的缘故。荣为阴，数为阳，脉在上；卫为阳，迟为阴，脉在下，所以脉象叫做毛。阳气当收藏而不收藏，阴气当上升而不上升，就是被不正之气所伤。阳中于邪则身缩，阴中于邪则脉紧，卷缩则恶寒，紧则颤栗，恶寒与颤栗相迫，是为疟疾。脉弱则发热，脉浮是疟邪出来，如旦中风邪则旦发，暮中则暮发。五脏距离有远近，脉行有偏迟偏疾或长或短，在一定范围内按度数而周行全身，以应漏水时刻。如脉迟在上则伤毛采，脉数在下则伤下焦，中焦为脾脉，无病之时不可见，有病之时乃见。阳气下行，阴气得而温养，阳反在下，阴反在上，此阴阳交代各顺时节，是血脉和平的表现，所以叫做长留。

此上是四时经之文。

黄帝问：秋脉的比象为浮，怎样来解析浮呢？岐伯答：秋脉属肺，属西方金，是万物收成的时候。所以脉来轻虚而浮，其气来时急，去时散，这叫做浮脉。违反的就是病。黄帝说：怎样算是违反？岐伯答：脉气来时轻虚而浮，中间坚两旁虚，这叫太过，主病在外。脉气来时轻虚而微，这叫不及，主病在里。黄帝说：秋脉太过与不及，它的病怎么样呢？岐伯答：脉气太过，会使人气上逆，背痛愠愠不舒服。脉气不及，会使人喘息，呼吸短气作咳，气喘，有时见血，喉间有喘息声。

肺脉来的形状，轻小而安静得好象榆荚落地一样，这是肺的平脉。秋天以胃气为根本。肺脉往来阻滞，如摩鸡羽轻虚而涩，叫做肺病。肺脉的形状，虚浮散乱，叫做肺的死脉。

真脏肺脉来的形状，又大又虚，轻如毛羽之触人肤，面色赤白无光泽，毫毛枯焦而死。

肺主秋金，秋得胃土冲和之气，脉来轻虚而浮叫做微毛，这是无病的平脉。假如毛多缺乏胃土冲和之气是肺病。但毛全无胃土冲和之气主死。有胃土冲和之气而现肝的弦脉，应到春季得病。如果春的脉弦过甚，现在就得病了。

气藏于肺，魄舍于气，喜乐无度就伤魄，魄伤则神志发狂，狂则言动不能自主，旁若无人，肌肤焦，皮毛憔悴，色泽不荣，死于夏天。

秋令肺金当旺，脉见浮涩而短，叫做无病的脉。假如反得洪大而散之脉，是心乘肺，即火来克金，谓之贼邪，这是大为反常的，十死不治。假使反得沉濡而滑，是主肾来乘肺，即子来扶母，谓之实邪，虽然得病也可以自然痊愈。假如反得大而缓之脉，是主脾来乘肺，即母来归子，谓之虚邪，虽然得病也容易治疗。假如反得弦细而长之脉，是主肝来乘肺，即木反侮金，谓之微邪，虽然有病也很轻。

肺脉来时轻浮流动象微风吹着鸟背上毛，一呼二至为平；三至为病；四至为脱精；五至为死脉；六至则命绝。以上是手太阴肺的脉象。

肺脉来时急甚，为发癫疾；微急为肺发寒热、体倦、咳嗽、唾血、引及胸部腰背不爽，病患鼻塞或有息肉不通。缓甚为汗多；微缓为偏风痿证，头以下汗出不可止。大甚为小腿部肿；微大为肺痹病，引胸背到腰内。小甚为食不消化发为飧泄；微小为消渴病。滑甚为息贲病，气促；微滑为上下出血。涩甚为呕血；微涩为鼠瘘病，在颈侧及腋下之间。如影响到下肢则无力不能胜任上身，故足膝酸软。

手太阴经气绝，则皮毛焦枯。手太阴肺，主行气以温养皮毛。气不能温养则皮毛焦，皮毛焦则表现津液不足，津液不足，则皮肤骨节伤，皮节伤则爪甲干枯，毫毛脱落，毫毛脱落，则气先绝。丙日病重，丁日死，属火克金的缘故。

肺脏死脉，是轻按见虚，中取弱似葱叶，重取无根的，死。

以上是《素问》、《针经》、张仲景之文。

[评介]

仍以“新撰”和节选《四时经》、《内经》及仲景文论述肺与大肠的表里关系、生理病理影响，募俞穴部位。肺与四时方位的内在联系，以及肺脉的成因气象，证候表现特征等。

## 肾膀胱部第五

[原文]

肾象水，与膀胱合为府（膀胱为津液之府）。其经足少阴（足少阴肾脉也），与足太阳为表里（足太阳膀胱脉也）。其脉沉（沉，肾脉之大形也）。其相秋三月（秋金王水相）；其王冬三月；废春三月；囚夏三月；其死季夏六月。其王日壬癸；王时人定、夜半。其困日丙丁；困时禺中、日中。其死日戊己；死时食时、日昳。其神志（肾之所藏者志也）。其主液。其养骨。其候耳。其声呻。其色黑。其臭腐。其液唾。其味咸。其宜酸。其恶甘。肾俞在背第十四椎，募在京门。膀胱俞在第十九椎，募在中极（横骨上一寸，在脐下五寸前陷者中）。

右新撰

肾者，北方水，万物之所藏（冬则北方用事，王在三时之后，肾在四藏之下，故王北方也，万物春生夏长秋收冬藏）。百虫伏蛰（冬伏蛰不食之虫，言有百种也），阳气下陷，阴气上升，阳气中出。阴气烈为霜，遂不上升，化为雪霜。猛兽伏蛰，蜾虫匿藏（阳气下陷者，谓降于土中也。其气犹越而升出。阴气在上，寒盛，阳气虽升出，而不能自致。因而化作霜雪，或谓阳气中出，是十月则霜降。猛兽伏蛰者，盖谓龙蛇冬时而潜处。蜾虫无毛甲者，得寒皆伏蛰，逐阳气所在，如此避冰霜，自温养也）。其脉为沉，沉为阴，在里，不可发汗[1]。发则蜾虫出，见其霜雪[2]（阳气在下，故冬脉沉，温养于脏腑，此为里实而表虚，复从外发其汗，此为逆治，非其法也。犹百虫伏蛰之时，而反出土见于冰霜，必死不疑。逆治者死，此之谓也）。阴气在表，阳气在藏，慎不可下，下之者伤脾，脾土弱则水气妄行（阳气在下，温养诸脏，故不可下也。下之，既损于阳气，而脾胃复伤，土以防水，而今反伤之，故令水得盈溢而妄行也）。下之者，如鱼出水，蛾入汤[3]（言治病，逆则杀人，如鱼出水，蛾入汤火之中，即死）。重客在里[4]，慎不可熏，熏之逆客，其息则喘（重客者，犹阳气也。重者，尊重之貌也。阳位尊，处于上，今一时在下，非其常所，故言客也。熏谓烧针，及以汤火之辈，熏发其汗，如此，则客热从外入，与阳气相薄，是为逆也。气上熏胸中，故令喘息）。无持客热，令口烂疮（无持者，无以汤火发熏其汗也。熏之则火气入里为客热，故令其口生疮）。阴脉且解，血散不通，正阳遂厥，阴不往从（血行脉中，气行脉外，五十周而复会，如环之无端也。血为阴，气为阳，相须而行。发其汗，使阴阳离别，脉为解散，血不得通。厥者，逆也，谓阳气逆而不复相朝使，治病失所，故阴阳错逆，可不慎耶）。客热狂入，内为结胸（阴阳错乱，外热狂入，留结胸中也），脾气遂弱，清溲痢通[5]（脾主水谷，而气微弱，水谷不化，下痢不息。清者，厕也。溲从水道出，而反清。溲者，是谓下痢至厕也。）。

右四时经

黄帝问曰：冬脉如营，何如而营？岐伯对曰：冬脉肾也，北方水也，万物之所以合藏，故其气来沉而搏，故曰营。反此者病。黄帝曰：何如而反？岐伯曰：其气来如弹石者，此为太过，病在外。其去如数者，此谓不及，病在中。黄帝曰：冬脉太过与不及，其病皆如何？岐伯曰：太过，则令人解㑊[6]，脊脉痛，而少气，不欲言。不及，则令人心悬[7]如病饥[8]，胗中清[9]，脊中痛，小腹满，小便黄赤[10]。

肾脉来，喘喘累累如钩，按之而坚，曰肾平。冬以胃气为本。肾脉来如引葛[11]，按之益坚，曰肾病。肾脉来，发如夺索[12]，辟辟如弹石，曰肾死。

真肾脉至，搏而绝，如以指弹石，辟辟然，其色黄黑不泽，毛折乃死。

冬胃微石曰平。石多胃少，曰肾病。但石无胃曰死。石而有钩曰夏病。钩甚曰今病。（凡人以水谷为本，故人绝水谷则死，脉无胃气亦死。所谓无胃气者，但得真脏脉，不得胃气也。所谓脉不得胃气者，肝但弦，心但钩，胃但弱，肺但毛，肾但石也。）

肾藏精，精舍志，盛怒而不止，则伤志，志伤则善忘其前言，腰脊痛，不可以俯仰屈伸，毛悴色夭，死于季夏。

冬肾水王，其脉沉濡而滑，曰平。脉反得大而缓者，是脾之乘肾，土之克水，为贼邪，大逆，十死不治(一本云：日月年数至一，忌戊己)。反得弦细而长者，是肝之乘肾，子之扶母，为实邪，虽病自愈。反得浮(《千金》作微)涩而短者，是肺之乘肾，母之归子，为虚邪，虽病易治。反得洪大而散者(《千金》作浮大而洪)，是心之乘肾，火之陵水，为微邪，虽病即差。

肾脉沉细而紧，再至曰平；三至曰离经病；四至脱精；五至死；六至命尽。足少阴脉也。

肾脉，急甚为骨痿癫疾[13]；微急为奔豚[14]，沉厥[15]，足不收，不得前后[16]。缓甚为折脊[17]；微缓为洞下[18]，洞下者，食不化，入咽还出。大甚为阴痿[19]；微大为石水[20]，起脐下以至小腹，肿垂垂然[21]，上至胃脘，死不治。小甚为洞泄；微小为消瘅。滑甚为癃癞；微滑为骨痿，坐不能起，目无所见[22]，视见黑花。涩甚为大痈；微涩为不月水[23]，沉痔[24]。

足少阴气绝，则骨枯。少阴者，冬脉也。伏行而濡骨髓[25]者也，故骨不濡，则肉不能著骨[26]也。骨肉不相亲[27]，则肉濡而却[28]，肉濡而却，故齿长而垢[29]，发无泽，发无泽者，骨先死。戊笃己死，土胜水也。

肾死脏，浮之坚，按之乱如转丸，益下入尺中者，死。

右《素问》《针经》张仲景。

**[注释]**

[1]在里，不可发汗：此指阴寒在里，不可用发汗法。

[2]发则蝶虫出，见其霜雪：如阴寒在里应用发汗法，如同冬天蛰伏

的蜾虫出于地表，必为霜雪所伤亡。

[3]如鱼出水，蛾入汤：喻指治法错误。鱼出水，蛾入汤皆是死路。汤，古指沸水热汤。

[4]重客在里：小注“重客”作阳气解，似非。疑为重邪。

[5]清溲痢通：清溲，似是肾阳不足的小便清长。小注清作厕解，清，应通圊。痢通，痢疾泻下之疾。

[6]解㑊：读如懈亦（xiè yì），古病名。倦怠无力为主的疾病。

[7]心悬：又称悬心。指心下空虚犹如饥饿感的症状。

[8]如病饥：如同患有以饥饿感为主证的疾病。对“心悬”的补充说法。《灵枢·经脉》：“目𥇀𥇀如无所见，心如悬若饥状”。

[9]胁中清：胁，音秒（miǎo），指季胁下空软部位。清，清冷之义。

[10]小便黄赤：《素问·玉机真脏论》作“小便变”。小便黄赤为确。

[11]如引葛：如牵拉藤葛，隐喻脉来坚搏。

[12]发如夺索：发，指脉来之际，夺索，争拉绳索。

[13]骨痿癫疾：《灵枢·邪气藏府病形》作“骨癫疾”。本文为确。骨痿，痿证的一种，由大热伤肾阴所致。癫疾，癫症，以神情抑郁错乱为主证。

[14]奔豚：即奔豚证，为肾积之证。常突发自少腹，气冲至喉咽，犹豚之上奔，故名。

[15]沉厥：下肢沉重而厥冷。

[16]不得前后：大小便不通。

[17]折脊：脊背弯曲。

[18]洞下：即洞泻，以泻下无度、完谷不化为特征。

[19]阴痿：阴事不举，性机能低下。又称阳痿。

[20]石水：水肿病的一种。以腹水，腹胀如石为特征。

[21]肿垂垂然：小腹肿坠下垂。

[22]坐不能起，目无所见：《灵枢·邪气藏府病形》作“坐不能起，起则目无所见”。为是。

[23]微涩为不月水：《灵枢·邪气藏府病形》作“微涩为不月”。不月水，指月经不行。

[24]沉痔：沉，坠也。沉痔，痔疮并伴有肛门沉坠感。

[25]伏行而濡骨髓：此指肾脉深伏运行而濡养骨髓。

[26]肉不能著骨：肌肉萎软而不能附着于骨。意指肌肉松弛。

[27]骨肉不相亲：骨肉不相亲和协调。

[28]肉濡而却：肉濡，肌肉濡软，萎缩。却，退也，此为退缩之义。

[29]齿长而垢：此指牙龈萎缩，牙齿长露而积垢。

[语译]

肾脏在五行中象水，同膀胱腑相结合。其经脉为足少阴，同足太阳相表里。其脉沉。得助于秋三月；旺盛于冬三月；衰废于春三月；囚闭于夏三月；死于季夏六月。旺日为壬癸；旺时为亥时、子时。困日为丙丁；困时为已时、午时。死日为戊己；死时为辰时、未时。肾藏志，故其神主志。所主液。其养骨。其候耳。其声呻。其色黑。其臭腐。其液为唾。其味咸。所喜酸。所恶甘。肾俞穴在背上第十四椎，募穴在胆经的京门地方。膀胱俞穴在背第十九椎，募穴在中极，横骨上一寸，在脐下五寸前陷者中。

以上是新撰之文。

肾主北方水，为万物潜藏的时候。百虫蛰伏不出，阳气下藏，阴气上升，但是阳气虽然下藏，有时还会升出。在上之阴气盛，阳气中出而止，阴气不得阳化，凝为霜雪，就不上升。猛兽虫蛇都伏匿蛰藏。肾脉为沉，沉属阴，病在里，不能发其汗。若发其汗，是为逆治，譬如在昆虫蛰伏之候，令其出土，遇见冰霜，就难活了。冬时阳气潜藏，阴气在表，阳气在里，慎勿用下法，用下法则伤及脾土，脾土弱会引起水气妄行。下之如鱼出水，如蛾投汤，阳气伏藏，慎勿乱用烧针熏熨之法，迫阳外越，熏发其汗，致生喘息。勿助客热使口生烂疮。而且阴络分解，血不随经通行，阳逆而阴不从，外热入内留结胸中，脾气弱小便清长，下痢不息。

以上是四时经之文。

黄帝问：冬脉象营守一样，怎样来解析象营守呢？岐伯答：冬脉言肾，属北方水，是万物闭藏的时候，所以脉来沉坚而搏，故叫做营脉。反之就有病。黄帝说：怎样算是反？岐伯答：脉气来时象以指弹石，这是太过，主病在外。脉气去时快，这是不及，主病在中。黄帝说：冬脉太过与不及，它的病状都是什么呢？岐伯答：脉气太过会使人肢体困倦，骨节烦疼，脊中痛，气短不爱说话。脉气不及会使人心虚悬，象饥饿样心中嘈杂，季肋下空软处有清冷感，脊骨痛，少腹胀满，小便黄赤。

肾脉来的形状沉疾而滑利如钩，按之坚而搏，这叫做肾的平脉。冬天以胃气为根本的。如肾脉来的形状坚而不柔，很象引着葛蔓而不绝，按之益坚，这叫做肾的病脉。肾脉来的形状，如夺绳索，辟辟然如以指弹石，这是肾的死脉。

肾真脏脉来的形状，沉取搏指而无冲和之气，如以指弹石样坚硬，色见黑黄不光泽，毫毛枯焦会死。

肾主冬水，冬得胃土冲和之气，脉坚而沉，叫做微石，这是无病的平脉。假如石多，缺少胃土冲和之气，是肾病。但石，如指弹石，全无胃土冲和之气，主死。石坚而有钩曲之脉，应到夏得病。如果钩曲过甚，现在就会得病。

精藏于肾，志舍于精，大怒不止就伤了志，志伤则说话容易忘记，腰脊痛不能俯仰，屈伸，皮毛憔悴，色泽不荣，死在季夏。

冬令肾水当旺，脉见沉濡而滑，叫做平脉。假使反得大而缓，是脾来乘肾，即土来克水，谓之贼邪，这是大为反常的，十死不治。假使反得弦细而长的脉，是肝来乘肾，即子来扶母，谓之实邪，虽然得病可自然痊愈。假使反得浮涩而短的脉，是肺来乘肾，即母来归子，谓之虚邪，虽然得病，也容易治疗。假使反得洪大而散的脉，是心来乘肾，即火来凌水，谓之微邪，虽然有病也很轻。

肾脉来时沉细而紧，一呼两至为平脉；三至为病；四至为脱精；五至为死脉；六至则命绝。是足少阴的脉象。

肾脉来时急甚，为癫疾危重，病深在骨，微急为奔豚病，足脚沉重，逆冷萎软不收，大小便不利。缓甚为脊痛如折；微缓为饮食不消，下为泄利，食入吐出。大甚，为阴痿；微大为石水，起脐下以至小腹部，肿胀下坠感，上至胃脘，死不治。小甚为泄泻；微小为消渴。滑甚为小便癃闭，睾丸肿；微滑为骨痿，坐不能起，目无所见，眼黑花。涩甚为大痈肿；微涩为月经不行，或内痔。

足少阴肾经气绝，气绝则骨枯。肾在时主冬，应时令，正常应沉，故称冬脉。濡养骨髓，如不能濡骨，骨失其养，则肉不能附着于骨，骨肉不相亲，则肉自软而无力，在上可见龈缩齿长而垢，发干枯不光泽，发不泽，是因为在内之骨先失去作用。戊日病重，己日病死，属土克水的缘故。

肾脏死脉，是轻按坚如石，中取乱似转丸，这种脉象，重按连尺部都这样的，死。

以上是《素问》《针经》张仲景之文。

［评介］

沿用以上体例，即王氏“新撰”，节选《四时经》、《内经》及仲景文，讨论肾与膀胱的表里关系、生理病理影响、募俞穴部位。肾与四时方位的内在联系，以及肾脉脉象形成的道理，证候表现特征等。

# 卷 四

## 辨三部九候脉证第一

［原文］

经言：所谓三部者，寸关尺也。九候者，每部中有天地人[1]也。上部主候，从胸以上至头。中部主候，从膈以下至气街[2]。下部主候，从气街以下至足。浮、沉、牢、结、迟、疾、滑、涩，各自异名，分理察之，勿怠观变，所以别三部九候，知病之所起，察而明之，针灸亦然也。故先候脉寸中（寸中，一作十中于九），浮在皮肤，沉细在里。昭昭天道[3]，可得长久。

上部之候，牢、结、沉、滑，有积气在膀胱。微细而弱，卧引里急，头痛，咳嗽，逆气上下，心膈上有热者，口干渴燥。病从寸口邪入上者[4]，名曰解[5]。脉来至状如琴弦，苦少腹痛，女子经月不利，孔窍生疮，男子病痔，左右胁下有疮，上部不通者，苦少腹痛，肠鸣，寸口中虚弱者，伤气，气不足，大如桃李实，苦痹也。寸口直上者，逆虚也。如浮虚者，泄利也。

中部脉结者，腹中积聚，若在膀胱，两胁下有热。脉浮而大，风从胃管入，水胀[6]干呕，心下澹澹[7]，如有桃李核。胃中有寒时，苦烦痛，不食，食即心痛，胃胀支满，膈上积。胁下有热，时寒热淋露[8]，脉横出上者[9]，胁气在膀胱。病即著右横关入寸口中者，膈中不通，喉中咽难，刺关元入少阴[10]。

下部脉者，其脉来至浮大者脾也[11]。与风集合[12]，时上头，痛引腰背，小滑者厥也。足下热，烦满，逆上抢心，上至喉中，状如恶肉[13]，脾伤也。病少腹下，在膝诸骨节间，寒清，不可屈伸，脉急如弦者筋急，足挛结者，四肢重。从尺邪入阳明者，寒热也。大风[14]邪入少阴，女子漏白下赤，男子溺血，阴萎不起，引少腹疼。

人有三百六十脉，法三百六十日，三部者寸关尺也。尺脉为阴，阴脉常沉而迟[15]，寸关为阳，阳脉俱浮而速[16]，气出为动，入为息[17]。故阳脉六息七息十三投[18]。阴脉八息七息十五投[19]，此其常也。

二十八脉[20]相逐上下，一脉不来，知疾所苦，尺胜治下，寸胜治上，尺寸俱平治中央。脐以上阳也，法于天。脐以下阴也，法于地。脐为中关，头为天，足为地，有表无里，邪之所止得鬼病[21]。何谓有表无里？寸尺为表，关为里。两头有脉，关中绝不至也。尺脉上不至关为阴绝[22]，寸脉下不至关为阳绝[23]，阴绝而阳微，死不治。三部脉或至或不至，冷气在胃中，故令脉不通[24]也。

上部有脉，下部无脉，其人当吐，不吐者死。上部无脉，下部有脉，虽困无所苦[25]。所以然者，譬如人之有足[26]，树之有根，虽枝叶枯槁，根本将自生。木有根本，即自有气[27]，故知不死也。寸口脉平而死者，何也？然：诸十二经脉者，皆系于生气之原[28]，所谓生气之原者，非谓十二经之根本也[29]，谓肾间动气[30]也。此五脏六府之本，十二经之根，呼吸之门[31]，三焦之原[32]，一名守邪之神[33]也。故气者人根本也，根绝则茎枯矣。寸口脉平而死者，生气独绝于内也。（肾间动气谓左为肾，右为命门。命门者，精神之所舍，原气之所系也。一名守邪之神，以命门之神固守，邪气不得妄入，入即死矣。此肾气先绝于内，其人便死，其脉不复，反得动气也。）

岐伯曰：形盛脉细[34]，少气不足以息者，死。形瘦脉大[35]，胸中多气者，死。形气相得者，生。参伍不调[36]者，病。三部九候皆相失者，死。上下左右之脉，相应如参舂[37]者，病甚。上下左右相失，不可数者，死。中部之脉虽独调，与众脏相失者，死。中部之候相减者，死。目内陷者，死。

黄帝曰：冬阴夏阳奈何？岐伯曰：九候之脉，皆沉细悬绝[38]者，为阴，主冬，故以夜半死。盛躁喘数[39]者，为阳，主夏，故以日中死。是故寒热者，平旦死。热中及热病者，日中死。病风者，以日夕死。病水者，以夜半死。其脉乍数乍疏，乍迟乍疾者，以日乘四季[40]死。形肉已脱，九候虽调犹死。七诊[41]虽见，九候皆顺者，不死。所言不死者，风气之病及经月之病[42]，似七诊之病而非也，故言不死。若有七诊之病，其脉候亦败者，死矣。必发哕噫[43]，必审问其所始病，与今之所方病，而后各切循其脉，视其经络浮沉，以上下逆顺循之。其脉疾者，不病。其脉迟者，病。脉不往来者，死。皮肤著[44]者，死。

两手脉结上部者濡，结中部者缓，结三里者豆起[45]，弱反在关，濡反在巅，微在其上，涩反在下。微即阳气不足，沾热汗出，涩即无血，厥而且寒。

黄帝问曰：余欲毋视色持脉，独调其尺[46]，以言其病，从外知内，为之奈何？岐伯对曰：审其尺之缓急小大滑涩，肉之坚脆，而病形变定矣。调之何如？对曰：脉急者，尺之皮肤亦急，脉缓者，尺之皮肤亦缓。脉小者，尺之皮肤减而少。脉大者，尺之皮肤亦大。脉滑者，尺之皮肤亦滑。脉涩者，尺之皮肤亦涩。凡此六变，有微有甚。故善调尺者，不待于寸。善调脉者，不待于色，能参合行之，可为上工。

尺肤滑以淖泽[47]者，风也。尺内弱，解㑊安卧脱肉者，寒热也。尺肤涩者，风痹也。尺肤粗如枯鱼之鳞[48]者，水淡饮也。尺肤热甚脉盛躁者，病温也。其脉盛而滑者，汗且出。尺肤寒甚，脉小（一作急）者，泄少气。尺肤烜然[49]（烜然，《甲乙》作热炙人手），先热后寒者，寒热也。尺肤先寒，久持之而热者，亦寒热也。尺烜然热，人迎大者，掌[50]夺血。尺紧人迎脉小，甚则少气，色白有加者，立死。肘所独热者，腰以上热。肘前独热者，膺前热。肘后独热者，肩背热。肘后粗[51]以下三、四寸[52]，肠中有虫。手所独热者，腰以上热。臂中独热者，腰腹热。掌中热者，腹中热。掌中寒者，腹中寒。鱼上[53]白肉有青血脉者，胃中有寒。诸浮诸沉，诸滑诸涩，诸弦诸紧，若在寸口，膈以上病。若在关上，胃以下病。若在尺中，肾以下病。

寸口脉滑而迟，不沉不浮，不长不短，为无病，左右同法。

寸口太过与不及，寸口之脉中手短者曰头痛。中手长者曰足胫痛。中手促上击者曰肩背痛。

寸口脉浮而盛者，病在外。

寸口脉沉而坚者，病在中。

寸口脉沉而弱者曰寒热（一作气，又作中）及疝瘕，小腹痛。

寸口脉沉而弱，发必坠落。

寸口脉沉而紧，苦心下有寒，时痛，有积聚。

寸口脉沉，胸中短气。

寸口脉沉而喘者，寒热。

寸口脉但实者，心劳。

寸口脉紧或浮，膈上有寒，肺下有水气。

脉紧而长过寸口者，注病[54]。

脉紧上寸口者，中风。风头痛，亦知之(《千金翼》云：亦为伤寒头痛)。

脉弦上寸口者，宿食；降者，头痛。

脉来过寸入鱼际者，遗尿[55]。

脉出鱼际，逆气喘息。

寸口脉瀫瀫[56]如羹上肥[57]，阳气微。连连如蜘蛛丝，阴气衰。

寸口脉偏绝，则臂偏不遂[58]。其人两手俱绝者，不可治。两手前部阳绝者，苦心下寒毒[59]，喙中热。

关上脉浮而大，风在胃中，张口肩息，心下澹澹，食欲呕。

关上脉微浮，积热在胃中，呕吐蛔虫，心健忘。

关上脉滑而大小不匀(《千金》云：必吐逆)，是为病方欲进，不出一二日，复欲发动，其人欲多饮，饮即注利[60]。如利止者，生；不止者，死。

关上脉紧而滑者，蛔动。

关上脉涩而坚大而实，按之不减有力，为中焦实。有伏结在脾，肺气塞，实热在胃中。

关上脉襜襜[61]大而尺寸细者，其人必心腹冷积，癥瘕结聚，欲热饮食。

关上脉时来时去，乍大乍小，乍疏乍数者，胃中寒热，羸劣[62]不欲饮食，如疟状。

尺脉浮者，客阳在下焦。

尺脉细微，溏泄下冷利。

尺脉弱寸强，胃络脉伤。

尺脉虚小者，足胫寒，痿痹脚疼。

尺脉涩，下血，下利，多汗(《素问》又云：尺涩脉滑，谓之多汗)。

尺脉滑而疾为血虚。

尺脉沉而滑者，寸白虫[63]。

尺脉细而急者，筋挛痹不能行。

尺脉粗常热者[64]，谓之热中。腰胯疼，小便赤热。

尺脉偏滑疾，面赤如醉，外热则病。

[注释]

[1]每部中有天地人：指寸关尺每部再分天地人，这样三三者九而成为九候。天地人，是指人体的上中下。然此三部九候，已与《内经》有别。此文“经言”，是取《难经》之义。

[2]气街：本指气街穴，又称气冲。为足阳明胃经穴位，在曲骨穴旁开二寸处。然此处气街当指人体中部的下限，下部的上限。

[3]昭昭天道：昭昭，明显、光明之义。天道，自然规律，此指人体的生命法则。

[4]病从寸口邪入上者：有解为“病邪从寸口而入上者”，似非。邪，当通斜。寸口邪入上，似是脉搏的走势，下文“寸口至上者”可证。待考。

[5]名曰解：指寸口表现出上述情况，病情要缓解。

[6]水胀：朱本、张本作“腹胀”。

[7]心下澹澹：心下，指胃脘部。澹，音旦（dàn）。《说文》：“水摇也”。此作触动解。心下澹澹，指胃脘部搅动嘈杂。

[8]时寒热淋露：即寒热不时。淋露，指汗出。

[9]脉横出上者：仍似指脉搏走势不直。

[10]刺关元入少阴：针刺手法。指针刺任脉经的关元穴而横入旁开半寸的足少阴肾经。

[11]浮大者脾也：缪本作“浮大者脾热也”，似是。

[12]与风集合：指热邪与风邪会集结合。

[13]恶肉：指各种病理性赘肉。

[14]大风：古指疠风，后称麻风。

[15]尺脉为阴，阴脉常沉而迟：尺为关后，属阴。沉，脉动层位深。迟，非指脉动频率慢，似指脉动持续时间稍长。

[16]寸关为阳，阳脉俱浮而速：速，似指寸关两部脉脉动持续时间较尺部脉稍短。

[17]气出为动，入为息：其义难明，有解出为呼，入为吸着，似非。待考。

[18]阳脉六息七息十三投：其义难明，六合七为十三之数，而息与投其义不明。待考。

[19]阴脉八息七息十五投：其义不明，八合七为十五之数。息，投，待考。

[20]二十八脉：似指十三投与十五投之合数。息与投未解，二十八脉之义亦不知所指，待考。

[21]鬼病：指梦魇，幻视幻听之类的神志恍惚的疾病。

[22]尺脉上不至关为阴绝：指尺脉搏动不至关位，是阴绝的表现。

[23]寸脉下不至关为阳绝：指寸脉搏动不至关位，是阳绝的表现。

[24]冷气在胃中，故令脉不通：冷气在胃中，指阴气太盛而胃气衰败。脉不通，指上文“三部脉或至或不至”以及“尺脉上不至关”、“寸脉下不至关”。《素问·玉机真脏论》：“五脏皆禀气于胃，胃者五脏之本也。脏气者，不能自至于手太阴，必因与胃气，乃至于手太阴也。”

[25]虽困无所苦：《难经·二十四难》作：“虽困无能为害”。

[26]譬如人之有足：《难经·二十四难》作：“譬如人之有尺”，为是。

[27]木有根本，即自有气：《难经·二十四难》作：“脉有根本，人有元气”。

[28]生气之原：此指产生元气的原发部位。

[29]非为十二经之根本也：《难经·八难》无“非”字，为确。

[30]肾间动气：《难经·八难》首倡其说。认为两肾之间有一人体生命的动力源泉，是五脏六腑之本，十二经脉之根，呼吸之门，三焦之原。

[31]呼吸之门：是推动呼吸开合的门户。

[32]三焦之原：是三焦气化的本原。

[33]守邪之神：指肾间动气又是抗御外邪的内在机制。

[34]形盛脉细：指形体盛壮而脉形细小。

[35]形瘦脉大：指形体瘦小而脉形粗大。

[36]参伍不调：即参差不协调。指多种情况，如人体与脉形不相应，寒热与脉象不相应，节律或脉率的参差不齐等。

[37]参舂：舂，音冲（chōng），古时以杵捣臼加工米面的方法。参舂，意喻脉搏节律参差不齐而气势失之柔和。

[38]沉细悬绝：脉位深而细小又间断不相接续。悬绝，指脉搏间断停止又难以接续。

[39]盛躁喘数：盛，指脉势盛大。躁，指脉搏动势大。喘，此作振动解，指脉搏击应手。数，脉搏频率快。

[40]日乘四季：此指每日的四个时辰。古人以每日的十二时辰分属五脏。寅卯时属于肝，巳午时属于心，申酉时属于肺，亥子时属于肾。脾属土，位居中央，寄于四季。然依一日而分属，是寄于四隅四个时辰，即丑

时、辰时、戌时和未时。

[41]七诊：指上文诊具的七种死候，即形盛脉细，少气不足以吸者死；形瘦脉大，胸中多气者死；三部九候皆相失者死；上下左右相失不可数者死；中部之候虽独调，与众脏相失者死；中部之候相减者死；目内陷者死。

[42]风气之病及经月之病：指由风邪所致之病及月经病。

[43]哕噫：哕，又称干哕，恶心干呕有声无物。噫，噫气，又称嗳气，俗称打嗝。

[44]皮肤著：著，附着之义。皮肤著，指皮包骨。张介宾："谓皮肤枯槁着骨也"。

[45]豆起：似指如豆状突起。

[46]尺：指尺肤部。此言尺肤诊，即由腕至肘部的皮肤色泽、质地、寒热等情况，来做为诊断信息。此法后世逐渐湮没。

[47]淖泽：质地濡润柔软之义。淖，《说文》："泥也"。

[48]尺肤粗如枯鱼之鳞：尺肤质地粗滞如同干枯的鱼鳞状。

[49]烜然：《灵枢·论疾诊尺》作"炬然"。即灼热之感。

[50]掌：《灵枢·论疾诊尺》作"当"，当字为是。

[51]肘后粗：《甲乙经》作"肘后廉"，为是。肘后廉，即肘后缘。

[52]三四寸：《甲乙经》作"三四寸热者"，为是。

[53]鱼上：即鱼际上。

[54]注病：注，通疰。疰病，古又称劳瘵。即结核病之类。

[55]脉来过寸入鱼际者，遗尿：指寸口脉长并向鱼际部放射，这种脉象常诊为有遗尿证。遗尿，廖本、张本、朱本作"遗屎"。

[56]潎潎：潎，《说文》："于水中击絮也"。依此潎潎应为浮软空虚不实之感。

[57]如羹上肥：形容寸口脉潎潎如同羹汤上漂浮的肥脂。肥，此指油脂。

[58]臂偏不遂：指上肢偏侧不遂。

[59]心下寒毒：心下，胃脘部。寒毒，意为寒邪过盛。

[60]注利：泻下急迫，势如水注。

[61]关上脉襜襜：指关上脉摇动，节律不整。襜襜，摇动貌。司马相

如《长门赋》："飘风迴而赴闺兮，举帷幄之襜襜"。

［62］羸劣：形容消瘦疲惫不堪。

［63］寸白虫：即绦虫脱落的节片，随大便排出体外，约寸许而色白，故名。

［64］尺脉粗常热：似应作"脉粗尺常热"。

［语译］

医经说：所谓三部，是指寸部、关部和尺部。所谓九候，每部中各有上中下三候，合于天地人，共为九候。上部主察自胸以上至头部，中部主察自膈以下至小腹部气街，下部主察自小腹部气街穴至足部。浮脉、沉脉、牢脉、结脉、迟脉、疾脉、滑脉、涩脉，各有不同之名，分脉理候察，要认真观其脉象变化，所以要分辨三部九候，才能知道病的发生部位，仔细思考，针灸辨证也是同样的。故先候寸口脉象，脉浮主皮肤，沉细脉主里。明白这种自然的道理，来区别病之所在，自可维持长久的性命。

寸部脉见牢、结、沉、滑，说明有积气在膀胱。微细而弱的脉象，卧时牵引腹部拘急，头痛，咳嗽气逆上下，心膈间有热者，口干燥渴，病邪如从寸口而入上者，叫做解。脉象来的形状如张琴弦，患少腹痛，女子月经不利，阴道生疮，男子痔病，胁下生有痈疽之类。上部不通者，患少腹部痛，腹中肠鸣，寸口中脉见虚弱的气伤，气伤则气不足，腹中结块如桃李核一样，病人患痹痛。寸口脉直上的，为病虚逆。如寸口脉浮虚的，为下利泄泻。

关部脉结的，腹中有积聚，如在膀胱及两胁下为有热。脉浮而大，为风邪从胃脘入，可见腹胀干呕，心下如水液在摇动，象有桃李核梗阻不适。胃中有寒的，病患烦痛不能食，食即心下痛，胃胀支胁满闷，膈上有积。两胁下有热时，寒热汗出如淋露水，脉横出寸上者，邪迫真气结在膀胱。病邪如从右入关脉横出寸口中的，膈中满闷不通，咽喉中吞咽困难，宜刺关元，进入少阴。

尺部脉以沉为主，如脉浮大者为脾病。与风邪聚合时，可上至头部，痛引腰背，脉如见小滑为肢厥。下肢热，烦满，逆上冲心，而至喉中，形状如疣赘及疙瘩，是为脾伤。病在少腹下，在膝诸骨节之间，肌肉寒冷不可屈伸，脉急如弓弦，筋脉拘急，下肢拘挛的，四肢沉重。从尺部斜入阳明的，病寒热。大风邪入少阴，女子病赤白漏下，男子病尿血，阴萎不起，引至少腹疼痛。

人有三百六十脉，比象三百六十日，脉三部者寸关尺。尺部为阴，阴脉经常沉而迟，寸部关部为阳，阳脉都是浮而数，气出叫做动，气入叫做息。气从鼻孔出来，叫做动，也就是呼。气从鼻孔进入，叫做息，也就是吸。所以阳脉在六息或七息，脉搏跳动十三次。阴脉在八息或七息，脉搏跳动十五次。这种脉象是正常的。

人的呼吸，运行全身，相逐上下，如果有一脉循行失常，就知道这一脉发生病态。尺脉胜，应治疗下焦，寸脉胜，应治疗上焦，尺寸都是正常脉象，应治疗中焦。脐部以上为阳，比象天。脐部以下为阴，比象地。脐部居中央。头为天，足为地，脉有表无里，邪之所凑，得病见精神恍惚。什么叫有表无里呢？寸部尺部为表，关部为里。寸部尺部有脉，关脉摸不到。尺脉不上行至关，此为阴绝，寸脉不下行至关，此为阳绝。阴绝而阳微者，死不治。寸关尺三部脉或至或不至，冷气凝在胃中，所以使脉气不通。

寸部有脉，尺部无脉，其人应当吐，不吐的死。寸口无脉，尺部有脉，虽危困是不能为害的。其所以这样，比喻人的尺脉，树的根本，枝叶虽枯槁，有树根存在，还会自然生长的。树木有根本，说明自身有生气，所以知道不会死亡。寸口的脉象见正常，而竟然会死亡，这是什么道理？答：因人体有十二经脉，都连属于生气之原，所谓生气之原，不是指十二经之根本，而是指两肾之间的动气，这是五脏六府的基本，十二经脉的根源，呼吸之气开合出入的门户，三焦气化的发源地，又可称为防御外邪侵袭的功能。所以说，生气是人体的根本，如果根本已绝，茎就会枯萎了。寸口正常脉象竟然会死的，就是因为生气已先绝于内部的缘故。

岐伯说：形体盛，脉反细，气短呼吸困难的，死。形体瘦弱，脉反大，胸中多气的，死。一般说形体和脉气相称的，主生；形体和脉气不相协调的，主病。三部九候与疾病完全不相适应的，死。上部下部左手右手的脉，彼此轻重不一的，病重。如见上部下部左手右手的脉，相互失去调匀，不能计其至数的，死。中部的脉虽然独自调匀，而与其他众脏不相协调的，死。中部脉衰减，与其他各部不相协调的，死。目内陷的，死。

黄帝说：冬为阴，夏为阳，脉象与之如何相应？岐伯说：九候的脉象，都是沉细悬绝的主冬天，所以夜半死。如果都是盛躁喘数的主夏天，所以日中死。寒热交作的病，于平旦之时死。热中及热病，于日中时死。病风的于傍晚时死。病水的于夜半时死。其脉忽密忽疏，忽迟忽快的，日乘四季死。形坏肉脱，虽九候协调，还是死。假如七诊之脉虽然出现，而九候都顺于四时的，不死。所说不死的病，如风气所致之病，或月经之病，虽见类似七诊之病脉，而实是假象，所以说不死。若七诊出现，其脉与病候均已败坏的，死。每病必见呃逆，应该询问它的起病情形和现在症状，然后按部切脉。循其所主之经，以观察其经络之气的浮或沉，以及上下逆候。切其脉来流利的不病，脉来迟滞的是病。脉不往来的，死。久病肉脱，皮肤干枯着于筋骨的，也是死。

两手脉来缓一止复来，在寸部者叫做濡，在关部者叫做缓。在手三里者可按如豆状，脉弱反而表现在关部，脉濡反而表现在寸部，阳气原应居上，因脉结故兼见濡象，微脉见在寸部，涩脉见在尺部，微是阳气不足，遇热汗出，涩是血不足，四肢厥而且畏寒。

黄帝问：我想不用望色和切三部的脉象，而单独诊察尺肤与尺脉来说明所患之病，从外在的表现推测内在的变化，怎么才能达到这个目的呢？岐伯答：诊察尺肤部的缓急、大小、滑涩，兼外察其肌肉的坚实或脆弱，两相结合，即可确定属于哪种疾病了。怎样观察脉象和尺脉的变化呢？答：脉象急的，尺肤也紧急。脉象缓的，尺肤也弛缓。脉象小的，尺肤也瘦小。脉象大的，尺肤也肥大。脉象滑的，尺肤也滑润。脉象涩的，尺肤也枯涩。这六种变化，是有轻重不同的，所以善于诊察尺肤的，不必等待诊察寸口的脉象，就能知道病情了。善于诊察脉象的，不必等待观察面部五色表现，只要将尺脉和尺肤的表现，加以综合，就可使诊断明确而成为高明的医生。

尺之皮肤润滑，湿润而不干枯，是风病。尺部肌肉松软柔弱，精神不振，身体懈怠，好眠肌削的，是寒热病。尺之肌肤涩滞不滑的，是血少营虚的风痹病。尺之肌肤粗糙象干枯的鱼鳞，是脾土虚衰，水饮不化的痰饮病。尺之肌肤灼热，脉盛大而躁动的，是温病。若脉过于旺盛而现滑利的，是将要汗解的现象。尺之肌肤寒冷而脉小的，是泄泻与短气病。尺之肌肤高热灼手，先发热后发冷者，属寒热往来一类的病。尺之肌肤先觉寒冷，久按之而觉得热，也是寒热往来一类的疾病。尺之肌肤高热炙手，左寸口脉大的，属热盛伤阴，当主失血。尺肤紧急，左寸口脉小的，则见于气虚，如再兼见尺肤苍白逐渐加甚，是气血久虚达到极度，立刻死。肘部皮肤单独发热的，是腰以上部位发热。肘前部单独发热的，是胸膺部发热。肘后部单独发热的，是肩背部发热。肘后肌肤粗糙达三、四寸，是肠中有虫。手腕部皮肤单独发热的，是腰以上部位也发热。臂之中部单独发热的，是腰腹部也发热。手掌心发热的，是腹中发热。手掌心发凉的，是腹中发凉。手鱼际白肉有青色血脉的，是胃中有寒。凡是浮脉、沉脉、滑脉、涩脉、弦脉、紧脉表现在寸口，说明上焦膈以上有病变。表现在关部，说明中焦胃肠有病变。表现在尺部，说明肾以下包括下焦及下肢有病变。

寸口脉流利而不急疾，不沉不浮，不长不短，为无病表现，左右两手是同样道理。

寸口脉的太过和不及的诊察，如应指而短为头痛。应指而长为足胫痛。应手脉促而有力，向上搏指的为肩背痛。

寸口脉浮而盛的，主病在外。

寸口脉沉而坚硬的，主病在中。

寸口脉沉而弱的，主寒热及疝气瘕聚，少腹疼痛。

寸口脉沉而弱的，为阴血亏虚病，表现为头发脱落。

寸口脉沉而紧的，患心下有寒邪，时时作痛，腹内有积块。

寸口脉沉，病见胸中短气。

寸口脉沉而促急，主病寒热。

寸口脉来去俱盛按之有力，主病心劳症。

寸口脉紧或浮，主病膈上有寒邪，水气凌肺下。

脉紧而长，超过寸部者，主劳瘵病。

脉紧，上至寸部，病中风和伤寒头痛。

脉弦，上至寸部，病主饮食停滞胃中。见寸部以下的，主头痛。

脉来超出寸部上至鱼际者，病主遗尿。

脉超出鱼际以上者，主气逆喘息。

寸口脉浮，如羹上肥肉一般，是阳气衰微。如脉细而极微，难以把握，脉管旋绕如蜘蛛丝一般的细微，是阴气衰竭。

寸口脉一手无脉，多见这侧手臂不能活动和感觉。若病人两手脉俱无者，很难治愈。两手关以上脉不应指者为阳绝，患心下寒邪毒害，口中热。

关部上脉浮而大，风邪在胃中，呼吸急促张口抬肩，心中摇动，食后欲呕。

关部上脉微浮，邪热积于胃中，呕吐蛔虫，记忆力减退。

关部上脉流利而大小不均匀，是病情开始发展的趋势，不过一、二日会重复发病。如果病人爱多饮，饮后会发生大便倾注的情况。如果大便下利停止者，病情会恢复；不停止者，死。

关部上脉紧而且流利者，是腹中有蛔虫扰动。

关部上脉往来不利而坚大实强，如按之还是有力的，为中焦实症。有隐伏结聚在脾，肺气阻塞，实热留在胃中。

关部上脉摇动洪大而尺寸部脉却细微的，病人必然心腹部有冷积，癥瘕积聚，爱热饮食。

关部上脉有时来有时去，忽然大忽然小，忽迟忽快者，胃中有寒热，其人消瘦疲弱无力，不爱饮食，如疟疾状。

尺部脉浮，外来阳邪在下焦。

尺部脉细微，便泄属寒泻。

尺部脉弱而寸部脉强劲的，胃络脉有所伤。

尺部无力而又细小的，多见小腿部冷，下肢肌肉痿软无力，麻痹疼痛。

尺部脉涩，多见下血，下利，多汗。

尺部脉流利而快，为血虚。

尺部脉重按而得流利的，多为寸白虫病。

尺部脉细小而急的，筋脉挛急麻痹不能行走。

尺部脉见粗大而尺肤常热的，多为热中病。腰股间疼痛，小便色赤而有热感。

尺部脉过于流利而快的，面部红赤如酒醉，肌肤热的，就会发病。

[评介]

本节经文篇幅较长，是王氏杂合《素问·三部九候论》、《灵枢·论疾诊尺篇》以及《难经》第八难、第十四难、第十八难等多篇文献，并结合自己的见解综合而成。

本节首先论述脉学中的“三部九候”脉法问题。这种脉法《内经》、《难经》各有区别。《脉经》之说接近《难经》，但亦有区别。

首先看《素问·三部九候论》：“上部天，两额之动脉。上部地，两颊之动脉。上部人，耳前之动脉。中部天，手太阴也。中部地，手阳明也。中部人，手少阴也。下部天，足厥阴也。下部地，足少阴也。下部人，足太阴也。”这基本上反应的是全身大部表浅动脉。《难经》第十八难首先把“三部九候”局限在寸口脉。其云：“三部者，寸关尺也。九候者，浮中沉也。上部法天，主胸以上至头之有疾也；中部法人，主膈以下至脐之有疾也；下部法地，主脐以下至足之有疾也。”王氏所论“三部九候”基本上承袭《难经》理论，但又略有区别，即本节经文开篇所论：“所谓三部者，寸关尺也。九候者，每部中有天地人也。上部主候从胸以上至头。中部主候从膈以下至气街。下部主候从气街以下至足。浮、沉、牢、结、迟、疾、滑、涩各自异名。”可以看出，王氏沿袭的是《难经》之说，但又有所发展。徐大椿在评述《难经》此法时谈到：“盖《内经》诊脉之法，其途不一。而《难经》则专以寸口为断，于是将经中诊法尽附会入之，此别有传授，不可尽议其非。然既取经文以发其义，自当悉本乎经也。”

另外，王氏承袭了《难经》第八难中“肾间动气”的说法。明代医家孙一奎依据此说创立了又一种“命门说”。《难经》又把“肾间动气”称为“守邪之神”，似指人体防病抗病的内在机制。

本文节选《灵枢·论疾诊尺篇》内容，保留了诊尺肤资料。诊尺肤现在临床很少用及。这可能是这种方法自身的局限性所决定。也可能是其他方法的发展而取代之。

最后似是王氏自撰之文，主要讨论寸口脉之常脉。然后论述寸口总的脉象异常所主病证，再分论寸、关、尺各自异常所主病证。其内容较详尽。

## 平杂病脉第二

［原文］

滑为实，为下，又为阳气衰[1]。数为虚，为热。浮为风，为虚。动为痛，为惊。沉为水，为实，又为鬼疰[2]。弱为虚，为悸。

迟则为寒，涩则少血，缓则为虚，洪则为气（一作热）。

紧则为寒，弦数为疟。

疟脉自弦，弦数多热，弦迟多寒。微则为虚，代散则死。

弦为痛痹（一作浮为风疰），偏弦为饮[3]，双弦[4]则胁下拘急而痛，其人啬啬[5]恶寒。

脉大，寒热在中。

伏者，霍乱[6]。

安卧脉盛，谓之脱血[7]。

凡亡汗[8]，肺中寒，饮冷水，咳嗽，下利，胃中虚冷，此等，其脉并紧。

浮而大者，风。

浮而大者，中风，头重鼻塞。

浮而缓，皮肤不仁，风寒入肌肉。

滑而浮散者，摊缓风[9]。

滑者，鬼疰。

涩而紧，痹病。

浮洪大长者，风眩癫疾[10]。

大坚疾者，癫病[11]。

弦而钩，胁下如刀刺，状如蜚尸[12]，至困不死。

紧而急者，遁尸[13]。

洪大者，伤寒热病。

浮洪大者，伤寒，秋吉，春成病。

浮而滑者，宿食。

浮滑而疾者，食不消，脾不磨[14]。

短疾而滑，酒病[15]。

浮而细滑，伤饮。

迟而涩，中寒，有癥结。

驶而紧[16]，积聚，有击痛。

弦急，疝瘕，小腹痛，又为癖病[17]（一作痹病）。

迟而滑者，胀。

盛而紧者，胀。

弦小者，寒澼[18]。

沉而弦者，悬饮[19]内痛。

弦数，有寒饮，冬夏难治。

紧而滑者，吐逆。

小弱而涩，胃反。

迟而缓者，有寒。

微而紧者，有寒。

沉而迟，腹藏有冷病。

微弱者，有寒，少气。

实紧，胃中有寒，苦不能食，时时利者，难治（一作时时呕，稽留难治）。

滑数，心下结，热盛。

滑疾，胃中有热。

缓而滑，曰热中[20]。

沉（一作浮）而急，病伤寒，暴发虚热。

浮而绝者，气。

辟大[21]而滑，中有短气。

浮短者，其人肺伤，诸气微少，不过一年死，法当嗽也。

浮而数，中水[22]，冬不治，自愈。

短而数，心痛心烦。

弦而紧，胁痛藏伤，有瘀血（一作有寒血）。

沉而滑，为下重[23]，亦为背膂[24]痛。

脉来细而滑，按之能虚，因急持直[25]者僵仆[26]，从高堕下，病在内。

微浮，秋吉，冬成病。

微数，虽甚，不成病，不可劳。

浮滑疾紧者，以合百病[27]，久易愈。

阳邪来，见浮洪。

阴邪来，见沉细。

水谷来，见坚实。

脉来乍大乍小、乍长乍短者，为祟[28]。

脉来洪大嫋嫋[29]者，社祟[30]。

脉来沉沉泽泽[31]，四肢不仁而重，土祟[32]。

脉与肌肉相得，久持之至者，可下之。

弦小紧者，可下之。

紧而数，寒热俱发，必下乃愈。

弦迟者，宜温药。

紧数者，可发其汗。

[注释]

[1]又为阳气衰：杨、广、缪、钱本均作小注。周、朱本作正文。

[2]又为鬼疰：杨、广、廖、缪、钱本均作小注。周、朱本作正文。鬼疰，古病名，古又称劳瘵、尸注、传尸痨、殗殜等名。即现代医学结核杆菌感染性疾病，主要为肺结核。

[3]偏弦为饮：即单侧寸口脉呈弦脉是为水饮之病。

[4]双弦：双侧寸口脉呈弦象。

[5]啬啬：怕冷的样子。又作瑟瑟。

[6]霍乱：暴发性疾病，以急性剧烈吐泻为主症。

[7]安卧脉盛，谓之脱血：安卧，形体神情较平静，没有躁动之象。脉盛，脉形粗大而空软，实为芤脉。脱血，失血较多。

[8]亡汗：又称脱汗，指汗出过多，有阴阳欲脱之势。

[9]摊缓风：摊缓，即瘫痪。摊缓风，指中风而瘫痪。

[10]风眩癫疾：风眩，由风邪而致的眩晕。癫疾，《脉经校释》解为颠顶之疾，依据风眩之病，颠顶之疾似是。

[11]癫病：似是癫痫之疾。

[12]蜚尸：又称飞尸。据《巢氏病源卷二十三·尸病诸候》："飞尸者，发无由渐，忽然而至，若飞走之急疾，故谓之飞尸。"依上文，似为猝死之病。

[13]遁尸：据《巢氏病源卷二十三·尸病诸候》："遁尸者，言其停遁在人肌肉血脉之间，若卒有犯触，即发动。亦令人心腹胀满刺痛，气息喘急，傍攻两胁，上冲心胸，瘥后复发，停遁不消，故谓之遁尸也。"

[14]脾不磨：古人认为脾的蠕动是消化机能的表现，并把这种蠕动称

为“磨”。脾不磨，即脾的消化机能减退。

[15]酒病：嗜酒而致病。

[16]驶而紧：疾数而紧。驶，指脉率偏快。

[17]癖病：其义未明。癖，大都为积癖难愈的顽疾，又多指过度嗜好性疾病。

[18]寒澼：指冷泄。

[19]悬饮：痰饮病的一类，指饮邪停于胁下，咳唾引痛，转侧受限，甚则不能平卧。

[20]热中：古病名，以多饮多尿为主症。《素问·腹中论》：“多饮数溲为热中。”

[21]辟大：《脉经校释》：“辟通闢。辟大，此处形容脉大。”另，辟，作旁侧及偏侧解。故辟大似指偏侧脉大。

[22]中水：指中水邪、中水毒之病。

[23]下重：指下坠感。多指小腹、肛肠部重坠。

[24]背膂：脊背及脊柱两侧部。

[25]因急持直：因急，依据急证。持，持续，此指脉搏起动时间较长。直，指脉形挺然于指下。此句承接前文“脉来细而滑，按之能虚”，但如在急证情况下，脉搏起动持续的时间较长，并挺然于指下。

[26]僵仆：僵，四肢及躯体僵硬挺然。仆，昏迷不醒人事。

[27]浮滑疾紧者，以合百病：指四种脉象常兼合多种疾病。合百，缪本作“百合”，似非。

[28]祟：古指鬼狐惑人之病，或鬼神降人灾祸。实为精神病的类型表现，多为癔病。

[29]脉来洪大嫋嫋：脉搏洪大而轻盈柔软。嫋嫋，轻盈柔软、婉柔摆动貌。

[30]社祟：社，古称土地之神曰社。亦指祭土地之神的坛庙。社祟，本指因土神致灾，实为精神病的不同类型。

[31]沉沉泽泽：指脉沉而软。泽，本指水湿之地。此作濡软解。

[32]土祟：似与社祟同。

## [语译]

滑脉为实证，为下焦病，又为阳气衰微的证候。数脉为虚证，为热病。浮脉为外感风邪，为虚的证候。动脉为痛症，为受惊风。

沉脉为水气病，为实证，又为劳瘵病。脉弱为虚，为悸证。

脉迟为寒，涩为血少。缓主虚证。洪主阳气盛。

紧脉为寒邪，弦数主疟疾。

疟疾脉象自弦，弦数为热重，弦迟为寒重。脉微为虚。如出现代脉或散脉则是死证。

脉弦主痛痹，单手弦是饮病。两手均弦主胁下拘急作痛，病人怕冷。

脉大是寒热在中。

伏脉主霍乱。

安卧时而脉来反盛，主有失血。

凡是汗出淋漓欲脱，肺受寒饮冷水，咳嗽泄泻胃中寒，其脉都可出现紧象。

浮大脉主风。

外感风邪，头痛鼻塞，脉主浮而大。

浮而缓脉，主皮肤麻木不仁，是风寒侵袭肌肉。

滑而浮散脉，主偏中，半身不遂病。

脉滑主痨瘵病。

涩而紧脉主痹症。

浮洪大而长脉主风眩癫疾。

大坚疾脉主癫病。

弦而钩脉主胁下痛如刀刺，状若飞尸，来去都很快，虽然困极无害。遁尸之证，脉紧而急。

伤寒热病，脉主洪大。

伤寒病，出现浮洪大脉，在秋季为顺，如果在春季，须防病情发展。

宿食不化，脉主浮而滑。

脾运失常，食积不化，脉主浮滑而疾。

酒食积滞，脉主短疾而滑。

病人被水饮所伤，脉象浮而细滑。

中寒所致癥结病，脉主迟而涩。

积聚叩击痛，脉见数而紧。

疝瘕所致小腹疼痛，其脉主弦急。

癖病，其脉亦主弦急。

胀症，脉迟而滑。

胀症，脉亦有盛而紧。

寒湿下注所致泄泻，其脉弦小。

悬饮胸肋疼痛，脉沉而弦。

寒饮出现弦数脉，冬季和夏季难治。

呕吐呃逆，脉紧而滑。

反胃脉，小弱而涩。

有寒的，脉迟而缓。

有寒的，脉亦有微而紧。

腹内冷，脉沉而迟。

气虚有寒，脉微而弱。

胃中有寒，脉实紧，饮食不进，时时下利，难治。

心中结热盛，脉滑数。

胃中有热，脉滑疾。

热中病，脉缓而滑。

病伤寒暴发，邪入阴经，有虚热的，脉沉而急。

病人脉浮而无胃气的，多见呼吸急促。

脉滑兼见阔大，病人会有短气。

肺气损伤，气短不足，脉见浮短，这种病会发生咳嗽，估计一年以内死。

水毒之病，脉主浮数，如果得自冬天，可以不必治水自愈。

脉短而数，为心痛心烦。

脉弦而紧，为内脏损伤，血瘀胁痛。

脉沉而滑，为下肢重滞，或背膂部疼痛。

脉来细而滑重按无力，由于急执柄登高而下坠，卒然倒地，病在内脏。

微浮脉在秋为顺，在冬为病。

脉微数虽甚，一般不会发病，但不可劳累。

浮滑疾紧的病脉，与病情相符合，虽然病久，也容易痊愈。

阳邪致病，脉现浮洪。

阴邪致病，脉现沉细。

水谷不化，积滞为患，脉现坚实。

脉来忽大忽小，忽长忽短，为祟病。

脉来洪大又柔软摆动的，为社祟病。

脉来深伏又不定，四肢麻木而重的，为土祟病。

脉与肌肉相等，久按之脉动的，可用下法。

脉弦小又紧的，可用下法。

脉紧而数，寒热俱发，必须用下法才能治愈。

脉弦迟，须用温药治疗。

脉紧数，可用发汗治疗。

［评介］

本节主要为王氏结合自己的临床诊治经验自撰之文，间断可见少量其他经文。脉象作为诊断信息，只能反映病理过程中的一种指征。确定诊断疾病的证型，必须依赖多种诊断指标。一种脉象可能体现多种证候的指征；反之一种证候也可能反映出不同脉象。所以确诊疾病必须要有多种病理反应来限定。如本文所论“滑为实，为下，又为阳气衰”，这即是说，某些实证、下部病、阳气衰均可出现滑脉，这是共性。但是每种证候必然有它的个性。这些个性是依靠其他诊断指征来确定。这就是四诊合参的意义所在。

本节文字保留了大量的脉学资料，是其珍贵之处。但也有出于历史局限性的问题。如“社祟”、“土祟”的问题，这可能是发病观的误区。

## 诊五脏六腑气绝证候第三

［原文］

病人肝绝[1]，八日死，何以知之？面青，但欲伏眠，目视而不见人，汗（一作泣）出如水不止[2]。（一曰二日死）

病人胆绝，七日死，何以知之？眉为之倾[3]。

病人筋绝，九日死，何以知之？手足爪甲青，呼骂不休。（一曰八日死）

病人心绝，一日死，何以知之？肩息[4]回视[5]，立死。（一曰目亭亭，二日死。）

病人肠（一曰小肠）绝，六日死，何以知之？发直如干麻，不得屈伸，自汗不止。

病人脾绝，十二日死，何以知之？口冷足肿，腹热胪胀[6]，泄利不觉，出无时度[7]。（一曰五日死）

病人胃绝，五日死，何以知之？脊痛腰中重，不可反覆。（一曰腓肠平，九日死。）

病人肉绝，六日死，何以知之？耳干，舌皆肿，溺血，大便赤泄。（一曰足肿，九日死。）

病人肺绝，三日死，何以知之？口张，但气出而不还[8]。（一曰鼻口虚张，短气。）

病人大肠绝，不治，何以知之？泄利无度，利绝[9]则死。

病人肾绝，四日死，何以知之？齿为暴枯[10]，面为正黑[11]，目中黄色，腰中欲折[12]，自汗出如流水。（一曰人中平，七日死。）

病人骨绝，齿黄落，十日死。

诸浮脉无根者，皆死。已上五脏六腑为根也[13]。

［注释］

[1]病人肝绝：指病人垂危，因肝精竭绝。绝，竭绝。意为精气或生气竭绝。下文同此，均指某脏某腑或其他组织因精气竭绝而生命力达到极限。

[2]汗出如水不止：为脱汗或绝汗的表现。是为元阴元阳竭绝而津液不固的征象。

[3]眉为之倾：指眉毛干枯不荣而萎颓。

[4]肩息：指呼吸困难，气喘，两肩随喘息而耸动。

[5]回视：指临终时目光突然明亮的回光返照现象，常即刻死亡，故下文称“立死”。

[6]胪胀：胪，《说文》：“皮也”。另，又指腹前部。胪胀，似指腹胀。

[7]泄利不觉，出无时度：指大小便已不能自控，便下自流而无度。

[8]但气出而不还：病人张口呼吸，失其节律，看似只呼不吸。

[9]利绝：指泄至肠中无物的谷绝津竭现象。

[10]齿为暴枯：牙齿因肾精暴脱而突然枯槁。

[11]面为正黑：即面色黧黑。

[12]腰中欲折：指腰部瘫软，失去支撑力。

[13]已上五脏六腑为根也：钱本，朱本均作小字注文。

［语译］

病人肝气绝不通，到八天死，怎么知道肝气绝呢？面部发青，但欲伏卧，目不见人，汗出如水而不止。

病人胆气绝不通，到七天死，怎么知道胆气绝呢？眉毛为之倾斜。

病人筋绝，到九日死，怎么知道筋绝呢？手足爪甲发青，而又呼骂不止。

病人心气绝不通，在一天内死，怎么知道心气断绝呢？喘息引动肩臂，眼向上凝视，所以立死。

病人小肠气绝不通，到六天死，怎么知道小肠气断绝呢？头发发直像干麻一样，摸之不应手屈伸，同时可见自汗不止。

病人脾气断绝不通，到十二天死，怎么知道脾气断绝呢？口冷足肿，腹部有热而膨胀，大便不禁，溏泄自流，而且次数频繁。

病人胃气断绝不通，到五天死，怎么知道胃气断绝呢？脊柱痛，腰里有重坠感觉，身体不能翻转。

病人肉绝，到六天死，怎么知道肉绝呢？耳干，舌体俱肿，尿血，大便泄泻而色赤。

病人肺气断绝不通，到三天死，怎么知道肺气断绝呢？张口呼吸，只有呼出，没有吸入。

大肠气断绝不通，是危险难治之症，怎么知道大肠气绝呢？泄泻次数不能计算，到无物可泻就会死。

病人肾气断绝不通，到四天死，怎么知道肾气断绝呢？牙齿突然枯干，面色纯黑。目中出现黄色，腰痛如断，自汗出像流水一样。

病人骨绝，牙齿发黄而脱落，到十天死。

所有浮脉没有根的，都会死。

[评介]

本节经文是脉法之外的其他诊断指征，十分珍贵。主要讨论五脏六腑及五体绝证的具体表现，但资料有缺如，似有脱漏。其五脏六腑绝证的所死日数，不可拘泥。但本节经文所列预死指征，大都为生命终结前的恶象，医者宜详之。

## 诊四时相反脉证第四

［原文］

春三月木王，肝脉治[1]，当先至[2]；心脉次之；肺脉次之；肾脉次之；此为四时王相顺脉[3]也。到六月土王，脾脉当先至而反不至，反得肾脉，此为肾反脾也，七十日死。何谓肾反脾？夏火王，心脉当先至，肺脉次之，而反得肾脉，是谓肾反脾。期五月六月[4]，忌丙丁[5]。

脾反肝，三十日死。何谓脾反肝？春肝脉当先至，而反不至，脾脉先至，是谓脾反肝。期正月、二月，忌甲乙。

肾反肝，三岁死。何谓肾反肝？春肝脉当先至，而反不至，肾脉先至，是谓肾反肝也。期七月、八月，忌庚辛。

肾反心，二岁死。何谓肾反心？夏心脉当先至，而反不至，肾脉先至，是谓肾反心也。期六月，忌戊己。（臣亿等按《千金》云：此中不论肺金之气，疏略未论，《指南》又推五行，亦颇颠倒，待别求录上。）

［注释］

［1］春三月木王，肝脉治：春三月是木气旺盛之时，肝脉应时而平调。王，通旺。治，有两层含义，一作平调解；一作治理解。

［2］当先至：肝主春，肝脉当先到来。至，作到来，出现，显现解。当先至，亦即肝脉当先显现。

［3］此为四时王相顺脉：《千金》作“此为王相顺脉”。此句依五行理论，脏气应四时，五脏依据所旺季节出现与之相协调的顺时之常脉。顺脉，

应时之常脉。

[4]期五月六月：指病期在五月六月，仍为五行生克理论。

[5]忌丙丁：忌，忌讳、惧怕之义。丙丁，指干支六十周期中的丙年、丁年或丙日、丁日。此似指丙日、丁日。下仿此。

［语译］

春天三个月，在天地来说，木气旺盛，在人身来说，肝脉应时壮旺，应当先出现在脉象上；其次，心脉；再次，肺脉；最后，肾脉，这是因为春、夏、秋、冬四时，各按次序而旺盛协调，是正常的顺脉。到六月，土气旺盛，脾脉应当先出现，可是反而不出现，相反地出现了肾脉，这是肾水反侮脾土，病人到七十天死。什么叫做肾反脾呢？因为六月后七十天，已到秋末，正是肾水发生的时候，肾水更旺，脾土更为衰弱的缘故。这种情况，故叫做肾反脾。夏天火旺盛，心脉应当先出现，其次出现肺脉，在心火与肺金之间，时当六月，正土旺的时候，脾脉当出现，可是反出现肾脉。病期在五月、六月，因五月火旺，心脉当旺则可生土而制水，六月土应旺而反弱，不能制水，所以叫做肾反脾。也忌丙、丁的年、月、日、时，因丙丁属火。心脉当旺，方能生土，所以忌逢丙、丁，心脉不至，这是肾反脾的先兆，可预测脾病当加剧。

脾反肝到三十天死，什么是脾反肝呢？春天属木，肝脉也属木，应当先出现，而反不出现，脾脉却先出现，这叫做脾反肝。病期在正月二月，禁忌年、月、日、时，碰到甲、乙，这是因为正月、二月和甲、乙都属木，脉当见肝旺脾弱，忌见相反脉，这样就是脾反侮肝的脾反肝的脉象。

肾反肝到三年死。什么是肾反肝呢？春天属木，肝脉也属木，应当先出现，而反不出现，肾脉却先出现，这叫做肾反肝，病期在七月、八月，禁忌年、月、日、时，碰到庚、辛。这是因为七月、八月和庚、辛都属金。金能制木，同时又能生水，所以可以预测在这时候病当加剧。

肾反心到二年死。什么是肾反心呢？夏天属火，心脉也属火，应当先出现，而反不出现，肾脉却先出现，这叫做肾反心。病期在六月，禁忌年、月、日、时，碰到戊己。这是说夏主火，心脉当时而旺。反见肾脉水来克火。碰到六月和戊、己都属土旺之时，因火衰无力生土来制水，水益泛滥，所以预测到土旺之时，病每加剧。

[评介]

此节经文是五行学说体现在脉学理论中的内容，似是脱离临床实际的杜撰之说，无足取者。

## 诊损至脉第五

[原文]

脉有损至[1]，何谓也？然：至之脉，一呼再至曰平；三至曰离经[2]；四至曰夺精[3]；五至曰死[4]；六至曰命绝[5]；此至之脉也。何谓损？一呼一至曰离经；二呼一至曰夺精；三呼一至曰死；四呼一至曰命绝；此损之脉也。至脉从下上[6]，损脉从上下也[7]。损脉之为病奈何？然：一损，损于皮毛，皮聚[8]而毛落。二损，损于血脉，血脉虚少，不能荣于五脏六腑也。三损，损于肌肉，肌肉消瘦，食饮不为肌肤。四损，损于筋，筋缓不能自收持[9]。五损，损于骨，骨痿[10]不能起于床。反此者，至于收病也。从上下者，骨痿不能起于床者，死。从下上者，皮聚而毛落者，死。治损之法奈何？然：损其肺者，益其气。损其心者，调其荣卫。损其脾者，调其饮食，适其寒温。损其肝者，缓其中[11]。损其肾者，益其精气，此治损之法也。

脉有一呼再至，一吸再至；一呼三至，一吸三至；一呼四至，一吸四至；一呼五至，一吸五至；一呼六至，一吸六至；一呼一至，一吸一至；再呼一至，再吸一至。呼吸再至，脉来如此，何以别知其病也？然：脉来一呼再至，一吸再至，不大不小，曰平。一呼三至，一吸三至，为适得其病。前大后小[12]，即头痛目眩。前小后大，即胸满短气。一呼四至，一吸四至，病适欲甚[13]。脉洪大者，苦烦满。沉细者，腹中痛。滑者，伤热。涩者，中雾露。一呼五至，一吸五至，其人当困[14]。沉细即夜加，浮大即昼加，不大小[15]，虽困可治。其有大小者，为难治。一呼六至，一吸六至，为十死脉[16]也。沉细夜死，浮大昼死。一呼一至，一吸一至，名曰损。人虽能行，犹当（一作犹未）着床，所以然者，血气皆不足故也。再呼一至，再吸一至，名曰无魂。无魂者，当死也。人虽能行，名曰行尸[17]。

扁鹊曰：脉一出一入曰平[18]。再出一入少阴[19]；三出一入太阴；四出一入厥阴。再入一出少阳；三入一出阳明；四入一出太阳；脉出者为阳，入者为阴。故人一呼而脉再动，气行三寸，一吸而脉再动，气行三寸。呼吸定息，脉五动，一呼一吸为一息。气行六寸，人十息，脉五十动，气行六尺。二十息，脉百动，为一备之气[20]，以应四时。天有三百六十五日，人有三百六十五节，昼夜漏下水百刻。一备之气，脉行丈二尺。一日一夜，行于十二辰，气行尽，则周遍于身，与天道相合，故曰平。平者无病也。一阴一阳是也。

脉再动为一至[21]，再至而紧，即夺气。一刻百三十五息[22]，十刻千三百五十息，百刻万三千五百息，二刻为一度[23]，一度气行一周身[24]，昼夜五十度[25]。脉三至者离经。一呼而脉三动，气行四寸半，人一息脉七动，气行九寸。十息脉七十动，气行九尺，一备之气，脉百四十动[26]，气行一丈八尺[27]，一周于身，气过百八十度，故曰离经[28]。离经者病，一阴二阳是也。

三至而紧，则夺血。脉四至，则夺精。一呼而脉四动，气行六寸。人一息脉九动，气行尺二寸。人十息脉九十动，气行一丈二尺。一备之气，脉百八十动，气行二丈四尺。一周于身，气过三百六十度，再遍于身，不及五节，一时之气而重至。诸脉浮涩者，五脏无精，难治。一阴三阳是也。

四至而紧，则夺形，脉五至者，死。一呼而脉五动，气行六寸半（当行七寸半）。人一息，脉十一动，气行尺三寸（当行尺五寸）。人十息，脉百一十动，气行丈三尺（当行丈五尺）。一备之气，脉二百二十动，气行二丈六尺（当行三丈）。一周于身，三百六十五节，气行过五百四十度。再周于身，过百七十度。一节之气，而至此，气浮涩，经行血气竭尽，不守于中，五脏痿痟，精神散亡。脉五至而紧则死。三阴（一作二）三阳[29]是也，虽五犹末，如之何也。

脉一损一乘[30]者，人一呼而脉一动，人一息而脉再动，气行三寸。十息脉二十动，气行三尺。一备之气，脉四十动，气行六尺，不及周身，百八十节。气短不能周遍于身，苦少气，身体懈惰矣。

脉再损者，人一息而脉一动，气行一寸五分。人十息脉十动，气行尺五寸。一备之气，脉二十动，气行三尺，不及周身二百节。疑（疑字本注误入正文）气血尽，经中不能及，故曰离经，血去不在其处，大小便皆血也。

脉三损者，人一息复一呼而脉一动。十息脉七动，气行尺五寸（当行尺五分）。一备之气，脉十四动，气行三尺一寸（当行二尺一寸）。不及周身二百九十七节，故曰争。气行血留，不能相与俱微[31]，气闭实则胸满藏枯[32]，而争于中，其气不朝，血凝于中死矣。

脉四损者，再息而脉一动。人十息脉五动，气行七寸半。一备之气，脉十动，气行尺五寸。不及周身三百一十五节，故曰亡血。亡血者，亡失其度，身羸疲，皮裹骨，故血气俱尽，五脏失神，其死明矣。

脉五损者，人再息复一呼而脉一动。人十息脉四动，气行六寸。一备之气，脉八动，气行尺二寸。不及周身三百二十四节，故曰绝。绝者，气急不下床，口气寒，脉俱绝，死矣。

岐伯曰：脉失四时者，为至启[33]。至启者，为损至之脉也。损之为言，少阴主骨为重，此志损也。饮食衰减，肌肉消者，是意损也。身安卧，卧不便利，耳目不明，是魂损也。呼吸不相通，五色不华，是魄损也。四肢皆见脉为乱，是神损也。大损三十岁[34]，中损二十岁，下损十岁，损各以春夏秋冬。平人，人长脉短者，是大损，三十岁。人短脉长者，是中损，二十岁。手足皆细，是下损，十岁。失精气者，一岁而损。男子左脉短，右脉长，是为阳损，半岁。女子右脉短，左脉长，是为阴损，半岁。春脉当得肝脉，反得脾肺之脉，损。夏脉当得心脉，反得肾肺之脉，损。秋脉当得肺脉，反得肝心之脉，损。冬脉当得肾脉，反得心脾之脉，损。

当审切寸口之脉[35]，知绝不绝，前后去为绝。掌上相击[36]，坚如弹石，为上脉虚尽，下脉尚有，是为有胃气（上脉尽，下脉坚如弹石，为有胃气）。上下脉皆尽者，死。不绝不消[37]者，皆生，是损脉也。至之为言，言语音深，远视愦愦[38]，是志之至也。身体粗大，饮食暴多，是意之至也。语言妄见[39]，手足相引[40]，是魂之至也。茏葱华色[41]，是魄之至也。脉微小不相应，呼吸自大[42]，是神之至也。是至脉之法也。死生相应，病各得其气者，生。十得其半[43]也。黄帝曰：善。

[注释]

[1]损至：依据下文，损脉是脉率偏慢的一类病脉。属于迟脉类。损，是指脉气虚损。至脉是与损脉相对而言。是脉率偏快的一类脉。但至脉尚包括一个平脉，即“一呼再至曰平”。其他则均超出常脉的频率。至，有极，大之义，为阳独盛。损，有虚亏之义，为阴独盛。

[2]离经：指一呼脉来三至，越过正常经气的动数。

[3]夺精：一呼脉四至，阳气亢盛，劫夺精气的表现。

[4]五至曰死：一呼脉五至，是死证脉，但不在当即。

[5]六至曰命绝：一呼脉六至，命绝在即刻之间。

[6]至脉从下上：下，似指尺脉部位。上，是指向上冲击，上，又指寸脉部位。至脉从下上，因为至脉是为阳独盛，频率快，有一种由下向上

冲击的感觉。

[7]损脉从上下也：损脉是阴独盛，阳气虚损，频率迟缓，有由上向下回落的感觉。

[8]皮聚：指皮肤缩绉。

[9]筋缓不能自收持：筋脉弛缓不能自行回收控制。

[10]骨痿：骨骼不能支撑，而萎软瘫痪。

[11]损其肝者，缓其中：《素问·脏气法时论》："肝苦急，急食甘以缓之"。

[12]前大后小：前，指关前的寸部。前大，寸部脉气势大。后，指关后的尺部。后小，尺部脉气势小。

[13]病适欲甚：病正处于即将向深重发展的阶段。适，值也。

[14]其人当困：困，作困惫、危困解。指病人委顿危急。

[15]不大小：《难经·十四难》作"不大不小"，为是。

[16]为十死脉：《难经·十四难》作"为死脉"，为是。

[17]行尸：病人病情危笃，随时有死的可能。

[18]脉一出一入曰平：出，似指脉的搏动。入，似指搏动后的休止间隙。脉一出一入曰平，似指脉的搏动与休止节律均匀是为平脉。

[19]再出一入少阴：再出一入，似指脉搏搏动两次休止一次，即节律失常。下文仿此。另一说，指两次出的时间等于一次入的时间。

[20]为一备之气：依上文，呼吸定息，脉五动，是医者自己调息测度病人脉动的方法。医者自己二十息，病人脉百动，叫做一备之气。再依据下文，医者二十息，病人脉一百四十动，也称一备之气。由此可知，一备之气是以二十息为标准。

[21]脉再动为一至：依据上文，一呼脉再动，气行三寸。一吸脉再动，气行三寸而言，脉再动气行三寸又是为一至的标准。即一至又指气行三寸而言。

[22]一刻百三十五息：是以日夜百刻计算，一刻即日夜时间的百分之一，人要呼吸一百三十五息。此数与人的正常呼吸数大有出入，日夜百刻制，每刻合十四点四分钟，如以现在所测定的每分钟正常呼吸数十五至十八次计算，古制一刻呼吸应在二百三十至二百五十次左右。

[23]二刻为一度：漏下二刻的时间内，依古制人呼吸二百七十息，每

息气行六寸，共得十六丈二尺，古人认为这是周身经脉长度的总和数，并视为一周身，又把一周身称为一度。

[24]一周身：又称一度。指漏下两刻气所行的十六丈二尺。

[25]昼夜五十度：昼夜漏下百刻，两刻气行一周身，亦称一度，百刻则气行五十度。

[26]一备之气，脉百四十动：一备之气，仍指二十息。脉百四十动，指一呼脉三动，一吸脉三动，呼吸定息脉七动计算，故一备之气二十息，脉得一百四十动。

[27]气行一丈八尺：是呼吸定息脉七动气行九寸，二十息则为一丈八尺。

[28]气过百八十度，故曰离经：气过百八十度，指经气运行超一百八十度，此处度作寸解。因为正常二十息气行应是一丈二尺，脉动加快，气行长度已达一丈八尺，超过一丈二尺。故曰离经。另，度疑为节之误文。

[29]三阴三阳：依上文文例，应为二阴三阳。

[30]脉一损一乘：指一呼脉一动，一吸脉亦一动。

[31]不能相与，俱微：不能相与，指气血不能相互为用，彼此维系。俱微，指气血皆微弱。

[32]藏枯：五脏精气枯竭。

[33]脉失四时者，为至启：即违背四时的损至之脉。然“至启”二字，字义难明。《脉经校释》：“此处所指之‘至’，即脉失常度的损脉。‘启’含开始的意思。言脉先失四时的平脉，是损至脉的开始。”可参。然据下文，“损至”为志、意、魂、魄、神五者的两类表现。原文本身已有其解。参见下文。

[34]大损三十岁：指出现大损的情况，可折煞寿命三十年。下文类推。

[35]审切寸口之脉：审察切按寸口脉。

[36]掌上相击：指医者指掌切脉时的搏击感。

[37]不绝不消：指上下文不出现断绝消失的无胃气脉。

[38]愦愦：指神志昏乱。

[39]语言妄见：妄见：幻视现象。语言妄见，是由幻视而胡言乱语的谵妄表现。

[40]手足相引：指手足搐动。

[41]茏葱华色：茏葱，又称葱茏，植物蕃盛貌。引申为有生气。华色，也指生气盎然。

[42]呼吸自大：指呼吸自行增强。

[43]十得其半：大病之后恢复期，十分生气已复得其半，说明疾病在向愈发展。

## [语译]

脉搏有损和至的现象，怎么讲呢？答：至的脉，在一呼气的时间内，脉跳动两次的，这是平和正常的脉象，叫做平脉；若一呼脉动三次的，已离开了经常的搏动标准，叫做离经；一呼脉动四次的，是精气被耗夺的表现，叫做夺精；一呼脉动五次的，多属预后不良，叫做死脉；一呼脉动六次的，已表示生命将绝，叫做命绝；这些就是至脉的现象。损脉是怎么讲呢？在一次呼气的时间内，脉跳动一次，离开了经常的搏动标准，叫做离经；两次呼气的时间，脉动一次的，是精气已被耗夺的表现，叫做夺精；三次呼气的时间，脉动一次的，多属预后不良，叫做死脉；四次呼气的时间，脉动一次的，表示气血已尽，脏败神去，生命将绝，叫做命绝。这些就是损脉的现象。至脉致病，由肾脏上传到肺，是从下向上传变的；损脉则由肺脏下传到肾，是从上向下传变的。损脉病症应该怎样？答：一损的症状，出现在肺脏所主的皮毛部，主要是皮肤绉缩和毛发脱落。二损的症状，出现在心脏所主的血脉，主要是血脉虚衰不足，不能正常的运行以营养五脏六腑。三损的症状，出现在脾脏所主的肌肉，主要是肌肉消瘦，饮食物的营养不能输布到肌肉与皮肤，使其丰满润泽。四损的症状，出现在肝脏所主的筋，主要是筋缓弱，不能自动收缩和支持。五损的症状，出现在肾脏所主的骨，主要是骨萎软无力，不能起床。和这种情况相反的，就是至脉的病症。损脉的病症，自肺脏顺次到肾，从上向下传变，到了骨萎无力不能起床的程度就是死症。至脉的病，自肾脏顺次到肺，从下向上传变，到了皮肤绉缩毛发脱落的程度，也将成为死症。治损的方法应该怎样？答：肺脏虚损的，当补益其肺气。心脏虚损的，当调和其营卫，促使气血的正常运行。脾脏虚损的，当调其饮食，并保持起居冷热适宜。肝脏虚损的，当疏肝解郁，以甘药和缓其中。肾脏虚损的，当补益其精气，这就是治疗虚损的方法。

脉有在一呼气的时间内，跳动两次，一吸气的时间内，跳动两次；有在一呼气跳动三次，一吸气跳动三次；有在一呼气跳动四次，一吸气跳动四次；有在一呼气跳动五次，一吸气跳动五次；有在一呼气跳动六次，一吸气跳动六次。另外在一呼气的时间内跳动一次，一吸气的时间内跳动一次；有在两次呼气的时间跳动一次，两次吸气的时间跳动一次的，有的呼吸间各跳动两次。脉来如此，怎样去辨别和推断它所生的病症呢？答：脉搏在一呼气的时间跳动两次，一吸气也跳动两次，不大不小，是正常的脉象。假使一呼气脉跳三次，一吸气脉跳也三次的，是刚刚开始得病的脉象。如果出现属阳的寸脉大，属阴的尺脉小，主发生头痛目眩的病。假如寸脉小而尺脉大，主发生胸部烦满，呼吸短促的病。一呼气脉跳动四次，一吸气也跳动四次的，是病势将要进展的脉象。如脉现洪大的，则见胸中烦躁满闷。如脉现沉细的，主腹部疼痛，如脉现滑象的，是伤于热邪。脉象现涩的，是受了雾露之邪。假如一呼气脉跳动五次，一吸气也跳动五次的，病情相当危重。如脉现沉细的，病情在夜里加重，脉现浮大的，病情在白天加重。如脉搏没有大小不一的，虽病危重，还可以治疗。假使发现大小不一，那就难治了。一呼气脉跳动六次，一吸气也跳动六次，是预后十分不良的死脉。如脉现沉细的死在夜里，脉现浮大的死在白天。一呼气脉跳一次，一吸气脉也跳一次的，称为损脉。病人虽然还能够行走，但快要卧床不起了。为什么会这样，是由于气血俱不足的缘故。两次呼气脉跳动一次，两次吸气脉也跳动一次的，叫做没有魂的人，这种已没有魂的病人，当趋于死亡。纵使能够勉强行走，生气已绝，好象尸体在行走一样，叫做行尸。

扁鹊说：脉搏无休止地一出一入，时间相等，属于正常的脉象。假如入的时间多于出的时间，属于阴盛脉象。例如脉搏二次出的时间，只等于一次入的时间，也就是入的阴象二倍于出的阳象，是初生的阴，叫做少阴；如果脉搏三次出的时间只等于一次入的时间，也就是入的阴象三倍于出的阳象，是正盛的阴，叫做太阴；如果脉搏四次出的时间只等于一次入的时间，也就是入的阴象四倍于出的阳象，是阴极而尽的阴，叫做厥阴；相反地，假如脉搏出的时间多于入的时间，属于阳盛脉象。例如脉搏入二次的时间，只等于一次出的时间，也就是出的阳象二倍于入的阴象，是初生的阳，叫做少阳；如果脉搏三次入的时间，等于一次出的时间，也就是出的阳象三倍于入的阴象，是正盛的阳，也是两阳合照的阳，叫做阳明；如果脉搏四次入的时间，等于一次出的时间，也就是出的阳象四倍于入的阴象，是为巨阳，叫做太阳，脉搏的阴和阳区别，出的叫做阳，入的叫做阴。所以在人一呼气的时间，脉搏动二次，气循经脉行走三寸。在人一吸气的时间，脉搏也动二次，气也循经脉行走三寸。这样一呼气和一吸气定为一息。脉搏动五次。因为一呼气和一吸气的中间，脉搏动一次，脉经上称为“闰以太息”，加上述搏动四次，所以共动五次，一呼气和一吸气合成一息。气循经脉行走六寸。按此计数，人十次呼吸气，脉搏动是五十次，气循经脉行走六尺，人二十次呼吸气，脉搏动是一百次，看做一个完全的气，以应天气的春、夏、秋、冬四时。天有三百六十五天，人有三百六十五节，天人相应，一天一夜的时间，在计时器的“漏壶”所滴下来的水，恰恰溢浮到“壶”里的一百刻的标志，正符合一个完全的气。脉行走在经络上为一丈二尺，一天一夜，走过了十二时辰，气走到经脉终点，刚好绕遍全身，和天道运行相符合，所以叫做正常的脉。意思是平常的人没有疾病，阴阳平衡，恰好是一比一。

脉搏动二次，而刚好到达它的预定点——三寸，再次到达它的预定点，就是六寸。如果脉搏出现紧脉，这是气受到剥夺的缘故。一刻的时间合一百三十五息，十刻的时间合一千三百五十息，一百刻的时间合一万三千五百息，二刻的时间，共有二百七十息，每次呼吸气时间，气行走六寸，二刻共走十六丈二尺，刚好围绕全身一周，这样叫做一度，一天一夜刚好围绕全身五十周，这样叫做五十度。脉搏呼吸各动三次，是离其经常的脉，这因为一呼气脉搏动三次，以动二次脉行三寸的标准计算，即三次的脉气应行四寸半，加上一吸气脉搏也动三次，呼气吸气中间，脉搏动一次，那么一呼气一吸气脉搏共动七次，气沿着经脉行走九寸的长度，呼吸气十次，脉搏动七十次，气沿着经脉行走九尺。一个完全周天的气即呼吸气二十次，脉搏共动一百四十次，气沿着经脉行走一丈八尺，这样情况，气周转全身的计算标准本来为二百七十次呼吸气，一次呼吸气现在行走九寸，二百七十次呼吸气脉行走二十四丈三尺，按全身经脉一周的长度为十六丈二尺计算，恰恰超过八丈一尺，如以一周天三百六十度为标准来衡量，八丈一尺恰为周身十六丈二尺之半，好象气超过到一百八十度的角度。所以说，脉搏动一呼吸各为三次的叫做离经。离经的就生病。这样阳盛于阴的程度，恰为阳二阴一的比重。

如果一呼吸脉搏动各三次又出现紧脉，这是血受到剥夺的缘故。如果一呼吸脉搏动各四次，这是精受到剥夺的缘故。那是一呼气时间脉搏动四次，按动一次气行一寸半计算，那么气行六寸。人的一吸气也六寸，加上呼吸之间脉搏动一次，共计一呼吸时间，脉搏动九次，气行走一尺二寸。按此标准推算，人的呼吸气十息，脉搏就动九十次，气行走一丈二尺。一个完全周天的气，即呼吸气各二十次，脉搏就动一百八十次，气行走二丈四尺。这样情况，气一周转全身的计算标准本来为二百七十次呼吸气，一次呼吸气现在行走一尺二寸，二百七十次的呼吸气行走三十二丈四尺，按全身经脉一周的长度为十六丈二尺计算，恰恰超过十六丈二尺，以周天为三百六十度为标准来衡量，超过的十六丈二尺，恰恰达到周身长度的一倍，就像周天又转了三百六十度一样，这样，本应一次遍至全身而却二次行遍全身，还没有达到周身后的五个骨节，一时的气而重复合倍地来到了。左右寸关尺各脉出现浮涩脉象，是反映有关的脏器没有精水，病症难以治疗。因为浮脉为阳，涩主血少，亦主精伤，浮涩兼现，阳盛精竭可知，阴阳对比，形成阳三阴一。

如果呼吸气时，脉搏各动四次，而又出现紧象，这是形受到剥夺。如果呼吸气时，脉搏各动五次的死。这样的脉，一呼气时，脉搏动了五次，应当气行走七寸半。一吸气时，脉搏也动五次，加上呼气吸气之间，脉搏也动一次。所以一呼吸气时间，脉搏共动了十一次，气行走一尺五寸。按此计算，呼吸气十次，脉搏共动一百一十次。气行走一丈五尺。一个完全周天的气，即呼吸气各二十次，脉搏共动二百二十次，气行走三丈。这样情况，气一周转全身的计算标准本来为二百七十次呼吸气，一次呼吸气现在行走一尺五寸，二百七十次的呼吸气，行走四十丈另五尺。按全身经脉一周的长度为十六丈二尺计算，恰恰超过二十四丈三尺，超过一周天为十六丈二尺，合三百六十度，超过半周身为八丈一尺，合一百八十度，两者相加，为二十四丈三尺，应为气超过五百四十度。这样一周于身的经脉，过了三百六十五节，气行过五百四十度。如果照这样速度，脉搏两次周绕全身，应为行走八十一丈，气行过一千另八十度。如以每周天为三百六十度计算，共分为三次周天，末次周天为三百六十度，超过一百七十度。三百六十五节，每一节的气到了这样情况，气浮，因为阳横，气也涩，因为精血竭，经脉流行的气血竭尽。“阴者存精而起亟”，阴亡所以不守在中，五脏痿软和消瘦。精神散亡。如果一呼吸气脉搏动各五次，而又出现紧的脉象，就会死。没有生气的症候，因为三阴三阳都竭了，三阴三阳的气已竭，五脏的形迹虽具，仍是无能为力了。

一损一乘的脉象，就是人一呼脉动一次，一吸脉也动一次。呼吸一次，脉动二次，气行三寸。呼吸十次，脉动二十次，气行三尺。一备之气，脉动四十次，气行六尺，不及绕身一周，一百八十节。故气短而不能行遍全身，苦气不足，身体懈惰疲惫。

再损的脉象，人呼吸各一次，脉动一次，气行一寸五分。呼吸各十次，脉动十次，气行一尺五寸。一备之气，脉动二十次，气行三尺，不及周身二百节。血凝气尽，经脉不能适当其时而运行，叫做离经。血离经脉，所以大小便皆见出血。

三损的脉象，人呼吸后，又加一次呼气，脉动一次。十次呼吸，脉动七次，气行一尺五寸。一备之气，呼吸各二十次，脉动十四次，气行二尺一寸。经脉不及周身二百九十七节，所以叫气血互相矛盾，互相竞争。气喜欢行走，血不随气行，因而未协调，俱变衰微，气一到闭塞，邪实于内，就胸部闷满，脏器枯槁，气血相争于中，其气不朝于血，因而血凝结于中，死了。

四损的脉象，两次呼吸，脉动一次。呼吸十次，脉动五次，气行七寸半。一备之气，脉动十次，气行一尺五寸。不及周身三百一十五节，叫做亡血。亡血的意思是失掉血行平常度数，身体羸弱疲惫，皮包着骨，气血俱尽，五脏失去所藏之神，很明显的会死。

五损的脉象，二次呼吸，再加上一呼，脉动一次。呼吸十次，脉动四次，气行六寸。一备之气，脉动八次，气行一尺二寸。不及周身三百二十四节，这病叫做绝。绝的意思，是气急促不能下床，口气寒，脉俱绝，死了。

岐伯说：脉象和春、夏、秋、冬四时正常脉相矛盾者，叫做至启脉。所谓至启脉，是说损脉和至脉的开始。损脉的内容，是按五脏分类，少阴属肾，肾主骨，骨感沉重，是肾所存的志有所损害。饮食减少，肌肉消瘦，是脾所藏的意有所损害。身体安逸躺在床上，躺着反感身体不便利而不能安卧，耳目感到不清晰，是肝所藏的魂有所损害。呼气和吸气不是互相通畅，面上五色不现光华，是肺所藏的魄有所损害。四肢都出现脉者为乱，是心所藏的神有所损害。大损影响寿命约三十年，中损影响寿命约二十年，下损影响寿命约十年，损脉各用四时的春、夏、秋、冬的脉象出现。平常无病的人，人长而脉搏很短是大损，影响寿命约三十年。如果人短而脉搏很长是中损，影响寿命约二十年。手足都细小，是下损，影响寿命约十年。失去精气的，损害影响寿命约一年。男子左脉短，右脉长，是阳损，影响寿命约半年。女子右脉短，左脉长，是阴损，影响寿命约半年。春天脉象应当得到肝脉，反而得到脾脉肺脉是损脉。夏天脉象应当得到心脉，反而得肾脉肺脉是损脉。秋天脉象应当得到肺脉，反而得到肝脉、心脉是损脉。冬天脉象应当得到肾脉，反而得心脉脾脉是损脉。

应当详细审察寸口的脉，好像是绝又不是绝，前寸部和后尺部的脉搏只现隐没的“去”，而切不出触指的“来”，叫做断绝不通的绝脉。脉搏在掌上有击指的动脉，坚硬像弹石，这是上脉虚竭，而下脉还有，根本未亡，是还有胃气。但是上脉和下脉都不现者，就会死。脉搏不断绝和不消灭，都是有生气的，这些都是阐述损脉。至脉的内容，也是按五脏分类，言语声音好象由下腹出来的，眼睛看到远处，有扰乱的异物幻觉，这是肾所藏志的太过脉。身体粗大，饮食突然加多，是脾所藏意的太过脉。讲话的时候好象有所幻觉，手足抽搐，是肝所藏魂的太过脉。脸上颜色好像蕃盛的草木，气色荣华，浮在皮肤外面，是肺所藏魄的太过脉。脉搏动微小而各脉不相协调，呼吸自动增强，是心所藏神的太过脉。这些所述，是太过脉的诊察方法。危候的脉和有生气的脉，互相呼应，同时出现，而各种的病，得到气的贯注的，病人会得到活命，因十成中有五成向好，生机已占了一半了。黄帝说：讲得很对。

[评介]

此节经文共分三部分。第一部分源出《难经》第十四难。主要论述脉学中依据呼吸之间的脉动与“损至”的关系来判断疾病的发展趋势及预后。“至”的含义，本指脉气到来时的搏动气势。而在此除一呼再至为平脉以外，主要指脉率过频的病脉。“损”的含义是指脉率过缓的病脉。文中界定了“至”和“损”的病理变化和趋势，即“至脉从下上”，义为“至脉”常使脏腑病机从下向上发展。“损脉从上下也”，义为“损脉”常使脏腑病机从上向下发展。因此，“从上下者，骨痿不能起于床者死”，说明由心肺之病累及至脾肝肾；“从下上者，皮聚而毛落者死”，说明肾肝之病向上波及心肺。

本节文义又接近《素问·平人气象论》，然文字多有出入，并间有发挥，又有失意之不足。徐大椿评《难经》十四难云：“《素问·平人气象论》云：‘人一呼脉一动，一吸脉一动曰少气。人一呼脉三动而躁，尺热曰病温，尺不热脉滑曰病风，脉涩曰痹。人一呼脉四动以上曰死。脉绝不至曰死，乍疏乍数曰死。’盖损不过一呼一动，数不过四动以上，若损至于四呼一至，至至于一呼六至，恐天下未必有此脉也。”这是徐氏对此脉象提出事实上的怀疑。

第二部分内容从“扁鹊曰”开始至“脉俱绝，死矣”。这可能是晋时尚能见到的扁鹊遗文。或是后人的伪托之作。本书卷五尚有四篇扁鹊脉法，均不知真伪。据《史记·扁鹊仓公列传》记有“至今天下言脉者，由扁鹊也。”这可以说明，司马迁编写《史记》时，可能还有“扁鹊言脉”的书籍在世。这也可在“仓公传”中淳于意所受公乘阳庆所传之书目中见到《黄帝扁鹊脉书》得到证明。

第三部分内容是从“岐伯曰”至“黄帝曰善”，似是《黄帝内经》的笔法。但这段文字不见于现行《黄帝内经》，不知是流散失传的《黄帝内经》文字，还是失传的其他医籍，不得而知。但起码可知，以上是王氏依据的现已不传于世的其他文献。

## 诊脉动止投数疏数死期年月第六

［原文］

脉一动一止，二日死（一经云一日死）。二动一止，三日死。三动一止，四日死，或五日死。四动一止，六日死。五动一止，五日死，或七日死。六动一止，八日死。七动一止，九日死。八动一止，十日死。九动一止，九日死。又云：十一日死（一经云：十三日死，若立春日死）。十动一止，立夏死（一经云立春死）。十一动一止，夏至死（一经云：立夏死。一经云：立秋死）。十二、十三动一止，立秋死（一经云：立冬死）。十四、十五动一止，一岁死，若[1]立秋死。二十一动一止，二岁死。二十五动一止，立冬死（一经云：一岁死，或二岁死）。三十动一止，二岁若三岁死。三十五动一止，三岁死。四十动一止，四岁死。五十动一止，五岁死，不满五十动一止，五岁死。

脉来五十投而不止者，五脏皆受气[2]，即无病（《千金方》云：五行气毕，阴阳数同，荣卫出入，经脉流通，昼夜百刻，五德相生）。脉来四十投而一止者，一藏无气[3]，却后四岁[4]，春草生而死。脉来三十投而一止者，二藏无气，却后三岁，麦熟而死。脉来二十投而一止者，三藏无气，却后二岁，桑椹赤而死。脉来十投而一止者，四脏无气，岁中死，得节不动，出清明日死，远不出谷雨死矣。脉来五动而一止者，五脏无气，却后五日死。

脉一来而久住[5]者，宿病在心主中治[6]。脉二来而久住者，病在肝支[7]中治。脉三来而久住者，病在脾下[8]中治。脉四来而久住者，病在肾间[9]中治。脉五来而久住者，病在肺支中治。五脉病[10]，虚羸人得此者，死。所以然者，药不得而治，针不得而及，盛人可治，气全故也。

[注释]

[1]若：或也。

[2]脉来五十投而不止者，五脏皆受气：《灵枢·根结篇》："五十动而不一代者，五脏皆受气"。五十投，指五十动。止，歇止之义，亦即停跳现象。《内经》称为"代"。五脏受气，指五脏受得生气，源于水谷及肺所吸入的天阳之气。

[3]一藏无气：《难经·十一难》："经言脉不满五十动而一止，一藏无气，何谓也？然：人吸者随阴而入，呼者因阳而出。今吸不能至肾，至肝而还，故知一脏无气，肾气先尽也。"后人依据脏位的深浅依次是一肾，二肝，三脾，四心，五肺，逐步向上累及。

[4]却后四岁：却，退也。却后四岁，即向后推延四年。

[5]脉一来而久住：指脉来一动即间歇，歇止时间较长。

[6]宿病在心主中治：宿病，指久病痼疾。心主，此似指心包经。

[7]肝支：似指肝经支脉。

[8]脾下：似指脾位下方。

[9]肾间：似指腰部两肾之间的区域。

[10]五脉病：指五脏经脉病变。

[语译]

脉搏动一次而出现一停的，二日死。脉搏动二次而出现一停的，三日死。脉搏动三次而出现一停的四日或五日死。脉搏动四次而出现一停的，六日死。脉搏动五次而出现一停的，五日或七日死。脉搏动六次而出现一停的，八日死。脉搏动七次而出现一停的，九日死。脉搏动八次而出现一停的，十日死。脉搏动九次而出现一停的，九日死。有的说十一日死。脉搏动十次而出现一停的，立夏死。脉搏动十一次而出现一停的，夏至死。脉搏动十二次或十三次而出现一停的，立秋死。脉搏动十四次或十五次而出现一停的，立冬死。脉搏动二十次而出现一停的，一岁死，或立秋死。脉搏动二十一次而出现一停的，二岁死。脉搏动二十五次而出现一停的，立冬死。脉搏动三十次而出现一停的，二岁或三岁死。脉搏动三十五次而出现一停的，三岁死。脉搏动四十次而出现一停的，四岁死。脉搏动五十次而出现一停的，五岁死。脉搏动不满五十次而出现一停的，五岁死。

寸口脉搏动五十次而无停止，这是五脏康健，精气旺盛的征象，是无病。如脉搏动四十次而出现一停的，是一脏（肾的脏气）衰败的征象。过四年后，春草生长时死。脉搏动三十次而出现一停的，是两脏（肾、肝脏气）衰败的征象。过三年后，麦熟时节死。脉搏动二十次而出现一停的，是三脏（肾、肝、脾脏气）衰败的征象。过二年后桑椹成熟时节死。脉搏动十次而出现一停的，是四脏（肾、肝、脾、心脏气）衰败的征象。半年以内死。如逢节气病情没有好转，过清明节就会死，最迟也不会拖过谷雨节气。脉搏动五次而出现一停的，是五脏气都已衰败的征象，过五日后死。

如果病人脉搏动一次，暂时歇止而又跳动的，原来有心病，应该治疗心经。如果病人脉搏动二次，暂时歇止而又跳动的，应该治疗肝经。如果病人脉搏动三次，暂时歇止而又跳动的，应该治疗脾经。如果脉搏动四次，暂时歇止而又跳动的，应该治疗肾经。如果脉搏动五次，暂时歇止而又跳动的，应该治疗肺经。如果衰弱的人，寸口五脏脉位皆表现虚弱的，死。所以至此，因为形、脉都虚，针药无济于事，故属险候。如果形气强健，正气尚足，虽然五脏皆现虚脉，但还有治疗的可能。

[评介]

此节经文主要论述依据代脉的间歇率判断疾病的预后。可能为王氏的自为之文。其中部分文字接近《灵枢·根结篇》，但亦有所发挥。文中反映出规律性问题，即代脉间歇率越高，死亡率越高，其死期越近。这基本上合乎临床实际。但文中所提出的具体日数或年数，不可拘泥。

## 诊百病死生诀第七

[原文]

诊伤寒，热盛，脉浮大者，生。沉小者，死。

伤寒，已得汗，脉沉小者，生。浮大者，死。

温病，三、四日以下，不得汗，脉大疾者，生。脉细小难得者[1]，死不治。

温病，穰穰大热[2]，其脉细小者，死(《千金》穰穰作时行)。

温病，下利，腹中痛甚者，死不治。

温病，汗不出，出不至足者，死。厥逆汗出，脉坚强急者，生。虚缓者，死。

温病，二、三日，身体热，腹满，头痛，食饮如故，脉直而疾[3]者，八日死。四、五日，头痛，腹痛而吐，脉来细强，十二日死。八、九日，头不疼，身不痛，目不赤，色不变，而反利，脉来牒牒[4]，按之不弹手[5]，时大，心下坚，十七日死。

热病，七、八日，脉不软（一作喘）不散（一作数）者，当喑，喑后三日，温汗不出[6]者，死。

热病，七、八日，其脉微细，小便不利，加暴口燥[7]，脉代，舌焦干黑者，死。

热病，未得汗，脉盛躁疾，得汗者，生。不得汗者，难差。

热病，已得汗，脉静安者，生。脉躁者，难治。

热病，已得汗，常大热不去者，亦死（大，一作专）。

热病，已得汗，热未去，脉微躁者，慎不得刺治[8]。

热病，发热，热甚者，其脉阴阳皆竭，慎勿刺。不汗出，必下利。

诊人被风[9]，不仁痿蹶，其脉虚者，生。紧急疾者，死。

诊癫病，虚则可治，实则死。

癫疾，脉实坚者，生。脉沉细小者，死。

癫疾，脉搏大滑者，久久自已。其脉沉小急实，不可治。小坚急，亦不可疗。

诊头痛目痛，久视无所见者，死（久视一作卒视）。

诊人心腹积聚，其脉坚强急者，生。虚弱者，死。又实强者，生。沉者，死。其脉大，腹大胀，四肢逆冷，其人脉形长者，死。腹胀满，便血，脉大时绝，极，下血[10]，脉小疾者，死。心腹痛，痛不得息，脉细小迟者，生。坚大疾者，死。

肠澼[11]，便血，身热则死。寒则生。

肠澼，下白沫，脉沉则生。浮则死。

肠澼，下脓血，脉悬绝则死。滑大则生。

肠澼之属，身热[12]，脉不悬绝，滑大者，生。悬涩者，死。以藏期之[13]。

肠澼，下脓血，脉沉小流连者，生。数疾且大，有热者，死。

肠澼，筋挛，其脉小细，安静者，生。浮大紧者，死。

洞泄，食不化，不得留[14]，下脓血，脉微小迟者，生。紧急者，死。

泄注[15]，脉缓时小结者，生。浮大数者，死。

䘌蚀阴疘[16]，其脉虚小者，生。紧急者，死。

咳嗽，脉沉紧者，死。浮直者，生。小沉伏匿[17]者，死。

咳嗽，羸瘦，脉形坚大者，死。

咳嗽，脱形，发热，脉小坚急者，死。肌瘦，下脱形，热不去者，死。

咳而呕，腹胀且泄，其脉弦急欲绝者，死。

吐血，衄血，脉滑小弱者，生。实大者，死。

汗出若衄，其脉小滑者，生。大躁者，死。

吐血，脉紧强者，死。滑者，生。

吐血而咳，上气[18]，其脉数，有热，不得卧者，死。

上气[19]，脉数者，死。谓其形损故也。

上气，喘息低昂[20]，其脉滑，手足温者，生。脉涩，四肢寒者，死。

上气，面浮肿，肩息[21]，其脉大，不可治，加利必死（一作又甚）。

上气，注液[22]，其脉虚宁宁伏匿[23]者，生。坚强者，死。

寒气上攻，脉实而顺滑者，生。实而逆涩者，死。（太素云：寒气暴上，脉满实何如？曰：实而滑则生，实而逆则死矣。其形尽满何如？曰：举形尽满者，脉急大坚，尺满而不应，如是者，顺则生，逆则死。何谓顺则生，逆则死？曰：所谓顺者，手足温也，谓逆者，手足寒也。）

消瘅[24]，脉实大，病久可治。脉悬小坚急[25]，病久不可治。

消渴，脉数大者，生。细小浮短者，死。

消渴，脉沉小者，生。实坚大者，死。

水病，脉洪大者，可治。微细者，不可治。

水病，胀闭，其脉浮大软者，生。沉细虚小者，死。

水病，腹大如鼓，脉实者，生。虚者，死。

卒中恶[26]，吐血数升，脉沉数细者，死。浮大疾快者，生。

卒中恶，腹大，四肢满，脉大而缓者，生。紧大而浮者，死。紧细而微者，亦生。

病疮，腰脊强急，瘛纵[27]者，皆不可治。

寒热，瘛纵，其脉代绝者，死。

金疮[28]，血出太多，其脉虚细者，生。数实大者，死。

金疮出血，脉沉小者，生。浮大者，死。

斫疮[29]出血一、二石[30]，脉来大，二十日死。

斫刺俱有[31]，病多，少血，出不自止断者，其血止，脉来大者，七日死。滑细者，生。

从高顿仆[32]，内有血，腹胀满，其脉坚强者，生。小弱者，死。

人为百药所中伤，脉浮涩而疾者，生。微细者，死。洪大而迟[33]者，生(《千金》迟作速)。

人病甚而脉不调者，难差。人病甚而脉洪者，易差。

人内外俱虚，身体冷而汗出，微呕而烦扰，手足厥逆，体不得安静者，死。

脉实满，手足寒，头热，春秋生，冬夏死。

老人脉微，阳羸阴强[34]者，生。脉焱大加息[35]（一作如急）者，死。阴弱阳强，脉至而代，奇（一作寄）月[36]而死。

尺脉涩而坚，为血实气虚也。其发病腹痛，逆满气上行，此为妇人胞中绝伤，有恶血，久成结瘕。得病以冬时，黍穄[37]赤而死。尺脉细而微者，血气俱不足，细而来有力者，是谷气不充，病得节辄动[38]，枣叶生而死，此病秋时得之。

左手寸口脉偏动，乍大乍小不齐，从寸口至关，关至尺，三部之位，处处动摇，各异不同，其人病，仲夏得之此脉，桃花落而死（花一作叶）。

右手寸口脉偏沉伏，乍小乍大，朝来浮大，暮夜沉伏，浮大即太过，上出鱼际，沉伏即下不至关中，往来无常，时时复来者，榆叶枯落而死（叶一作荚）。

右手尺部脉，三十动一止，有顷更还，二十动一止，乍动乍疏，连连相因[39]，不与息数相应，其人虽食谷，犹不愈，蘩草[40]生而死。

左手尺部脉，四十动而一止，止而复来，来逆如循直木，如循张弓弦，絙絙然[41]如两人共引一索，至立冬死（《千金》作至立春而死）。

［注释］

［1］脉细小难得者：因脉过于细小而难以按得。

［2］穰穰大热：穰，繁盛也。穰穰大热，犹言蒸蒸大热。

［3］脉直而疾：《千金方》作“脉直而绝”。脉直，是端直而长。以此脉象，似作“疾”为是。作“绝”，非。

［4］脉来牒牒：牒，通叠。叠，累也。脉来牒牒，即脉来累累。

［5］按之不弹手：指脉动搏击力差，累累而过，起伏幅度小。

［6］温汗不出：《千金方》作“若汗不出”。当是。

［7］加暴口燥：再加暴然口燥。暴，突然。

［8］慎不得刺治：指以上证候应审慎对待，不可用针刺治疗。

［9］被风：被，通披。披风，即感受风邪。

［10］极，下血：极，疲惫之义。下血，此指月经过多。

［11］肠澼：即痢疾。

［12］身热：《素问·通评虚实论》作“身不热”，为是。

［13］以藏期之：是依据五行生克规律，结合所病之脏，判断死期。《素问·通评虚实论》王冰注：“肝见庚辛死，心见壬癸死，肺见丙丁死，肾见戊己死，脾见甲乙死，是谓以藏期之。”

［14］不得留：《千金方》无此三字，疑衍。

［15］泄注：指泻下急骤，势如水注。

［16］䘌蚀阴疘：䘌，音匿（nì），古指虫蛟疾病。䘌蚀阴，指阴部蚀烂。疘，音刚（gāng）。《广韵·文字集略》：“脱肛，下部病也”。古指脱

肛病。另，疘，《千金方》及缪本，钱本均作“痓”。

[17]小沉伏匿：脉细小而沉，深伏若有若无。

[18]上气：即肺气上逆，喘息。

[19]上气：《千金方》作“伤寒家咳而上气”。

[20]喘息低昂：因喘息呼吸困难而头身俯仰，张口抬肩。

[21]肩息：即抬肩而息，呼吸时两肩耸动。

[22]注液：似指痰涎盛，喉中痰鸣。

[23]宁宁伏匿：指脉沉静而深伏。

[24]消瘅：消渴病的一个类型，伴有内热。瘅，《说文》：“劳热也”。

[25]脉悬小坚急：《千金方》作“脉弦小坚急”。廖本，朱本，张本均作“脉悬小坚急”。

[26]卒中恶：突然中恶昏仆。中恶，古人把突然中邪僻鬼祟称中恶；又指中秽恶毒气而昏仆。

[27]瘛纵：即瘛疭。古指抽搐筋脉拘急。瘛，筋脉拘急。疭，筋脉纵弛。

[28]金疮：古指金属创伤为金疮，主要为金属创伤化脓。

[29]斫疮：指刀斧砍伤，剁伤，一般创面较大，出血量多。斫，音浊(zhuó)。

[30]出血一二石：此指出血量大，非实数。

[31]斫刺俱有：指伤情复杂，砍伤、刺伤俱有。

[32]从高顿仆：广本作“从高倾仆”。即坠落伤或跌仆伤。

[33]洪大而迟：《千金方》作“洪大而速”。似是。

[34]阳羸阴强：阳羸，寸脉弱。阴强，尺脉有力。是脉有根的表现。

[35]脉焱大加息：脉盛大而呼吸急促。焱，音焰（yàn），本义指火花，此作盛解。

[36]奇月：可作单数月解。《脉经校释》作“越月”解。另，廖本，朱本，张本均作“寄者”。《千金方》方作“期月”。“期月”即“朞月”，即月周期。

[37]黍穄：粮食作物，均为禾科，植物形态相似。粘者为黍，即粘黄米，其株型稍大。不粘者为穄，其株型稍小，又称稷、粢、糜。

[38]病得节辄动：其义颇难明。节，似指关节。有解为节气者。

[39]连连相因：连续不断，相因，相因循，相接续。

[40]蘩草：一指白蒿，菊科植物，可食。一指款冬，菊科植物。《尔雅·释草》："蘩，菟、奚"。菟奚，即款冬。花蕊可入药，即款冬花。

[41]絙絙然：脉紧而直的样子。絙，本指粗索、大绳。又有紧急之义。《淮南子·缪称训》："治国譬若张瑟，大絃絙则小絃绝矣"。其中"大絃絙"，即大絃紧急之义。依据下文"如两人共引一索"，絙字宜作"紧急"解。絙，音耕（gēng）。

［语译］

诊察伤寒，发高热，脉浮大，生。脉沉小，死。伤寒，发汗后，脉沉小，生。脉浮大，死。

温病，已过三、四天，还没发汗，脉大而数，生。脉细小而微很难摸到的死。

温病，发壮热，脉细小，死。

温病，下利，腹中痛甚的死。

温病，汗不出，即使汗出也不到足的死。如果汗出四肢厥逆，脉坚强而快的，生。脉空虚而缓慢，死。

温病二、三日，肌热，腹胀满，头痛，饮食照常，脉弦直而数，到八天死。温病已四、五天，头痛，腹痛而吐，脉来细而有力，到十二天，死。温病八、九天，头不疼，身不痛，目不红，面色如常，反见下利，脉来沉迟，按下去不弹手，有时忽大，胃脘硬满的，十七日死。

热病七、八日，脉不软不散的，应当喑哑，假如声哑已经三天了，蕴汗不出的，死。

热病七、八天，如果脉微细，小便不利，加上突然口干，脉见歇止，舌焦而干黑的，死。热病，无汗出，脉洪大而动数，如果得汗出，生。不得汗出，病在发展，不容易瘥减。

热病，已经得汗，脉安静的，生。如见躁动的，很难治疗。

热病，已经得汗，仍时常高热不退的，也是死。

热病，已经发汗，但热不退，脉微躁的，应该慎重处理，不能随便用针刺治疗。

热病，发高热，寸尺脉都非常微弱欲绝，应当慎重处理，不能随便用针刺方法治疗。如果热甚不汗出，必迫下成利。

诊察风病的人，四肢痿痹颠仆，如果脉虚，生。脉紧而数急，死。

诊察癫病，脉虚的可以治疗，脉实的就会死。

癫疾，脉实坚，生。脉沉细小，死。

癫疾，如果脉滑大搏手的，过一段时间可以自愈。如果脉沉小数实的，很难治疗。脉小坚数的，也不容易治疗。

诊察头痛目痛病人，如果病人久视而看不见东西的，死。

诊察心腹积聚病人，脉坚硬有力而数的，生。脉虚弱的，死。脉实而强，生。脉沉，死。如果脉象大，又见腹胀大，四肢厥冷，又兼脉的形状长的，死。如果腹胀满，便血，脉大有时不显，下血甚多，脉细数的，死。

心腹痛不止，脉细小而迟，生。脉坚大而数，死。

痢疾，下血，身热就会死。身寒就会生。

痢疾，下白沫，脉沉就会生。脉浮就会死。

痢疾下脓血，脉微欲绝，就会死。脉滑大就会生。痢疾之类的病，身热，脉不微细，滑大的生。脉涩的，死。因为痢疾不一定专属于肠，与其它脏腑有联系，可从其它脏腑的病变表现测其预后。

痢疾，下脓血便，脉沉小流利的生。脉数大，而且发热，死。

痢疾，出现筋脉挛急，脉细小安静，生。脉浮紧而大，死。

泄泻病，食入未经消化，即行泻出，如果夹有脓血，脉微小迟的，生。脉紧急的，死。

泄泻不禁，如果脉缓偶有微结，生。脉浮大而数，死。

䘌虫引起肛门病，如果脉虚小，生。脉紧数，死。

咳嗽病，如果脉沉紧，死。脉浮弦直，生。脉浮软，生。脉沉小欲绝，死。

咳嗽病，形体羸弱清瘦，脉象坚大，死。

咳嗽病，脱形，发热，脉小坚数的，死。肌瘦，下脱形，热不退的，死。

咳嗽呕吐，兼见腹胀泄泻，脉弦数又欲绝的，死。

吐血，衄血，脉滑小弱，生。脉实大，死。

汗出若兼见衄，脉小滑，生。脉大而躁动，死。

唾血，脉紧而坚强，死。脉滑，生。

吐血兼咳嗽，气促，脉数，又有发热，不能安卧，死。气促，脉数，死。因其形体衰损的缘故。

气促喘息起落不平息，脉滑，四肢温，生。脉涩，四肢冷，死。

气促，面浮肿，抬肩，脉大，很难治疗，如果兼见下利，必死。

气促痰液停留，脉虚静不浮，生。脉坚劲，死。

寒气犯肺喘息，脉实而顺滑，生。脉实而逆涩，死。

消渴病，病程虽然很久了，但脉仍实大，还可治疗。如果脉小而坚数，病程又很久，是难以治疗的。

消渴病，脉数大，生。脉细小而浮短，死。

消渴病，脉沉小，生。脉有力坚大，死。

水肿病，脉洪大，可治。脉微细，难治。

水肿病，腹胀二便不通，脉浮大而软，生。脉沉细小而虚，死。

水肿病，腹胀如鼓，脉实，生。脉虚，死。突然冒犯不正之气而得中恶病，吐血数升，脉沉细数，死。脉浮大而数，生。

中恶病，腹胀，四肢浮肿，脉大而缓，生。脉浮紧而大，死。脉细紧而微，也可生。

痉疡病，腰脊强硬，四肢抽搐，都难以治愈。

如果发热恶寒，抽搐，脉代欲绝，死。

金刃创伤，血出过多，脉虚细，生。脉数大而实，死。

金刃创伤出血，脉沉小，生。脉浮大，死。

刀击伤出血一、二石之多，脉大，二十日死。

金刃击伤兼有刺伤，伤较复杂，如血出虽少，但连续不断，即使血止，其脉来大，七日死。脉滑细，生。

从高处跌仆，内出血，腹部胀满，脉坚强，生。脉小弱，死。

误服药中毒的人，如果脉浮涩而数，生。脉微细，死。脉洪大而迟，生。

病人病情重而脉不调和，不容易治愈。

病人病情重而脉洪，容易治愈。

病人内外俱虚，身冷而汗出，微呕吐而胸中烦扰，四肢厥冷，躁动不安，死。

脉实而有力，四肢冷，头热，如病在春秋季，生。在冬夏季，死。

老年人脉微，如果寸脉弱，尺脉强，生。脉乍大兼急数，死。如果尺脉弱，寸脉强，出现代脉，越月会死。

尺部脉涩而坚，出现腹痛，胸满，短气，此为血实气虚，这是因为妇人胞中损伤，瘀血内停所致，时间久了，可以转成癥瘕。如果发病于冬季，到黍穄成熟季节就会死。

尺部脉细而微，是为气血不足，脉细而有力的，是谷气不充，中气不足，每逢节气病情就会发作，这种病多得自秋季的时候，到枣叶生的季节就会死。

左手寸口脉偏动，乍大乍小不整齐，从寸至关，从关至尺，三部脉跳动不一样，人在五月出现这样的脉象，到来年桃花落的季节就会死。

右手寸口脉偏沉伏，乍大乍小，早晨脉象浮大，夜晚脉象沉伏，浮大脉时上出鱼际，沉伏脉下不至关中，来去无规律，来时有停至。这种病人到榆树叶枯落季节就会死。

右手尺部脉，跳动三十至一歇止，旋即更跳动，二十至又一歇止，一会儿跳动，一会儿又停止，反复出现，没有规律性，脉的跳动与呼吸不相应，病人虽然能食，但病还不会好转，这种病人到蘩草生长的时候就会死。

左手尺部脉，跳动四十至而一歇止，歇止后又来，而且来如手触直木，又如张开弓弦那样，只觉强劲不柔，并如两人共缫一绳，既强直又紧绞不停，得这种脉的人，到立冬就会死。

[评介]

此节文字是王氏依据临床实践所总结的十分珍贵的诊断资料，大都科学可信。共收集了近三十种证候判断生死的要诀。首先是伤寒、温病及热病这些以发热为主的外感病，判断其预后是依据三方面的因素，即发热情况、汗出情况和脉象反映。如“诊伤寒，热盛，脉浮大者，生；沉小者，死。”热盛脉浮大，说明邪盛而正实，具有充足的抗病能力。热盛而脉沉小，说明邪盛而精气已夺，无力抗邪。又如“肠澼”，即现代临床的痢疾：“便血，身热则死；寒则生”，依据现代临床而论，“便血，身热”，是痢疾中毒的反应，常预后不良。“身寒则生”，一般是没有中毒反应，预后良好。还有对“上气”病的判断，其“上气”实为喘逆，认为“上气，面浮肿，肩息，其脉大，不可治，加利必死”。喘逆上气而又面目浮肿，可以证明为现代临床哮喘累及心脏，即肺心病的患者。“肩息”是为呼吸困难，已有呼吸衰竭倾向。“其脉大”是心衰的代偿期。“不可治，加利必死”，在当时的条件下是必然的。另外，对于顿挫伤内出血的判断也非常科学：“从高顿仆，内有血，腹胀满，其脉坚强者，生；小弱者，死。”这是坠堕跌仆顿挫而致的内出血。如果“其脉坚强”，说明出血量小，尚有足够的血容量，所以不会造成生命危险。“小弱者”，说明出血量大而血容量已严重不足，在当时定为死证是可信的。

最后论述老年、妇女的诊脉要领以及参伍两尺脉的动势判断预后，大都与临床吻合。这是本节经文的价值所在。

## 诊三部脉虚实决死生第八

[原文]

三部脉调而和者，生。

三部脉废[1]者，死。

三部脉虚，其人长病得之，死[2]。虚而涩，长病亦死。虚而滑亦死。虚而缓亦死。虚而弦急，癫病[3]亦死。

三部脉实而大，长病得之，死。实而滑，长病得之，生。卒病[4]得之，死。实而缓亦生。实而紧亦生。实而紧急，癫痫可治。

三部脉强[5]，非称其人[6]病便死。

三部脉羸，非其人[7]（一作脉）得之，死。

三部脉粗[8]，长病得之，死。卒病得之，生。

三部脉细而软，长病得之，生。细而数，亦生。微而紧亦生[9]。

三部脉大而数，长病得之，生。卒病得之，死[10]。

三部脉微而伏，长病得之，死。

三部脉软（一作濡），长病得之，不治自愈。治之，死[11]。卒病得之，生。

三部脉浮而结，长病得之，死。浮而滑，长病亦死。浮而数，长病风[12]得之，生。卒病得之，死。

三部脉芤，长病得之，生。卒病得之，死。

三部脉弦而数，长病得之，生。卒病得之，死。

三部脉革，长病得之，死[13]。卒病得之，生[14]。

三部脉坚而数，如银钗股[15]，蛊毒病[16]，必死。数而软，蛊毒病得之，生。

三部脉瀓瀓如羹上肥，长病得之，死。卒病得之，生。

三部脉连连如蜘蛛丝，长病得之，死。卒病得之，生。

三部脉如霹雳[17]，长病得之，死。三十日死[18]。

三部脉如弓弦，长病得之，死。

三部脉累累如贯珠，长病得之，死。

三部脉如水淹然流[19]，长病不治自愈。治之反死。（一云：如水流者，长病三十日死。如水不流者，长病不治自愈。）

三部脉如屋漏[20]，长病十日死（《千金》云：十四日死）。

三部脉如雀啄[21]，长病七日死。

三部脉如釜中汤沸[22]，朝得暮死。夜半得，日中死。日中得，夜半死。

三部脉急，切腹间病及婉转腹痛[23]，针上下差。

**[注释]**

[1]三部脉废：指寸、关、尺三部废弛不调。废，坏也，敝也。

[2]其人长病得之，死：长病，久病。得之，指切得上述之脉。

[3]癫病：即疯癫之病，神志错乱、抑郁。

[4]卒病：卒，通猝。卒病，即暴发性疾病。

[5]三部脉强：寸、关、尺三部脉强劲有力。

[6]非称其人：指脉搏强弱与人体强弱不相称。如脉强体弱，脉弱体强即是。

[7]非其人：《千金方》作“非称其人病”。为是。

[8]三部脉粗：缪本、朱本、张本均作“三部脉羸”。依据下文“卒病得之，生”，以粗为是。

[9]微而紧亦生：缪本、朱本、张本均作“微而缓亦死”，似非。

[10]三部脉大而数，长病得之，生。卒病得之，死：缪本、朱本、廖本、张本均作“长病得之，死”。似是。并均无“卒病得之，死”句。

[11]治之，死：《千金方》作“治之反死”，为是。

[12]长病风：久患风邪之病，似指风痹之类。

[13]长病得之，死：《千金方》作“长病得之生”，依据前文“三部脉革”，《千金方》为是。

[14]卒病得之，生：《千金方》作“卒病得之死”，依据前文，《千金方》为是。

[15]如银钗股：银钗，古时妇女银制首饰。银钗股，即插入发中的部分，又称钗脚。此文云脉如银钗股，喻脉形粗而硬。

[16]蛊毒病：古病名。远古指多种寄生虫病。《素问·玉机真藏论》：“少腹冤热而痛，出白，一名曰蛊。”王冰注：“肾少阴脉，自股内后廉贯脊属肾络膀胱。故少腹冤热而痛，溲出白液也。冤热内结，消铄脂肉，如虫之食，日内损消，故一名曰蛊。”张介宾注云：“热结不散，亏损真阴，如虫之吸血，故亦名曰蛊”。蛊之证候，最早见于《左传·昭公元年》秦医和治晋平公疾时，诊其所患为蛊病，论其诱因为：“近女室”、“女，阳（疑为阴）物而晦时，淫则生内热惑蛊之疾”。并论其发病机理为：“淫溺惑乱之所生也。于文，皿虫为蛊。谷之飞亦为蛊。在《周易》，女惑男，风落山谓之蛊。”依据《内经》及《左传》所论，蛊之病似是由淫欲过度而出现与生殖系相关疾病。

[17]三部脉如霹雳：指三部脉劲急而疾速。霹雳：雷之急击者也。

[18]三十日死：《千金方》无此句。杨本，广本作“七十日死”。

[19]三部脉如水淹然流：脉势濡缓，延绵不断。

[20]三部脉如屋漏：指脉律不整。脉来时有停代，间歇时间不一。古称七怪脉之一。

[21]三部脉如雀啄：脉来急数，搏击力强，节律不整，

[22]三部脉如釜中汤沸：脉势浑然无序，浮数而无节律，出入不分

明，无根。七怪脉之一。

［23］婉转腹痛：腹中绞痛。

［语译］

寸关尺三部脉调和的，生。

寸关尺三部脉乱而不齐的，死。

寸关尺三部脉皆虚，如果久病得此脉，死。虚而涩的，亦会死。虚而滑，或虚而缓的，亦会死。癫病，出现虚而弦急的脉，亦会死。

寸关尺三部脉实而大，久病见此脉，死。寸关尺三部脉实而滑，久病见此脉，生。忽然得病的，死。实而缓或实而紧的，都可得生。癫痫病人寸关尺三部脉见实而紧数的，可治。

寸关尺三部脉强有力，但形体显得非常衰弱，与脉气不相符的病，会死。

寸关尺三部脉虚弱，不是出现在羸弱的人，也是脉症不相符，死。

寸关尺三部脉粗大，久病见此脉，死。忽然得病的得此脉，生。

久病，寸关尺三部脉细而软，或细而数，或微而紧的，均可得生。

久病，寸关尺三部脉大而数，生。忽然得病，见此脉，死。

久病，寸关尺三部脉微而伏的，死。

久病，寸关尺三部脉软，不要治疗可以自愈。如果治疗不得法，反会死。忽然得病，见此脉的，生。

久病，寸关尺三部脉浮而结或浮而滑，都会死。久患风病，寸关尺三部脉浮而数的，生。忽患风病，见此脉的，死。

久病，寸关尺三部脉芤的，生。忽然得病的，死。

久病，寸关尺三部脉弦而数的，生。忽然得病的，死。

久病，寸关尺三部脉革，死。忽然得病的，生。

寸关尺三部脉坚而数，象银钗股那样粗硬的，由蛊毒引起臌胀病，必定死。如果寸关尺三部脉数而软，是蛊毒引起臌胀病的，生。

寸关尺三部脉浮，好象羹汤上漂浮的肥肉样，久病的见此脉，死。忽然得病的见此脉，生。

寸关尺三部脉，好象蜘蛛丝连着那样细微，久病的见此脉，死。忽然得病的见此脉，生。

久病，寸关尺三部脉动如雷急击，到三十天，死。

久病，寸关尺三部脉如弓弦，死。

久病，寸关尺三部脉，好象连贯起来的珠子样，死。

久病，寸关尺三部脉，好象水流缓缓而去，不要治疗可以自愈。如果治疗不得法，反会死。

久病，寸关尺三部脉，出现象屋漏滴水形状的，十天死。

久病，寸关尺三部脉，出现象雀啄食样的，七天死。

寸关尺三部脉，出现象锅中水沸样，绝无根脚的怪脉，早见此脉，夜晚会死。半夜见此脉，第二天中午死。中午见此脉，当天半夜死。

寸关尺三部脉急，腹部切按时，病人辗转腹痛，只要施以针刺疼痛部位的上下穴位，可以治愈。

[评介]

本节经文通论“三部”脉同时产生的多种脉势脉象以及与其他体征综合评判预后。道理简明而易于把握。《脉经》中的“三部”，一般指寸口脉的“寸、关、尺”而言。然而此节并没有分论寸、关、尺，而是把“三部”视为一个整体。这样可能更合乎临床实践，学者也易于把握。

本文主要是依据“三部”的脉势脉象，再结合“长病”或“卒病”来判断疾病的预后。论述清晰分明而详尽，论事可信，其价值较高。

# 卷　五

## 张仲景论脉第一

**［原文］**

问曰：脉有三部，阴阳相乘。荣卫气血，在人体躬[1]（《千金方》作而行人躬）。呼吸出入，上下于中。因息游布[2]，津液流通。随时动作，僾象形容[3]，春弦秋浮，冬沉夏洪。察色观脉，大小不同，一时之间，变化经常[4]，尺寸参差，或短或长。上下乖错[5]，或存或亡。病辄改易[6]，进退低昂[7]。心迷意惑，动失纪纲[8]。愿为缕陈[9]，令得分明。

师曰：子之所问，道之根源[10]。脉有三部，尺寸及关。荣卫流行，不失衡铨[11]。肾沉心洪，肺浮肝弦，此自经常，不失铢分[12]。出入升降，漏刻周旋，水下二刻，脉一周身[13]，旋复寸口[14]，虚实见焉。变化相乘，阴阳相干。风则浮虚，寒则紧弦[15]，沉潜水滀[16]，支饮急弦，动弦为痛[17]，数洪热烦。设有不应，知变所缘，三部不同，病各异端。太过可怪，不及亦然。邪不空见，中必有奸。审察表里，三焦别分[18]。知邪所舍，消息[19]诊看，料度腑脏，独见若神。为子条记，传与贤人。

**［注释］**

［1］体躬：即身体。躬，身体之义。

[2]因息游布：依就着呼吸之气的推动而布化全身。此指津液依靠呼吸之气而浮游布化。

[3]随时动作，仦象形容：指脉搏随四时阴阳升降而搏动。仦，仿效。仦象，指人体脉气依照四时阴阳的气势而形成与之相应的脉象。形，此指脉形。容，貌也。此指脉的气象。此二句意为人体脉象受四时影响而反映出与之相仿的形态和气势，《素问·脉要精微论》所云："春应中规，夏应中矩，秋应中衡，冬应中权"即是。

[4]变化经常：脉搏生理上或病理的影响，其变化是衡常不断。

[5]乖错：乖，违背其常。错，舛缪失真。乖错，此指上下脉象错互不协调。

[6]病辄改易：一旦发生疾病，就发生改变。辄，就也。易，变也。

[7]进退低昂：进退，指脉搏的来去。低昂，即沉浮气势。

[8]纪纲：又称纲纪。规律、条理之义。

[9]缕陈：缕，条理之义。陈，陈述。

[10]道之根源：道，规律、法则，此指脉象规律。根源，此指脉理之究竟。

[11]衡铨：衡，本指秤杆及秤杆上的刻度，此作标准解。铨，度量、衡量之义。衡铨，依标准而衡量。

[12]铢分：铢和分均为古之度量衡单位。

[13]水下二刻，脉一周身：在水下二刻时间内，经气在经脉中运行一周身。即昼夜百刻，脉行五十周次。脉一周身，《伤寒论》作"一周循环"。

[14]旋复寸口：旋，指经气的循环运行。复，指经气的往复循环。旋复寸口，经脉之气在寸口部旋来复往。

[15]寒则紧弦：《伤寒论》作"寒则牢坚"。皆通。

[16]沉潜水滀：沉潜，指沉潜脉。水滀，水液聚积。滀，音处(chù)，水液聚积曰滀。

[17]动弦为痛：《伤寒论》作"动则为痛"。"动弦"为是。

[18]三焦别分：分别三焦证候。《伤寒论》作"三焦别焉"。

[19]消息：此作斟酌解。

## [语译]

问：诊脉有三个部位，都受到阴阳相互的制约。同时荣卫气血，在人体内部随着呼吸出入，循行于上下周身，由于气息的游行输布，津液流通无阻。脉象也随着四时不同的季节而显出各种活动状态，这些活动状态，可以取象来描写脉的形状，春天脉象弦，秋天脉象浮，冬天脉象沉，夏天脉象洪。诊察病人的气色和脉象，有大小不同，一时之间，变化是没有固定的，尺寸之间，彼此不齐，有短有长。上下乖错，或存在，或消失。病情常有改变，脉即随着或快或慢，或强或弱。使人很易迷惑不解，往往得不到要领。所以我愿意听到详细的陈述，使我心里明白。

师答：你所询问的，都是医学上的根本问题。所谓脉有三部，就是寸、关、尺。若荣卫气血流行，不失其常度。则肾脉沉、心脉洪、肺脉浮、肝脉弦，这是各脏本脉的正常情况，不会有毫厘的差错。就是呼吸出入，阴阳升降，也有一定的规律，与漏壶里的计时刻度相应。漏壶水滴下二刻，脉循经络行走周身，复回寸口，所以从寸口的脉搏，可以诊察人体的虚实。如有病变影响，阴阳偏胜，脉搏也就有所变化。例如风病则脉现浮虚，寒病则脉现紧弦、沉潜的脉是水饮停滀，急弦的脉是支饮所致。动弦脉说明病人有疼痛，数洪脉说明病人有心烦而热。若脉和证不相符合，应该分析其原因，寸、关、尺三部的脉搏不同，病情也随之而异。总的说来，脉太过是病态，不及也是病态。邪气不会无缘无故而凭空出现的，其中必然有乱。所以应当审察其在表或在里，还要分别上中下三焦。从而了解病邪所在，再细心诊察其所属脏腑的病情，这样就能得出准确的诊断。上面为你所概括的一条一条都很重要，可传授给有修养的人。

［评介］

本节文字是节选了《伤寒论·平脉法第二》的部分文字。主要讨论脉息的成因以及昼夜间与时间节律的关系，四季时令对脉气的影响，五脏正常脉势的体现。又论述部分异常脉象的把握，指明诊脉的大体原则。

## 扁鹊阴阳脉法第二

[原文]

脉，平旦曰太阳，日中曰阳明，晡时曰少阳，黄昏曰少阴，夜半曰太阴，鸡鸣曰厥阴，是三阴三阳时也。

少阳之脉，乍小乍大，乍长乍短，动摇六分[1]。王十一月甲子夜半，正月、二月甲子王[2]。

太阳之脉，洪大以长，其来浮于筋上，动摇九分。三月、四月甲子王。

阳明之脉，浮大以短，动摇三分。大前小后，状如科斗，其至跳[3]。五月、六月甲子王。

少阴之脉紧细，动摇六分。王五月甲子日中，七月、八月甲子王。

太阴之脉，紧细以长，乘于筋上，动摇九分。九月、十月甲子王。

厥阴之脉，沉短以紧，动摇三分。十一月、十二月甲子王。

厥阴之脉，急弦，动摇至六分已上，病迟脉寒[4]，少腹痛引腰，形喘者死。脉缓者可治，刺足厥阴入五分。

少阳之脉，乍短乍长，乍小乍大，动摇至六分已上。病头痛，胁下满，呕可治。扰[5]即死（一作伛可治，偃即死）。刺两季肋端足少阳也，入七分。

阳明之脉，洪大以浮，其来滑而跳，大前细后，状如科斗，动摇至三分已上。病眩头痛，腹满痛，呕可治。扰即死。刺脐上四寸，脐下三寸，各六分。

从二月至八月，阳脉在表，从八月至正月，阳脉在里。附阳脉强，附阴脉弱[6]。至即惊，实则瘈疭。细而沉，不瘈疭即泄，泄即烦，烦即渴，渴即腹满，满即扰，扰即肠澼，澼即脉代，乍至乍不至。大而沉即咳，咳即上气，上气甚则肩息，肩息甚则口舌血出，血出甚即鼻血出。

变出寸口，阴阳表里，以互相乘。如风有道，阴脉乘阳也[7]。寸口中，前后溢者，行风。寸口中，外实内不满者，三风。四温寸口者，劳风。劳风者，大病亦发，驶行汗出亦发。耎风者，上下微微扶骨[8]，是其诊也。表缓腹内急者，耎风也。猥雷实夹[9]者，飘风。从阴趋阳者，风邪。一来调，一来速，鬼邪也。阴缓阳急者，表有风来入藏也。阴急者，风已抱阳入腹，上逯逯，下宛宛[10]，不能至阳，流饮[11]也。上下血微，阴强者，为漏癖[12]。阳强者，酒癖也。伛偷不过微反阳[13]，澹浆[14]也。阴扶骨绝者，从寸口前顿趋于阴[15]，汗水也。来调四布者，欲病水也。阴脉不偷，阳脉伤，复少津。寸口中后大前兑，至阳而实者，癖食。小过阳一分者，七日癖[16]。二分者，十日癖。三分者，十五日癖。四分者，二十日癖。四分中伏不过者，半岁癖。敦敦不至，胃阴一分[17]，饮餔饵癖[18]也。外勾者，久癖也。内卷者，十日以还[19]。外强内弱者，裹大核也。并浮而弦者，汁核。并浮紧而数，如沉，病暑食粥[20]（一作微）。有内紧而伏，麦饭若饼[21]。寸口脉倚阳，紧细以微，瓜菜皮[22]也。若倚如紧，荠藏菜[23]也。𬱖𬱖无数[24]，生肉癖也。附阳者，炙肉癖也。小倚生，浮大如故，生麦豆也。

[注释]

[1]动摇六分：动摇，指脉搏搏动的主要显现部位。六分，搏动显现的长度。下文同。

[2]王十一甲子夜半，正月二月甲子王：意指十一月冬至之后第一个甲子日是从当日早起夜半开始，少阳旺期历行六十天一个甲子周期，大体由十一月下旬至正月下旬，这是以二十四节计时。由冬至节起，经小寒、大寒、立春至雨水节，共六十日有余。以阴历年计是为正月、二月共计六十日不足。甲子有两种含义，其一为甲子日，这是干支周期六十天的第一天，古人常从冬至后算起。每年是六个甲子周期，约360天。中医又以之分属三阴三阳。第二种含义为甲子周期六十。如以之记日则为六十天（后以之记年则为六十年）。每一个甲子周期约合两个阴历月。《金匮要略》："冬至之后，甲子夜半少阳起。"其中"甲子"是指甲子日。同篇下文"以未得甲子"、"以得甲子"，是指甲子周期六十天。

[3]其至跳：其，指代阳明脉。至，似作最大限度解。至跳，脉搏动势极强。

[4]病迟脉寒：似有错简，缪本作"病寒脉迟"，为是。

[5]扰：作烦扰、躁扰不安解。

[6]附阳脉强，附阴脉弱：附，依附。此句意为依附阳升之气则脉强；依附阴降之气则脉弱。

[7]如风有道，阴脉乘阳：义甚难明，依据下文诊视各种风证，似指风邪有其发病规律和脉象表现规律。

[8]上下微微扶骨：指寸部及尺部微微伏骨而动。扶，通伏。

[9]猥雷实夹：猥，众多也，杂滥也。猥雷实夹，指脉来如霹雳而脉律杂滥无序，又兼搏击有力。

[10]上逯逯，下宛宛：逯，任意貌。《淮南子·精神》："浑然而往，逯然而来。"训："逯，谓无所为，忽然往来也。"上逯逯，指上部寸脉脉律不整，飘忽不定。宛，屈曲、细小貌。下宛宛，指下部尺脉屈曲细小。

[11]流饮：水饮病证的类型之一。《诸病源候论》："流饮者，由饮水多，水流走于肠胃之间，漉漉有声。"

[12]漏癖：漏，一般指慢性出血证。癖，指痼疾、顽疾，久而不愈。

[13]伛偷不过微反阳：伛，本指脊背畸形弯曲，此为迂曲之貌。偷，浅薄。伛偷不过微反阳，指脉象迂曲薄弱而反有浮象。

[14]澹浆：似指痰饮之证。

[15]从寸口前顿趋于阴：顿，停留、止息之义。从寸口前顿而趋于阴，是指脉动止息于寸口前的寸位处而趋向尺位方向。脉象显现部位趋向尺脉方向。

[16]七日癖：七日，为发病时间，下同。癖，又指积滞类疾病。

[17]敦敦不至，胃阴一分：敦，音（dūn 蹲），淳厚之义。又音团（tuán），作"聚拢"解，《诗经·大雅·行苇》："敦彼行苇，牛羊勿践履"，即是此义。此处似做聚拢解。敦敦不至，似指脉气不伸，脉位显现短而缓慢。胃阴一分，似是胃阴不足。

[18]饮餔饵癖：饮、餔、饵三字均为动词。饮餔饵癖，指饮食不节而到癖疾。另，饵字又作糕饼解。

[19]十日以还：还，复也。十日以还，似指十日而复发。

[20]病暑食粥：粥，一本作"微"，为是。应为"病暑食微"。食微，即食欲不振，食量少。

[21]麦饭若饼：麦饭或麦饼。若，或也。

[22]瓜菜皮：缪本作"瓜果皮"，为是。

[23]荠藏菜：荠，荠菜，十字花科植物，可食。藏，草名，音臧（zàng），禾科植物，生于湿地，似芦荻而叶大。《史记·司马相如传·子虚赋》："其卑湿则生藏"。

[24]赜赜无数：赜，音责（zé），深微之义。赜赜无数，脉沉而缓。

## [语译]

三阴三阳经脉的运行：寅时到太阳经，午时到阳明经，申时到少阳经，戌时到少阴经，子时到太阴经，丑时到厥阴经。这些是三阴三阳经脉运行的时辰。

少阳的脉，忽小，忽大，忽长，忽短，脉动摇的幅度占有六分范围。少阳旺盛，在十一月份甲子夜半子时，而到了正月或二月甲子日，少阳也旺盛。

太阳的脉，洪大又长，其应手在筋的上面，脉动摇的幅度占有九分范围。三月或四月甲子日，太阳旺盛。

阳明的脉，浮大又短，脉动摇的幅度占有三分范围。脉前头大而后面小，好象蝌蚪，应手有跳动状。到了五月或六月甲子日，阳明旺盛。

少阴的脉，紧细。脉动摇的幅度占有六分范围。少阴旺盛在五月份甲子午时，而到了七月或八月甲子日，少阴也旺盛。

太阴的脉，紧细又长。脉在筋的上面，脉动摇的幅度占有九分范围。到了九月或十月甲子日，太阴旺盛。

厥阴的脉，沉短又紧，脉动摇的幅度，占有三分范围。到了十一月或十二月甲子日，厥阴旺盛。

厥阴的脉，又急又弦，脉动摇的幅度如果超出六分范围以上，而病程长，又出现寒脉，少腹疼痛牵引到腰，出现喘息体形的，死。如果脉搏和缓，可以治疗。针刺厥阴经，可刺入五分。

少阳的脉，忽短，忽长，忽大，忽小，脉动摇的幅度，达到六分范围以上。证状是头痛胁下满，如果见呕症，可以治疗。如果烦扰不安会很快死。针刺两侧季肋末端，足少阳经的穴位，可刺入七分。

阳明的脉，洪大兼浮，如果脉应手出现前头大，后面小，好象蝌蚪，脉象滑利而又有跳动，动摇范围在三分以上。病状是目眩，头痛，腹部又满又痛，如果见呕症可以治疗。如果烦扰不安，会很快死。针刺脐上四寸中脘穴和脐下三寸关元穴，刺入穴内各六分。

从二月到八月，阳脉在表，从八月到正月，阳脉在里。如果脉搏有力，是阳气增加的表现；如果脉搏无力，是阴气增加的表现。阴阳如果极端偏盛，就出现惊的症状，实邪在内，就出现筋脉忽拘急忽弛缓。如果脉沉细，不出现拘急或弛缓，而出现泄泻，泄泻后就心烦，心烦后就口渴，口渴后就腹胀满，腹胀满就见躁扰，躁扰发痢疾，出现代脉，忽动忽不动。如果脉沉大，病人会咳嗽，气上冲，病甚时，呼吸会耸动肩部，再厉害就口舌出血，再发展下去鼻部就会出血。

脉搏变化，出现在寸口。它的阴阳表里之间，此消彼长，出现盛衰的变化。如风的途径，“巽”为风，“巽”下一阴而乘上二阳，仿此以比风脉，恰合阴脉乘阳之象。寸口脉，前后都满溢的，是游走风。寸口脉，浮按脉硬，而沉按脉不满，三分为风症；四分为温症。寸口脉，可以诊别劳风，而它的症状是大病并发，即疾行汗出也会并发。冥风病，按尺寸部到骨面，脉微微应指，这是它的脉象。而表症和缓，腹里拘急，才是它的症状。飘风病，脉如连声雷样连续而两侧有力，而风邪病，脉从阴到阳，搏动快速，如果“来”脉忽而调和，忽而快速，又是鬼邪病。脉阴缓阳急的，是风邪从外表侵入内脏。只阴脉急的，是风邪卷抱阳气并侵入腹内。如果寸脉缓，而尺脉弱，搏动不达到表层，是流饮病。上下部少血，而阴部脉强的，是漏癖病。如阳部脉强的，是酒癖病。曲背，体质弱，身无病，微脉反而出现在阳部，这是澹浆病。尺部重按到骨无脉，而寸部至尺部之间搏动疾速，是汗水病。仅仅“来”脉调和，如雨露四布，是水病的先兆。尺部不弱，寸部有伤象，病中将再度出现少津液症状。寸口脉，尺部大，寸部搏指到表层出现实象，是癖食病。脉象小，其病在于阳，如脉动摇一分的，是癖块达七天。二分的，是癖块达十天。三分的，是癖块达十五天。四分的，是癖块达二十天。如果脉动摇四分，但隐伏在深部，身无他病，是癖块已达半年。如右手关部深层，脉搏触指有重感而动摇一分的，是吃粉饼和水引起的癖块。脉表层出现弯钩象，是患很久癖块。脉深层现拳象，是十天以内的癖块。脉经按硬而重按软，是患包着大核的癖块。脉左右手均浮弦，是癖块里有液有核。脉左右手浮取现紧数象，恰与沉取相似，是暑病吃稀饭所致。脉极重按则到骨才现紧象，是吃麦饭或饼积滞所致。靠近阳部的寸口脉，出现紧细，又似微脉，是吃瓜菜皮积滞所致。如果极重按着骨，似有紧象，是吃久藏荠菜所致。脉按到深部，无法辨别至数，是吃生肉的癖块。深部出现阳脉，是吃炙肉的癖块。脉深部小，但与时令，面部却有相生迹象，面浮取仍然是大，是吃生麦豆的癖块。

[评介]

此文为引述的扁鹊脉法专篇。是扁鹊遗文还是伪托之作，难以确定。但纵观全文，似较古远。其脉法理论也与《素问》、《灵枢》、《难经》、《伤寒论》、《金匮要略》等典籍大有区别。似是《内经》之前的脉理。

本文首先将一昼夜分为六个时段，然后确立三阴三阳。然后标明不同时段因受时间节律的影响反应出不同的脉象。然后以此三阴三阳应于十二月甲子之中。但其理难明。

## 扁鹊脉法第三

[原文]

扁鹊曰：人一息[1]脉二至谓平脉，体形无苦。人一息脉三至谓病脉。一息四至谓痹[2]者，脱脉气。其眼睛青者，死。人一息脉五至以上，死，不可治也。都（一作声）息病[3]，脉来动，取极五至[4]，病有六、七至也。

扁鹊曰：平和之气，不缓不急，不滑不涩，不存不亡，不短不长，不俛[5]不仰，不从[6]不横，此谓平脉。肾（一作紧）受如此（一作刚），身无苦也。

扁鹊曰：脉气弦急，病在肝。少食多厌，里急，多言，头眩目痛，腹满筋挛，癫疾上气，少腹积坚，时时唾血，咽喉中干。相疾之法[7]，视色听声，观病之所在，候脉要诀，岂不微[8]乎？脉浮如[9]数，无热者，风也。若浮如数，而有热者，气也。脉洪大者，又两乳房胡[10]，脉复数，加有寒热，此伤寒病也。若羸长病，如脉浮溢寸口[11]，复有微热，此疰气病[12]也。如复咳又多热，乍剧乍差，难治也。又疗无剧者，易差。不咳者，易治也。

[注释]

[1]人一息：指人的一呼一吸之间。《内经》是呼吸定息，现仍沿用。《脉经》所引文献常把一呼或一吸称为一息。

[2]一息四至谓痹：缪本作“一息四至痹脉”。

[3]都息病：其义难明。依小注本作“声息病”，为确。意为声音气息异常。

[4]取极五至：极，通急。可作仓促解。有本“取”字连上读。亦通。

[5]俛：俯的异体字。

[6]从：通纵。

[7]相疾之法：即诊疾之法。相，视也，察也，即审视之义。

[8]微：此作深微、奥妙解。

[9]如：此为连词，作“而”解。下文“若浮如数”同此。

[10]两乳房胡：义不可解。广本、杨本、钱本、缪本作“两乳房动”，为是。

[11]脉浮溢寸口：指脉浮大而长，超出寸口本位。滑伯仁说：“溢，如水之溢，由内而出乎外也”。

[12]疰气病：常指经久不愈性疾病。又指结核病或结核化脓性病。

[语译]

扁鹊说：人一吸脉搏动二次，这是正常的脉象，说明形体健康，没有痛苦。假如一吸脉搏动三次，这是病脉。假如一吸脉搏动四次，这是痹病，脉气脱的缘故。如果病人眼睛出现青色的，死。假如病人一吸脉搏动五次以上属死候，就很难治疗了。喘息病，一吸脉搏动都在五次以上，有的竟至六、七次。

扁鹊说：调和之脉气，不缓不急，从容不迫。不象滑脉那样往来流利，也不象涩脉那样往来蹇涩。脉象似存又亡，似亡又存，表现不显露。轻按脉象不会过于本位，重按本位脉象仍有。不会俯仰不齐，不象纵横交叉那样散乱无序，这才是正常的脉象。如果肾脏出现如此正常的脉象，其他脉位虽有非常，根本不乱，说明身体还是基本健康的。

扁鹊说：脉气弦急，病变在肝。食欲不佳，食量减少，里拘急，多言，头眩目痛，腹部胀满，筋脉挛急，巅顶疼痛，气促，少腹积聚癥结，经常吐血，咽喉干燥。诊察之法是通过望色闻声了解病所，要从望色、听声结合脉象来作诊断，所以辨脉的要诀不是简单的事情。如果脉浮数，身无发热，此为风邪。如果脉浮数，身有发热，此为邪在气分。如果脉洪大，又加两乳房下垂，和脉象又数，且有寒热的，此为伤寒病。假如久病衰弱的人，寸口脉浮大，又有微热者，这是疰气为患。如果又见咳嗽，发热，病情有时剧，有时瘥的，难治。如果病情表现不剧的易治。没有咳嗽的，更易治疗。

[评介]

本文为引述扁鹊脉法。主要依据脉搏频率、搏动气势来判断平脉与病脉，但主要的是在诊脉的同时还要结合其他诊断指征。如目色、声音、热象、咳嗽、疼痛、痉挛、出血等多种情况。因为脉诊仅仅是诊断参数之一，必须依据多种诊断相参验才能得出正确诊断。

## 扁鹊华佗察声色要诀第四

[原文]

病人五脏已夺[1]，神明不守，声嘶者，死。

病人循衣缝[2]，谵言者，不可治。

病人阴阳俱绝，掣衣掇空[3]，妄言者，死。

病人妄言错乱，及不能语者，不治。热病者，可治。

病人阴阳俱绝，失音不能言者，三日半死。

病人两目眥[4]有黄色起者，其病方愈。

病人面黄目青者，不死。青如草滋[5]，死。

病人面黄目赤者，不死。赤如衃血[6]，死。

病人面黄目白者，不死。白如枯骨[7]，死。

病人面黄目黑者，不死。黑如炲[8]，死。

病人面目俱等者，不死。

病人面黑目青者，不死。

病人面青目白者，死。

病人面黑目白者，不死。

病人面赤目青者，六日死。

病人面黄目青者，九日必死，是谓乱经[9]。饮酒当风，邪入胃经，胆气妄泄，目则为青，虽有天救[10]，不可复生。

病人面赤目白者，十日死。忧恚思虑，心气内索[11]，面色反好，急求棺椁[12]。

病人面白目黑者，死。此谓荣华[13]已去，血脉空索[14]。

病人面黑目白者，八日死。肾气内伤，病因留积。

病人面青目黄者，五日死。

病人著床，心痛短气，脾竭内伤，百日复愈，能起彷徨[15]，因坐于地，其立倚床，能治此者，可谓神良。

病人面无精光[16]若土色，不受饮食者，四日死。

病人目无精光[17]，及牙齿黑色者，不治。

病人耳目鼻口有黑色起，入于口者，必死。

病人耳目及颧颊赤者，死在五日中。

病人黑色出于额，上发际，下直鼻脊，两颧上者，亦死在五日中。

病人黑气出天中[18]，下至年上颧上者，死。（《千金翼》云：天中，当鼻直上至发际，年上在鼻上两目间。）

病人及健人，黑色若[19]白色起，入目及鼻口，死在三日中。

病人及健人，面忽如马肝色，望之如青，近之如黑者，死。

病人面黑，目直视，恶风者，死。

病人面黑唇青者，死。

病人面青唇黑者，死。

病人面黑，两胁下满，不能自转反者，死。

病人目回回直视，肩息者，一日死。

病人头目久痛，卒视无所见者，死。

病人阴结阳绝[20]，目精脱[21]，恍惚者，死。

病人阴阳绝竭，目眶陷者，死。

病人目系倾[22]者，七日死。

病人口如鱼口，不能复闭[23]，而气出多不反者，死。

病人口张者，三日死。

病人唇青，人中反[24]，三日死。

病人唇反，人中满者，死。

病人唇口忽干者，不治。

病人唇肿齿焦者，死。

病人阴阳俱竭，其齿如熟小豆，其脉驶者，死（《千金方》驶作躁）。

病人齿忽变黑者，十三日死。

病人舌卷卵缩[25]者，必死。

病人汗出不流[26]，舌卷黑者，死。

病人发直[27]者，十五日死。

病人发如干麻，善怒者，死。

病人发与眉冲起[28]者，死。

病人爪甲青者，死。

病人爪甲白者，不治。

病人手足爪甲下肉黑[29]者，八日死。

病人荣卫竭绝，面浮肿者，死。

病人卒肿，其面苍黑者，死。

病人手掌肿，无文[30]者，死。

病人脐肿，反出者[31]，死。

病人阴囊茎俱肿者，死。

病人脉绝，口张足肿，五日死。

病人足趺肿，呕吐头重者，死。

病人足趺上肿，两膝大如斗者，十日死。

病人卧，遗屎不觉者，死。

病人尸臭者[32]，不可治。

肝病皮白，肺之日庚辛死。

心病目黑，肾之日壬癸死。

脾病唇青，肝之日甲乙死。

肺病颊赤目肿，心之日丙丁死。

肾病面肿唇黄，脾之日戊己死。

青欲如苍璧之泽，不欲如蓝。赤欲如帛裹朱，不欲如赭。白欲如鹅羽，不欲如盐。黑欲如重漆，不欲如炭[33]。黄欲如罗裹雄黄，不欲如黄土。

目色赤者，病在心，白在肺，黑在肾，黄在脾，青在肝，黄色不可名者，病胸中。

诊目病，赤脉从上下者[34]，太阳病也，从下上者[35]，阳明病也，从外入内者，少阳病也。

诊寒热瘰疬，目中有赤脉，从上下至瞳子，见一脉，一岁死。见一脉半，一岁半死。见二脉，二岁死。见二脉半，二岁半死。见三脉，三岁死。

诊龋齿痛，按其阳明之脉来[36]，有过者独热。在右右热。在左左热。在上上热。在下下热

诊血者，脉多赤多热，多青多痛，多黑为久痹。多赤多黑多青皆见者，寒热身痛，面色微黄，齿垢黄，爪甲上黄，黄疸也。安卧，小便黄赤（按原本小作少，又脱便

字，并依《甲乙经》补正），脉小而涩者，不嗜食。

[注释]

[1]五脏已夺：指五脏经精气劫夺，失去生机。夺，《说文》："失却也。"此作劫夺或脱陷讲。

[2]病人循衣缝：病人无意识地扪循衣缝。后世称"循衣摸床"，常是病人临终时失神的表现。

[3]掣衣掇空：掣衣，病人无意识的牵拉衣角。如同上文"循衣缝"。掇空，又称"撮空"。病人无意识地向空中抓取，均为临终失神的表现。

[4]眥：即眼角，内眼角称目内眥；外眼角称目外眥，又称锐眥。

[5]青如草滋：草滋，《素问》作"草兹"，为是。草兹，古指草席。《尔雅·释器》："蓐谓之兹"。草兹色为枯绿色，已失其生机。

[6]赤如衃血：衃，通衃。衃血，即死血，败血。

[7]白如枯骨：枯骨之色为苍白、枯滞而质地粗疏。

[8]炲：本指由烟气凝结而成的黑灰，又专指灶堂或锅底部的烟尘，俗称锅烟子，可入药，称百草霜。

[9]乱经：经气紊乱。

[10]天救：本指自然痊愈，此指一时好转。

[11]心气内索：指心气竭尽离散。索，尽也，散也。

[12]急求棺椁：即做好死后准备。古代贵族葬殓棺木有二层，内为棺，外为椁。

[13]荣华：精气为荣，荣气的外征为华。此指肌肤颜面红润光泽。

[14]血脉空索：血脉耗散。

[15]彷徨：本指徘徊不定。此指眩晕，恍惚，神情不定貌。

[16]面无精光：指面色晦暗枯滞。

[17]目无精光：目光呆滞混浊而失神。

[18]天中：前额部。

[19]若：或也。

[20]阴结阳绝：阴结，大便干燥不通而不见阳证者。《伤寒论·辨脉法第一》："脉沉而迟，不能食，身体重，大便反硬，名曰阴结"。阳绝，阳气亡失。

[21]目精脱：两目深陷迷离混浊而失神。

[22]目系倾：广本、杨本、缪本均作“眉系倾”。此指眉目塌陷，斜视。

[23]病人口如鱼口，不能复闭：指病人口张而下唇内陷，不能闭合，状若鱼嘴，脱证的表现。

[24]人中反：上唇外翻，人中沟内陷。

[25]卵缩：睾丸回缩。卵，此指睾丸。

[26]汗出不流：指汗液粘稠，又称汗出如油或汗出如珠，脱证的表现。

[27]发直：发枯燥，失之柔和，精脱的表现。

[28]发与眉冲起：头发与眉毛乍起。

[29]指下肉黑：爪甲下肉色发暗呈紫黑色。

[30]手掌肿，无文：手掌肿胀，掌纹消失。文，通纹。

[31]脐肿，反出者：脐部肿而隆起，似脐疝。

[32]病人尸臭者：病人散发出如尸臭的恶味。又称鼠尸臭。

[33]不欲如炭：《素问·脉要精微论》作“不欲如地苍”。

[34]赤脉从上下者：赤脉从上向下发展。

[35]从下上者：从下向上发展。

[36]按其阳明之脉来：按，察也。阳明，指手足阳明脉。按其阳明之脉来，审查手足阳明经脉在颌唇部的走向。

[语译]

病人五脏精气衰竭，神志不清，声音低微而嘶哑的，死。

病人循摸衣缝，语无伦次的，病属危殆之候，难治。

病人阴阳均绝，揭衣撮空，独自乱语的，死。

病人妄言错乱，问不会答的，不治。热病的，可治。

病人阴阳均绝，失音不能言的，三天半死。

病人两眼都有黄的气色起的，病正趋向全愈。

病人面色黄而目青的，不死。如果象草滋之色青而带白的，死。

病人面色黄而目赤色的，不死。如果象败恶凝聚血样，又赤又黑的，死。

病人面色黄，而目白色的，不死。如果象枯骸样白色，死。

病人面色黄而目黑色的，不死。如果黑色象煤灰样，死。

病人面目颜色相等的，不死。

病人面色黑而目青色的，不死。

病人面色青而目白色的，死。

病人面色黑而目如白色的，不死。

病人面色赤而目青色的，六天死。

病人面色黄而目青色的，九天必死，这是正气紊乱。饮酒当风，风邪侵犯胃经，胆气不顺行而妄泄，故目出现青色，这时纵有天大的治疗本领，也是无能为力了。

病人面色赤而目白色的，十天死。因为病人忧郁忿怒思虑，致心气内尽，浮阳外露，所以面色反好，这是已到危候，赶快准备棺槨。

病人面色白而目黑色的，死。这是精气已竭，血脉尽空。

病人面色黑而目白色的，八天死。这是肾气内伤，病因留滞发展造成的。

病人面色青而目黄色的，五天死。

病人不能起床，心痛，呼吸气短，这是脾气衰竭的内伤症状，一百天左右，病症缓解。但只能起床徘徊，无力走步，就坐在地上，纵使站着，也要倚靠床边。脾为后天之本，脾气衰竭，极难治愈，所以能治疗这病的，可称神医，良医。

病人面部没有精神光彩，象泥土色样，饮食不进的，四天死。

病人眼睛没有精神光彩，牙齿黑色的，不治。

病人的耳目鼻口，有黑色起贯串入口的，必死。

病人的耳、目和顴部頬部现赤色的，死在五天之内。

病人黑色出现在头额，上发际一直向下到鼻梁和两边顴頬部的地方，也是死在五天之内。

病人黑气出自天中下至年上到颧上的，死。

病人和健康人，出现黑色或白色贯串到眼睛和鼻、口的，死在三天之内。

病人和健康人，面部忽然象马肝的颜色，远看象青色，近看象黑色的，死。

病人的面黑，眼睛直视，怕风的，死。

病人面黑唇青的，死。

病人面青唇黑的，死。

病人面黑，两胁下满闷，不能自转反侧的，死。

病人眼睛直视，气喘抬肩的，一天之内，死。

病人头部和眼睛，疼痛很久，突然看不见东西的，死。

病人寸脉下不至关部，尺脉上不至关部，这是阴结阳绝，目失精光，精神恍惚的，死。

病人阴阳绝竭，目眶下陷者，死。

病人目系倾侧的，七天死。

病人口象鱼口，开着不能再合，呼气多，不容易吸入的，死。

病人口开的，三天死。

病人口唇青，人中反的，三天死。

病人口唇外翻，人中满的，死。

病人唇口突然干燥的，不治。

病人爪甲发青的，死。

病人爪甲发白的，不治。

病人手足爪甲下肌肉出现黑色的，八天死。

病人荣卫二气竭绝，面浮肿的，死。

病人突然浮肿，面部苍黑色，死。

病人手掌肿到没有手纹的，死。

病人脐肿凸出腹部的，死。

病人阴囊阴茎都肿的，死。

病人脉绝，口开，足肿的，五天死。

病人口唇肿，牙齿焦干的，死。

病人阴阳俱衰竭，牙齿好象煮熟的小豆，脉搏疾速的，死。

病人牙齿突然变成黑色，十三天死。

病人舌卷，囊缩，必死。

病人汗出粘而不流，舌卷色黑的，死。

病人头发直竖，十五天死。

病人头发象干燥的苎麻样，又容易发怒的，死。

病人的头发和眉毛向上直立的，死。

病人的足跗肿，呕吐，头部重感的，死。

病人足跗以上肿，两膝肿象米斗样，十天死。

病人卧在床上，大便拉出不知觉的，死。

病人有似尸体发出的臭腐气味的，不可治。

肝病皮肤出现白色，到肺气当旺之时，庚、辛日死。

心病眼睛黑，到肾气当旺之时，壬、癸日死。

脾病口唇发青，到肝气当旺之时，甲、乙日死。

肺病颊部赤色，眼睛肿，到心气当旺之时，丙、丁日死。

肾病面肿，唇黄，到脾气当旺之时，戊己日死。

青色欲象深青色的璧玉那样润泽，不欲象蓝色，赤色欲象白绸裹朱，外见润泽，不欲象赭色泥土。白色欲象鹅毛，白中有光泽，不欲象盐色，黑色欲象浓漆，黑而光亮，不欲象炭色。黄色欲象白纱罗裹着雄黄，外见润泽，不欲如黄土色。

眼睛色赤，病在心。色白病在肺。色黑病在肾。色黄病在脾。色青病在肝。象黄色，又说不出什么样的，病在胸中。

诊察眼睛病，见赤色筋脉由上向下伸展的，是太阳经病。由下向上伸展的，是阳明经病。由外侧向内侧伸展的，是少阳经病。

诊察瘰疬病发寒热，目中有赤色筋脉由上向下伸展到瞳子，有一条这样的筋脉，病人一年死。有一条多的筋脉，一年半死。有二条筋脉，二年死。有二条多筋脉，二年半死。三条筋脉，三年死。

诊察蛀齿痛，按其阳明之脉来有太过的，单纯热病。发现在右，右热。在左，左热。在上，上热。在下，下热。诊其血脉，多赤多病热，多青多病痛，多黑，为久痹。赤色、黑色、青色出现都很多的，是患寒热身痛，面部微黄，齿垢黄，爪甲上面黄，是黄疸病。如果黄疸病的人，喜欢卧床，小便又黄又赤，脉小而涩的，食欲不振。

［评介］

本节名“察声色要诀”，是望诊和闻诊的重要文献。虽冠以扁鹊、华佗之名，但内容并无标明两家所属。其中部分文字似《素问·五脏生成》及《素问·脉要精微论》的文字。

本文除少量听声音和嗅气味的文字，大都为望诊内容。主要是观察病人动态、面色、目色、肤色、口唇、爪甲、牙齿、舌态、毛发、二便、外阴、汗出等情况。所涉及的内容既全面而又切合临床实际，而且便于学习掌握。是一篇珍贵的诊断学资料。

## 扁鹊诊诸反逆死脉要诀第五

［原文］

扁鹊曰：夫相死脉之气，如群鸟之聚[1]，一马之驭[2]，系水交驰之状[3]。如悬石之落，出筋之上，藏筋之下，坚关之里，不在荣卫，伺候交射[4]，不可知也。

脉病人不病，脉来如屋漏、雀啄者，死。（屋漏者，其来既绝而止，时时复起，而不相连续也。雀啄者，脉来甚数，而疾绝止复顿来也。）又经言：得病七、八日，脉如屋漏、雀啄者，死（脉弹人手如黍米也）。

脉来如弹石，去如解索者，死。（弹石者，辟辟急也。解索者，动数而随散乱，无复次序也。）

脉困[5]，病人脉如虾之游，如鱼之翔者，死。（虾游者，苒苒而起，寻复退没，不知所在，久乃复起，起辄迟而没去速者是也。鱼翔者，似鱼不行，而但掉尾动，头身摇而久住者，是也。）

脉如悬薄卷索[6]者，死。脉如转豆者，死。脉如偃刀[7]者，死。脉涌涌[8]不去者，死。脉忽去忽来，暂止复来者，死。脉中侈[9]者，死。脉分绝者，死（上下分散也）。

脉有表无里者，死。经名曰结，去即死。何谓结？脉在指下如麻子动摇，属肾，名曰结，去死近也。

脉五来一止，不复增减者，死。经名曰代。何谓代？脉五来一止也。脉七来是人一息半时，不复增减，亦名曰代，正死不疑。

经曰：病或有死，或有不治自愈，或有连年月而不已。其死生存亡，可切脉而知之耶？然：可具知也。设病者若闭目不欲见人者，脉当得肝脉，弦急而长。反得肺脉，浮短而涩者，死也。病若开目而渴，心下牢[10]者，脉当得紧实而数，反得沉滑而微者，死。病若吐血，复鼽衄[11]者，脉当得沉细，而反浮大牢者，死。病若谵言妄语，身当有热，脉当洪大，而反手足四逆，脉反沉细微者，死。病若大腹而泄，脉当细微而涩，反得紧大而滑者，死。此之谓也。

经言：形脉与病相反者，死，奈何？然：病若头痛目痛，脉反短涩者，死。病若腹痛，脉反浮大而长者，死。

病若腹满而喘，脉反滑利而沉者，死。

病若四肢厥逆，脉反浮大而短者，死。

病若耳聋，脉反浮大而涩者，死。（《千金翼》云：脉大者生，沉迟细者，难治。）

病若目𥆨𥆨，脉反大而缓者，死。

左有病而右痛，右有病而左痛，下有病而上痛，上有病而下痛，此为逆，逆者死，不可治。

脉来沉之绝濡，浮之不止[12]，推手[13]者，半月（一作半日）死。

脉来微细而绝者，人病当死。

人病脉不病者，生。脉病人不病者，死。

人病尸厥[14]，呼之不应，脉绝者，死。

脉当大反小者，死。

肥人脉细小如丝欲绝者，死。

羸人得躁脉[15]者，死。

人身涩，而脉来往滑[16]者，死。

人身滑，而脉来往涩者，死。

人身小，而脉来往大者，死。

人身短，而脉来往长者，死。

人身长，而脉来往短者，死。

人身大，而脉来往小者，死。

尺脉不应寸，时如驰[17]，半日死。（《千金》云：尺脉上应寸口，太迟者，半日死。）

肝脾俱至，则谷不化。肝多即死。

肺肝俱至，则痈疽，四肢重。肺多即死。

心肺俱至，则痹，消渴懈怠。心多即死。

肾心俱至，则难以言，九窍不通，四肢不举。肾多即死。

脾肾俱至，则五脏败坏。脾多即死。

肝心俱至，则热甚，瘛疭，汗不出，妄见邪。

肝肾俱至，则疝瘕，少腹痛，妇人月使不来。

肝满肾满肺满皆实则为肿。肺之雍[18]，喘而两胠满。肝雍两胠满，卧则惊，不得小便。

肾雍脚下至小腹满，胫有大小，髀胻大跛[19]，易偏枯[20]。

心脉满大，痫瘛筋挛。

肝脉小急，痫瘛筋挛。

肝脉骛暴[21]，有所惊骇，脉不至，若喑，不治自已。

肾脉小急，肝脉小急，心脉小急，不鼓，皆为瘕。

肾肝并沉，为石水。并浮，为风水。并虚，为死。并小弦，欲惊。

肾脉大急沉，肝脉大急沉，皆为疝。

心脉搏滑急为心疝。肺脉沉搏，为肺疝。

脾脉外鼓沉为肠澼，久自已。

肝脉小缓为肠澼，易治。

肾脉小搏沉，为肠澼，下血，血（按此血字原脱，据

《素问》四十八补）温身热者，死。心肝澼，亦下血。二藏同病者，可治。其脉小沉涩者，为肠澼。其身热者，死。热见七日死。

胃脉沉鼓涩，胃外鼓大，心脉小，肾急背膈[22]，偏枯。男子发左，女子发右，不喑舌转，可治，三十日起。其顺者喑，三岁起。年不满二十者，三岁死。

脉至而搏，血衄身有热者，死。

脉来如悬钩，浮为热[23]。

脉至如喘，名曰气厥。气厥者，不知与人言（《素问》《甲乙》作暴厥）。

脉至如数，使人暴惊，三、四日，自已。

脉至浮合，浮合如数，一息十至[24]，十至以上，是为经气予不足也。微见[25]，九十日，死。

脉至如火新然[26]，是心精之予夺也。草干而死。

脉至如散叶[27]，是肝气予虚也。木叶落而死（木叶落作枣华）。

脉至如省客[28]，省客者，脉塞而鼓[29]，是肾气予不足也。悬去枣华[30]而死。

脉至如泥丸[31]，是胃精予不足[32]也。榆荚落而死（《素问》荚作叶）。

脉至如横格[33]，是胆气予不足也。禾熟而死。

脉至如弦缕[34]，是胞精予不足也。病善言，下霜而死，不言，可治。

脉至如交漆[35]，交漆者，左右旁至也，微见，四十日死（《甲乙》作交棘）。

脉至如涌泉，浮鼓肌中，是太阳气予不足也。少气味，韭英[36]而死。

脉至如委土[37]（《素问》作颓土）之状，按之不得，是肌气予不足[38]也。五色先见黑，白垒（一作藟）发死[39]。

脉至如悬雍[40]，悬雍者，浮揣切之益大，是十二俞之予不足也。水凝而死。

脉至如偃刀，偃刀者，浮之小急也，按之坚大急，五藏菀热[41]，寒热独并于肾也。如此，其人不得坐，立春而死。

脉至如丸滑，不直手[42]，不直手者，按之不可得也，是大肠气予不足也。枣叶生而死。

脉至如舂者[43]，令人善恐，不欲坐卧，行立常听，是小肠气予不足也。季秋而死。

问曰：常以春二月中，脉一病人，其脉反沉。师记言：到秋当死。其病反愈，到七月复病，因往脉之，其脉续沉。复记言：至冬死。问曰：二月中，得沉脉，何以故处之至秋死也？师曰：二月之时，其脉自当濡弱而弦，得沉脉，到秋自沉。脉见浮即死，故知到秋当死也。七月之时，脉复得沉，何以处之至冬当死？师曰：沉脉属肾，真脏脉也，非时妄见。经言：王相囚死[44]。冬脉本王脉，不再见，故知至冬当死也。然后至冬复病，正以冬至日死，故知为谛[45]。华佗仿此。

**[注释]**

[1]相死脉之气，如群鸟之聚：相，观察之义。此作诊察解。相死脉之气，即对各种死脉脉象的诊察。如群鸟之聚，指脉势、脉律杂乱无章。

[2]一马之驭：驭，驾御，又同御。一马之驭，喻指随意而无章法。古时车驾大都为双马，三马或四马，驾御者的御术很关键，必须使多匹马之间相配合，相协调，才能使车驾按驭者的意图行驶，故“御”为古“六艺”之一。驭，即有法度在其中。一马之驭指章法性差，在此喻脉象失之常规。

[3]系水交驰之状：多条水系汇注交流。喻指杂乱无序之貌。在此比喻脉势杂乱，《素问·脉要精微论》“浑浑革至如泉涌”即是。

[4]伺侯交射：伺侯，本作等候、候望解，此为诊察之义。交射，指杂乱无序的脉象。

[5]脉困：即脉象紊乱。

[6]悬薄卷索：薄，古时指簾子。悬薄，《庄子·达生》：“有张毅者，高门悬薄，无不走也。”疏：“悬薄，垂簾也。”此指脉无张力。卷索，本指撮绳拧股的状态。比喻脉势交结而失之柔和。

[7]脉如偃刀：偃，仰倒曰偃。脉如偃刀为极细而硬之脉。

[8]脉涌涌：浑乱无序之脉，如泉水之涌。

[9]脉中侈：侈，宽广、放纵之义。脉中侈，脉中宽散。

[10]心下牢：心下，指胃脘部。牢，坚满之义。

[11]鼽衄：鼽，音求（qiú），鼻也。又作鼻塞解。衄，出血。此为鼻出血。

[12]沉之绝濡，浮之不止：沉取脉绝而濡，浮取脉行不止。不止，即脉至不分明，如水流不止。

[13]推手：脉势搏击力大。

[14]尸厥：又称假死证，为阳气脱绝之证。

[15]羸人得躁脉：羸人，极度虚弱脱形之人。躁脉，脉势躁动盛大。

[16]人身涩，而脉来往滑：病人身形皮肤枯滞干燥，而脉来濡滑。

[17]尺脉不应寸，时如驰：脉动在尺而不达于寸位，但时而一冲动。

[18]肺之雍：肺中邪气雍盛滞满。雍，盛也，满也。

[19]髀胻大跛：髀，音比（bì），大腿。胻，音衡（héng），小腿。大跛，即下肢不用。

[20]偏枯：即半身不遂。

[21]肝脉骛暴：骛，水鸟，又叫野鸭。暴，惊暴。肝脉骛暴，即肝脉

出现急促之象。

[22]肾急背膈：杨本、广本、缪本均作“紧急皆膈”，为是。膈，通隔。

[23]脉来如悬钩，浮为热：《素问·大奇论》作“脉来如悬钩，浮为常脉。”王冰注云：“以其为血衄者之常脉也。”

[24]浮合如数，一息十至：《素问·大奇论》无“十至”二字，“一息”连下读，作“一息十至以上”，为是。

[25]微见：诊察发现。微，伺察。《汉书·郭解传》：“解使人微知贼处。”

[26]如火新然：《素问·大奇论》作“如火薪然”。

[27]脉至如散叶：指虚浮无根之脉。王冰注云：“如散叶之随风，不常其状。”

[28]脉至如省客：指脉至来去无定。

[29]脉塞而鼓：脉塞，脉来不畅，但搏击应指。王冰注云：“谓才见不行，旋复去也。”

[30]悬去枣华：悬，指枣花开时；去，指枣花谢时。

[31]泥丸：喻指脉来坚硬而涩。

[32]胃精予不足：胃精亏虚，给养不足。予，给养。

[33]脉至如横格：横，寸口部脉位横弯曲。格，格拒，阻抗。指脉行不条畅。

[34]弦缕：张弓的弦绳。喻指脉细而紧。

[35]交漆：指脉来如漆胶着，脉形不分明，故曰“左右旁至”。交，通胶。

[36]韭英：英，花也。韭英，即韭菜开花。

[37]脉至如委土：《素问·大奇论》作“颓土”。此喻指脉散无力。

[38]是肌气予不足：肌气，即脾气。予不足，给养不足。

[39]白垒发死：垒，一本作藟，指葛藤。藟，是一种蔓草，又名巨藥，或称千岁藥。浆果可食。

[40]悬雍：《素问》王冰注云：“如颡中之悬雍也。”林亿《新校正》：“按全元起本悬雍做悬离。”元起注云：“悬离者，指脉与肉不相得也。”

[41]菀热：菀，通郁。菀热，即郁热。

[42]不直手：直，通值，遇也，逢也。不值手，即不应手。故下文云："不直手者，按之不可得也。"

[43]脉至如舂：舂，以杵在臼内捣米。脉至如舂，即脉来搏击应手而躁。

[44]王相囚死：王，通旺，五行理论，指与时令相得；相，生我之时令；囚，我克之时令；死，克我之时令。

[45]知为谛：知，懂得。谛，细察，注视。佛家语又称真言、真理。

**[语译]**

扁鹊说：凡诊察死脉的脉气，有的象群鸟聚集在一起的混乱状态，有的象驾驭单匹马乱闯，有的象多条水系汇合而湍急无序，也有的象悬挂的石头，从上落下。这些死脉，有时出现在筋的上面，有时藏伏在筋的下面，有时好象藏在严密坚固的城关里面，脉气的流行，不随荣气和卫气流转。在切诊时，纵使通过"举按推寻"以候脉气，"关"前、"关"后交互按寻，也不能够明了。这些就是死脉的脉气出现。

病脉出现而人无病状，脉来好象屋漏滴水之状，很久才跳动一次，又如麻雀之啄食，脉象多数，节律不调，止而复作，这些都是死脉。又医经讲：得病七八天的时候，脉如屋漏、雀啄的，死脉。

脉来时，象弹石之硬，去时，象解索之散乱无次序的，死脉。

脉乱，病人脉出现如虾之游，静止之中，忽然一跳，又好象鱼之翔游，掉尾动头，而身不移的，死脉。

脉象有似挂廉卷索，这样脉迟钝而微动带紧的，死。脉如旋转的豆，捉摸不定的，死。脉象刀仰起，沉按坚大急的，死。脉象水上溢而没有止息的，死。脉忽去忽来，暂时停止又来的，死。脉中部大的，死。脉上下部分散的，死。

脉轻按有，重按无，死。医经叫做结脉，会即死。什么叫做结脉呢？在指下如麻子动摇，这是人身之本的肾脏先绝，叫做“结”，出现这种脉象，是生气已绝，死期很近。

脉跳动五次停止一下，不增也不减重复出现的，死。医经叫做代脉。什么叫做代脉呢？就是脉跳动五次，又停止一下的脉，如果脉变快，跳动七次停止一下，恰恰在病人一呼一吸的时间里，半时不再有增减变化，也叫做代脉，正是死证，没有什么怀疑。

医经说：病有的死证，有的不加治疗而自愈，有的缠绵到累年累月的时光，而病情仍然没有好转。要断其生死存亡，可否通过切脉而预知？答：可以完全知道。假使病人闭着眼睛不喜欢见人的，脉象应当得强急而长的肝脉，可是反得浮短而涩的肺脉，这是肝木为肺金所克，死。假如病人睁着眼睛，且感到口渴，心胸部以下坚硬的，脉象应当得紧张有力而快的实脉，可是反得沉滑而微弱无力的虚脉，死。假如病人吐血，兼有鼻衄，脉象应当得沉细的虚脉，若反得浮大有力的，死。假使病人胡言乱语，身当发热，脉象应当得洪大，若反出现手足厥冷，脉象反沉细而微弱的，死。假如病人腹部虚满，兼有便泄，脉象应当得细微而涩，

若反得紧大而滑的，死。这就是切脉可以完全了解病症的例子。

医经说：人的形态脉象和病症相反的，死。是怎样呢？答：病证假如是头痛、眼病，脉反短涩的，死。

病若是腹痛，脉象反而浮大而长的，死。

病若是腹部满兼有气喘，脉反见滑利而沉的，死。

病若是四肢厥冷，脉象反浮大而短的，死。

病若是耳聋，脉象反浮大而涩的，死。

病若是眼睛视物如无所见，脉象反见大而缓的，死。

左有病，见右侧痛，右有病，见左侧痛，下部有病而上部

痛，上部有病而下部痛，这是相反的逆证，相反的逆证会死，不可治。

脉来，重取细软如无，轻取或推手而脉不至的，半月死。

脉来触指微细而绝的，人病当死。

人有病而脉无病的，生。脉有病而人无病的，死。

尸厥病，突然昏倒，不省人事，呼而不答，脉摸不到的，死。

论证应见脉大，反见脉小，死。

胖人脉象细小如丝，欲断绝的，死。

衰弱人得躁动脉象的，死。

人身形干涩，但脉象往来滑利的，死。

人身形润滑，但脉象往来干涩的，死。

人身小，但脉象往来大的，死。

人身短，但脉象往来长的，死。

人身长，但脉象往来短的，死。

人身大，但脉象往来小的，死。

尺部脉不应寸，同时象奔马一样，半天死。

肝和脾同时出现病脉，主五谷不能消化。如果肝脉见有力而克制太过，即死。

肺和肝同时出现病脉，主生痈疽，四肢沉重。如果肺脉更见有力而克制太过，即死。

心和肺同时出现病脉，主生痹病，消渴，身体疲倦懈怠。如果心肺更见有力而克制太过，即死。

肾和心同时出现病脉，言难发出，九窍闭塞不通，四肢不能举。如果肾脉更见有力而克制太过，即死。

脾和肾同时出现病脉，则五脏败坏。如果脾脉更见有力而克制太过，即死。

肝和心同时出现病脉，为热甚，可见筋脉拘急抽搐，汗不出，如见鬼邪。

肝和肾同时出现病脉，可见疝瘕病，少腹痛，妇人月经不来。

肝、肾、肺之气满溢，脉为邪气壅滞而满实，出现浮肿。如肺脉壅塞，则气喘而两胁胀满。肝脉壅塞，则两胁胀满，睡眠则惊骇不宁，小便不通。肾脉壅塞，可见从脚下至少腹部胀满，胫骨有大小不同，如果髀部与胫部肿大，而成足跛，容易偏瘫。

心脉满大，可出现痫病，筋脉拘急和痉挛。

肝脉小急，可出现痫病，筋脉拘急和痉挛。

肝脉出现疾速，如受到惊骇，肝脉不至，突然失音，这是因惊引起的，不需治疗，待其自愈。

肾脉、肝脉、心脉小急，虽不鼓指，皆为瘕病。

肾和肝脉都出现沉象，为石水病。若俱出现浮象，为风水病。若俱现虚象，死。若俱出现小而弦的，将要发作惊病。

肾脉和肝脉出现大急沉，都是疝病。

心脉搏指而滑急，为心疝病。

肺脉沉而搏指，为肺疝病。

脾脉见沉而有向外鼓动之象，为痢疾，时间久了，病自会全愈。

肝脉小而缓，为痢疾，容易治愈。

肾脉沉小而搏指，为痢疾下血，血分热兼有身热的，死。心肝痢，同样下血。两脏同病可治。若其脉沉小涩，为痢疾。又兼身发热的，死。如果发热七天不减的，死。

胃脉沉鼓指而又带涩，右关以外脉亦大而鼓指，或心脉小，肾脉急，病人可见背部和膈肌出现偏枯。男子发生在左侧，女子发生在右侧，如果没有发现喑哑，舌头运转正常，气血还能上输，可以治愈，预计三十天左右可以基本全愈。有上述脉证，兼有音哑，纵使顺从男发左女发右的规律，也要三年左右方可治愈。如病人年龄不满二十岁的，三年会死。

脉触指有搏击象，血衄身上有热的，死。

脉来好象悬挂的钩一样。浮是发热的病症。

脉触指一来一急，好象在喘气，这是气逆的气厥病。气厥的病人，气逆而闭，昏晕不能与人问答。

脉触指如果很快，会使人突然惊惧，经过三、四天，自然全愈。

脉触指好象波浮水面，游走汇合，泛无常形，如再兼数一呼一吸十至以上，是经气已经衰微。从开始到九十天，死。

脉触指好象火材燃烧，来时焰很锐，去时灭很快，是心经的精气已耗损。到草枯的季节，死。

脉触指有似浮泛无根的散叶，这是肝气已经空虚，到了本叶落地的时候，死。

脉触指有似省问的客人，或去或来，来去无定，脉有时闭塞不见，有时又复鼓指，是肾气已经不足。到了枣花开落的季节，死。

脉触指有似泥丸，是胃中的精气不足。到了榆叶落的季节，死。

脉触指有似横木，是胆气已经不足。到了秋天禾熟的季节，死。

脉触指象弓弦那样紧张，又象细线那样细微，是胞脉精气已经不足。病者爱讲话，是阴气不藏，虚阳外越，到下霜季节，死。如果病人静默不喜讲话，那是阴气还可系住阳气，尚可治疗。

脉触指象漆汁下滴，左右绞转，缠绵不清，从始见脉后四十天之内，死。

脉触指象泉水涌出，有升无降，浮鼓于肌肉之中，是足太阳膀胱之气不足。病人少气，到吃新韭菜的时候，死。

脉触指如土委放在地，按之触不到脉，是脾所主的肌肉精气不足。皮肤出现黑色，故所呈之色外露，到了春天白藁发芽时候，死。

脉触指如悬空之甕，头小本大，浮取小，沉取大，这是背部的十二经俞穴的气已经空虚。到了水凝时节，死。

脉触指象偃卧的刀，浮按又小又急，重按又硬又大又急，这是五藏郁热久不解，寒热独并于肾。这样的病，使患者不能起坐，到了立春而死。

脉触指象圆形的丸子一样，又滑又小而无根，按之不顺手，这是大肠精气不足。到了初夏枣叶生的季节，死。

脉触指象舂臼一样，病人容易恐惧，不喜欢坐卧，喜欢行走或站着，倾听周围声音，这是心气怯而不安宁，正是小肠精气不足。到了九月而死。

问：曾在春天二月中，切诊一个病人的脉象不是浮弦，反而是沉脉。老师当时有讲，到秋天当死。可是二月中以后反而全愈，到秋天七月又病，因此又往老师那里，再度切脉，其脉仍然是沉脉。老师又讲：到冬天会死。

问：二月诊得沉脉，为什么决定他到秋天会死？老师讲：二月的时候，脉象应当细软兼弦，这是合时令的平脉，而现在只见沉脉，是在内的精气不足，不能上升，到了秋天，脉本自沉。今应时而浮，内更不足，即死。所以预知到秋当死。

又问：七月的时候，脉象又见沉脉，为什么断定到冬天会死？老师讲：沉脉属肾，应见于冬，在秋出现单纯沉脉，是无胃脉的真脏脉，不当时而妄见。

医经说：时令和脉象的关系，有与时令相同的“王”，生我的时令的“相”，我克的时令的“囚”和克我的时令的“死”等类型。现在沉脉，到了冬季，应当是“王”脉，但是春季秋季都已是沉脉，到冬时，不可能再现应时的“王”脉，所以知道到冬季会死。以后到了冬天又病了，恰恰到冬至时俱死，在临床上确是以此为真理。华佗治病，就是用这种方法来诊断和治疗的。

［评介］

本节经题名“反逆死脉”，主要阐明“脉”与“形”相逆，脉的五行属性相逆，脉的气势与季节气候特征相逆，脉与息数相逆，脉的阴阳属性相逆等。本文其文献渊源较驳杂，首先是“扁鹊”文。又有“经曰”的文字。似出于《素问·大奇论》。最后又有“师曰”的文字，似出《伤寒论·平脉法》，但文字略有不同。本篇最后有“华佗仿此”四字。似乎是通篇文字经华佗传承。这也说明王叔和见到了华佗的医学篇籍。或者可以推测，在晋时王氏撰写整理脉法书稿时，尚有华佗遗文存世。这或许是华佗临遭曹氏屠戮之前的烬余之篇。

# 卷 六

## 肝足厥阴经病证第一

[原文]

肝气虚则恐；实则怒。肝气虚则梦见园苑生草[1]，得其时则梦伏树下不敢起[2]。肝气盛则梦怒。厥气[3]客于肝，则梦山林树木。

病在肝，平旦慧，下晡甚，夜半静。

病先发于肝者，头目眩，胁痛支满[4]。一日之脾[5]，闭塞不通，身痛体重。二日之胃而腹胀。三日之肾，少腹腰脊痛，胫痠。十日不已，死。冬日入，夏早食。

肝脉搏坚而长[6]，色不青，当病坠堕，若搏[7]，因血在胁下，令人喘逆。若软而散[8]，其色泽者，当病溢饮[9]。溢饮者，渴暴多饮，而溢（一作易）入肌皮、肠胃之外也。肝脉沉之而急，浮之亦然[10]，苦胁下痛，有气支满引少腹而痛，时小便难，苦目眩头痛，腰背痛，足为逆寒，时癃，女人月使不来，时无时有，得之少时，有所坠堕。

青脉[11]之至也，长而左右弹，诊曰有积气在心下支肤，名曰肝痹。得之寒湿，与疝同法，腰痛、足清、头痛。

肝中风者，头目瞤，两胁痛，行常伛[12]，令人嗜甘如阻妇状[13]。

肝中寒者，其人洗洗[14]恶寒，翕翕发热[15]，面翕然赤，漐漐[16]有汗，胸中烦热。肝中寒者，其人两臂不举，舌本（又作大）燥，善太息，胸中痛，不得转侧，时时盗汗，咳，食已吐其汁[17]。

肝主胸中喘，怒骂。其脉沉，胸中必窒，欲令人推按之[18]，有热，鼻窒。

凡有所坠堕，恶血留内，若有所大怒，气上而不能下，积于左胁下则伤肝，肝伤者其人脱肉，又卧，口欲得张，时时手足青，目瞑瞳人痛[19]，此为肝脏伤所致也。

肝胀者，胁下满而痛，引少腹。肝水者，其人腹大，不能自转侧，而胁下腹中痛，时时津液微生[20]，小便续通。

肺乘肝，即为痈肿。心乘肝，必吐利。

肝著者，其病人常欲蹈其胸上[21]，先未苦时[22]，但欲饮热[23]。

肝之积，名曰肥气，在左胁下，如覆杯，有头足如龟鳖状[24]，久久不愈，发咳、逆，痎疟[25]，连岁月不已，以季夏戊己日得之，何也？肺病传肝，肝当传脾，脾适以季夏王，王者不受邪，肝复欲还肺，肺不肯受，因留结为积，故知肥气以季夏[26]得之。

肝病，其色青，手足拘急，胁下苦满，或时眩冒，其脉弦长，此为可治。宜服防风竹沥汤[27]、秦艽散[28]。春当刺大敦[29]，夏刺行间[30]，冬刺曲泉[31]，皆补之。

季夏刺太冲[32]，秋刺中郄[33]，皆泻之。又当灸期门百壮[34]，背第九椎[35]五十壮。

肝病者，必两胁下痛，引小腹[36]，令人善怒。虚则目䀮䀮，无所见，耳无所闻，善恐，如人将捕之。若欲治之，当取其经。

足厥阴与少阳气逆，则头目痛，耳聋不聪，颊肿，取血者[37]。

邪在肝，则两胁中痛。寒中，恶血在内，胻善瘈[38]，节时肿。取之行间，以引胁下，补三里[39]，以温胃中，取血脉，以散恶血，取耳间青脉[40]，以去其瘈。

足厥阴之脉，起于大指聚毛[41]之际，上循足趺上廉，去内踝一寸，上踝八寸，交出太阴之后，上腘内廉，循股，入阴毛中，环阴器，抵少腹，侠胃，属肝，络胆，上贯膈，布胁肋，循喉咙之后，上入颃颡[42]，连目系，上出额，与督脉会于巅。其支者，从目系，下颊里，环唇内。其支者，复从肝别贯膈，上注肺中。是动则病[43]，腰痛不可以俯仰，丈夫㿗疝[44]，妇人小腹肿，甚则嗌干，面尘，脱色。是主肝所生病者[45]，胸满，呕逆，洞泄，狐疝[46]，遗溺，闭癃[47]。盛者，则寸口大一倍于人迎；虚者，则寸口反小于人迎也。

足厥阴之别，名曰蠡沟[48]，去内踝上五寸，别走少阳。其别者，循经上睾，结于茎[49]。其病气逆，则睾肿卒疝。实则挺长[50]，热虚则暴痒[51]。取之所别。

肝病，胸满胁胀，善恚怒，叫呼，身体有热，而复恶寒，四肢不举，面目白，身体滑[52]。其脉当弦长而急，今反短涩，其色当青，而反白者，此是金之克木，为大逆，十死不治。

［注释］

［1］肝气虚则梦见园苑生草：此为古时医者释梦理论，但仍以五行学说作解。此句即为肝主木之理。园苑，花园、园林。苑，古指圈养禽兽的园林。

［2］得其时则梦伏树下不敢起：得其时，得肝气虚之时。上文云“肝气虚则恐”，“梦伏树下不敢起”即为梦中恐惧。

［3］厥气：即逆气，此为客留于肝的邪气。

［4］胁痛支满：两胁疼痛而兼支撑胀满。

［5］一日之脾：第一日传之于脾。之，此为动词，作传到解。

［6］肝脉搏坚而长：肝气实之脉，即肝脉太过，超出“肝脉微弦曰平。”

［7］当病坠堕，若搏：《素问·脉要精微论》作“当病坠若搏”。坠，指坠堕跌仆伤；搏，搏击伤。均可致瘀血性疾病。

［8］若软而散：与上文“搏坚而长”相对，为肝气虚之脉。即肝脉不及。

［9］溢饮：水肿病名。水气外溢于皮肤四肢。

［10］肝脉沉之而急，浮之亦然：肝脉沉取、浮取均为脉急。

［11］青脉：即肝脉。

［12］行常伛：行路时上身常呈俯就姿态，为胁痛的保护性体态。伛，背曲也，此指上身前倾俯就。

［13］令人嗜甘如阻妇状：《金匮要略·五脏风寒积聚病脉证并治第十一》无“如阻妇状”四字。如阻妇状，如同孕期恶阻的妇女偏嗜一样。

［14］洗洗：又作洒洒，或洒淅，寒冷貌。

［15］翕翕：热貌。

［16］漐漐：水盛貌。

［17］食已吐其汁：《金匮要略·五脏风寒积聚病脉证并治第十一》作“食则吐而汗出也”，上文并无“时时盗汗，咳”。

[18]胸中必窒，欲令人推按之：病人必然有胸中窒闷感，并总想让人推按一下才有舒服畅快感。

[19]目瞑瞳人痛：因瞳孔疼痛而闭目。瞳人，即瞳孔。目瞑，闭目。

[20]时时津液微生：疾病过程中间断性有津液微下的情况。时时，间断之义。津液，此指小便。

[21]肝著者，其病人常欲蹈其胸上：肝著，病名。指肝中有气血结滞。著，附着之义。患肝著病者，常有想令人踩蹈胸上的感觉。

[22]先未苦时：在没有发生这种痛苦时。

[23]但欲饮热：只想饮热饮。另，《金匮要略·五脏风寒积聚病脉证并治第十一》此句下有"旋复花汤主之"。

[24]在左胁下，如覆杯，有头足如龟鳖状：似是现代医学的脾肿大。《难经》无"如龟鳖状"四字。

[25]痎疟：疟疾的统称。

[26]季夏：夏季的第三个月，即六月。另，《难经》作"季夏戊己日"。

[27]防风竹沥汤：方剂名。药物组成不详。

[28]秦艽散：方剂名。药物组成不详。

[29]大敦：肝经穴。足大趾爪甲后丛毛处。

[30]行间：肝经穴。足第一、二趾趾蹼缘后陷中。

[31]曲泉：肝经穴。屈膝，腘横纹内上方。

[32]太冲：肝经穴。行间上半寸处。

[33]中郄：肝经穴。内踝上七寸处。又名中都。

[34]灸期门百壮：用灸法灸期门穴一百壮。期门，肝经穴。乳中线上第六肋间。

[35]第九椎：应为第九椎棘突下旁开一点五寸处，为肝俞穴。

[36]引小腹：牵扯小腹。引，指牵扯或放射性疼痛。

[37]取血者：有两解，其一指针刺的深度，取血者深，取气者浅。其二指针刺充血部位，或血脉怒张部位。

[38]胻善瘈：指小腿部好抽搐。另，《灵枢·五邪》作"行善掣"。

[39]三里：指足三里，胃经穴，外膝眼下三寸处。

[40]取耳间青脉：取刺耳上青色脉络。实为耳静脉。

[41]大指聚毛：大指，即足大趾。聚毛，即足大趾爪甲后丛毛。

[42]颃颡：音杭嗓（háng sǎng），解剖部位，即后鼻道。

[43]是动则病：是，为指示代词“这”，指代肝经。动，变动。此指经脉异常反应。是动则病，意为这条经脉出现异常反应则会发生诸如此类的疾病。“是动则病”语出《灵枢·经脉篇》。《难经·二十二难》所云：“经言是动者，气也；所生病者，血也”以及后世诸家之解，均为解读错误，误读经文。

[44]丈夫颓疝：颓疝，男子独有疾病，以睾丸肿大为特征。

[45]是主肝所生病者：这条经脉主治肝所产生的多种疾病。是，指代足厥阴肝经。主，主治。肝所生病，肝所发生的多种疾病。

[46]狐疝：即小肠疝气。因患者站立时小肠坠入阴囊，平卧时小肠回复腹腔。犹如狐之出没，故名之。

[47]闭癃：又称癃闭。即尿潴留不通。

[48]蠡沟：肝经穴。内踝上五寸处。

[49]茎：男子阴茎。

[50]实则挺长：肝气实则患挺长之证。挺长，阴茎持续性勃起。

[51]热虚则暴痒：《灵枢·经脉篇》无“热”字，作“虚则暴痒”，与上文“实则挺长”对应。

[52]身体滑：身体虚浮滑润。

**[语译]**

肝气虚，就容易恐惧；肝气实，就容易发怒。肝气虚，则梦见花园里生出青草；如果逢肝木正旺之时，则梦见趴在树下不敢起来。肝气盛则梦见发怒。邪气侵袭于肝，则梦见山林树木。

肝患病时，早晨神志比较清爽；傍晚病情加重；到了半夜，便比较安静了。

病先发于肝，则头晕目眩，胸胁支撑胀满、疼痛。肝木旺盛，木乘土，故过一天传到脾，则出现脘腹痞满，闭塞不通，身体疼痛、困重。因脾胃表里相传，故过二日传入胃，则出现腹胀。因脾土克肾水，故过三天传入肾，出现少腹痛，腰背酸痛，小腿酸楚。如果过了十天病情不见好转，就会死去。在冬天得病，多死于酉时，即日落之时，夏天多死于辰时，即早晨时分。

肝脉应指坚实而长（肝气太过），面部不见青色的，应该是跌伤或击伤等疾病，因瘀血积在胁下，故令人咳喘气逆。若肝脉软而散（肝气不及），面色反见光泽的，则是溢饮病。溢饮病是由于口渴后暴饮过多，以致水气流入肌肉皮肤之间，肠胃之外所引起。肝脉轻取或沉取皆急促者，则患胁下痛，有气支撑胀满牵引少腹而痛，时而小便困难，目眩头痛，腰背疼痛，两足厥冷，有时小便闭塞不通，女人则月经不调，时无时有，得病是因为在年少时有坠堕受伤的病史。

肝脉来而左右两手脉都长而弦强应指，这是有病气积聚在心下，支撑胁肋，名叫肝痹。病因是受了寒湿，其病机和疝气相同，伴有腰痛、足冷、头痛等症状。

肝脏受了风邪侵袭，头部及眼摇晃不定，两胁疼痛，走路时常弯着背，病人喜欢吃甜的食物，好象孕妇的偏嗜一样。

肝受寒邪侵袭，病人洒淅恶寒，微发热，面热而赤，不断微微汗出，胸中烦热。肝受寒邪侵袭，还可见病人两只手臂不能上举，舌根部干燥，经常叹气，胸中疼痛，身体不能转动，经常盗汗、咳嗽，进食后吐出食物中的汁来。

肝病主要是胸闷而气促，怒骂。如出现脉沉，胸中必有窒息感，喜欢叫人推按胸部，有发热，鼻塞。

凡是跌伤病人，瘀血多会停留于体内，如果再大怒，就会使肝气上逆而不下，血随气逆，气血积聚于左胁下而伤肝。肝被损伤，病人日渐消瘦，睡觉时张口呼吸，时常手足发青，两眼常闭，眼睛作痛，这些都是肝脏损伤所引起的证状。

肝胀病，胁下胀满疼痛，并向下牵引至少腹部。肝水病，腹部胀大身体不能转动，胁下腹中疼痛。如病情好转津液微生，小便可以继续通利。

肺金乘肝木，会发生痈肿。心火侮肝木，会发生吐利症。

肝着病，病人时常要他人踏着他的胸部，在疾病未发作时，只喜饮热水。

肝的积病，名叫肥气，发在左胁下，形状如扣着的杯子，触之似有头足，象龟鳖形状，日久不愈，使人发咳嗽、气逆，痎疟，连年不愈，本病是在季夏戊己日得的。这是为什么呢？因为肺病传给肝，肝病当传给脾，但脾土在季夏是当旺之时，旺时是不受邪的，肝要还给肺，肺不肯接受，故邪气滞留留结于肝而为积病，所以知道肥气是季夏得的。

患肝病的人，面色青，四肢拘急，胁下满闷不舒，或时而头晕眩冒，脉弦长的，是可治之症。宜服防风竹沥汤、秦艽散。春天当刺大敦穴，夏天当刺行间穴，冬天当刺曲泉穴，皆用补的手法。季夏当刺太冲穴，秋天当刺中郄穴，皆用泻的手法。还要灸期门穴百壮，灸背部第九椎下旁开一寸五的肝俞穴五十壮。

患肝病的人，两胁下必然疼痛，牵引少腹，容易发怒，这是属于肝实的症状。如果肝虚，则两眼昏花，看不清东西，耳朵也听不清声音，容易产生恐惧，好象有人要来抓他一样。如果要治疗，应当取足厥阴肝经的穴位。

足厥阴与足少阳经的经气上逆，出现头目疼痛，耳聋，颊肿等症状，应该取厥阴、少阳经脉穴位针刺其出血来治疗。

邪气在肝，则两胁疼痛。中焦虚寒，内有瘀血，足胫部常牵引拘急，关节常肿。治疗时应取行间穴，以疏导胁下邪气而止胁痛；取足三里穴，用补法，以温胃散寒；刺本经有瘀血的络脉，用放血法，以散瘀血；取耳后的青色络脉，可以消除拘挛关节疼痛的症状。

足厥阴经脉，起于足大趾丛毛际，沿足背上至内踝前一寸处，在内踝上八寸，交叉到足太阴经之后，上至过腘窝内缘，沿股内侧，入阴毛中，环绕阴器，抵达少腹，又上行挟胃，属于肝，络于胆，上过膈膜，散布胁肋，沿喉咙后面，上入颃颡，连于目系，上出额部，与督脉会合于头顶。有一支脉，从目系下行颊里，环于唇内。又一支脉，复从肝脏别贯膈膜，上注于肺中。本经发病，会出现腰痛不能俯仰，男子患㿗疝，妇女少腹肿，病情重的则咽喉发干，面色如蒙尘垢，失去正常光泽。如属肝本脏发生病变，则为胸中满闷、呕吐、气逆、洞泄、狐疝、遗溺或小便不利等症。本经病属邪气盛的，则寸口脉比人迎脉大一倍；属正气虚的则寸口脉反小于人迎脉。

足厥阴的别络，名叫蠡沟，在足内踝上五寸处，别行入于足少阳胆经。这别络上行，循胫骨内侧，上至睾丸，络结于阴茎。若本络邪气上逆，则睾丸肿大，突发疝痛。病属邪实的，则阴茎挺直而长，病属虚的则阴部奇痒。治疗上应取别络的蠡沟穴。

肝病，胸满胁胀，容易发怒和呼叫，身体烦热，而又感恶寒，四肢无力，面目白，身体浮而不实。其脉应当弦长而急，现在却出现短涩，其面色应当青，而反白，这是金克木，是大逆之症，大多不治而死。

[评介]

本节经文杂取《素问·脏气法时论》、《素问·五脏生成篇》、《金匮要略·五脏风寒积聚病脉证并治》、《灵枢·五邪篇》、《灵枢·经脉篇》、《难经·五十六难》诸篇文字，主要论述肝脏及足厥阴肝经的病证。并阐明其病因、病理及治疗方法，并论及足厥阴经脉、经别的循行部位，重要腧穴的所处部位以及主治症候。

本节经文所引文献庞杂，文献所跨越年代较长。我们认识它应依据不同文献而定。如所涉脉诊，《内经》为人迎、寸口、趺阳三部九候法，或十二经脉遍诊法。而《难经》及《金匮要略》则是独取寸口的寸、关、尺三部诊法，读者宜详之。

本节经文引述了《灵枢·经脉篇》的内容，其中涉及到“是动则病”和“是主肝所生病者”。这本来是一个并不难解读的问题，“是动则病”意即“足厥阴肝这条经脉如异常变动则是肝经系统发生病变”。下文紧接列举了相关证候：“腰痛不可以俛仰，丈夫㿉疝，妇人少腹肿，甚则嗌干，面尘，脱色。”下文“是主肝所生病者”意即“这条经脉主治肝系统所产生的疾病”，即下面所列举的症候体征和症状：“胸满，呕逆，洞泄，狐疝，遗溺，闭癃”。《灵枢·经脉》中十二经均以此例论述。这本来是言通理顺并不困难的问题。但是至《难经·二十二难》则出现了曲解：“二十二难曰：经言脉有是动，有所生病。一脉辄变为二病者何也？然：经言是动者，气也；所生病者，血也。邪在气，气为是动；邪在血，血为所生病。”这就出现了后世所谓“是动病”和“所生病”。这本来是《难经》作者对《内经》文字理解上的错误，后世讹以传讹，把一个本来顺理成章的问题误传了两千年。读者细品《内经》原文则自然详明。

## 胆足少阳经病证第二

[原文]

胆病者，善太息，口苦，呕宿汁[1]，心澹澹恐，如人将捕之[2]，嗌中介介然[3]，数唾，候在足少阳之本末。亦见[4]其脉之陷下者灸之；其寒热，刺阳陵泉[5]。善呕有苦汁，长太息，心中澹澹善悲恐，如人将捕之。邪在胆，逆在胃，胆溢则口苦；胃气逆则呕苦汁，故曰呕胆。刺三里以下胃气逆；刺足少阳血络以闭胆；却调其虚实以去其邪也。

胆胀者，胁下痛胀，口苦，太息。

厥气客于胆，则梦斗讼[6]。

足少阳之脉，起于目兑眦，上抵头角，下耳后，循颈行手少阳之脉前，至肩上却交[7]手少阳之后，入缺盆。其支者，从耳后入耳中，出走耳前，至兑眦后[8]。其支者，别兑眦，下大迎，合手少阳于䪼[9]（一本云：别兑眦上迎手少阳于巅），下加颊车，下颈，合缺盆，以下胸中，贯膈，络肝，属胆，循胁里，出气街[10]，绕毛际，横入髀厌[11]中。其直者，从缺盆下腋，循胸中，过季胁，下合髀厌中。以下循髀阳[12]，出膝外廉[13]，下外辅骨[14]之前，直下抵绝骨[15]之端，下出外踝之前，循足跗上，出小指次指之端[16]。其支者，跗上入大指之间[17]，循大指岐[18]内出其端，还贯入爪甲，出三毛。是动则病口苦，善太息，心胁痛，不能反侧[19]，甚则面微尘[20]，体无膏泽[21]，足外反热，是为阳厥[22]。是主骨所生病者[23]，头痛，角额痛[24]，目兑眦痛，缺盆中肿痛，腋下肿痛，马刀挟瘿[25]，汗出振寒，疟，胸中、胁、肋、髀、膝外至胻、绝骨、外踝前及诸节皆痛，小指次指不用。盛者，则人迎大一倍于寸口；虚者，则人迎反小于寸口也。

**[注释]**

[1]呕宿汁：呕吐沉积性汁液。宿，作留止解，另，隔夜曰宿。宿汁，指停滞在胃中，隔夜尚未降下的汁液。

[2]心澹澹恐，如人将捕之：《灵枢·邪气脏腑病形》作“心下澹澹，恐人将捕之。”

[3]嗌中介介然：嗌，咽也。介，隔也。此句意为咽喉中有梗阻感。

[4]见：《灵枢·邪气脏腑病形》作“视”为是。

[5]阳陵泉：胆经穴。腓骨小头之前下方凹陷处。

[6]梦斗讼：做争斗诉讼类的噩梦。另，《灵枢·淫邪发梦篇》作：“容于胆，则梦斗讼自刳。”

[7]交:《灵枢·经脉篇》作“交出”,似是。

[8]至兑眦后:《灵枢·经脉篇》作“至目锐眦后”。兑眦,即锐眦,指外眼角。

[9]合手少阳于䪼:《灵枢·经脉篇》作“合于手少阳,抵于䪼”。䪼,音拙(zhuó),即颧骨部。

[10]气街:胃经穴,又称气冲,腹股沟上方,股动脉内侧,耻骨上缘正中线旁开二寸处。

[11]髀厌:又称髀枢,即胆经的环跳穴。髀,股部,即大腿。

[12]髀阳:大腿外侧。

[13]廉:此作边缘解。

[14]外辅骨:指腓骨。

[15]绝骨:穴位名,即悬钟穴,属足少阳胆经,在足外踝上三寸处。

[16]出小指次指之端:《灵枢·经脉篇》作“入小指次指之间”。指,通趾。

[17]跌上入大指之间:《灵枢·经脉篇》作“别跌上,入大指之间”。指,通趾。

[18]循大指歧:《灵枢·经脉篇》作“循大指歧骨”,为是。歧骨,指足大趾与次趾交叉处。

[19]不能反侧:《灵枢·经脉篇》作“不能转侧”,为是。

[20]甚则面微尘:《灵枢·经脉篇》作“甚则面微有尘”。此指面部失去光泽,象布有灰尘。

[21]体无膏泽:指形体皮肤失去脂腻而无光泽。

[22]阳厥:指胆经的厥逆之病。

[23]是主骨所生病者:这条经脉主治由骨所产生的疾病。

[24]头痛角额痛:《灵枢·经脉篇》作“头痛颔痛”。

[25]腋下肿痛,马刀挟瘿:《灵枢·经脉篇》无“痛”字。马刀挟瘿,指生在颈部两侧的瘰疬。马刀,指瘰疬病形似马刀。挟瘿,指挟结喉两侧。瘿,古指甲状腺肿类疾病,此指结喉两侧。瘰疬为古时多发病,常发部位是颌下,颈侧,腋下及腹股沟。瘰疬即淋巴结核。

## [语译]

胆病,喜欢叹气,口苦,呕出隔夜食汁,心跳不宁,恐惧,好象有人要捕他，咽喉部感到阻隔不舒，常吐唾液，这些病变主要在于少阳起止的经脉。如果经气下陷者灸之；如果寒热者，针刺阳陵泉。如果频呕苦水，喜欢长叹气，心中跳动不宁，无故悲伤恐惧，好象有人要捕他，这是因为病邪在胆，侵犯于胃致胃气上逆，胆汁外溢，故呕吐苦水。治疗的方法，针刺三里穴以降胃气；针刺足少阳经络穴位以安胆腑；然后再调其虚实以驱邪气。

胆胀病，胁下胀满疼痛，口苦叹气。

邪气侵犯胆，会梦与人争辩。

足少阳经脉，起于眼外角，上行头角，下至耳后，沿颈走手少阳经的前面，至肩上，又交叉到手少阳经的后面，入缺盆。有一支脉，从耳后入耳内，出于耳前面，至眼外角的后方。又一支脉，从眼外角下行至大迎与手少阳经脉会合于眼，下颊车，再下颈会合于缺盆，然后下行至胸中，过膈膜，联络肝脏，入属胆腑，复沿胁里，出少腹下毛际两旁气街穴位，绕阴毛处，横入髀厌中；直行的脉，从缺盆下腋下，沿着胸部过季胁，与前一支脉在髀厌中会合，沿大腿的外侧，下行至膝外缘，下走外辅骨的前方，直下至外踝上方的腓骨凹陷处，出于踝前，入足第四趾的尖端。又一支脉，由足背走大趾之间，沿大趾次趾侧的骨缝，至大趾尖端，再回走穿过爪甲，至甲后的三毛处。这一支脉，与足厥阴相接。本经受病，就会发生口苦，时常叹气，胸胁部作痛，身体不能转动，病重的面色似微有灰尘一样，全身肌肤失去润泽，足外侧发热等症，这叫做阳厥。本经所主骨发生病变而影响经脉，则为头角痛，额部痛，眼外角痛，缺盆中肿痛，腋下肿，马刀挟瘿，汗出战傈恶寒，疟疾，胸、胁、肋、髀，膝外侧直到胫，绝骨，外踝前以及诸关节都痛，足的第四趾不能运动。这些病，邪气盛的，则人迎脉比寸口脉大一倍，正气虚的，则人迎脉反小于寸口脉。

［评介］

本节经文引自《灵枢·邪气脏腑病形》、《灵枢·胀论》、《灵枢·淫邪发梦》及《灵枢·经脉》诸篇。主要论述胆及足少阳胆经系统病变。阐明其病因、病理、症候表现及经脉取治方法。一并讨论了足少阳胆经及经别的循行部位，发生病变的证候反应以及此经的主治范围。文中“是主骨所生病者”，依《灵枢·经脉》文例，五脏经脉均主本脏病。而六腑经脉则主“五体”及“津、液、血”诸病。读者宜详之。最后阐明本经虚实证候人迎与寸口大小的比例。

## 心手少阴经病证第三

［原文］

心气虚，则悲不已，实则笑不休。心气虚，则梦救火，伤物[1]，得其时则梦燔灼。心气盛，则梦喜笑及恐畏[2]。厥气客于心，则梦兵[3]烟火。

病在心，日中慧，夜半甚，平旦静。

病先发于心者，心痛。一日之肺喘咳[4]，三日之肝胁痛支满[5]，五日之脾闭塞不通，身痛体重[6]。三日不已死。冬夜半，夏日中。

心脉搏坚而长，当病舌卷不能言。其软而散者，当病消渴，自已。心脉沉之小而紧。浮之不喘，苦心下聚气而痛，食不下，喜咽唾。时手足热，烦满，时忘不乐，喜太息，得之忧思。

赤脉之至也，喘而坚。诊曰：有积气在中，时害于食，名曰心痹。得之外疾[7]，思虑而心虚，故邪从之。

心脉急，名曰心疝，少腹当有形。其以心为牡脏[8]，小肠为之使，故少腹当有形。

邪哭使魂魄不安[9]者，血气少也。血气少者，属于心。心气虚者，其人即畏（一作衰），合目欲眠，梦远行而精神离散，魂魄妄行。阴气衰者，即为癫；阳气衰者，即为狂。五脏者，魂魄之宅舍，精神之所依托也。魂魄飞扬者，其五脏空虚也。即邪神居之[10]，神灵所使，鬼而下之[11]，脉短而微，其脏不足，则魂魄不安，魂属于肝，魄属于肺，肺主津液即为涕泣。肺气衰者，即为泣出。肝气衰者，魂不安，肝主善怒，其声呼。

心中风者，翕翕发热，不能起，心中饥而欲食，食则呕。

心中寒者，其人病心如啖蒜状[12]。剧者，心痛彻背，背痛彻心，如虫注[13]，其脉浮者，自吐乃愈。

愁忧思虑则伤心，心伤则苦惊，喜忘善怒。心伤者，其人劳倦，即头面赤而下重，心中痛彻背，自发烦热，当脐跳手[14]，其脉弦，此为心脏伤所致也。

心胀者，烦心短气，卧不安。

心水者，其人身体重（一作肿）而少气，不得卧，烦而躁，其阴大肿[15]。

肾乘心，必癃。

真心痛，手足清至节[16]，心痛甚，旦发夕死，夕发旦死。心腹痛，懊侬[17]发作，肿聚，往来上下行，痛有休作，心腹中热，苦渴，涎出，是蛕咬也[18]。以手聚而坚持之，毋令得移，以大针刺之[19]。久持之，虫不动，乃出针，肠中有虫蛕咬，皆不可取以小针。

心之积，名曰伏梁，起于脐上，上至心，大如臂，久久不愈，病烦心[20]，心痛，以秋庚辛日得之，何也？肾病传心，心当传肺，肺适以秋王，王者不受邪，心复欲还肾，肾不肯受，因留结为积，故知伏梁，以秋得之[21]。

心病，其色赤，心痛短气，手掌烦热，或啼笑骂詈[22]，悲思愁虑，面赤身热，其脉实大而数，此为可治。春当刺中冲[23]，夏刺劳宫[24]，季夏刺大陵[25]，皆补之。秋刺间使[26]，冬刺曲泽[27]，皆泻之。（此是手厥阴心包络经）又当灸巨阙[28]五十壮，背第五椎[29]百壮。

心病者，胸内痛，胁支满，两胁下痛，膺背肩甲间痛，两臂内痛，虚则胸腹大，胁下与腰背相引而痛，取其经，手少阴、太阳、舌下血者，其变病，刺郄中血者[30]。

邪在心，则病心痛，善悲，时眩仆，视有余不足，而调其输。

黄帝曰：手少阴之脉独无输，何也？岐伯曰：少阴者心脉也。心者五脏六腑之大主也。心为帝王[31]，精神之所舍，其脏坚固，邪不能客，客之则伤心，心伤则神去，神去则身死矣。故诸邪在于心者，皆在心之包络。包络也者，心主之脉也。故少阴无输焉。少阴无输[32]，心不病乎？对曰：其外经腑病，脏不病[33]，故独取其经于掌后兑骨之端[34]也。

手心主之脉，起于胸中，出属心包，下膈，历络三焦。其支者，循胸出胁，下腋三寸，上抵腋下，循臑内，行太阴少阴之间，入肘中，下臂，行两筋之间，入掌中，循中指，出其端。其支者，别掌中，循小指次指出其端。是动则病手心热，肘臂挛急，腋肿，甚则胸胁支满，心中澹澹大动，面赤目黄，善笑不休[35]。是主脉所生病者，烦心，心痛，掌中热。盛者，则寸口大一倍于人迎；虚则寸口反小于人迎也。

手心主之别，名曰内关，去腕二寸。出于两筋间，循经以上，系于心包络，心系气实则心痛；虚则为烦心[36]，取之两筋间。

心病，烦闷少气，大热，热上荡心，呕吐，咳逆，狂语，汗出如珠，身体厥冷，其脉当浮，今反沉濡而滑，其色当赤，而反黑者，此是水之克火，为大逆，十死不治。

［注释］

[1]伤物：诸本均作“阳物”，似是。

[2]喜笑及恐畏：《灵枢·淫邪发病》作“善笑恐畏”。

[3]梦兵：《灵枢·淫邪发病》作“梦见邱山”。

[4]一日之肺喘咳：《灵枢·病传》无“喘咳”二字。之，作传变解。

[5]三日之肝胁痛支满：《灵枢·病传》无“胁痛支满”四字。

[6]五日之脾，闭塞不通，身痛体重：《灵枢·病传》无“闭塞不通，身痛体重”八字。

[7]得之外疾：得之于外感之疾，即外邪为病。

[8]心为牡脏：即心为阳脏。牡，兽类之雄者。

[9]邪哭使魂魄不安：邪哭，似是“中邪而哭”。魂魄不安，指心神恍惚而不宁。

[10]邪神居之：邪神，错乱之神、邪扰之神。居之，停留之义。

[11]神灵所使，鬼而下之：意不可解。鬼，似是破字之误。或为神志

错乱，神灵不能正常发挥作用，如鬼祟作怪。

[12]其人病心如啖蒜状：啖，即啖，作吃解。此句意为：此病有一症状，如同吃蒜后的心中烧灼感，俗称"嘈心"，实为胃中的辛辣烧灼感。《金匮要略·五脏风寒积聚病脉证并治第十一》其人后有一"苦"字，为确。啖蒜，《千金方》作"啖蒜齑"，更确。

[13]如虫注：广本作"如蛊注"。《金匮要略·五脏风寒积聚病脉证并治第十一》作"譬如蛊注"，为是。

[14]当脐跳手：一手按脐部，有跳动应手的感觉。跳，杨本、广本作"挑"。《金匮要略·五脏风寒积聚病脉证并治第十一》无"手"字。

[15]其阴大肿：《金匮要略·五脏风寒积聚病脉证并治第十一》作"其人阴肿"。阴，外阴部。阴肿，指外阴部水肿。男性更为明显，阴茎、阴囊俱为水肿。称"其阴大肿"，更确。

[16]手足清至节：《灵枢·厥病》文同此。缪本、朱本、张本均作"青"。清，作清冷解。节，指肘膝关节。手足清至节，指手足逆冷至肘膝关节。《灵枢·厥病》另有"手足寒至节"句。如作"青"，解为青紫，似非。

[17]懊侬：音奥农（ào nóng），意指烦闷气恼的感觉。懊侬，又同懊恼。

[18]苦渴，涎出，是蚘咬也：《灵枢·厥病》作"喜渴涎出者，是蛟蛕也"，似是。蛟蛕，即蛔虫类寄生虫病。蚘、蛕、蛔三字音义同。咬，似为蛟字之误。

[19]以手聚而坚持之，毋令得移，以大针刺之：此为针刺虫积的手法。即以手聚拢坚紧握持虫积，不使之移动，再用大针刺其积团。

[20]病烦心：《难经·五十六难》作"令人烦心"。

[21]以秋得之：《难经·五十六难》作"以秋庚辛日得之"。

[22]啼笑骂詈：哭笑无常或诟言秽语。詈，音利（lì），骂也。

[23]中冲：心包经穴，手中指末端去爪甲一分处。

[24]劳宫：心包经穴，在掌心处，自然握拳，当中指与无名指两指着落点之中间取之。

[25]大陵：心包经穴，当手掌后横纹两筋间。

[26]间使：心包经穴，掌横纹直上三寸两筋间。

[27]曲泽：心包经穴，肘横纹正中。

[28]巨阙：任脉经穴，脐上正中六寸处。

[29]背第五椎：当指背第五椎棘突下一寸五分处的心俞穴，膀胱经穴。

[30]刺郄中血者：针刺郄穴中有瘀血者，放血治疗。

[31]心为帝王：即心为君主之官的翻版之说。

[32]少阴无输：《灵枢·邪客篇》作“少阴独无输”。输，指五腧穴，井、荥、输、经、合而言。少阴无输，指心经没有五腧穴。据《灵枢·本输篇》所论，心经所取的五腧穴，实为心包经的中冲、劳宫、大陵、间使、曲泽。而心包经并未论及。故《灵枢·邪客篇》有“手少阴之脉独无输”的提问。明代张介宾所著《类经》对此注云：“手少阴，心经也；手厥阴，心包络经也。经虽分二，脏实一原。凡治病者，但治包络之输，即所治心也。故少阴一经，所以独无输焉。”

[33]其外经腑病，脏不病：《灵枢·邪客篇》作“其外经病而脏不病”，为是。

[34]掌后兑骨之端：当指心经的神门穴。兑，通锐。

[35]善笑不休：《灵枢·经脉篇》作“喜笑不休”，为是。

[36]虚则为烦心：《灵枢·经脉篇》作“虚则为头强”，存疑。

## [语译]

病人心气虚，就悲伤不已；心气实，就笑不止。心气虚，就梦救火、伤物。如果心气虚又恰恰碰到心火旺盛的时节，就会梦见烧炙的东西。心气旺盛，会做喜笑和可怕的梦。邪气侵犯心部，会梦见兵甲和烟火。

病在心，病人在午时精神清爽，子时加重，寅时安静。

病先发在心部，见心痛。如循着相克的次序传变，一天传变到肺部，会见气喘和咳嗽。三天传变到肝部，见胁痛胀满。五天传变到脾部，出现痞满闭塞不通，身体疼痛，四肢沉重。如果三天病势不减，就会死。在冬天多死于子时；夏天多死于午时。

心脉搏指又硬又长，病应见舌卷曲，不能言语。心脉软而又散，病应见消渴症状。由于心脉软散，心火不炽，所以消渴又会自愈。心脉沉按又小又紧，浮按没有急疾的脉象，症状是心下有气结聚而疼痛，东西吃不下，爱吞口水和吐痰饮，手足常热，心烦胸满，善忘，心情不畅，爱叹息，这是因心里忧虑所致。

心脉来急疾而坚强，诊断为有气积聚在中脘，常由伤食而得，这病叫做心痹。得自外邪又兼思虑过度，使心气内虚，致外邪乘虚而入。

心脉急，病名叫心疝，少腹部位当有结聚出现。因为心属阳脏，和小肠相表里，小肠在少腹部，所以心疝病少腹部邪气使病人悲伤哭泣和心神不安，原因是气血虚少。因为气血虚少，是属于心的疾病。由于心气虚，病人常常发生恐怖情绪，闭目欲睡，梦往远方旅行，这是心气虚少，心神失守，精神不安的缘故。阴气衰，就成为癫疾；阳气衰，就为狂病。五脏中，肝藏魂，肺藏魄，肾藏精，心藏神，所以五脏是魂魄所在和精神所依附的地方。因此心神失守则飞越，五脏空虚，则邪气乘虚而入，心神反为鬼邪所制，表现脉短而微。脏气虚弱则魂魄不安。魂属肝，魄属肺，肺主津液即为涕泣，若肺气衰则涕泣出。肝气衰则魂不安，肝在志为怒，故善怒，其声为呼。

心经受了风邪侵袭，病人翕翕发热，不能起床，心中饥而欲食，食后随即吐出。心经受了寒邪侵袭，病人心里难过，象吃大蒜那样。病剧的时候，心痛透到背，背痛透到心，象虫在里面啃着一样，如果病人脉浮，不服药而自己会吐的，就会缓解。

愁忧思虑会伤心，心伤则神失所守，遇事常为惊恐，善忘记，易发怒。心受损伤的病人，稍有劳倦，即见头面发赤，下肢沉重，心中疼痛透到背部，目觉烦热，以手按之其脐有跳动感，脉见弦，这是由于心脏损伤的缘故。

心胀病，心中烦闷，呼吸气短，睡卧不安。

心水病的患者，身体会感到沉重，呼吸短促，睡卧不安，心烦而躁，阴部肿大。

肾水乘心，会见小便不利。

真心痛症，手足冷到肘节，疼痛剧烈，早晨发作，到夜晚死，夜晚发作，到翌晨死。

心腹部疼痛，胸中烦乱不宁，心下似肿气聚结，往来上下走动，痛有起伏。心腹中热，口渴流涎，是蛔虫上行骚扰的缘故。用手掐聚痛部，紧紧夹住，不使移动，用粗针刺入，留针到一定时间，到了蛔虫不动时才拔针。肠中有蛔虫骚扰，都不可以用细针刺治。

心积病，名叫伏梁。起于脐上，向上到心部，大如手臂，很久不痊愈，使病人心烦而痛，这病是从秋季庚辛日子得的，为什么呢？这是由于肾病传心，心又当传肺，肺金在秋天是当旺的时候，肺金旺是不受邪传的，心复将邪还归到肾，肾不肯受，因而留结为积病，所以知道伏梁病是在秋天得来的。

心病，面色赤，心痛短气，掌心烦热。有时啼哭，嘻笑，骂人或冷言冷语，时而悲伤忧虑。面赤，发热，脉搏有力，既大且数，其病可以治愈。春天应当针刺中冲穴，夏天针刺劳宫穴，六月针刺大陵穴，都用补法。秋天针刺间使穴，冬天针刺曲泽穴，都用泻法。又当灸巨阙五十壮，背部第五椎下神道穴一百壮。

心病患者，胸内疼痛，胁部闷满，两胁下痛，胸背和肩胛痛，两臂内侧痛，如果是虚证，胸腹部胀大，胁下与腰背相牵引疼痛，取它的相关经脉，即手少阴心经和与它相表里的手太阳小肠经，循经取穴，并在舌下廉泉穴针刺出血，如果疾病有变化，则刺阴郄穴出血。

邪气在心，则病心痛，容易产生悲伤，常目眩仆倒。治疗时，应根据病的有余和不足，取俞穴以调和虚实。

黄帝说：为什么唯独手少阴经脉无腧穴？岐伯说：手少阴是心脉，心是五脏六腑的主宰，好比一君主，是藏精神的所在，其脏器坚固，邪气就不会侵犯，如果邪气侵犯会伤心，心伤可致神气离散，神气离散人即死亡。所以诸邪气侵犯心脏，实际皆在心包络，包络是心主外卫的脉络，代心受邪，所以手少阴没有腧穴。如果照这样的说法，那么心就不会受病吗？岐伯说：病发生在脏器之外的经脉和在表之腑，本脏不受邪，故独取手少阴的掌后侧锐骨末端的神门穴。

心主的脉，起于胸中，出属心包络，下过横膈膜，顺序联络三焦。它的支脉，由胸部到胁部再行到腋部三寸，上行到腋窝，沿着上臂内侧行于手太阴和手少阴两经的中间，走入肘中，下行到前臂的两筋之间，进入掌中，沿中指直达指尖。又一支脉由掌中沿着无名指直达指尖。本经受病就会见手心热，肘臂拘挛，腋部肿，甚则胸胁胀满，心中跳动不宁，面赤，目黄，喜笑不止。如果因心经传变所生的病，就会出现心内烦，心部痛，掌中热，如果手心主经络实，则寸口脉比人迎脉大一倍；如果虚，则寸口脉比人迎脉反小。

手心主厥阴经的别络，名叫内关，在腕后内侧二寸处，从两筋中间出来，循本经上行，系于心包络，心系邪气实，则心痛；正气虚则烦心。针刺治疗，取腕上内侧两筋之间二寸处。

心病，烦闷，少气，大热，热气上冲心部，呕吐，咳嗽，气逆，言语发狂，汗出象珠一样，身体冰冷。这种病，脉搏应当浮，现在反而沉软而滑。面色应当赤，现反黑，这是水克火，是大为反常的逆症，一定会死。

［评介］

本节经文取自《灵枢·淫邪发梦》、《灵枢·病传》、《灵枢·邪客》、《灵枢·经脉》、《素问·脏气法时》、《素问·脉要精微论》、《难经·五十六难》、《金匮要略·五脏风寒积聚病脉证并治》及《金匮要略·水气病脉证并治》诸篇。主要论述心脏、心包、手少阴之脉及手心主之脉的病证和证候表现，并阐明其取治原则和方法。指明手心主之脉及经别的循行部位。阐明其主治范围和取治方法。

本文承袭《灵枢·邪客》中“手少阴之脉独无输”之说。说明“心”不受外邪的道理。这本是《内经》作者帝王思想在发病学中的体现。本不足取。而本文又多“心为帝王”一句，又突出了这种思想。这应是中医发病学中的瑕疵。而“心不受邪”的观点其影响又非常深远，清代温病学派的“热陷心包”之说即是这种观点发展。

## 小肠手太阳经病证第四

[原文]

小肠病者，少腹痛，腰脊控睾而痛[1]，时窘之，复耳前热[2]，若寒甚，独肩上热[3]，及手小指次指之间热。若脉陷者，此其候也[4]。

少腹控睾，引腰脊，上冲心，邪在小肠者，连睾系，属于脊，贯肝肺，络心系，气盛则厥逆，上冲肠胃，动肝肺，散于肓，结于厌[5]（一作齐），故取之肓原[6]以散之，刺太阴以与之，取厥阴以下之，取巨虚下廉[7]以去之，按其所过之经[8]以调之。

小肠有寒，其人下重，便脓血，有热，必痔。

小肠有宿食，常暮发热，明日[9]复止。小肠胀者，小腹䐜胀引腹而痛。厥气客于小肠，则梦聚邑街衢[10]。

手太阳之脉，起于小指之端，循手外侧，上腕，出踝[11]中，直上，循臂骨下廉，出肘内侧两骨之间[12]，上循臑外后廉[13]，出肩解[14]，绕肩甲，交肩上，入缺盆，向腋，络心，循咽，下膈，抵胃属小肠。其支者，从缺盆，循颈上颊，至目兑眦，却入耳中。其支者，别颊，上颇抵鼻，至目内眦，斜络于颧。是动则病，嗌痛颔[15]肿，不可以顾[16]，肩似拔[17]，臑似折。是主液所生病者，耳聋，目黄，颊颔肿，颈、肩、臑、肘、臂外后廉痛。盛者，则人迎大再倍于寸口；虚者，则人迎反小于寸口也。

［注释］

[1]腰脊控睾而痛：指腰脊疼痛牵涉及睾丸。控，牵扯、牵连之义。

[2]时窘之，复耳前热：《灵枢·邪气脏腑病形篇》作“时窘之后，当耳前热”。窘，困迫而无奈。窘之后，即大便窘迫减。

[3]独肩上热：《灵枢·邪气脏腑病形篇》作“独肩上热甚”。意为全身寒而肩上自感热甚。

[4]若脉陷者，此其候也：脉陷，本指目测脉体陷下。此为脉虚之象。“此其候也”之下，《灵枢·邪气脏腑病形篇》有“手太阳病也，取之巨虚下廉”。

[5]散于肓，结于厌：肓，音荒（huāng）。中医早期解剖学术语，指心下膈上部位。厌，指会厌部。

[6]肓原：《素问·腹中论》：“其气溢于大肠而著于肓，肓之原在脐下。”一般认为肓原指脐下的气海穴，又名脖胦、下肓。《灵枢·九针十二原》：“肓之原，出于脖胦”。又，丹波元简云：“案《玉篇》：脖胦梓，脐也。犹天枢即脐，而其穴则在挟脐两旁各一寸”。《脉经校释》：“肓原，即关元穴，小肠的募穴”。互参。

[7]巨虚下廉：即足阳明胃经的下巨虚穴，当外膝眼的下九寸处。

[8]所过之经：指发病部位的所过之经。

[9]明日：此指天明之后。

[10]则梦聚邑街衢：《灵枢·淫邪发梦篇》作“则梦聚邑冲衢”。邑，古时城镇称邑。街，冲（衢?），衢同义。

[11]踝：此指尺骨茎突。

[12]两骨之间：指尺骨与桡骨之间。《灵枢·经脉篇》作“两筋之间”。

[13]臑外后廉：臑，肱部，即上臂。外后廉，即外后缘。

[14]肩解：指肩峰。肩胛骨喙突与肱骨头连结的骨缝。

[15]颔：音汗（hàn）。下颌骨的颏部。俗称下巴颏。

[16]顾：回首曰顾。指头左右顾盼。

[17]肩似拔：肩部牵拉性酸痛。

**[语译]**

小肠的部位盘屈在少腹，后附腰脊，下连睾丸，所以病则出现少腹痛，腰脊牵引睾丸而痛，同时还有不得大小便而窘急的感觉，或者沿手太阳经脉循行的部位发病，而耳前发热，假如小肠寒冷厉害，独肩上发热和手小指与次指的中间发热。同时小肠相应的脉却出现陷下脉象，这是小肠寒甚的症候。

少腹作痛，而且牵引着睾丸和腰脊，自下向上冲心，这是病邪在小肠。小肠连着少腹和睾丸，向后联系腰脊，上贯肝肺，联络心系。假如邪气过盛，则逆气上冲到肠胃，振动肝肺，散布到肓原，聚结于会厌。所以要取脐下的关元穴以散之。刺手太阴以补肺经之虚，刺足厥阴以下肝经之气。取足巨虚下廉以去小肠的邪气，并按它所经过的经脉，循经取穴以调治病症。

小肠有寒，病人大便不畅，肛门有重坠感，兼有脓血及热感，必有痔疮。

小肠有积食阻滞，常常傍晚发热，天明又停止。

小肠胀的病者，是小腹部胀满，牵引腹部作痛。邪气在小肠，就会梦见人物聚集的城市和交通便利的街道。

手太阳经脉，起于手小指末端的外侧，沿着手外侧到腕部，过锐骨直上，沿前臂骨下缘，出肘后内侧，在尺骨与上臂骨的肘关节的中间，上循上臂外侧后缘，出肩后骨缝绕行肩胛，左右交于肩上。下入于缺盆，向腋窝后，联络心脏，沿食道下膈膜至胃，下行入属小肠本腑。有一支脉，从缺盆沿颈上颊，至眼外角，转入耳内。又一支脉，从颊别走眼眶下面，至鼻抵眼内角，斜行而络于颧骨部。本经受病就会出现喉咙痛，下颏肿，头不能左右回顾，肩痛好象被拉着拔着，上臂痛好象折断一样。如果由于本经传变，则所生疾病属于水液运化方面，可见耳聋、目黄、颊部下颌肿，颈部、肩部、上臂、肘、前臂的外侧后部痛。邪气盛的，人迎的脉大二倍于寸口；正气虚的，人迎的脉反小于寸口。

[评介]

本节经文取自《灵枢·邪气脏腑病形》、《灵枢·淫邪发梦》、《灵枢·经脉》诸篇。主要论述小肠病及手太阳经病证，并阐发其病因病理及症候表现。说明其取治方法。另外论述手太阳经及经别的循行部位及主治范围。最后阐明本经虚实证候人迎与寸口大小的比例。

## 脾足太阴经病证第五

[原文]

脾气虚，则四支不用，五脏不安，实则腹胀，泾溲不利[1]。

脾气虚，则梦饮食不足，得其时，则梦筑垣盖屋[2]。脾气盛，则梦歌乐，体重，手足不举。厥气客于脾，则梦丘陵大泽，坏屋风雨。

病在脾，日昳慧，平旦甚，日中持[3]，下晡静。

病先发于脾，闭塞不通，身痛，体重，一日之胃，而腹胀。二日之肾，少腹腰脊痛，胫痠。三日之膀胱，背膂[4]筋痛，小便闭。十日不已，死，冬人定，夏晏食[5]。

脾脉搏坚而长，其色黄，当病少气，其软而散，色不泽者，当病足骭[6]肿，若水状。

脾脉沉之而濡，浮之而虚，苦腹胀，烦满，胃中有热，不嗜食，食而不化，大便难，四肢苦痹，时不仁，得之房内[7]，月使不来，来而频并[8]。

黄脉之至也，大而虚，有积气在腹中，有厥气，名曰厥疝[9]。女子同法。得之疾使[10]四肢，汗出当风。

寸口脉弦而滑，弦则为痛。滑则为实，痛即为急，实即为踊[11]，痛踊相搏，即胸胁抢急[12]。

趺阳脉浮而涩，浮即胃气微，涩即脾气衰，微衰相搏，即呼吸不得，此为脾家失度。

寸口脉双紧即为入，其气不出，无表有里，心下痞坚。

趺阳脉微而涩，微即无胃气，涩即伤脾，寒在于膈，而反下之，寒积不消，胃微脾伤，谷气不行，食已自噫。寒在胸膈，上虚下实，谷气不通，为秘塞之病[13]。

寸口脉缓而迟，缓则为阳，卫气长[14]。迟则为阴，荣气促，荣卫俱和，刚柔相得，三焦相承，其气必强。

趺阳脉滑而紧，滑则胃气实，紧则脾气伤，得食而不消者，此脾不治也。能食而腹不满，此为胃气有余，腹满而不能食，心下如饥，此为胃气不行，心气虚也。得食而满者，此为脾家不治。

脾中风者，翕翕发热，形如醉人，腹中烦重，皮肉瞤瞤[15]而短气也。

凡有所击仆，若醉饱入房[16]、汗出当风则伤脾。脾伤则中气，阴阳离别，阳不从阴，故以三分候死生[17]。

脾气弱，病利下白肠垢[18]；大便坚，不能更衣[19]，汗出不止，名曰脾气弱。或五液注下青、黄、赤、白、黑。

病人鼻下平者，胃病也[20]。微赤者，病发痈。微黑者，有热。青者，有寒。白者，不治。唇黑者，胃先病。微燥而渴者，可治。不渴者，不可治。脐反出者，此为脾先落[21]（一云：先终）。

脾胀者，善哕，四肢急[22]，体重不能衣[23]（一作枚）。

脾水者，其人腹大，四肢苦重，津液不生，但苦少气，小便难。

趺阳脉浮而涩，浮则胃气强，涩则小便数，浮涩相搏，大便则坚，其脾为约[24]。脾约者，其人大便坚，小便利，而反不渴。

凡人病脉已解，而反暮微烦者，人见病者差安[25]，而强与谷，脾胃气尚弱，不能消谷，故令微烦，损谷则愈[26]。

脾之积，名曰痞气。在胃脘，覆大如盘，久久不愈。病四肢不收，黄瘅[27]，食饮不为肌肤。以冬壬癸日得之，何也？肝病传脾，脾当传肾，肾适以冬王，王者不受邪。脾复欲还肝，肝不肯受，因留结为积，故知痞气以冬得之[28]。

脾病，其色黄，饮食不消，腹苦胀满，体重节痛，大便不利，其脉微缓而长，此为可治。宜服平胃丸、泻脾丸[29]、茱萸丸[30]、附子汤。春当刺隐白[31]，冬刺阴陵泉[32]，皆泻之。夏刺大都[33]，季夏刺公孙[34]，秋刺商丘[35]，皆补之。又当灸章门[36]，五十壮，背第十一椎[37]百壮。

脾病者，必身重，苦饥[38]，足痿不收(《素问》作善饥肉痿足不收)，行善瘈，脚下痛。虚则腹胀、肠鸣、溏泄[39]、食不化。取其经足太阴，阳明，少阴血者。

邪在脾[40]则肌肉痛，阳气有余，阴气不足，则热中善饥；阳气不足，阴气有余，则寒中肠鸣腹痛。阴阳俱有余，若俱不足，则有寒有热，皆调其三里。

足太阴之脉，起于大指之端，循指内侧白肉际，过核骨[41]后，上内踝前廉，上腨内[42]，循胻骨后交出厥阴之前，上循膝股内前廉，入腹属脾，络胃，上膈，侠咽，连舌本，散舌下。其支者，复从胃别上膈，注心中。是动则病，舌本强，食则呕（一作吐），胃管痛，腹胀善噫，得后与气[43]，则快然而衰[44]，身体皆重。是主脾所生病者，舌本痛，体不能动摇，食不下，烦心，心下急痛，寒疟，溏，瘕泄[45]，水闭，黄疸，好卧[46]，不能食肉，唇青，强立，股膝内痛、厥，足大趾不用。盛者，则寸口大三倍于人迎；虚者，则寸口反小于人迎也。

足太阴之别，名曰公孙。去本节后一寸，别走阳明。其别者入络肠胃，厥气上逆则霍乱；实则腹中切痛；虚则鼓胀[47]。取之所别。

脾病，其色黄，体青，失溲，直视，唇反张，爪甲青，饮食吐逆，体重，节痛，四肢不举。其脉当浮大而缓，今反弦急，其色当黄，今反青，此是木之克土，为大逆，十死不治。

### [注释]

[1]泾溲不利：指二便不利。泾，大便。溲，小便。另，据《黄帝内经太素》杨上善注云："泾，有本作经，妇女月经也"。

[2]筑垣盖屋：即筑墙建屋。

[3]日中持：日中时症状呈稽留持续阶段。

[4]背膂：指背部两侧近脊柱处的筋肉。

[5]晏食：即晚食。晏，晚也。《墨子·尚贤中》："蚤朝晏退"。

[6]足骭：指足部与骭部。骭，音干（gàn），本指胫骨。此为胫部。

[7]房内：此指性生活。

[8]月使不来，来而频并：月经或是不来潮，或来而崩漏不止。频，频漏不止；并，持续不断。

[9]厥疝：病名，疝气并有逆冷疼痛。

[10]得之疾使：使下廖本、朱本、张本均有"内"字，为是。此句应为"得之疾，使内"，意为生病后行房事。使内，指性生活。

[11]踊：作跳动解。

[12]抢急：攻冲挛痛。

[13]秘塞之病：便秘梗塞不通病证。

[14]卫气长：此指卫气从容长养。与下文"荣气促"为互文。

[15]皮肉瞤瞤：指肌肉瞤动。

[16]醉饱入房：饱食醉酒以后行房事。

[17]故以三分候死生：三分，三条指征，即击仆、醉饱入房、汗出当风。另，或指脾伤则中气、阴阳离别、阳不从阴。姑并存。

[18]病利下白肠垢：利，同痢。下白，即便白脓。肠垢，指便下积垢。

[19]大便坚，不能更衣：即大便坚硬，而不能排下。更衣，如厕的婉

语，古人如厕则更换便衣，后如厕则託言更衣。

[20]病人鼻下平者，胃病也：指鼻唇沟平展，是胃中有疾病的征象。

[21]脾先落：脾气先竭绝。

[22]四肢急：《灵枢·胀论》作“四肢烦闷”，依据下文“体重不能衣”，作“四肢烦闷”为是。

[23]体重不能衣：身体浮肿沉重，穿衣困难。《灵枢·胀论》作“体重不能胜衣，卧不安”。

[24]其脾为约：即脾约证。由脾气过度约束而大便坚涩不通。《金匮要略·五脏风寒积聚病脉证并治第十一》后有麻子仁丸主之。后世又称麻子仁丸证。

[25]入见病者差安：指医者入病家而病人稍愈。

[26]损谷则愈：损，折损。损谷，即折减病人的饮食量。此指病人初愈时勉强进食而致虚烦证，病人应减食则愈。

[27]黄瘅：即黄疸。

[28]故知痞气以冬得之：《难经·五十六难》作“故知痞气以冬壬癸日得之”。

[29]泻脾丸：药物构成不详，待考。

[30]茱萸丸：药物构成不详，待考。

[31]隐白：脾经穴，足大趾内侧距爪甲角一分处。

[32]阴陵泉：脾经穴，胫骨内侧膝下凹陷中。

[33]大都：脾经穴，足大趾内侧，第一蹠趾关节前下方赤白肉际处。

[34]公孙：脾经穴，足大趾本节后一寸处。

[35]商丘：脾经穴，内踝前下方凹陷处。

[36]章门：肝经穴，第十一浮肋游离端下方处。

[37]第十一椎：应指第十一椎棘突下旁一寸五分处的脾俞穴，属膀胱经背俞穴。

[38]苦饥：长期有饥饿感症状。

[39]溏泄：《素问·脏气法时论》作“飧泄”。

[40]邪在脾：《灵枢·五邪篇》作“邪在脾胃”。

[41]核骨：足大趾本节后内侧凸出的圆骨，形如果核。实为第一蹠骨头。

[42]腨内：小腿肚内侧。腨，音揣（chuāi）。《说文》："腨，腓肠也"。

[43]得后与气：得以大便和矢气。

[44]快然而衰：《灵枢·经脉篇》作"快然如衰"。为是。是指大便或矢气后则有舒适和衰疲感。

[45]溏，瘕泄：溏，大便稀薄。瘕泄，指痢疾。即上文"利下白肠垢"。

[46]黄疸，好卧：《灵枢·经脉篇》作"黄疸，不能卧"，考之临床，黄疸病常有嗜睡困顿症状。故"好卧"为是。

[47]鼓胀：腹胀如鼓，又作臌胀。

## [语译]

脾气虚，会使四肢失却正常功用，五脏失去滋养，致使五脏不安。脾气实，则腹胀，大小便不利。

脾气虚，则梦饮食不饱。如得土旺时节，则梦筑墙垣盖房屋。脾气盛，就梦歌唱欢乐而身体沉重手足不举。病气侵犯脾脏，就会梦见起伏的丘陵和巨大的湖泊，或见风雨破坏房屋。

病在脾，午后未时神志比较清爽，在寅时，病情较重，午时维持一般情况，到申时以后便安静了。

疾病先发生在脾脏，出现痞满闭塞不通，身体疼痛沉重。第一天病传变到胃，症状是腹胀。第二天传变到肾，症状是少腹部，腰部，脊骨都痛，胫部酸。第三天，传变到膀胱，症状是臂部和脊椎的筋痛，小便不通。如果十天，病势仍不减，就会死。冬天多死于戌亥时，人静入睡以后；夏天多死于寅时。

脾脉坚硬而长，脸色黄，当有气短而不通畅的病候。如果脉象软而散，面色不润泽，会见足胫浮肿，象水肿之状。

脾脉沉按细软，浮按无力，患腹胀烦闷而满，胃中有热，不爱吃东西，吃了也不消化，大便困难，四肢麻痹不仁，这病得自房事之后。在妇女会出现闭经，或者月经妄行而量多。

脾脉来大而虚，这是病气积聚在腹中，病人自觉有一股逆气作痛，这种病名叫厥疝，女子亦同样有这种情况；它的得病原因，是由于剧烈劳动，汗出当风所致。

寸口脉弦而滑，弦主痛，滑主实，疼痛是筋脉拘急的表现，气实而逆会造成筋肉的瞤动，两者相合，就出现胸胁紧急窜痛的感觉。

趺阳脉浮而涩，浮是胃气微，涩是脾气衰，胃气微与脾气衰相搏，就会呼吸不舒适，这是脾胃失其常度。

两寸口都出现紧脉，病的趋向，是走向里面，其气不能外达，病不在表而在里，症状会见心下痞硬。

趺阳脉微而涩，趺阳是胃脉，脉微是无胃气；脉涩是脾伤的表现，这病是因为寒气在膈所致。在治疗时，若反用攻下法，寒气因而积留在内，不能消退，致使胃弱脾伤，谷气不能运行，进食后，胃气受阻不能下行，上逆发为噫气。寒滞在胸膈，上虚下实，谷气不得畅通，而为闭塞的病症。

寸口脉缓而迟，以迟缓而分阴阳，则缓脉属阳，主卫气充盛；迟脉属阴，主荣气丰盈，荣卫和调，刚柔相得的正常脉象，三焦均能受气，故见气强而有力。

趺阳脉滑而紧，滑是胃气实，紧是脾气伤，食后不消化，是脾病而胃不能运化。如果能食腹不胀满，这是胃气实而有余的迹象。如果腹满而不能食，心下有饥饿感，这是胃气不得运行，由于心气虚，火不能生土，以致胃气不行。假如食后腹即胀满，这是脾家有病，不能运化的缘故。

脾受风邪的侵袭，病人会出现轻微发热，形状好象酒醉一样，腹中不适，烦满而重，皮肉跳动，而且有呼吸短促的现象。

凡是由于受到击伤或跌仆，若醉饱后房事不节。汗出当风，则损伤了脾。脾伤，就出现中气、阴气、阳气相互分离，使阳不恋阴。所以可根据中气、阴气、阳气三部分的是否协调来诊候其死生。

脾气衰弱，病就下利色白，有粘液，或大便坚硬闭结不通，汗出不止，这是脾气弱的症状。也有的表现为五液注下，症见泻下青、黄、赤、白、黑的液体。

病人鼻下平坦的，说明胃有病。鼻下略有赤色的，病发痈疮。略有黑色的，是热病。有青色的是寒病。有白色的预后不良。口唇色黑的，胃先发病。口唇略干燥而口渴的，经治疗，预后尚好。口不渴的，不容易治疗。脐翻出的，是脾气先竭的象征。

脾胀病，常发呃逆，手足拘急，身体沉重无力，连穿衣服都感困难。

脾有水气的患者，腹部肿大，四肢沉重，水气不化，津液不生，感到呼吸细促，小便困难。

趺阳脉浮而涩，浮是胃气强的表现，涩是脾阴不足，会出现小便次数多。浮涩两脉象并见，大便就会坚硬，脾受约束不能为胃行其津液，所以患脾约病的人，大便硬，小便利，反而口不渴。

凡是患者病症和脉象都已缓解，而在傍晚时，反有微烦不安的，这是认为病已稍愈，而强与饮食，因脾胃之气还衰弱。不能消化水谷，所以出现微烦，只要减少饮食，就会痊愈。

脾的积聚病，名叫痞气，在胃脘部，根大顶凸，象覆着的盘子。很久不愈。病人四肢难以屈伸，发为黄疸病，饮食不能充养肌肤，这病是在冬天壬癸日得的，这是什么道理呢？因为肝病传脾，脾应当传给肾，肾水在冬天当旺，旺时是不受邪的，脾复还给肝，肝不肯受，故留结在脾而成积。所以知道痞气是在冬天壬癸日得的。脾病，肤色黄，饮食不消化，腹部胀满，身体沉重，关节痛，大便不利，脉象微缓而长的，可以治疗。宜服平胃丸、泻脾丸、茱萸丸、附子汤。如在春天应当针刺隐白，冬天应当针刺阴陵泉，都用泻的手法。夏天应当针刺大都，六月份针刺公孙，秋天针刺商丘，都用补的手法。又当灸章门五十壮，背部第十一椎脊中穴一百壮。

脾病患者，必身体沉重，常会感到饥饿，足痿软难以屈伸，小腿部位会抽筋，腿的下部疼痛。脾虚的，就有腹胀满，肠鸣，泄泻，食不运化。治疗方法，取足太阴经脾脉，足阳明经胃脉，足少阴经肾脉，刺其出血。

邪气在脾，则出现肌肉疼痛。如阳气有余而阴气不足，则出现中消，消谷善饥；如阳气不足而阴气有余，则出现内寒，肠鸣，腹痛。假如阴阳俱有余，或俱不足，就有寒、有热，都可以取足三里穴，用有余则泻，不足则补的方法加以调治。

足太阴经脉，起于足大趾尖端，沿大趾内侧赤白肉分界处，经过大趾后的核骨的后面，上行于足内踝的前方，再上行于腿肚的内侧，沿胫骨后方，穿过足厥阴肝经的前面，上行于膝股内侧的前缘，直达腹内，属脾脏，连络胃腑，从胃上膈膜挟行咽喉，连于舌根，散于舌下。它的支脉，又从胃分别上行过膈膜，注于心中。这一支脉，与手少阴经相接。本经受病会发生舌根强硬，食即作呕，胃脘作痛，腹胀，常发噫气。在大便或矢气后，觉得松快并且有衰疲感。但身体仍感到沉重。本经联属的脾脏发生病变，会出现舌根疼痛，身体不能动摇，食不下，心烦不安，心下掣引作痛，寒多微有热或但寒不热的寒疟病。大便溏泄或下痢，或小便不通，或全身及面目发黄而成黄疸，喜欢卧床，不喜吃肉类，唇部色青，勉强站立，则股膝部内侧痛而兼冷厥，足大趾不能运动。脾气盛，寸口脉比人迎脉大三倍，脾气虚，寸口脉比人迎脉反而小了。

足太阴的别络，名叫公孙，在大趾本节后一寸处，别行入于足阳明经。其别脉上行入腹，络于肠胃。如果病气上逆，则发生霍乱。邪气盛，则腹中剧痛；正气虚，则腹胀如鼓。在治疗上，是有所区别的。

脾病，出现面色黄，肌肤带有青色，遗尿不禁，目直视，唇外翻，爪甲发青，饮食后即吐逆，身体沉重，关节痛；手足不能上举等症，此时脉应当浮大而缓，现在反而弦急；肌肤应当黄色，现在反见青色，这是木克土，是大为反常的逆症，一定会死亡。

［评介］

本节经文取自《灵枢·淫邪发梦》、《灵枢·病传》、《灵枢·经脉》、《素问·脏气法时》、《素问·脉要精微论》、《难经·五十六难》、《金匮要略·五脏风寒积聚病脉证并治》、《金匮要略·水气病脉证并治》等篇。主要论述脾脏病及足太阴经病的证候表现，并阐明其病因病机。论述了足太阴脾经及经别的循行部位，主治范围。最后指出脾经病变虚实证候寸口与人迎脉大小比例。

## 胃足阳明经病证第六

［原文］

胃病者，腹胀[1]，胃脘当心而痛，上支两胁[2]，膈咽不通，饮食不下，取三里。

饮食不下，膈塞不通，邪在胃脘。在上脘，则抑而刺之[3]。在下脘，则散而去之[4]。

胃脉搏坚而长，其色赤，当病折髀[5]，其软而散者，当病食痹[6]，髀痛。胃中有癖[7]，食冷物者，痛不能食，食热则能食。胃胀者，腹满，胃脘痛，鼻闻焦臭，妨于食[8]，大便难。

诊得胃脉，病形何如？曰：胃实则胀，虚则泄。

病先发于胃，胀满，五日之肾，少腹、腰、脊痛，胫痠，三日之膀胱[9]。背膂筋痛，小便闭。五日上之脾，闭塞不通，身痛，体重，（《灵枢》云：上之心）六日不已，死。冬夜半后，夏日昳。（六日一作三日）

脉浮而芤，浮则为阳，芤则为阴，浮芤相搏，胃气生热，其阳则绝。

趺阳脉浮者，胃气虚也。趺阳脉浮大者，此胃家微，虚烦，圊必日再行[10]。芤而有胃气者，脉浮之大而软，微按之芤，故知芤而有胃气也。趺阳脉数者，胃中有热，即消谷引食。趺阳脉涩者，胃中有寒，水谷不化，趺阳脉粗粗而浮者，其病难治。趺阳脉浮迟者，故久病。趺阳脉虚则遗溺，实则失气[11]。

动作头痛重，热气朝者[12]，属胃。

厥气客于胃，则梦饮食。

足阳明之脉，起于鼻交頞中[13]，旁约太阳之脉[14]，下循鼻外，入上齿中，还出侠口，环唇，下交承浆[15]，却循颐[16]后下廉出大迎[17]，循颊车[18]，上耳前，过客主人[19]，循发际，至额颅。其支者，从大迎前下人迎[20]，循喉咙入缺盆[21]，下膈，属胃，络脾。其直者，从缺盆下乳内廉，下侠脐，入气街[22]中。其支者，起胃下口[23]，循腹里[24]，下至气街中而合，以下髀关[25]，抵伏菟[26]，下入膝膑中，下循胻外廉，下足跗，入中指内间。其支者，下膝三寸而别，以下入中指外间。其支者，别跗上，入大指间，出其端。是动则病，悽悽然振寒[27]，善伸，数欠，颜黑。病至则恶人与火，闻木音则惕然而惊，心动，欲独闭户牖而处[28]，甚则欲上高而歌，弃衣而走，贲响[29]腹胀，是为骭（一作胻）厥[30]。是主血（血一作胃）所生病者，狂，疟（一作瘧），温淫汗出[31]，鼽衄，口喎，唇紧[32]，颈肿，喉痹，大腹，水肿，膝膑痛[33]，循膺[34]、乳、街[35]、股、伏菟、骭[36]外廉、足跗上皆痛，中指不用。气盛，则身以前皆热，其有余于胃，则消谷善饥，溺色黄。气不足，则身以前皆寒栗。胃中寒则胀满。盛者，则人迎大三倍于寸口；虚者，则人迎反小于寸口也。

［注释］

[1]腹胀：《灵枢·邪气脏腑病形篇》作“䐜胀”。

[2]上支两胁：支，支撑感。即向上支撑两胁而痛。

[3]抑而刺之：抑，似指针刺手法。抑而刺之，通过针刺使邪气下行以防上逆。

[4]散而去之：指散泄的针刺方法。或是用药物行散消除。

[5]折髀：大腿如折。髀，大腿。

[6]食痹：痹，闭也。食痹，食滞胃脘不能通降。

[7]胃中有癖：胃脘之中有癖积。癖，同痞。

[8]鼻闻焦臭，妨于食：指口鼻中有异味感，而妨碍食欲。

[9]三日之膀胱：《灵枢·病传》作“三日而之膂膀胱”。

[10]圊必日再行：圊，厕也。此指如厕。日再行，日两次。

[11]失气：又称矢气。即肛门排气。

[12]热气朝者：朝，通潮。热气朝者，即潮热。

[13]頞中：指鼻梁部。頞，音遏（è）。

[14]旁约太阳之脉：《灵枢·经脉篇》作“旁纳太阳之脉”。

[15]承浆：任脉经穴，颏唇沟正中凹陷中。

[16]颐：腮颊部。

[17]大迎：胃经穴，下颌角前方动脉应手处。

[18]颊车：胃经穴，下颌角前方咬肌部。上下齿咬紧隆起处。

[19]客主人：即上关穴，属胆经。耳前额骨弓上缘，下关穴直上方。

[20]人迎：胃经穴，侧颈部，于结喉旁一寸五分，颈动脉前方。

[21]缺盆：胃经穴，锁骨上窝中点，天突穴旁四寸处。

[22]气街：即气冲穴，属胃经，耻骨上缘，腹中线旁开二寸处。

[23]起胃下口：即幽门部。

[24]循腹里：《灵枢·经脉篇》作“下循腹里”。

[25]髀关：胃经穴，髂前上棘直下，屈骨与承扶穴相对处。

[26]伏兔：胃经穴，膝上缘上六寸处。

[27]凄凄然振寒：《灵枢·经脉篇》作“洒洒振寒”。

[28]欲独闭户牖而处：恐怯症状，病人愿闭门窗而独处。户，古时室内单扇门。牖，音有（yǒu），窗户。

[29]贲响：指肠鸣。

[30]骭厥：骭，胫骨。骭厥，足胫部逆冷。

[31]温淫汗出：指疟疾发热时的漉漉之汗。

[32]唇紧：《灵枢·经脉篇》作“唇胗”，即唇部生疮。

[33]膝膑痛：《灵枢·经脉篇》作“膝膑肿痛”。

[34]膺：前胸部。

[35]街：《灵枢·经脉篇》作“气街”。为是。

[36]骭：音干（gàn）。指小腿部。另，有作胫骨解。

## [语译]

胃病患者，腹胀满，胃脘当中疼痛，上引两胁痛，膈与咽部阻滞不通，饮食不下，取三里穴。

饮食不下，膈部阻碍不通，是病邪在胃脘，如果在上脘，应当用抑制手法而针刺；如果在下脘，应当用散泄手法而针刺。

胃脉坚硬而长，面色赤，当是髀痛如折，如果脉软而散，当病食痹，髀区痛。胃中有痞积，吃冷物，则胃痛不能食。吃热物，则能食，胃胀病，腹部胀满，胃脘疼痛，鼻闻有焦臭气味，不仅妨碍了饮食，而且大便也感困难。

诊得胃有病脉，病的症状怎样？答：胃脉实而有力，会见胀满，如果虚而无力，会见泄泻。

病先发生在胃，症见胀满，五天传入肾，症见少腹、腰、脊痛，胫部酸。再三天又传入膀胱，症见背和脊的筋痛，小便不通。复经五天病又上传入脾，症见痞满闭塞不通，身痛，体重。若连续六天不已，死。冬天死在子时；夏天死在未时。

脉浮而芤，浮是阳象，芤是阴象，浮芤脉相搏，胃气发生热象，阳气不能入阴，被隔绝在外。

趺阳脉浮，是胃气虚弱。趺阳脉浮而大，这是胃气微弱，病人感到虚烦，每天大便必两次。芤脉而有胃气的，应当是轻按大而软，稍重按，又得中空软而两边实，这样就可以知道芤脉是有胃气的。趺阳脉数是胃中有热，消化力强，善饥。趺阳脉涩是胃中有寒，水谷不能消化。趺阳脉粗大而浮的，这病难治。趺阳脉浮迟的，是患久病。趺阳脉虚，则遗溺；脉实，则频作矢气。

病人动作时，头痛而重，发热有时间的，病在胃部。

邪气侵犯胃部，常于梦中得饮食。

胃足阳明经脉，起于鼻梁上端凹陷处，旁入足太阳经脉，向下循着鼻的外侧入上齿龈内，复出环绕口唇，交于唇下承浆穴，再退沿腮下后方出大迎穴，沿颊车穴，上行耳前，过客主人穴。沿发际，至额颅。其分出的支脉，从大迎穴前面，向下走人迎穴，沿喉咙向左右进入缺盆穴，下膈膜，入属胃腑，络于脾脏。其直行的脉，由缺盆下行于乳部的内缘，向下挟脐而入气街中。又一支脉，从胃的下口，循腹内，下至气街穴，和前脉汇合。由此下行至髀关穴，经伏兔穴，下至膝膑，沿胫骨前外侧至足背，入足中趾内侧与次趾之间。又一支脉，从膝下三寸处，别走中趾外侧。又一支脉，从足背走入足大趾，出大趾尖端，这一支脉，与足太阴经脉相接。本经受病会见到全身虚弱感觉阵阵寒栗，常伸腰挺足以舒筋骨，常常呵欠，颜面暗黑。病发作的时候，厌恶见人和火光，听到木音，就惊恐心动不安，只想关闭门窗，独居室内，若发作剧烈的，欲登高歌呼，脱衣奔跑，肠鸣，腹胀，这叫做骭厥。由本腑所主血发生的病变，则为狂疾、疟疾、温热，大汗出，鼻塞不通，或鼻血，口角抽掣歪斜，口唇紧张，颈部肿，喉部肿闭，气不畅行，腹内停水而肿大，膝盖痛，沿胸侧、乳部、气街、股部、伏兔、胫外缘、足背均痛。中趾不能屈伸。本经气盛有余，身前均发热。如胃气盛而有余，则消化力强盛，容易饥饿，小便黄。胃气虚而不足，身前均恶寒栗。胃中寒，则发生胀满。胃气盛，人迎脉大于寸口脉三倍；胃气虚，人迎脉反小于寸口脉。

［评介］

本节经文取自《灵枢·邪气脏腑病形》、《灵枢·病传》、《灵枢·经脉》、《素问·脉要精微论》诸篇。主要论述胃及足阳明经病的症候表现及脉象特征。并阐明其病因病机。指明足阳明胃经及经别的循行部位、特殊腧穴的取治法、本经主治范围以及证候虚实寸口与人迎的大小比例。

## 肺手太阴经病证第七

［原文］

肺气虚，则鼻息利[1]，少气。实则喘喝，胸凴仰息[2]。肺气虚，则梦见白物，见人斩血藉藉[3]。得其时，则梦见兵战。肺气盛，则梦恐惧哭泣[4]。厥气客于肺，则梦飞扬[5]，见金铁之器奇物。

病在肺，下晡慧，日中甚，夜半静。

病先发于肺，喘咳，三日之肝，胁痛支满。一日之脾，闭塞不通，身痛体重。五日之胃，腹胀。十日不已，死。冬日入，夏日出。

肺脉搏坚而长，当病吐血。其濡而散者，当病漏汗[6]（漏一作灌），至今不复散发。

肺脉沉之而数，浮之而喘，苦洗洗寒热，腹满，肠中热，小便赤，肩背痛，从腰已上汗出，得之房内，汗出当风。

白脉之至也，喘而浮大，上虚下实，惊，有积气在胸中，喘而虚，名曰肺痹。寒热，得之因醉而使内[7]也。

肺中风者，口燥而喘，身运[8]而重，冒而肿胀。

肺中寒者，其人吐浊涕。

形寒寒饮则伤肺，以其两寒相感，中外皆伤，故气逆而上行。肺伤者，其人劳倦则咳唾血，其脉细紧浮数，皆吐血，此为操[9]扰嗔怒得之，肺伤气拥[10]所致。

肺胀者，虚而满，喘咳逆倚息，目如脱状，其脉浮。

肺水者，其人身体重，而小便难，时时大便鸭溏[11]。

肝乘肺必作虚满。

脉软而弱。弱反在关，软反在颠，浮反在上，弱反在下[12]，浮则为阳，弱则血不足，必弱为虚。浮弱自别。浮则自出，弱则为入[13]。浮则为出不入，此为有表无里。弱则为入不出，此为无表有里。阳出极汗，齐腰而还，此为无表有里，故名曰厥阳[14]。在当汗出不汗出。

趺阳脉浮缓，少阳微紧，微为血虚，紧为微寒，此为鼠乳[15]，其病属肺。

肺之积，名曰息贲，在右胁下，覆大如杯。久久不愈，病洒洒寒热，气逆喘咳，发肺痈，以春甲乙日得之，何也？心病传肺，肺当传肝，肝适以春王，王者不受邪，肺复欲还心，心不肯受，因留结为积。故知息贲以春得之[16]。

肺病，其色白，身体但寒无热，时时咳，其脉微迟，为可治。宜服五味子大补肺汤[17]、泻肺散[18]。春当刺少商[19]，夏刺鱼际，皆泻之。季夏刺太渊[20]，秋刺经渠[21]，冬刺尺泽[22]，皆补之。又当灸膻中[23]百壮，背第三椎[24]二十五壮。

肺病者，必喘咳逆气肩息，背痛[25]，汗出，尻[26]、阴、股、膝挛[27]，髀、腨[28]、胻、足皆痛。虚则少气，不能报息[29]，耳聋嗌乾。取其经手太阴、足太阳之外，厥阴内少阴血者。

邪在肺，则皮肤痛，发寒热，上气，气喘汗出，咳动肩背。取之膺中、外输[30]，背第三椎之傍[31]，以手痛按之快然[32]，乃刺之，取之缺盆中以越之。手太阴之脉起于中焦，下络大肠，还循胃口[33]，上膈属肺，从肺系横出腋下，下循臑内，行少阴，心主之前，下循臂内上骨下廉[34]，入寸口，上鱼[35]，循鱼际，出大指之端。其支者，从腕后直[36]次指内廉出其端。是动则病，肺胀满，膨膨而喘咳[37]，缺盆中痛，甚则交两手而瞀[38]，是为臂厥。是主肺所生病者，咳，上气，喘喝，烦心，胸满，臑臂内前廉痛，掌中热。气盛有余则肩背痛，风，汗出[39]，小便数而欠。气虚则肩背痛，寒，少气不足以息，溺色变，卒遗失无度[40]。盛者则寸口大三倍于人迎，虚者则寸口反小于人迎也。

手太阴之别，名曰列缺，起于腋下（一云：腕上）分间[41]，别走阳明。其别者，并太阴之经，直入掌中，散入于鱼际。其实则手锐掌起[42]，虚则欠㰦[43]，小便遗数。取之去腕一寸半[44]。

肺病身当有热，咳嗽短气，唾出脓血，其脉当短涩，今反浮大，其色当白，而反赤者，此是火之克金，为大逆，十死不治。

［注释］

[1]鼻息利：《灵枢·本神篇》作“鼻息不利”，为是。

[2]胸憑仰息：《灵枢·本神篇》作“胸盈仰息”，为是。胸盈，胸满。仰息，呼吸困难，仰面而息。

[3]藉藉：即狼藉不堪。

[4]哭泣：《灵枢·淫邪发梦篇》作“哭泣，飞扬”。

[5]则梦飞扬：《灵枢·淫邪发梦篇》作“哭泣，飞扬”。

[6]漏汗：病汗的一种，又称漏泄。《灵枢·营卫生含篇》“此外伤于风，内开腠理，毛蒸理泄，卫气走之，固不得循于道。此气慓悍滑疾，见开而出，固不得从其道，故命曰漏泄。”

[7]得之因醉而使内也：《素问·五脏生成》无“因”字。因醉而使内，指醉酒后行房事。

[8]身运：指身眩晕。

[9]操：杨本，广本作“躁”为是。

[10]气拥：即气壅。此指肺气壅滞。

[11]鸭溏：指溏泄如鸭便，又称鹜溏。

[12]弱反在关，软反在巅，浮反在上，弱反在下：反，反常规之象。寸关尺三部脉，一般关脉较盛，而此反弱。颠，同巅。依《脉经校释》是指关部脉的浮取。上，依《医宗金鉴》指寸部脉。下，依《医宗金鉴》指尺脉。

[13]浮则自出，弱则为入：浮脉为阳气外越；弱则为阳气内敛。

[14]厥阳：阳气极虚，不达于表的逆乱情况。

[15]鼠乳：古指生于皮肤的小赘疣，常发于颈、背等部位。初起呈现米粒样大小半球形丘疹，与正常肤色无异。逐渐增多，后扩大如豌豆大，中央有脐窝样凹陷，状如鼠之乳头，因而得名。此病时有痒感，可因抓搔而扩散，但一般没有其他不适症状。一般六至九个月可自行消失，未有持续三、四年者，愈后不留斑痕。

[16]故知息贲以春得之：《难经·五十六难》作“故知息贲以春甲乙日得之”。息贲，徐大椿《难经经释》云：“气息奔迫也”。

[17]五味子大补肺汤：方剂名，药物构成不详，待考。

[18]泻肺散：方剂名，药物构成不详，待考。

[19]少商：肺经穴，拇指桡侧爪甲角一分处。

[20]太渊：肺经穴，腕横纹上桡动脉外侧凹陷中。

[21]经渠：肺经穴，太渊上一寸。

[22]尺泽：肺经穴，肘横纹中，肱二头肌腱桡侧。

[23]膻中：任脉经穴，两乳正中。

[24]第三椎：似指膀胱经的肺俞穴，应在第三椎棘突下旁一寸五分处。

[25]必喘咳逆气肩息，背痛：《素问·脏气法时论》作“喘咳逆气，肩背痛”。

[26]尻：音 kāo。指尾骶部。

[27]膝挛：《素问·脏气法时论》无“挛”字，“膝”连下读。

[28]腨：腓肠肌部。

[29]不能报息：呼吸困难，气短，呼吸气息不相接续。报，返回，往复之义。扳息，呼吸接续。

[30]膺中、外输：《脉经校释》解为中府，云门二穴。

[31]背第三椎之傍：指膀胱经的肺俞穴。《灵枢·五邪》作：“背三节五脏之傍”。

[32]以手痛按之快然：《灵枢·五邪》作“以手疾按之快然”，为是。意指在背部第三椎之傍，快速用手按压，患者有舒适感。

[33]还循胃口：肺经下络大肠后返还循行胃上口。

[34]下廉：下侧边缘。

[35]上鱼：上行至鱼部，即拇指本节掌侧肌肉隆起处。

[36]直：《灵枢·经脉篇》作“直出”。

[37]膨膨而喘咳：胸廓胀满而伴有喘息，气短，咳嗽。膨膨，指胸廓膨然胀满，似桶状胸。

[38]甚则交两手而瞀：严重时两手交叉则自感闷瞀。瞀，昏闷不清。

[39]气盛有余则肩背痛，风，汗出：《灵枢·经脉篇》作“气盛有余则肩背痛。风寒，汗出中风”。

[40]卒遗失无度：《灵枢·经脉篇》无此句。卒，通猝，即突然间。遗失，即大便泻下。无度，即无常度。

[41]起于腋下分间：《灵枢·经脉篇》作“起于腕上分间”，为是。

[42]其实则手锐掌起：《灵枢·经脉篇》作“其病实则手锐掌热”，为是。

[43]欠㰦：指张口呵欠。

[44]取之去腕一寸半：《灵枢·经脉篇》作“取之去腕寸半，别走阳明也”。

## [语译]

肺气虚，鼻息虽通畅，但气短不足，肺气实，则气促声粗，胸部满闷壅塞而仰面呼吸。肺气虚，则梦见白物，或见血溅四处，杂乱众多。如逢肺旺之时，则梦见刀兵战争。肺气盛，则梦中恐惧，哭泣。邪气客于肺，则梦腾空飞扬，或见金属及奇异的物品。

病邪在肺，在傍晚时神志比较清爽，到中午病情较重，半夜以后较为安静。

病先发在肺，则喘促，咳嗽。三日传入肝，胁痛，支撑胀满，再一日又传入脾，痞满闭塞不通，身痛，体重。五日又传入胃，腹胀。如果十日病势不减，就会死。如在冬天，多死于酉时，夏天多死于卯时。

肺脉搏坚而长的，是肺火盛，当病吐血。如脉软而散，会汗出不止，就不能再用发散的方法治疗。肺脉沉取而数，浮取而急，病人恶寒发热，腹满，肠中热感，小便赤，肩背痛，腰以上汗出，得自房事后汗出受风所引起的。

肺脉来急而浮大，这是上虚下实，善惊，这是气积聚在胸中，所以气喘而肺虚，这病名叫肺痹，或寒热。它的病因是由于酒醉入房所致。

肺脏受了风邪的侵袭，口中干燥而气喘，身体活动感到沉重，头晕而肿胀。

肺脏受了寒邪，病者吐浊涕。

形体受寒或饮冷，皆会伤肺，因为两寒相迫，中外皆伤，所以气逆而上行。肺气受伤的病人，稍劳倦则咳血、唾血，脉细紧浮数，均会吐血，是由于操劳烦扰嗔怒，引起肺伤气壅所致。

肺胀病，胸中虚满，咳嗽气促，倚息不能平卧，目肿如脱状，脉浮。

肺水患者，身体沉重，小便困难，时常水粪夹杂而下，象鸭子的稀便。

肝木侮肺，会作虚满。

脉软而弱，应三部及浮沉俱见，今仅见关部，沉取是弱，浮取是软。而寸部反见浮脉，尺部反见弱脉。浮为在上，主阳以候卫，弱脉在下，主虚，为阴血不足。浮主上盛，弱主下虚，自有分别。寸脉浮是阳气外出而不入阴，故为有表无里。尺脉弱是里阴虚，阴气内入而不外出，故为无表有里。阳气外出，大汗出到腰部为止，病不在表，亦属无表有里，这是孤阳无阴而附，名叫厥阳。病因在于当汗出而不能汗出。

趺阳脉浮缓，少阳脉微紧，微为血虚，紧为微寒，这是因为气血虚，风寒搏结于皮毛肌肉，而发为鼠乳，亦属于肺。肺积病名叫息贲，在右胁下，覆大如杯子一般，日久不已，使人洒洒恶寒发热，气逆喘咳，发为肺痈。其病是春天甲乙日得的，这是什么道理呢？因心病传肺，肺当传给肝，肝木在春天当旺时是不受邪的，肺复欲还心，心不肯受，故留结而为积病，所以知道息贲是春季得的。

肺病患者，面色白，自觉畏寒无热，时时作咳，脉象微迟，这是可治的病。应该服五味子大补肺汤、泻肺散。春天当刺少商穴，夏天针刺鱼际穴，都用泻的手法。季夏针刺太渊穴，秋天针刺经渠穴，冬天针刺尺泽穴，都用补的手法。同时灸膻中百壮，背第三椎二十五壮。

肺病患者，必咳喘气逆抬肩呼吸，背痛，自汗，尻、阴、股、膝痉挛，髀骨，腓肠，胻，足等均有疼痛。如果肺虚，有短气不足，呼吸不能接续，耳聋不聪，咽部干燥，取手太阴、足太阳经脉的外侧，厥阴经脉的内侧少阴经，刺出血。

邪气侵肺，则出现皮肤疼痛，发热恶寒，气上逆而喘，汗出，咳急引动肩背，取肺经的中府、云门，及背部第三椎旁，以手重压这部位，若患者觉得爽快，然后再进针。同时又取缺盆穴以散越肺中的邪气。

手太阴经的脉起于中焦，下联络大肠，由大肠向上又循胃的上口贲门，上贯膈膜，入属肺经，从肺系，横出腋下，沿上臂内侧向下，从手少阴与手厥阴二经的前方，下循前臂内侧上骨的下缘，至寸口前行至鱼，循鱼际，出拇指的尖端。支脉从腕后直走食指内侧（拇指侧）的尖端。本经受病会发生肺部胀满，膨胀满闷而喘咳，缺盆中痛，甚至叉手抱胸，视物不清，这叫臂厥。凡是本脏所发生的病变而影响到经脉的，就有咳嗽，气上逆而喘，声音粗急，心烦不安，胸部烦闷，臑臂部的内侧前缘作痛，掌心热等症。本经气盛而有余的，就会出现肩背疼痛，如中于风，则自汗出，小便次数多量少等。本经气虚，就会出现肩背疼痛，如伤于寒会见气短呼吸急促，小便变色，忽然大便失禁无度。这些病，邪气盛的则寸口脉比人迎脉大三倍，正气虚的则寸口脉反小于人迎脉。

手太阴经的别络，名叫列缺，起于腋下分肉之间，本络即从此处入于手阳明经。其别络与本经并行，直入手掌的内侧而散布于鱼际。如本络的邪气实，则手掌心热；正气虚则多呵欠伸腰，小便不禁而频数，应该针取腕后一寸半的列缺穴。

肺病应当会发热，咳嗽气促，咳唾脓血，其脉应当短涩，今反见浮大脉，其面色应当晄白而反赤，这是火来克金，是大为反常的逆症，一定会死。

[评介]

本节经文取自《灵枢·本神》、《灵枢·淫邪发梦》、《灵枢·病传》、《灵枢·经脉》、《灵枢·胀论》、《素问·脏气法时》、《素问·脉要精微论》、《难经·五十六难》、《金匮要略·五脏风寒积聚病脉证并治》、《金匮要略·水气病脉证并治》等篇。主要论述肺脏及手太阴经脉的疾病及证候表现、脉象特征，并阐明其病因病机，指明手太阴肺经及经别的循行部位、重要腧穴的取治，本经主治范围以及发病虚实证候寸口与人迎的大小比例。

## 大肠手阳明经病证第八

[原文]

大肠病者，肠中切痛而鸣濯濯[1]，冬日重感于寒则泄。当脐而痛，不能久立。与胃同候。取巨虚上廉[2]。肠中雷鸣，气上冲胸，喘不能久立，邪在大肠。刺肓之原[3]、巨虚上廉、三里。

大肠有寒，鹜溏[4]。有热，便肠垢。大肠有宿食，寒栗发热，有时如疟状。大肠胀者，肠鸣而痛，寒则泄，食不化[5]。

厥气客于大肠，则梦田野。

手阳明之脉，起于大指次指[6]之端外侧[7]，循指上廉，出合谷两骨之间[8]，上入两筋之中，循臂上廉，上入肘外廉，循臑外前廉，上肩，出髃骨[9]之前廉，上出柱骨之会上[10]，下入缺盆，络肺，下膈，属大肠。其支者，从缺盆直入[11]，上颈，贯颊，入下齿缝中[12]，还出侠口，交人中，左之右，右之左[13]，上侠鼻孔[14]。是动则病齿痛，颈肿。是主津所生病者，目黄、口干、鼽衄[15]，喉痹，肩前臑痛，大指次指痛不用。气盛有余，则当脉所过者热肿；虚则寒慄不复[16]。盛者则人迎大三倍于寸口；虚者则人迎反小于寸口也。

［注释］

[1]肠中切痛而鸣濯濯：切痛，即刀割样痛，或称绞痛。濯濯，肠鸣声。

[2]巨虚上廉：即上巨虚穴，属胃经，在足三里下三寸。

[3]肓之原：《灵枢·九针十二原》："肓之原，出于脖胦"。脖胦，一指脐；又有指气海者。《素问·奇病论》及《素问·腹中论》均有"肓之原在脐下"句。《脉经校释》认为"肓之原"为关元。

[4]鹜溏：鹜，鸭的别名。鹜溏，上文作"鸭溏"。

[5]肠鸣而痛，寒则泻，食不化：《灵枢·胀论》作"肠鸣而痛濯濯，冬日重感于寒，则飧泄不化"。"寒则泻，食不化"，即为飧泄。

[6]次指：即食指。

[7]外侧：即食指之端的桡侧。另《灵枢·经脉篇》无此二字。

[8]出合谷两骨之间：两骨，即指第一掌骨和第二掌骨，两骨之间即为合谷穴，属大肠经。

[9]髃骨：肱骨大结节上方，肩胛骨与锁骨连结处。

[10]柱骨之会上：柱骨，指颈椎。柱骨之会上，指大椎穴。因诸阳脉

会于大椎，故称会上。

[11]从缺盆直入：《灵枢·经脉篇》无“直入”二字，并连下读。

[12]入下齿缝中：《灵枢·经脉篇》作“入下齿中”。

[13]交人中，左之右，右之左：指大肠经在人中穴处交叉，左侧交叉至右侧，右侧交叉至左侧。之，作动词解，即“至”之义。

[14]上侠鼻孔：侠，通挟，钳也。此句意为大肠经左右交叉于人中穴而钳挟鼻孔。

[15]鼽衄：鼽，指鼻塞。衄，指鼻出血。

[16]虚则寒栗不复：栗，通慄。寒栗，畏寒战栗。不复，即卫阳不复，难以温煦。

[语译]

大肠病者，腹中绞痛，伴有如水流动的声音，若是冬天再感受寒邪，就会泄泻。腹部当脐疼痛，甚则不能久立。诊治与胃经同，取上巨虚穴位。如果腹中雷鸣，气上冲胸，气促不能久立者，这是邪在大肠。刺关元、上巨虚、足三里。

大肠有寒，多水粪夹杂而下，好象鸭的大便。大肠有热，会排出粘液。大肠有宿食，则恶寒战栗，发热，有时如疟状。大肠胀的，肠鸣疼痛，若感受寒邪，则大便泄泻和食不消化。

邪气客于大肠，则梦田野。

手阳明经脉，起自大指、食指尖端外侧，沿着食指（拇指侧）上缘出合谷，通过第一、二掌骨的中间，前入腕上至拇指后，从两筋中间凹陷处，沿前臂上方，至肘外侧，再沿上臂外侧前缘，上肩，出肩峰前缘，上出于背，与诸阳经相会于柱骨大椎穴上，下入缺盆，联络肺脏，下膈，入属大肠腑。其支脉从缺盆直入上颈，贯通颊部，下入齿龈中，回转重绕上唇，左脉向右，右脉向左，交叉于人中，复夹行鼻孔两侧。本经受病，就会发生牙齿痛、颈部肿。凡本脏所主津液而发生的病变，影响到经脉的，则为眼睛发黄，口中发干，鼻塞或出血，喉中肿闭，肩前及臑内作痛，拇指和食指疼痛，不能屈伸。本经气盛而有余，在经脉循行的部位上，发热而肿，经气虚不足，则恶寒战栗，难于恢复温暖。邪气盛，则人迎脉比寸口脉大三倍，正气虚的，则人迎脉反小于寸口脉。

［评介］

本节经文取自《灵枢·胀论》、《灵枢·经脉》、《灵枢·淫邪发梦》、《金匮要略·五脏风寒积聚病脉证并治》等篇。主要论述大肠及手阳明大肠经病变及证候表现，并阐明病因病机。指明手阳明大肠经及经别的循行部位、主治范围以及本经病变寸口与人迎脉大小比例。

## 肾足少阴经病证第九

［原文］

肾气虚，则厥逆；实，则胀满，四肢正黑[1]。肾气虚，则梦见舟船，溺人，得其时梦伏水中，若有畏怖。肾气盛，则梦腰脊两解不相属[2]。厥气客于肾，则梦临渊，没居水中。

病在肾，夜半慧，日乘四季甚[3]，下晡静。

病先发于肾，小腹腰脊痛，胫痠，三日之膀胱，背膂筋痛[4]，小便闭，二日[5]上之心，心痛，三日之小肠，胀，四日不已，死。冬大食[6]，夏晏晡[7]。

肾脉搏坚而长，其色黄而赤，当病折腰。其软而散者，当病少血[8]。

肾脉沉之大而坚，浮之大而紧，苦手足骨肿厥而阴不兴[9]，腰脊痛，小腹肿。心下有水气，时胀闭，时泄。得之浴水中，身未干而合房内[10]，及劳倦发之。

黑脉之至也，上坚而大，有积气在小腹与阴，名曰肾痹。得之沐浴清水[11]而卧。

凡有所用力举重，若入房过度，汗出如浴水，则伤肾。

肾胀者，腹满引背央央然[12]，腰髀痛。肾水者，其人腹大脐肿，腰重痛，不得溺，阴下湿如牛鼻[13]，头汗，其足逆寒，大便反坚。

肾著之为病，从腰以下冷，腰重如带五千钱。肾著之病，其人身体重，腰中冷如水状（一作如水洗状；一作如坐水中，形如水状）。反不渴，小便自利，食饮如故，是其证也，病属下焦。从身劳汗出，衣里冷湿，故久久得之。

肾之积，名曰奔豚[14]，发于小腹，上至心下，如豚奔走之状，上下无时，久久不愈，病喘逆，骨痿，少气，以夏丙丁日得之，何也？脾病传肾，肾当传心，心适以夏王，王者不受邪，肾复欲还脾，脾不肯受，因留结为积。故知奔豚，以夏得之[15]。

水流夜疾何以故？师曰：土休，故流疾而有声，人亦应之，人夜卧，则脾不动摇，脉为之数疾也。

肾病，其色黑，其气虚弱，吸吸少气[16]，两耳苦聋，腰痛，时时失精，饮食减少，膝以下清。其脉沉滑而迟，此为可治。宜服内补散[17]、建中汤、肾气丸、地黄煎[18]。春当刺涌泉[19]，秋刺伏留[20]，冬刺阴谷[21]，皆补之。夏刺然谷[22]，季夏刺太溪[23]，皆泻之。又当灸京门[24]五十壮，背第十四椎[25]百壮。

肾病者，必腹大，胫肿痛，喘咳，身重，寝汗出[26]，憎风。虚即胸中痛，大腹小腹痛，清厥，意不乐。取其经，足少阴、太阳血者。

邪在肾，则骨痛阴痹。阴痹者，按之而不得[27]，腹胀腰痛，大便难，肩背颈项强痛，时眩。取之涌泉、昆仑[28]，视有血者，尽取之。

足少阴之脉，起于小指之下，斜趣足心[29]，出然骨之下，循内踝之后，别入跟中，以上腨内，出腘中内廉[30]，上股内后廉，贯脊属肾，络膀胱。其直者，从肾上贯肝膈，入肺中，循喉咙，侠舌本。其支者，从肺出络心，注胸中。是动则病，饥而不欲食，面黑如炭色（一作地色），咳唾则有血，喉鸣而喘，坐而欲起，目𥆧𥆧无所见，心悬若饥状，气不足，则善恐，心惕惕若人将捕之，是为肾厥（一作痿）。是主肾所病者，口热舌干，咽肿上气，嗌干及痛，烦心，心痛，黄疸，肠澼，脊股内后廉痛，痿厥，嗜卧，足下热而痛。灸则强食而生害[31]，缓带被发[32]，大杖重履而步[33]。盛者，则寸口大再倍于人迎；虚者，则寸口反小于人迎也。

足少阴之别，名曰大钟。当踝后绕跟，别走太阳。其别者，并经上走于心包，下贯腰脊。其病，气逆则烦闷，实则闭癃；虚则腰痛，取之所别。

肾病手足逆冷，面赤目黄，小便不禁，骨节烦疼，小腹结痛，气冲于心，其脉当沉细而滑，今反浮大，其色当黑而反黄，此是土之克水，为大逆，十死不治。

**［注释］**

[1]四肢正黑：《灵枢·本神》作“五脏不安”。四肢正黑义不可解。

[2]则梦腰脊两解不相属：梦中感觉腰脊两相分离不相连属。《灵枢·淫梦发梦》中无“相”字。

[3]日乘四季甚：《素问·脏气法时论》作“四季甚”，无“日乘”二字。

[4]背膂筋痛：膂，脊背两侧的筋肉，此句意为背脊两侧有痛感。

[5]二日：《灵枢·病传》作“三日”。

[6]冬大食：《灵枢·病传》作“冬大晨”。

[7]夏晏晡：《灵枢·病传》作“夏早晡”。晏晡，天将黑时。晏，晚也。

[8]其软而散者，当病少血：脉象软而散者，当为血虚。另，《素问·脉要精微论》此句下有“至令不复也”。

[9]阴不兴：阴器不举，即性机能低下。

[10]房内：此指行房事。

[11]清水：即冷水。清，冷也。

[12]腹满引背央央然：腹胀满牵引至背部，并有郁闷懒散感。央，通怏。

[13]阴下湿如牛鼻：阴下，指男子阴囊部。湿如牛鼻，如同牛鼻部分泌物增多。

[14]奔豚：即奔豚证，是古人拟形拟势而取的证候名。豚，本指小猪。奔豚，奔跑的小猪。病人发作时自觉从小腹有物上冲至心下。古称奔豚证。现代临床神经官能症的一种类型。

[15]以夏得之：《难经·五十六难》作“以夏丙丁日得之”。

[16]吸吸少气：气短，呼吸不足以息之貌。

[17]内补散：方剂名，药物构成不详，待考。

[18]地黄煎：方剂名，药物构成不详，待考。

[19]涌泉：肾经穴，在足掌人字纹顶端处。

[20]伏留：又作“复留”，肾经穴，内踝上二寸陷中。

[21]阴谷：肾经穴，腘窝内侧，平委中穴。

[22]然谷：肾经穴，舟骨粗隆下缘凹陷中。

[23]太溪：肾经穴，内踝与跟腱之间凹陷中。

[24]京门：胆经穴，在侧腹部，十二肋骨游离端下际。

[25]背第十四椎：背十四椎旁开一寸五分处的肾俞穴。

[26]寝汗出：寝时汗即出，指盗汗。

[27]阴痹者，按之不得：阴痹证的特点是疼痛部较深，但表面按压不得病位。

[28]昆仑：膀胱经穴，外踝与跟腱之间凹陷中。

[29]斜趣足心：指肾经由足小指端斜向足心运行。趣，通趋。

[30]腘中内廉：腘，膝后窝部。内廉，即内侧缘。

[31]灸则强食而生害：《灵枢·经脉篇》作"灸则强食生肉"。杨上善《太素》卷八作"灸则强食生食"，但杨上善注仍以"肉"字作解，其云："肾有虚风冷病，故强令人生食豕肉"温中补虚，脚腰轻健"。《千金方》卷十九作"灸则强食生灾"，与《脉经》本文义同。观上下文义，《脉经》与《千金方》似是。《素问·热论》有云："帝曰：病热当何禁之？岐伯曰：病热，少愈，食肉则复，多食则遗，此其禁也"。可参其义。

[32]缓带被发：放松衣带，披散头发。此指疾病恢复期应舒缓形体，充分放松，以促进康复。被，通披。

[33]大杖重履而步：大杖，倚杖而行。重履，一般认为是古时的夹层鞋。实质为古人一般赤足著履，如穿襪著履即为重履。另，古有重台履，指高底鞋。唐·元稹《梦游春诗》："丛梳百叶髻，金蹙重台履"。本文之义似指前者，穿襪著履可使足部舒适而步履稳定。

## [语译]

肾气虚，则四肢寒冷；肾气实，则胀满，四肢纯黑色。肾气虚，则梦见舟船翻复，有人淹没。如得水气旺盛时，则梦伏在水中，感到恐怖。肾气盛，则梦腰部和脊椎两相散解不相连属。邪气侵犯肾脏，梦涉深水，或淹没在水中。

病在肾，子时精神清爽。在每日夜的辰、戌、丑、未四个时辰，病势加重，傍晚申时始渐安静。

病先发生在肾，小腹，腰部，脊椎疼痛，小腿酸。三天病传膀胱，背部和脊部筋痛，小便闭塞。再过二天，病传到心，心区痛，再过三天，病传到小肠，小肠局部胀。如果四天病势不减，会死，冬天多死于未时，夏天多死于戌时。

肾脉坚硬有力而长，病人颜色黄而赤，应当是腰痛如折。若脉软而散，当患血少。

肾脉重按大而坚，轻按紧而大，病患手足骨节冷而肿，阳痿不举，腰脊痛，少腹肿，心下有水气，腹胀便闭，时泄泻。病得自浴后身未干时，而行房事，以及劳力过度所触发的。

肾脉来上部坚而大，有邪气积聚在少腹与阴部，病叫肾痹。得自洗冷水后入睡。

凡用力举重或入房过度，汗出如浴水样，则会使肾脏损伤。

肾胀病，腹满牵引背部扩大到腰、股骨部都痛起来。肾水病的患者，腹部胀大，脐部肿，腰部沉重而痛，小便不利，阴部象牛鼻出汗一样湿润，足部逆冷，大便反而坚硬。

肾着的病，病人由腰以下寒冷，腰部沉重，好象带五千铜钱那样重。肾著的病证，病人身体沉重，腰中寒冷如冰样，口反不渴，小便自利，饮食如常，这就是肾著的病证了。病属下焦，其原因是由于身体过劳，汗出衣服湿冷的缘故，经久这样而得病的。

肾积病名叫奔豚，发于少腹，上至心下，好象猪豚奔走的样子，或上或下，没有定时，久而不愈，则病气逆而咳，骨痿软，少气，这病是夏天丙丁日得的，这是什么道理呢？因脾病传肾，肾病当传给心，心火在夏天当旺，旺时是不受邪的，肾复欲还脾，脾不肯受，故留结而为积。所以知道奔豚病是夏季得的。

水的流行，夜里较快，是什么缘故？师答：土能够壅遏水流，夜里土气安静，所以水流较快而有声。因为人的身体，常受自然界的影响，在夜里睡觉，则脾不扰动，所以脉搏也象水流一样变为疾数。

肾病，病人面色黑，其气虚弱，气短不能连续，两耳聋，腰痛，时常遗精，饮食减少，膝盖以下清冷，脉沉滑而迟，这病是可以治疗的。应服内补散、建中汤、肾气丸、地黄煎。春天应针刺涌泉，秋天针刺复溜，冬天针刺合谷，皆用补的手法。夏天针刺然谷，季夏针刺太溪，皆用泻的手法。又应当灸京门穴五十壮，背部第十四椎命门穴一百壮。肾病的患者，必腹部大，胫部肿痛，气喘，咳嗽，身体沉重，睡中出汗，怕风。如果肾虚，就有胸中疼痛，大腹与少腹均感疼痛，身体厥冷，心中不乐，取本经足少阴，足太阳两经出血。

邪气在肾，则骨痛而发生阴痹病。阴痹的症状是按压身体，触不到具体痛的部位，腰痛、腹胀、大便难，肩、颈、项强痛，常常头眩。取涌泉、昆仑等有血脉处，都进行针刺出血。

足少阴经脉，起于小趾下面，斜走足心，出然骨穴之下，沿着内踝骨的后面，转走足跟，由此上小腿肚内侧，出膝弯内缘，上股内侧后面，贯穿脊椎，入属肾脏，联络膀胱。直行的脉，从肾脏贯过肝膈，入肺中，循喉咙，挟舌根。支脉从肺出，联络心脏，再灌注于胸中。本经受病会出现饥饿而不欲食，面黑如木炭的颜色，咳嗽唾痰有血，喘气咽喉有声，坐不安定，视物不清，心似悬虚，状如饥饿。气不足，则多恐惧心中动荡，象有人要捕捉他，这是肾厥病。如属本脏传变所发生的病，会出现口热舌干，咽肿，气上逆，喉咙干而痛，心烦，心痛，黄疸，痢疾，脊股内后缘作痛，痿软厥冷，嗜卧，足心热而痛。用灸法治疗，并应令多食牲畜之肉，并宽缓衣带，披散头发，大杖重履，缓步而行，使气得流通，与灸法相配合。如本经气盛，寸口脉比人迎脉大二倍；气虚，则寸口脉比人迎脉反而见小。

足少阴经的别络，名叫大钟。从足内踝，环绕足跟，入手足太阳经。它的另外一条支络，合并于本经，向上走于心包，下贯穿腰脊。它的病证，气上逆，则心烦闷乱，邪气盛实，则小便闭塞或淋沥不通；正气虚，则腰痛，在治疗上，应取本经别络大钟穴。

肾病，手足寒冷，面赤目黄，小便不禁，骨节烦疼，小腹部拘急而痛，气上冲心。其脉象应是沉滑细，今反浮大，病人颜色应当黑色，反出现黄色，属于土克水，是大为反常的逆证，一定会死亡。

［评介］

本节经文取自《灵枢·病传》、《灵枢·淫邪发梦》、《灵枢·经脉》、《素问·脏气法时》、《素问·脉要精微论》、《难经·五十六难》、《金匮要略·五脏风寒积聚病脉证并治》、《金匮要略·水气病脉证并治》等篇。主要论述肾脏及足少阴肾经病变的症候表现，脉象特征，阐明其病因病机。指明足少阴肾经及经别的循行部位、重要腧穴的取治法以及本经的主治范围，证候虚实寸口与人迎脉大小比例。

## 膀胱足太阳经病证第十

［原文］

膀胱病者，小腹偏肿[1]而痛，以手按之，则欲小便而不得，肩上热。若脉陷，足小指外侧[2]，及胫踝后皆热。若脉陷者，取委中[3]。

膀胱胀者，少腹满而气癃。

病先发于膀胱者，背膂筋痛，小便闭。五日之肾，少腹腰脊痛，胫痠。一日之小肠，胀。一日之脾[4]，闭塞不通，身痛体重。二日不已，死。冬鸡鸣；夏下晡(一云：日夕)。

厥气客于膀胱，则梦游行。

足太阳之脉，起于目内眦，上额交巅上。其支者，从巅至耳上角。其直者，从巅入络脑，还出别下项，循肩髆[5]内，侠脊抵腰中，入循膂，络肾，属膀胱。其支者，从腰中下会于后阴，下贯臀，入腘中。其支者，从髆内[6]，左右别下贯髋[7]（一作胛），过髀枢[8]，循髀外后廉，下合腘中，以下贯腨内，出外踝之后，循京骨[9]至小指外侧。是动则病冲头痛，目似脱，项似拔，脊痛，腰似折，髀不可以曲，腘如结[10]，腨如裂，是为踝厥[11]。是主筋所生病者，痔、疟、狂、颠疾、头脑顶痛[12]，目黄，泪出，鼽衄，项、背、腰、尻、腘、腨、脚皆痛，小指不用[13]。盛者，则人迎大再倍于寸口；虚者，则人迎反小于寸口也。

[注释]

[1]小腹偏肿：即小腹遍肿。偏，应作徧，同遍。

[2]足小指外侧：《灵枢·邪气脏腑病形篇》作“足小指外廉”。

[3]取委中：《灵枢·邪气脏腑病形篇》作“取委中央”。

[4]一日之脾：《灵枢·病传》作“一日而之心”。

[5]肩髆：此指肩胛骨。

[6]其支者，从髆内：膀胱经背部的另一条支脉，从肩胛内侧下行。此贴近肩胛骨内缘运行的经脉。

[7]别下贯髋：《灵枢·经脉篇》作“别下贯胛”，似是。

[8]髀枢：即髋关节。

[9]京骨：穴位名，属膀胱经，在足外侧第五蹠骨粗隆下赤白肉际。此处“京骨”指第五蹠骨，古称京骨。

[10]腘如结：指膝关节如凝结，不能屈伸。

[11]踝厥：病名，踝关节周围冷而上逆。

[12]头脑顶痛：《灵枢·经脉篇》作“头囟项痛”；《素问·至真要大论》作“头项囟脑户中痛”；《甲乙经·卷二》作“头项颈肩痛”。

[13]小指不用：即足小趾不为所用。

[语译]

膀胱病，少腹部遍肿痛，用手按压，则有尿意，但又不能排出，肩上热。如发现脉下陷，足小趾外侧及胫、踝后部皆热。脉陷的，取委中。

膀胱胀病，少腹部胀满，气闭而小便不通。

病先发于膀胱，背脊筋痛，小便不通。五天传到肾，少腹、腰、脊痛，胫酸。再过一天，传到小肠，少腹胀。再过一天，传到脾，痞满闭塞不通，身体痛而沉重。如果二天病势不减，就会死亡。冬天多死于鸡鸣时；夏天多死于日晡时。

邪气侵犯膀胱，会梦到处游走。

足太阳经脉，起于眼内角，上行额部，交于巅顶。支脉从巅顶到耳上角。其直行的脉，从巅顶入内络脑，复从脑后下行项后，挟脊柱的两旁，沿肩胛骨的内侧，平行于脊柱的两旁，直达腰中，络于肾脏而再入属膀胱本腑。又从腰中分出一支脉，下会于后阴，穿过臀部，直入膝腘窝中。又一支脉，从左右肩胛骨分出。下行通过髋骨，过至髀枢，再沿髀枢外侧后缘向下行，与前一支脉会合于膝国窝中，由此再向下通过小腿肚，出外踝骨的后方，沿小趾本节后的京骨，至小趾外侧尖端。本经受病就会发生气上冲而头痛，疼痛剧烈时，眼睛象要脱出，项部牵引一样僵直，脊柱疼痛，腰似折断，大腿不能伸屈，膝腘窝象被捆住，小腿肚痛似撕裂，这叫踝厥。本经所主筋发生病变，会见痔疮、疟疾、发狂、癫疾，头脑顶痛，眼睛发黄，流泪，鼻流涕或出血，项、背、腰、尻、腘、腿肚、脚等部都发生疼痛，足小趾也不能活动。本经气旺盛，则人迎脉大三倍于寸口脉，气虚弱，则人迎脉反而小于寸口脉。

［评介］

本节经文取自《灵枢·淫邪发梦》、《灵枢·邪气脏腑病形》、《灵枢·病传》、《灵枢·经脉》等篇。主要论述膀胱及足太阳经病变、症候表现、病因病机。指明足太阳膀胱经及经别的循行部位。阐明本经主治范围，病证虚实寸口与人迎脉大小比例。

## 三焦手少阳经病证第十一

**[原文]**

三焦病者，腹胀气满，小腹尤坚。不得小便，窘急[1]，溢则为水，留则为胀。候在足太阳之外大络，在太阳少阳之间[2]，亦见于脉，取委阳[3]。少腹病肿，不得小便，邪在三焦，约取太阳大络。视其结脉[4]与厥阴小络，结而血肿者，上及胃脘，取三里。

三焦胀者，气满于皮肤[5]，殼殼然而坚[6]，不疼。热在上焦，因咳为肺痿[7]。热在中焦，因腹坚。热在下焦，因溺血。

手少阳之脉，起于小指次指之端，上出两指之间，循手表腕，出臂外两骨之间，上贯肘，循臑外，上肩而交出足少阳之后，入缺盆，交膻中[8]，散络心包，下膈，遍属三焦。其支者，从膻中上出缺盆，上项侠耳后，直上出耳上角，以屈下额[9]（一作颊），至䪼。其支者，从耳后，入耳中，出走耳前，过客主人[10]前，交颊，至目兑眦。是动则病耳聋，煇煇焞焞[11]，嗌肿，喉痹。是主气所生病者，汗出，目兑眦痛，颊肿，耳后、肩、臑、肘、臂外皆痛，小指次指不用。盛者，则人迎大一倍于寸口；虚者，则人迎反小于寸口也。

**[注释]**

[1]窘急：此指便欲急迫而不得。

[2]在太阳少阳之间：《灵枢·邪气脏腑病形篇》作“大络在太阳少阳之间”。

[3]委阳：膀胱经穴，在膝腘窝委中穴外开一寸处。

[4]结脉：即结聚之脉。此指曲张暴起的静脉。

[5]气满于皮肤：《灵枢·胀论》作“气满于皮肤中”，为是。

[6]榖榖然而坚：《灵枢·胀论》作“轻轻然而不坚”。两书文义相反。莫衷一是，待考。

[7]肺痿：证候名，即肺叶枯萎，表现为咳嗽，咳血，咳吐涎沫。类似结核病某种类型，或慢性肺不张等。

[8]交膻中：《灵枢·经脉篇》作“布膻中”为是。

[9]以屈下额：《灵枢·经脉篇》作“以屈下颊”，为是。

[10]客主人：即胆经的上关穴。

[11]焞焞焞焞：《灵枢·经脉篇》作“浑浑焞焞”。焞，音熏（xūn）。浑，音混（hún）。焞，音屯（tún）。两字均是形容耳内哄鸣，听觉混乱之意。

## [语译]

三焦病，腹胀满，小腹尤为硬满。因小便不利而感到痛苦迫急，水溢于皮肉则水肿，潴留则腹胀。诊察此病，要在足太阳经外侧之大络，大络在足太阳，足少阳之间，亦可见于筋脉，治疗时取委阳穴。少腹肿，小便不利，这是邪在三焦，气化失常所致，治疗时取太阳大络，要察其结脉与厥阴小络，若因血结而肿，上连胃脘者，取三里。

三焦胀病，气充满在皮肤，以手按之外坚硬而中空，不疼痛。

热在上焦，因咳嗽而成肺痿。热在中焦，因而腹部硬满。热在下焦，因而尿血。

手少阳经脉，起于无名指的尖端，上行沿无名指的外侧，循手背至手腕部，上行出前臂外侧两骨中间，向上穿过肘，沿上臂外侧上肩，交出足少阳经之后，进入缺盆向下，分布于两乳之间的膻中部，散络于心包络，下膈膜，循序属于上中下三焦。支脉从膻中上出缺盆，上走项连于耳后，直上至耳上角，由此曲而下行，绕颊，至眼眶下。又一支脉，从耳后，入耳中，再出走耳前，过客主人穴的前方，和前一条支脉交会于颊部，再至眼外角。本经受病就会发生耳聋或听觉不清，喉咙肿痛，喉痹等症。如因本腑主气所发生的病变而影响到经脉，则为自汗出，眼外角痛，颊肿，耳后、肩、臑、肘、臂等部外侧皆痛，无名指不能运动。这些病邪气盛的，则人迎脉比寸口脉大一倍；正气虚的，则人迎脉反小于寸口脉。

［评介］

本节经文取自《灵枢·邪气脏腑病形》、《灵枢·经脉》等篇。主要论述三焦及手少阳经病变的症候表现，热邪在上、中、下三焦的特殊表现。指明手少阳三焦经及经别的循行部位，主治范围以及虚实证候寸口与人迎脉大小比例。

# 卷　七

## 病不可发汗证第一

**[原文]**

少阴病，脉细沉数，病为在里，不可发其汗。

脉浮而紧，法[1]当身体疼痛，当以汗解。假令尺中脉迟[2]者，不可发其汗，何以故？然：此为荣气不足，血微少故也。

少阴病，脉微（一作濡而微弱），不可发其汗，无阳故也。

脉濡而弱，弱反在关，濡反在巅，微反在上，涩反在下，微则阳气不足，涩则无血，阳气反微，中风汗出而反躁烦，涩则无血，厥而且寒[3]，阳微发汗，躁不得眠。

动气[4]在右，不可发汗，发汗则衄而渴，心苦烦，饮即吐水。

动气在左，不可发汗，发汗则头眩，汗不止，筋惕肉瞤。

动气在上，不可发汗，发汗则气上冲，正在心端。

动气在下，不可发汗，发汗则无汗，心中大烦，骨节苦疼，目运[5]，恶寒，食即反吐，谷不得前[6]（一云：谷不消化）。

咽中闭塞，不可发汗，发汗则吐血，气微绝，手足逆冷，欲得踡卧，不能自温。

诸脉数，动微弱[7]，并不可发汗，发汗则大便难，腹中干（一云：小便难，胞中干），胃燥而烦[8]。

脉濡而弱，弱反在关，濡反在巅，弦反在上，微反在下，弦为阳运[9]，微为阴寒，上实下虚，意欲得温。微弦为虚，不可发汗，发汗则寒栗，不能自还。咳者则剧，数吐涎沫，咽中必干，小便不利，心中饥烦，晬时[10]而发，其形似疟，有寒无热，虚而寒栗。咳而发汗，踡而苦满（满一作心痛），腹中复坚。

厥[11]，不可发汗，发汗则声乱，咽嘶，舌萎，谷不得前[12]。

诸逆发汗，微者难愈，剧者言乱，睛眩者死，命将难全。

太阳病，得之八、九日，如疟状，发热而恶寒，热多寒少，其人不呕，清便续自下[13]，一日再三发，其脉微而恶寒，此为阴阳俱虚，不可复发汗也。

太阳病，发热恶寒，热多寒少，脉微弱则无阳也，不可复发其汗。

咽干燥者，不可发汗。

亡血家，不可攻其表[14]，汗出则寒栗而振[15]。

衄家，不可攻其表，汗出必额陷，脉上促急而紧[16]，直视而不能眴[17]，不得眠。

汗家，重发其汗，必恍惚心乱[18]，小便已，阴疼[19]，可与禹余粮丸[20]。

淋家，不可发汗，发其汗，必便血。

疮家，虽有身疼，不可攻其表，汗出自痓（一作痉，下同）。

冬时发其汗，必吐利，口中烂，生疮。

下利清谷，不可攻其表，汗出必胀满。

咳而小便利，若失小便[21]，不可攻其表，汗出则厥逆，冷汗出，多坚[22]，发其汗，亦坚。

伤寒一、二日至四、五日，厥者必发热，前厥者后必热[23]，厥深者热亦深[24]，厥微者热亦微，厥应下之，而反发其汗，必口伤烂赤。

病人脉数，数为有热，当消谷引食。反吐者，医发其汗，阴微，膈气虚，脉则为数，数为客阳，不能消谷，胃中虚冷，故令吐也。

伤寒四、五日，其脉沉，烦而喘满，脉沉者，病为在里，反发其汗，津液越出，大便为难，表虚里实，久则谵语。

伤寒头痛，翕翕发热，形象中风，常微汗出。又自呕者，下之益烦心，懊侬如饥，发汗则致痓，身强难以屈伸[25]，熏之[26]则发黄，不得小便，久则发咳唾。

太阳病，发其汗，因致痓。

伤寒，脉弦细，头痛而反发热，此属少阳，少阳不可发其汗。

太阳与少阳并病，头项强痛，或眩冒，时如结胸，心下痞坚者，不可发其汗。

少阴病，咳而下利，谵语者，此被火气劫故也。小便必难，以强责[27]少阴汗也。

少阴病，但厥，无汗而强发之，必动其血，未知从何道出，或从口鼻，或从目出者，是为下厥上竭[28]，为难治。

伤寒有五，皆热病之类也。其形相象，根本异源，同病异名，同脉异经，病虽俱伤于风，其人自有痼疾，则不得同法，其人素伤于风，因复伤于热，风热相薄，则发风温，四肢不收，头痛身热，常汗出不解，治在少阴、厥阴，不可发汗，汗出谵语独语，内烦，躁扰不得卧，善惊，目乱无精，治之复发其汗，如此者医杀之也。

伤寒湿温，其人常伤于湿，因而中暍[29]，湿热相薄，则发湿温，病苦两胫逆冷，腹满叉胸，头目痛苦，妄言，治在足太阴，不可发汗，汗出必不能言，耳聋，不知痛所在[30]，身青，面色变，名曰重暍[31]，如此者[32]医杀之也。（右二首出《医律》）

**[注释]**

[1]法：作规律、常规解。

[2]尺中脉迟：尺部脉较寸部关部缓弱，荣血不足之故。

[3]厥而且寒：即逆而冷。厥，逆也，意指阴寒之气自四肢远端上逆。故常称为厥冷或逆冷。

[4]动气：依据《难经·第十六难》在脐的上下左右及当脐之上均有"动气"变化，主要病理特征均为"按之牢若痛"。脐左为肝，脐右为肺，脐上为心，脐下为肾，当脐为脾。动气应指病理反应，表现是"按之牢若痛"。成无己《注解伤寒论·辨不可发汗病脉证并治第十五》云："动气者，筑筑然气动也"。然观《伤寒论》之文源出《难经》，"动气"已自分明，故"筑筑然气动"义似游疑。

[5]目运：即目眩晕。

[6]谷不得前："前"字，其义难明，一本作"谷不消化"，义得。

[7]诸脉数，动微弱：指脉搏频率快而动势微弱。

[8]胃燥而烦：《伤寒论·辨不可发汗病脉证并治第十五》作“胃燥而烦，其形相象，根本异源”。

[9]弦为阳运：弦脉为阳亢所致眩晕。运，通晕。

[10]晬时：晬，音最（zuì），周时也。此作周日解。

[11]厥：本指厥证，以四时逆冷，昏厥为主症。《伤寒论·辨不可发汗病脉证并治第十五》作“厥脉紧”。

[12]谷不得前：《伤寒论·辨不可发汗病脉证并治第十五》作“声不得前”，为是。

[13]清便续自下：清便，大便清稀。续，连绵不断。自下，不能自控。杨本，广本，缪本，钱本均作“清便续自可”。《脉经校释》解为：“清，同圊，古代称如厕为行清。清便续自下，是大小便尚能如常”。可参。

[14]亡血家，不可攻其表：《伤寒论·辨不可发汗病脉证并治第十五》作“亡血不可发汗”。

[15]寒栗而振：寒战的同时，肌肉震颤。振，震颤。

[16]汗出必额陷，脉上促急而紧：额陷，额头肌张力下降而皱陷。关上促急而紧。《伤寒论·辨太阳病脉证并治中第六》作“汗出必额上陷，脉紧急”。

[17]眴：音义同瞬、瞚。指目转动，也指眨眼。

[18]汗家，重发其汗，必恍惚心乱：本为汗出的病人，又重新用发汗之剂，必然导致心中恍惚而烦乱。

[19]小便已，阴疼：小便排完以后则前阴中痛。

[20]禹余粮丸：《伤寒论》已载此方，但药物组成缺如。

[21]咳而小便利，若失小便：咳嗽时小便失控，或小便自遗。

[22]冷汗出，多坚，发其汗，亦坚：《伤寒论·辨不可发汗病脉证并治第十五》冷字连上读，其下九字无。坚字难解，或承上文指阴茎坚勃。

[23]厥者必发热，前厥者后必热：厥有多种类型，有阳脱而厥，有寒盛而厥，有热伏而厥等。此为热郁而厥。

[24]厥深者热亦深：此为热伏于内，寒阻于外的热厥证。

[25]身强难以屈伸：指躯体强直，屈伸不利。

[26]熏之：指灸焫之类的疗法。

[27]强责：强，过分之义。责，处置之义，此指治疗。《素问·至真要大论》："盛者责之，虚者责之"即为此义。强责，即强求治疗，或治疗过当。

[28]下厥上竭：下厥，肾阳已亏的下厥。上竭，上部出血而致的气血耗竭。

[29]中暍：即中暑。暍，音业（yè）。《汉书·武帝纪》："元封四年夏，大旱，民多暍死"。

[30]不知痛所在：痛苦不可名状。即有痛苦又不能指明具体部位，又难以述明情状。

[31]重暍：重，重复之义。暍，此作热极解。

[32]如此者：杨本，广本，缪本作"如此者死"。

## [语译]

少阴病，脉细沉而数，这是病在里，不可用发汗解表法。

脉浮而紧，这是太阳伤寒证的主脉，应该伴有身体疼痛的症状，当用发汗解表法治疗。如果尺脉迟，就不能发汗解表，为什么呢？答：这是因为营气不足血少的缘故。

少阴病，脉微，不可发汗，因为阳气已经衰弱的缘故。

脉濡而弱，主要仅在关部，沉取是弱，浮取是濡，寸部反见微脉，尺部反见涩脉，寸部脉微是阳气不足，尺部脉涩是阴血亏损，阴阳不协调，阳气反微，再发其汗，则中风汗出而反躁烦，涩则无血，故手足厥冷，阳微不可发汗，汗则烦躁不得安眠。

病人脐右有动气，肺气虚，不可发汗，误汗则鼻衄，口渴，心里烦闷，饮水下去，随即吐出。

病人脐左有动气，是肝虚，不可发汗，误汗则头晕目眩，汗出不止，筋肉跳动等症状。

病人脐上有动气，是心阳虚，不可发汗，误汗则逆气向上攻冲，直达心下的部位。

病人脐下有动气，是肾气虚，不可发汗，即使用发汗方法，也不会有汗出，而且使病人反会心里发烦，骨节非常疼痛，头昏目眩，形寒怕冷，进食以后反吐出来，谷不得进。

咽喉闭塞的病证，不可发汗，如果误汗，则吐血，呼吸极度困难，四肢发冷，喜欢蜷曲而卧，而且总觉得不温暖。

凡是脉数，按之微弱无力，亦不可用发汗法，如果误汗，大肠津液干燥，大便困难，胃中不和而躁烦等证。

脉濡而弱，主要仅在关部，沉取是弱，浮取是濡，寸部反见弦脉，尺脉反见微，弦为肝阳上逆，微是阴邪自盛，这是上实下虚之证，所以病人想得到温暖，才觉舒畅，微弦脉均属虚证，不可用发汗法，如果误汗，那就会导致厥逆寒栗而不能自己恢复温暖的变局。咳嗽很剧烈，常吐涎沫，咽喉一定会感到干燥，小便不通畅，心里觉得饥而烦，周时而发，很象疟疾，但仅有寒冷，并不发热，这是因为体虚而产生的寒栗。如果在开始咳嗽阶段，误用发汗法，反而导致阳气虚，会出现踡卧，胸腹满闷而坚的病变。

四肢厥逆，不可用发汗法，如果误汗，则会导致语言散乱，声音嘶哑，舌萎，谷不得进。

凡是四肢厥逆的病人，不可发汗，轻者不易治愈，重者会导致言语错乱、目眩等证，这属危险之候，多为死证。

患太阳病，已经八、九天了，仍象患疟疾那样发热恶寒，热的时间长，寒的时间短，不呕吐，二便正常，一天之中寒热发作二、三次，脉微并有恶寒的现象，这是表里俱虚所致，不可再行发汗法。

太阳病，发热恶寒，热的时间长，寒的时间短，脉微弱，这是阳虚的象征，不能再用发汗法。

病人咽喉干燥，不能发其汗。

常有失血的病人，不能峻发其汗，如果误汗，则会导致恶寒战栗。

常有流鼻血的病人，不能峻发其汗，如果误汗，就会导致额部下陷，筋脉拘急，两目直视，眼珠不能转动，也不能安眠。

常会出汗的人，不能峻发其汗，如果误汗则会导致心神恍惚，难以自主，小便以后，溺道作疼等证状，可用禹余粮丸治疗。

素患小便淋沥剧痛的病人，不可用发汗法，如果误汗则会导致尿血。

素患疮疡的人，虽然身体疼痛，也不能峻发其汗，如果误汗则会导致筋脉强急，角弓反张等变证。

冬天患病的人，如果误用发汗会导致呕吐，下利，口唇糜烂生疮等症状。

下利完谷不化的病人，虽有外感表邪，也不能峻发其汗，如果误汗则会导致脘腹胀满。

咳而溺出，或小便失禁的病人，不能峻发其汗，如果误汗则会导致四肢厥冷，病人汗已出，大便多硬，或再发其汗后，则更会促使大便硬结。

伤寒病已经一、二天至四、五天了，出现四肢冷，厥冷前必曾发热，如果先前发热，其后必会出现四肢厥冷，厥冷程度严重者，说明郁伏的热邪就深重、厥冷程度轻微者，郁伏的热邪也就轻微，这种厥冷是由于阳热深郁于里所致，应治以泻下利，如果发其汗，必导致口舌生疮，红肿糜烂等变证。

病人脉数，数为有热，病人应该善饥索食，而反出现呕吐证状的，是医生误发其汗，使阳气衰微，膈气虚弱，脉现数象，这种数脉是虚阳，不能消谷，由于胃阳虚冷，所以呕吐。

伤寒病已四、五天，脉沉，心烦而喘满，脉沉是病邪入里，应治其里，如果反发其汗，会致津液外泄，肠中干燥，而大便排出困难，这是表虚里实，如不及时治疗，久则出现谵语症状。

伤寒头痛，轻微发热，象太阳中风证，常微汗出。又自呕吐的，用泻药攻下，则更觉烦闷，心中象饥饿一样的难过；用发汗则会引起痉证，身体强直难以屈伸，若用火熏治疗，则引起全身发黄，而小便不通，病久不愈，就会引起咳唾。

太阳病，本应汗解，但发汗过多，也会导致痉病。

伤寒病，头痛，脉弦细，反发热的，属少阳病，少阳病不可发汗。

太阳与少阴并病，头项强痛，或头昏目眩，有时似结胸状，心下痞硬，不可用发汗法。

少阴病，咳嗽、下利、谵语的，这是误用火熏的方法。强发少阴之汗，致使津液损伤，所以出现小便难的症状。

少阴病，只见四肢厥冷，不出汗，假使强发其汗，必然扰动其血，而引起出血，但不能肯定从何道而出，有的从口鼻而出，有的从眼睛而出，这是下厥上竭的病变，很难治疗。

伤寒有五种，都是属于热病的类型，其表现形状很相象，但其原因不一样，同属热病，而名称亦有区别，脉象大体相同，而症状表现不是同一个经，病虽然都是伤于风邪，但各自的旧病不同，其治疗的方法就不能千篇一律了，假使病人素伤风邪，这次又伤于热邪，造成风邪与热邪相煎迫，病发叫做风温，症见四肢无力，头痛，身热，常自汗出而热不退，应在少阴与厥阴两经论治，不可用发汗法，如果误汗，则会出现谵语，心烦，躁扰不得安卧，易惊，两目昏乱无神，治疗此病，如再发汗，这就是医生的过失。

伤寒中的湿温病，是病人素体易伤湿邪。又中暑热，造成湿邪与热邪相煎迫，病发叫做湿温，症见两下肢厥冷，腹部胀满，双手喜压胸前，头痛，目眩，乱语等，要从足太阴脾经论治，不可用发汗法，如果误汗，会导致不能讲话，耳聋，说不出痛处所在，肌肤发青，面色改变，名叫中暍病，这样，亦是医生治疗的失当。

［评介］

本节经文主要录自《伤寒论·辨不可发汗病脉证并治第十五》，但文字略有出入。另有《伤寒论·辨太阳病脉证并治第七》及《伤寒论·辨少阴病脉证并治第十一》中少量文字。此文共总结出临床上三十余条常误用汗法的情况。这是张仲景留给后人的宝贵临床禁忌资料，王叔和收入《脉经》一书，是从诊断学角度再次强调其重要意义。从另一个角度可以看出，晋汉之前的临床上应用汗法攻其表是非常普遍的治法，这其中不乏滥用之嫌；另一方面也体现了那个时代诊断学和外感发病学的认识上仍处于一个相对低水平状态。

本段经文最后“伤寒有五”至“医杀之也”，尾注标明“右二首出自《医律》”。此书不存，但也指出两条汗法禁忌证。其资料十分珍贵。其中“伤寒有五，皆热病之类也”一语，与《素问·热论》中“今夫热病者，皆伤寒之类也”，语义相关。又，《难经·五十八难》：“伤寒有五，有中风、有伤寒、有湿温、有热病、有温病”。又，张仲景《伤寒论·伤寒例第三》：“冬时伤寒，万类深藏，君子固密，则不伤于寒。触冒之者，乃名伤寒耳……以伤寒为毒者，以其最成杀厉之气也；中而即病者，名曰伤寒。”从中可以看出，晋汉之前的文献中，均把“伤寒”作为外感病之首，且是外感病的统称。《素问·热论》中又称：“人之伤于寒也，则为热病。”这又说明“伤寒”之后，必然形成发热性疾病。可以看出明古人对“外感”性疾病，总结出了部分规律性的发病情况。但对整体外感发热性疾病的认识上，仍处于一种低水平的原始状态。这在人类未明感染性致病源的多样性之前，是必然的结果。在这种状态下，还有我们的大圣贤创造奇迹的一方面，即依据证候特征寻求总结有效方法，以及根据经验教训总结治疗禁忌。

## 病可发汗证第二

［原文］

大法，春夏宜发汗[1]。

凡发汗，欲令手足皆周至[2]，漐漐一时间益佳[3]，但不欲如水流离[4]。若病不解，当重发汗，汗多则亡阳，阳虚不得重发汗也。

凡服汤药发汗，中病便止，不必尽剂[5]也。

凡云可发汗而无汤者，丸散亦可用，要以汗出为解，然不如汤随证良。

太阳病，外证未解，其脉浮弱，当以汗解，宜桂枝汤。

太阳病，脉浮而数者，可发其汗，属桂枝汤。

阳明病，脉迟，汗出多，微恶寒，表为未解，可发其汗，属桂枝汤。

夫病脉浮大，问病者，言便坚耶。设利者为虚，大逆[6]。坚为实，汗出而解，何以故？脉浮，当以汗解。

伤寒，其脉不弦紧而弱，弱者必渴，被火必谵语[7]。弱者发热，脉浮者解之，当汗出愈。

病者烦热，汗出即解。复如疟状，日晡所发热，此属阳明。脉浮虚者，当发其汗，属桂枝汤。

病常自汗出，此为荣气和，荣气和而外不解，此卫不和也。荣行脉中，为阴，主内。卫行脉外，为阳，主外。复发其汗，卫和则愈，属桂枝汤。

病人脏无他病，时发热，自汗出，而不愈，此卫气不和也。先其时发汗则愈，属桂枝汤。

脉浮而紧，浮则为风，紧则为寒，风则伤卫，寒则伤荣，荣卫俱病，骨节烦疼，可发其汗，宜麻黄汤。

太阳病不解，热结膀胱，其人如狂，血必自下，下者即愈。其外未解者，尚未可攻，当先解其外，属桂枝汤。

太阳病，下之，微喘者，表未解故也。属桂枝加厚朴杏子汤。

伤寒病，脉浮紧，不发其汗，因衄，属麻黄汤。

阳明病，脉浮无汗，其人必喘，发其汗则愈，属麻黄汤。

太阳病[8]，脉浮者，可发其汗，属桂枝汤。

太阳病，脉浮紧，无汗而发热，其身疼痛，八、九日不解，表候续在，此当发其汗，服汤微除，发烦目瞑，剧者必衄，衄乃解。所以然者，阳气重故也。属麻黄汤。

脉浮者，病在表，可发其汗，属桂枝汤（一云：麻黄汤）。

伤寒，不大便六、七日，头痛，有热，与承气汤。其大便反青[9]（一作小便清），此为不在里，故在表也，当发其汗。头痛者，必衄，属桂枝汤。

下利后，身体疼痛，清便自调，急当救表，宜桂枝汤。

太阳病，头痛发热，汗出，恶风，若恶寒，属桂枝汤。

太阳中风，阳浮而阴濡弱[10]。浮者，热自发。濡弱者，汗自出。啬啬恶寒，淅淅恶风，翕翕发热，鼻鸣干呕，属桂枝汤。

太阳病，发热汗出，此为荣弱卫强，故使汗出，欲救邪风，属桂枝汤。

太阳病，下之，气上撞[11]，可与桂枝汤。不撞，不可与之。

太阳病，初服桂枝汤。而反烦不解者，法当先刺风池、风府[13]，却与桂枝汤，则愈。

烧针[14]令其汗，针处被寒[15]，核起而赤[16]者，必发贲豚。气从少腹上撞心者，灸其核上一壮[17]，与桂枝加桂汤。

太阳病，项背强几几[18]，反汗出恶风，属桂枝加葛根汤。

太阳病，项背强几几，无汗恶风，属葛根汤。

太阳与阳明合病，而自利不呕者[19]，属葛根汤。

太阳与阳明合病，不下利，但呕，属葛根加半夏汤。

太阳病，桂枝证，医反下之，遂利不止，其脉促者，表未解，喘而汗出，属葛根黄芩黄连汤。

太阳病，头痛发热，身体疼，腰痛，骨节疼痛，恶风，无汗而喘，属麻黄汤。

太阳与阳明合病，喘而胸满，不可下也，属麻黄汤。

太阳中风，脉浮紧，发热恶寒，身体疼痛，不汗出而烦躁，头痛，属大青龙汤。脉微弱，汗出恶风，不可服之，服之则厥，筋惕肉瞤[20]，此为逆也。

伤寒，脉浮缓，其身不疼，但重，乍有轻时，无少阴证者，大青龙汤发之。

伤寒，表不解，心下有水气，干呕，发热而咳，或渴，或利，或噎，或小便不利，小腹满，或微喘，属小青龙汤。

伤寒，心下有水气，咳而微喘，发热不渴，服汤已而渴者，此寒去，为欲解，属小青龙汤。

阳明中风，脉弦浮大而短气，腹部满，胁下及心痛，久按之，气不通（一作按之不痛），鼻干，不得汗，嗜卧，一身及目悉黄，小便难，有潮热，时时哕[21]，耳前后肿，刺之小差，外不解，病过十日，脉续浮，与小柴胡汤。但浮，无余证，与麻黄汤。不溺，腹满加哕，不治。

太阳病，十日以去，脉浮细，嗜卧，此为外解。设胸满胁痛，与小柴胡汤。脉浮者，属麻黄汤。

中风，往来寒热，伤寒五、六日以后，胸胁苦满，嘿嘿[22]不欲饮食，烦心，喜呕，或胸中烦而不呕，或渴，或腹中痛，或胁下痞坚，或心中悸，小便不利，或不渴，外有微热，或咳者，属小柴胡汤。

伤寒四、五日，身体热，恶风，颈项强，胁下满，手足温而渴，属小柴胡汤。

伤寒六、七日，发热，微恶寒，支节烦疼，微呕，心下支结[23]，外证未去者，属小柴胡汤。

少阴病，得之二、三日，麻黄附子甘草汤，微发汗，以二、三日无里证，故微发汗也。

脉浮，小便不利，微热，消渴[24]，与五苓散，利小便，发汗。

**[注释]**

[1]大法，春夏宜发汗：大法，此指依据自然规律，春夏宜发汗，春夏之季节所致证候宜用汗法治疗。然而临床实践证明，夏季反不宜汗法。冬季时令病常以汗法取效。读者宜译之。

[2]凡发汗，欲令手足皆周至：此指汗法的最佳效果应是头身手足周遍。周至，周遍之义。

[3]漐漐一时间益佳：漐漐，汗出貌。此指周身汗出且均匀。一时间，指药效发挥的一时间，即一个时辰左右。此句意为用发汗药后遍身汗出且均匀效果最好。

[4]但不欲如水流离：离，通漓。流漓，水盛貌。如水流漓，即如同水流淌不断，此指大汗淋漓。

[5]不必尽剂：依据《伤寒论》发汗剂服法，一剂煎汤后常分几次服用，如首次服药则汗出病止，余则不必尽服。

[6]设利者为虚，大逆：《伤寒论·辨可发汗病脉证并治第十六》作“设利者，为大逆”。设，假设。利，指大便泻下。

[7]被火必谵语：被火，指近火取暖，或用火焫等方法治疗。谵语，指由热盛而致的乱语。

[8]太阳病：诸本及《伤寒论·辨可发汗病脉证并治第十六》均作“太阴病”，为是。

[9]其大便反青：《伤寒论·辨太阳病脉证并治第六》作“其小便清者”，为是。

[10]阳浮而阴濡弱：《伤寒论·辨太阳病脉证并治第五》作“阳浮而阴弱”。阳浮、阴弱，诸家解释不一，《脉经校释》：“此处指脉象而言，阳指轻按，阴指重按。也有认为指尺脉而言，意亦可通。”成无已《注释伤寒

论》注云："阳似候卫，阴似候荣。阳脉浮者，卫中风也；阴脉弱者，荣气弱也。风并于卫，则卫实而荣虚，故发热汗自出也。"依据上下之义，阳浮似指卫阳浮越；阴弱或阴濡弱似指营阴虚弱。故阳浮阴虚疑非指脉象。

[11]气上撞：病人自觉症状。自觉气自下而上冲至心胸部。

[12]风池：胆经穴，乳突后一寸五分凹陷中。

[13]风府：督脉经穴，枕骨下五分处。

[14]烧针：古针法之一。针体烧红后进针，或进针后烧其针柄，用以取汗。

[15]针处被寒：针孔处感受寒邪。

[16]核起而赤：指针孔受寒以后肿起如核状，并呈红色。

[17]灸其核上一壮：在肿起部位用灸法灸一壮。

[18]项背强几几：项背强急不舒。几，音书（shū）。《说文》："几，鸟之短羽飞几几也"。意指短羽鸟伸颈而飞之貌。此指太阳病出现的项背强急，转侧不利而拘紧引颈之貌。

[19]自利不呕者：诸本均作"自利呕者"。《伤寒论·辨太阳病脉证并治第六》作"必自下利"。

[20]筋惕肉瞤：指筋肉瞤。一般为局部小痉挛。

[21]哕：音约（yuē）。指恶心干呕。本为象声字，恶心呕吐时口中发出的声音。

[22]嘿嘿：即默默。病人沉默不言。

[23]心下支结：胃脘部支撑痞结感。

[24]消渴：非消渴病，此指口渴不已并多饮的症状。

## [语译]

一般的治疗法则，春夏季节，多宜发汗。

凡是服发汗剂，都要使病人汗出透到四肢，并要微汗，一个时辰左右，最为适宜，但不要大汗出如水淋漓。假若病仍不愈，应当再发汗，但要注意，汗出太多，则阳气散亡，所以阳虚的就不宜再发汗。

凡服汤药发汗，应中病即止，不一定全剂服完。

凡是可用发汗法，无汤剂时，用丸、散也可以。主要是求得汗出邪解。但是丸、散剂组成是比较呆板的，不如汤剂可以随证加减。

太阳病，表证未解，脉浮弱者，应当以汗解，宜用桂枝汤。

太阳病，脉浮数者，可发其汗，用桂枝汤。

阳明病，脉迟有力，汗出多，微恶寒者，为太阳表邪未解，仍须发其汗，亦属桂枝汤治疗范畴。

病人脉浮大，问病人大便硬吗？假使大便不硬，为里虚，不可误用汗法治疗，否则会造成逆证，这是违反治疗原则的。坚为里实，可用汗解，为什么呢？因为脉浮大，是邪在表，汗出邪解而里自和，大便自然会通。

伤寒病，脉不弦紧而弱，脉弱的病人必口渴，如果用火熏治疗，一定会出现谵语，如果脉象浮弱，有发热者，仍有表邪，应以汗解，汗出邪解而愈。

病者出现烦热证状，应汗出即解。如果病又发作，寒热如疟，每至傍晚时发热，这是属于阳明。脉仍浮虚者，为表邪未尽，仍当发其汗。亦属桂枝汤治疗范畴。

病人时常自汗出，这是荣气自和。既然是荣气和，外邪何以不解？是因卫气不和。卫属阳，行于脉外，主卫外，荣属阴，行于脉内，主内。治疗时应再发其汗，使其卫外功能恢复正常，则病自解，可以桂枝汤治疗。

病人内脏无其它病变，但时常发热自汗出不愈的，这是卫气不和的缘故。应该在发热之前，先发其汗则愈，可用桂枝汤治疗。

脉象浮紧，浮主外感风邪，紧主外感寒邪，风邪则伤卫分，寒邪则伤荣分，荣卫有病变，病人骨节烦疼，可发汗解表，当用麻黄汤来治疗。

太阳病未解，邪热内传结于膀胱，病人神识如狂，必自下血，邪由下解而愈。如果表邪仍在，还不宜用攻法，仍当先服发汗药以解外邪，可用桂枝汤治疗。

太阳病，误下后，症见微喘，这是表邪未解的缘故，可以桂枝加厚朴杏子汤治疗。

太阳伤寒证，脉象浮紧，当发汗而不发其汗，因而发生鼻衄。仍可用麻黄汤来发汗解表。

阳明病，脉浮而不出汗，病人必呼吸喘促，可发汗而愈，用麻黄汤来治疗。

太阴病，脉浮，如邪在表，可以发汗，用桂枝汤来治疗。

太阳病，脉浮紧，无汗，发热，身疼痛，已经八、九日病还未愈，表证仍在，还是应当发汗，可以用麻黄汤，服药后病势稍减，但仍心中烦乱，且目闭不欲睁开，严重的还会出现鼻衄，衄后则病解，这是因为热邪太重的缘故。

脉浮的，邪在表，可发汗，用桂枝汤治疗。

伤寒六、七天没有大便，头痛，发热的，可用承气汤攻下。假如大便清利的，为邪不在里，仍在表，应当发汗，可用桂枝汤治疗。如果头痛的，一定会出鼻血。

伤寒下利以后，仍身体疼痛，大便正常的，这时急当治表证，可用桂枝汤治疗。

太阳病，头痛发热，汗出，恶风或恶寒的，可用桂枝汤治疗。

太阳经中风证，脉轻按则浮，重按则弱。脉浮是由发热而成。脉弱是汗自出的缘故。病人啬啬然怕冷，淅淅然恶风，发热好似皮毛被复在身上一样，并伴有鼻鸣，干呕等，这种病当用桂枝汤治疗。

太阳病，发热汗出的，是因为荣气弱，卫气强，所以汗出，要救治这种邪风所致疾病，可用桂枝汤。

太阳病，误下后，病人自觉胸中有逆气上冲，可以用桂枝汤，如果病人不觉得冲逆，则不要用。

太阳病，初服桂枝汤，病解，反加烦闷的，应先针刺风池、风府，然后再服桂枝汤，病就会好。

用烧针的方法发汗，如果针刺的部位受到寒邪侵袭，而起红色核块的，则必发贲豚气。症见气从少腹上冲心胸，可在核上艾灸一壮，配合内服桂枝加桂汤治疗。

太阳病，项背部强直拘急，俯仰不能自如，这种病，本来应当无汗，现在反出汗恶风，可以用桂枝加葛根汤来治疗。

太阳病，项背部强直拘急，俯仰不能自如，无汗恶风，可以用葛根汤来治疗。

太阳与阳明合病，有下利，而不呕吐的，应以葛根汤来治疗。

太阳与阳明合病，不下利而呕吐的，可用葛根加半夏汤来治疗。

太阳病，桂枝证，医反攻下，引起下利不止，脉象急促的，为表邪尚在，喘而汗出，可用葛根黄芩黄连汤来治疗。

太阳病，头痛发热，身体痛，腰痛，骨节疼痛，恶风，无汗而喘的，可用麻黄汤来治疗。

太阳与阳明合病，喘促而胸满，不可用下法治疗，可用麻黄汤发汗。

太阳中风证，脉浮紧，发热恶寒，身体疼痛，无汗，烦躁，头痛，可用大青龙汤来治疗。如果脉微弱，汗出恶风，不可服大青龙汤，误服之，可引起四肢厥冷，筋肉跳动的变证。

伤寒，脉浮缓，身体不疼痛，但觉得沉重，有时稍轻，没有少阴病的见证，可以用大青龙汤发其汗。

伤寒，表证未解，心下有水气，证见干呕，发热咳嗽，或有口渴，或有下利，或有噎气，或小便不利，小腹胀满，或微喘，可用小青龙汤来治疗。

伤寒，心下有水气，咳嗽，微有喘急，发热，口不渴，可用小青龙汤治疗，治疗后，转口渴，说明寒邪已去，病将愈。

阳明中风，脉浮大而弦，呼吸短促，腹部胀满，两胁及心下疼痛，按之更觉气闷不通，鼻干燥，无汗，嗜卧，全身以及面目尽黄染，小便不利，发潮热，时作干哕，耳前后肿，用针刺则症状减轻，但外邪仍未解，虽然病程已过十天之久，而脉仍浮者，仍可用小柴胡汤。假如只见脉浮，没有以上见证者，可用麻黄汤。假如小便不利，腹部胀满，再加呃逆的，不治。

太阳病，过了十天，脉仍浮细，嗜卧，这是表邪已解。如果病人感到胸胁胀满，可用小柴胡汤。如果脉浮者，仍要用麻黄汤来治疗。

太阳中风，见往来寒热，五、六天以后，胸胁胀满，静默不喜欢说话，不思饮食，心烦喜呕，或心烦不呕，或口渴，或腹痛，或两胁胀满而硬，或心悸，小便不利，或口不渴，外有微热，或咳嗽，均可用小柴胡汤来治疗。

伤寒病已四、五天，身热，恶风，颈项强硬，胁下胀满，手足温暖，口渴，可用小柴胡汤来治疗。

伤寒病已六、七天，发热，微恶寒，骨节烦疼，微呕，胃脘部胀闷不舒，表证未除，可用小柴胡汤来治疗。

少阴病，得病二、三天，可用麻黄附子甘草汤，微发其汗，因病虽已二、三天了，没有里证，故可以微发其汗。

病人脉浮，小便不利，微热，消渴，可用五苓散，发汗利小便。

[评介]

本节经文取自《伤寒论》多篇，计有《辨太阳病脉证并治》上、中、下篇，《辨阳明病脉证并治第八》、《辨少阴病脉证并治第十一》及《辨可发汗病脉证并治第十六》。文字互有出入，条文错互。是王氏搜集《伤寒论》诸篇中凡是可用汗法的条文于一体，集中阐发。有利于后世览阅和应用。

## 病发汗以后证第三

［原文］

二阳并病[1]，太阳初得病时，发其汗，汗先出，复不彻[2]，因转属阳明，续自微汗出，不恶寒。若太阳证不罢，不可下，下之为逆，如此者，可小发其汗。设面色缘缘正赤[3]者，阳气怫郁[4]在表，当解之，熏之。若发汗不大彻，不足言，阳气怫郁不得越，当汗而不汗，其人躁烦，不知痛处，乍在腹中，乍在四肢，按之不可得，其人短气但坐，汗出而不彻故也。更发其汗即愈。何以知其汗不彻，脉涩故以知之。

未持脉时，病人叉手自冒心[5]。师因教试令咳而不即咳者，此必两耳无所闻也。所以然者，重发其汗，虚故也。

发汗后，饮水多者，必喘。以水灌之[6]，亦喘。

发汗后，水药不得入口，为逆。若更发其汗，必吐下不止。

阳明病，本自汗出，医复重发其汗，病已瘥，其人微烦，不了了[7]，此大便坚也，以亡津液，胃中干燥，故令其坚。当问小便日几行，若本日三、四行，今日再行者，必知大便不久出，今为小便数少[8]，津液当还入胃中，故知必当大便也。

发汗多，又复发其汗，此为亡阳。若谵语，脉短者，死。脉自和者，不死。

伤寒发其汗，身目为黄，所以然者，寒食相搏在里[9]，不解故也。

病人有寒，复发其汗，胃中冷，必吐蚘。

太阳病，发其汗，遂漏而不止[10]，其人恶风，小便难，四肢微急，难以屈伸，属桂枝加附子汤。

服桂枝汤大汗出，若脉但洪大，与桂枝汤，若其形如疟，一日再三发[11]，汗出便解，属桂枝二麻黄一汤。

服桂枝汤，大汗出，大烦渴不解，若脉洪大，属白虎汤。

伤寒，脉浮，自汗出，小便数，心烦颇復[12]，微恶寒，而脚挛急，反与桂枝汤欲攻其表，得之便厥，咽干，烦躁，吐逆，当作甘草干姜汤，以复其阳。厥愈足温，更作芍药甘草汤与之，其脚即伸。而胃气不和，谵语，可与承气汤[13]。重发其汗，复加烧针者，属四逆汤。

伤寒，发汗以解，半日许复烦，其脉浮数。可复发其汗，属桂枝汤。

发汗后，身体疼痛，其脉沉迟，属桂枝加芍药生姜人参汤。

发汗后，不可更行桂枝汤，汗出而喘，无大热，可以麻黄杏子甘草石膏汤。

发汗过多，以后，其人叉手自冒心，心下悸，而欲得按之，属桂枝甘草汤。

发汗后，其人脐下悸[14]，欲作贲豚[15]，属茯苓桂枝甘草大枣汤。

发汗后，腹胀满，属厚朴生姜半夏甘草人参汤。

发其汗不解，而反恶寒者，虚故也。属芍药甘草附子汤。不恶寒，但热者，实也。当和其胃气，宜小承气汤[16]。

太阳病，发汗，若大汗出，胃中躁烦不得眠，其人欲饮水，当稍饮之，令胃中和则愈。

发汗已，脉浮而数，复烦渴者，属五苓散。

伤寒，汗出而渴，属五苓散。不渴，属茯苓甘草汤。

太阳病，发其汗，汗出不解，其人发热，心下悸，头眩，身瞤而动，振振欲擗地[17]，属元武汤[18]。

伤寒，汗出，解之后，胃中不和，心下痞坚，干噫食臭，胁下有水气，腹中雷鸣而利，属生姜泻心汤。

伤寒，发热，汗出不解后，心中痞坚，呕而下利，属大柴胡汤。

太阳病三日，发其汗不解，蒸蒸发热者，属于胃也，属承气汤[19]。

大汗出，热不去，内拘急[20]，四肢疼，下利厥逆而恶寒，属四逆汤。

发汗多，亡阳，谵语者，不可下，与柴胡桂枝汤。和其荣卫，以通津液，后自愈。

[注释]

[1]二阳併病：此指太阳与阳明併病。即太阳经证未罢，又见阳明经症状。

[2]汗先出，复不彻：即汗出不透，邪未尽解。

[3]面色缘缘正赤：面部色泽普遍呈正常红色。缘缘，此作普遍解。

[4]佛郁：郁滞、郁结之义。佛，郁也。

[5]叉手自冒心：两手交叉重叠扶按在前心部。

[6]以水灌之：用水洗浴。

[7]不了了：内心不爽，百无聊赖。

[8]小便数少：廖本，张本，朱本均作“小便难少”。《伤寒论·辨阳明病脉证并治第八》作“今为便数少”。

[9]寒食相搏在里：食，诸本均作“湿”。寒食相搏在里，《伤寒论·辨阳明病脉证并治第八》作“以寒湿在里”。据上“食”应作“湿”。

[10]漏而不止：指汗出如漏而难止。

[11]一日再三发：《伤寒论·辨太阳病脉证并治第五》作“日再发者”。

[12]颇復：《伤寒论·辨太阳病脉证并治第五》作“心烦”。为是。

[13]可与承气汤：《伤寒论·辨太阳病脉证并治第五》作“少与调胃承气汤”。

[14]其人脐下悸：廖本，张本，朱本均作“其人心下悸”。《伤寒论·辨太阳病脉证并治第六》作“其人脐下悸者”。

[15]欲作贲豚：张本，廖本，朱本此句下有“状撞脐”。《伤寒论》无。

[16]宜小承气汤：《伤寒论·辨太阳病脉证并治中第六》作“与调胃承气汤”。

[17]身瞤而动，振振欲擗地：身体抽动，并有头晕抢地而仆的感觉。

[18]属元武汤：《伤寒论·辨太阳病脉证并治中第六》作“真武汤主之”。由此可知，元武汤即真武汤。

[19]属承气汤：《伤寒论·辨阳明病脉证并治第八》作“调胃承气汤主之”。

[20]内拘急：腹中拘急。

**[语译]**

太阳与阳明并病，是太阳初得病的时候，由于发汗不透，病邪转属阳明，仍持续微汗出，不怕冷，如果太阳表证仍在者，不可攻下，攻下就是错误，像这样只能微发其汗。假使病人面色红连绵不断，是表邪郁遏在卫分所造成，就应用解表或熏法去治疗。若汗出不尽透，或汗出不够，那么表邪遏郁不能外解，这是应该发汗而得不到发汗，病人就会出现烦躁，浑身疼痛，又不知痛处，一忽儿痛在腹中，一忽儿痛在四肢，用手按摩也没有什么征象，而且病人气喘不得倚息，这都是汗出不透的缘故，只要再用发汗方法去治疗，病即可愈。怎么知道是因为汗出不透所引起的呢？因为病人脉象涩，说明邪郁于内，荣卫不调，所以知道是由于汗出不透所造成。

未诊脉时，病人叉手覆盖在心胸部位，假设医生让病人咳嗽，而病人没有立即作咳嗽反应，说明病人耳聋，这是因为发汗太过，以致内虚的缘故。

发汗以后，饮水过多，会导致气喘。如果用水洗浴，也会导致气喘。

经发汗以后，汤药不得入口，这是一种不良的现象。如果再发其汗，更会导致呕吐下利不止。

阳明病，本来就有汗出症状，医生又重发其汗，病虽然已瘥，但病人仍觉微烦不爽适，这是大便干燥的缘故，因为汗出太多，津液亏耗，胃肠干燥，所以大便干硬。这时候医生只要询问小便的情况，就可以推测便硬的程度。如果小便本来一天三、四次，现在一天只有二次，就知道大便不久会自通，因为小便次数减少，说明津液回流胃肠之中，所以知道大便不久会自通。

病人因使用发汗法治疗，而汗出过多，又复发其汗，就会导致亡阳。如果出现谵语，脉短的，死。如果脉象调和的，不死。

伤寒发汗后，身目黄染，为什么呢？这是因为寒湿相搏于里，不得解散的缘故。

病人素体偏寒，又用发汗药治疗，使胃中更加寒冷，一定会吐出蛔虫。

太阳病，用药发汗，从此出现漏汗不止，病人恶风，小便难出，四肢微有拘急，难以屈伸，可用桂枝加附子汤来治疗。

服桂枝汤后，大汗出，如果只见脉洪大，仍可用桂枝汤来治疗。如果症状象疟疾一样，一天寒热发作二、三次，只要再用发汗治疗，汗一出病就解，可用桂枝二麻黄一汤来治疗。

太阳中风证，服桂枝汤后，大汗出，心烦，口大渴不解，脉洪大，可用白虎汤来治疗。

伤寒病，脉浮，自汗出，小便频数，心烦，微恶寒，两腿拘急难伸的，反用桂枝汤来解表，这是错误的。服了桂枝汤以后，出现四肢厥冷，咽干，烦躁，呕逆，应当用甘草干姜汤来治疗，以恢复其阳气。服药后如果手足转为温暖，再用芍药甘草汤来治疗，两腿即伸。服药后如果胃气不和，谵语，可用承气汤来治疗。如果再服发汗药，并加烧针促其发汗，则导致亡阳，可用四逆汤来救治。

伤寒病，发汗后症状已解，过了半天，病人又觉烦扰，脉浮数者，可再发汗，用桂枝汤来治疗。

太阳病，经发汗后，身体疼痛，脉沉迟，可用桂枝加芍药生姜人参汤来治疗。

发汗后，不可再用桂枝汤，如汗出而喘，外无大热者，可用麻黄杏子甘草石膏汤来治疗。

发汗后，出汗过多，病人两手交叉覆盖在心胸部，心悸喜欢用手按捺方感舒适，可用桂枝甘草汤来治疗。

发汗后，觉得脐下跳动，是将要发作贲豚气征兆，可用茯苓桂枝甘草大枣汤来治疗。

发汗后，腹部胀满者，可用厚朴生姜半夏甘草人参汤来治疗。

病人经过发汗以后，病仍不解，反见恶寒的，这是虚的缘故，可用芍药甘草附子汤来治疗。如果不恶寒，反觉发热的，这是实证。当调和胃气，用小承气汤来治疗。

太阳病，发汗，假若出汗太多，胃中干燥，病人烦躁，睡眠不安，喜欢喝水，应当少量与之，使胃燥得润，胃气调和，则病自愈。

发汗以后，脉浮数，又心烦口渴的，可用五苓散来治疗。

伤寒病，汗出以后，感到口渴，可用五苓散来治疗。如果口不渴，可用茯苓甘草汤来治疗。

太阳病，经过发汗，汗出病不解，病人发热心悸，头晕目眩，全身筋肉跳动，几乎支持不住要跌倒的样子，可以用元武汤来治疗。

伤寒病，汗出，邪解以后，因胃气不和，致胃脘痞硬，嗳气食臭，胁下有水气，腹中肠鸣下利，可用生姜泻心汤来治疗

伤寒病，发热，汗出而热不解，复见胃脘痞闷坚硬，呕吐，下利，可用大柴胡汤来治疗。

太阳病已三天，汗出后，病仍不解，反而蒸蒸发热，这是邪已传胃府，可用承气汤来治疗。

病人大汗出后，热仍不退，更加腹中挛急，下利四肢厥冷，恶寒肢痛等症状，可用四逆汤来治疗。

发汗过多，阳气外亡，谵语的，不可再用攻下法，应该用柴胡桂枝汤，以调和其荣卫，通畅其津液，病可获愈。

[评介]

本节经文取自《伤寒论》多篇。计有《辨太阳病脉证》第四、第六，《辨阳明病脉证并治第八》，《辨发汗后病脉证并治第十七》诸篇。主要论述发汗以后依据证候反映而第二次辨证问题。因为古人所论的“伤寒”外感，涉及现代医学多种感染性疾病，而且另有平素痼疾在身而复患“伤寒”者。“发汗”是初期治疗，单纯的“伤寒”可能通过发汗而愈，但多数“伤寒”病在发汗后仍有相关证候存在。所以本节经文涉及发汗后多种情况：有发汗后尚须清法继之者，有尚须下法继之者，有尚须和营卫者，不一而等。如其中一条谈到：“伤寒发其汗，身目为黄。所以然者，寒湿相搏，在里不解故也”，此条出自《伤寒论·辨

阳明病脉证并治第八》。依据发汗后“身目为黄”，这极似现代医学急性肝胆性疾病，因为在初起急性期常有发热恶寒的“伤寒”表证特征。但这决不是仅靠发汗解表而能治愈。“发黄”一般出现在几天之后，其病程也比一般“伤寒”要长。故此，《伤寒论·辨阳明病脉证并治第八》此条之下尚有“以为不可下也，于寒湿中求之”一句。所以，对于大多数“伤寒”病而言，发汗之后尚须多方治疗历程。

## 病不可吐证第四

[原文]

太阳病，当恶寒而发热。今自汗出，反不恶寒发热。关上脉细而数，此医吐之过也[1]。若得病一日二日吐之，腹中饥，口不能食。三日四日吐之，不喜糜粥[2]，欲食冷食，朝食暮吐，此医吐之所致也，此为小逆。

太阳病，吐之者，但太阳当恶寒，今反不恶寒，不欲近衣[3]，此为吐之内烦也。

少阴病，饮食入则吐，心中温温欲吐[4]，复不能吐。始得之，手足寒，脉弦迟，此胸中实，不可下。若膈上有寒饮，干呕者，不可吐，当温之。

诸四逆厥[5]者，不可吐之，虚家亦然。

[注释]

[1]此医吐之过也：此为医者妄用吐法的过错。

[2]糜粥：指粟米或稷米磨粉后做成的浆粥。

[3]不欲近衣：即恶热症状。

[4]心中温温欲吐：温温，似应为愠愠。心中愠愠欲吐，指心中烦恼不舒而恶心欲吐。

[5]四肢逆厥：即四肢逆冷，又称四肢逆冷或四肢厥冷。

[语译]

太阳表证，应当有恶寒发热，现在只是自汗出，反而没有恶寒发热，关部脉细数，这是医生误吐引起的病变。在得病一、二天误吐的，感到腹中饥饿，但口中不想吃。在得病三、四天误吐的，病人不喜欢吃糜粥，想吃冷食，早晨吃下去，晚上吐出来，这些都是医生误用吐法所导致的变证，但尚不十分严重，所以叫做小逆。

太阳病，吐以后，太阳病本应有恶寒，现在反而不恶寒，并且不欲近衣，这是误吐后心中烦闷的表现。

少阴病，饮食入口就吐出，心中自觉泛泛不安，欲吐又吐不出来，刚得病的时候，四肢发冷，脉搏弦迟，这是胸中有实邪，不能使用下法，应当用吐法治疗。但是如果因胸膈之上有寒饮而发生干呕的，吐法又不能用，应当用温法治疗。

一般四肢厥冷的患者，不可用催吐药，身体虚弱也同样不可用催吐药。

[评介]

本节经文取自《伤寒论·辨太阳病脉证并治下第六》两条，《伤寒论·辨少阴病脉证并治第十一》一条。最后一条“诸四逆厥者，不可吐之，虚家亦然”，出自《伤寒论·辨厥阴病脉证并治第十二》，但其“不可吐之”作“不可下之”。一字之差，治法殊异。不知两家传本孰误。然依据病情考证，同在《伤寒论·辨厥阴病脉证并治第十二》有一条明确指出：“病人手足厥冷，脉乍紧者，邪结在胸中。心中满而烦，饥不能食者，病在胸中，当须吐之，宜瓜蒂散”。依此而言，似误在《脉经》。然而临床上阳明热厥，内有燥屎不通者，亦可用下法。如此言之，“诸四逆厥者”，如具挟实之候，在上焦可吐之；在中焦下焦可下之。考之全句，似乎“虚家亦然”应作“虚家而然”。

## 病可吐证第五

**[原文]**

大法，春宜吐。

凡服汤吐，中病便止，不必尽剂[1]也。

病如桂枝证，其头不痛，其项不强，寸口脉微浮，胸中痞坚，气上撞咽喉[2]，不得息[3]，此为胸有寒，当吐之。

病胸上诸实，胸中郁郁而痛不能食，欲使人按之，而反有浊唾[4]、下利日十余行，其脉反迟，寸口微滑，此可吐之，利即止[5]。

少阴病，饮食入即吐，心中温温[6]欲吐，复不能吐，当遂吐之。

宿食在上脘，当吐之。

病者手足厥冷，脉乍紧，邪结在胸中，心下满而烦，饥不能食，病在胸中，当吐之。

**[注释]**

[1]不必尽剂：催吐剂大都为峻烈有毒之品，一剂煎成后往往分次渐服。如中病，即刻停服，不必尽服其剂。

[2]气上撞咽喉：病人自觉气从心腹上冲，撞至咽喉部。

[3]不得息：指气上撞咽喉时，气上逆而影响呼吸。

[4]浊唾：《伤寒论·辨可吐第十九》作“涎唾”。

[5]此可吐之，利即止：《伤寒论·辨可吐第十九》作“此可吐之，吐之利即止”。

[6]温温：疑为“愠愠”。

[语译]

一般的治疗法则，春天多宜用吐。

凡是用吐药，已达到治疗目的，即应停服，不一定要将全量服完。

病的症状好象桂枝汤证，但头部不痛，项部不强，寸口的脉搏略显浮象，胸中痞满而硬，气上逆，冲咽喉，呼吸不畅的，这是寒饮宿食等有形之邪，阻滞于胸中，应当用吐法治疗。

凡上焦有实邪壅塞，以致胸中闷闷作痛而不能食，欲让人按其胸部，而反有污浊的涎沫唾出，腹泻一天十多次，脉搏反迟，但寸口脉微滑，这样的病，可用吐法，吐后，腹泻就会停止。

患少阴病的病人，进食后就吐出来，心里感觉泛泛欲吐，又吐不出来，当用吐法来治疗。

饮食停滞在上脘的，应当吐之。

病人手足发冷，脉突然现紧象的，为邪气结在胸中，证见心下满闷而烦，腹中饥饿而不能食，这是病邪在胸，当用吐法。

[评介]

本节经文取自《伤寒论·辨太阳病脉证并治下第七》，《伤寒论·辨少阴病脉证并治第十一》及《伤寒论·辨可吐第十九》。总结了临床吐法的适应证若干种。但此节重在突出应用吐法的原则，即“凡用吐汤，中病即止，不必尽剂也。”这是因为吐剂多具毒性，不可过剂。另外，文中所谓“大法，春宜吐”，不必拘泥。

## 病不可下证第六

[原文]

脉濡而弱，弱反在关，濡反在颠，微反在上，涩反在下。微则阳气不足，涩则无血，阳气反微。中风汗出，而反躁烦，涩则无血，厥而且寒，阳微不可下，下则心下痞坚[1]。

动气[2]在右，不可下，下之则津液内竭，喉燥鼻干，头眩心悸。

动气在左，不可下，下之则腹里拘急，食不下，动气反剧，身虽有热，卧反欲踡。

动气在上，不可下，下之则掌握[3]热烦，身浮冷，热汗自泄[4]，欲水自灌[5]。

动气在下，不可下，下之则腹满，卒起头眩，食则下清谷，心下痞坚。

咽中闭塞，不可下，下之，则上轻下重，水浆不下，卧则欲踡，身体急痛，复下利日十数行[6]。

诸外实，不可下，下之则发微热，亡脉[7]则厥，当脐发热[8]。

诸虚不可下，下之则渴，引水者易愈[9]，恶水者剧。

脉濡而弱，弱反在关，濡反在颠，弦反在上，微反在下，弦为阳运[10]，微为阴寒，上实下虚，意欲得温，微弦为虚，虚者不可下。微则为咳，咳则吐涎沫，下之咳则止。而利不休，胸中如虫啮[11]，粥入则出，小便不利，两胁拘急，喘息为难，颈项相牵[12]，臂则不仁，极寒反出汗，躯冷若冰，眼睛不慧，语言不休，谷气多入，则为除中[13]，口虽欲言，舌不得前[14]。

脉濡而弱，弱反在关，濡反在颠，浮反在上，数反在下，浮为阳虚，数为无血，浮则为虚，数则生热。浮则为虚，自汗而恶寒，数则为痛，振而寒栗，微弱在关，胸下为急，喘满汗流，不得呼吸。呼吸之中，痛在于胁，振寒相搏，其形如疟，医反下之，令脉急数发热，狂走见鬼，心下为痞，小便淋沥，少腹甚坚，小便血出。

脉濡而紧，濡则阳气微，紧则荣中寒，阳微卫中风，发热而恶寒。荣紧胃气冷，微呕心内烦，医以为大热，解肌而发汗，亡阳虚烦躁，心下苦痞坚，表里俱虚竭，卒起而头眩，客热在皮肤，怅快[15]不得眠，不知胃气冷，紧寒在关元[16]，技巧无所施，汲水灌其身，客热应时罢，栗栗而振寒，重被而覆之[17]，汗出而冒巅，体惕而又振，小便为微难，寒气因水发，清谷不容间[18]，呕变反肠出[19]，颠倒不得安，手足为微逆，身冷而内烦，迟欲从后救[20]，安可复追还。

脉浮而大，浮为气实，大为血虚，血虚为无阴，气实为孤阳[21]，当小便难，胞中虚。今反小便利，而大汗出，法卫家当微，今反更实，津液四射，荣竭血尽，虚烦不眠[22]，血薄内消[23]，而成暴液[24]，医以药攻其胃，此为重虚，客阳去有期，必下如污泥而死。

趺阳脉迟而缓，胃气如经也。趺阳脉浮而数，浮则伤胃，数则动脾，此非本病，医特下之所为也。

荣卫内陷，其数先微，脉反但浮，其人必大便坚，气噫而除。何以言之？脾脉本缓，今数脉动脾，其数先微，故知脾气不治，大便坚，气噫而除，今脉反浮，其数改微，邪气独留，心中则饥，邪热杀谷，潮热发渴。

数脉当迟缓，脉因前后度数如法，病者则饥，数脉不时，则生恶疮。

脉数者，久数不止，止则邪结，正气不能复，正气却结于脏，故邪气浮之，与皮毛相得。脉数者，不可下，下之必烦，利不止。

少阴病，脉微，不可发其汗，无阳故也。阳已虚，尺中弱涩者，复不可下之。

脉浮大，应发其汗，医反下之，此为大逆。

脉浮而大，心下反坚，有热属脏者，攻之不令发汗。属腑者，不令溲数，溲数则大便坚，汗多则热愈，汗少则便难，脉迟尚未可攻。

二阳併病，太阳初得病时，发其汗，汗先出，复不徹，因转属阳明，欲自汗出，不恶寒，若太阳证不罢，不可下，下之为逆。

结胸证，其脉浮大，不可下，下之即死。

太阳与阳明合病，喘而胸满，不可下之。

太阳与少阳併病，心下痞坚，颈项强而眩，勿下之。

诸四逆厥者，不可下之，虚家亦然。

病欲吐者，不可下之。

太阳病，有外证未解，不可下，下之为逆。

病发于阳，而反下之，热入，因作结胸。发于阴，而反下之，因作痞。

病脉浮紧，而下之，紧反入里，因作痞。

夫病阳多者热，下之则坚。

本虚，攻其热，必哕。

无阳，阴强而坚，下之，必清谷[25]而腹满。

太阴之为病，腹满而吐，食不下，下之益甚，腹时自痛，胸下结坚。

厥阴之为病，消渴，气上撞，心中疼热，饥而不欲食，甚者则欲吐，下之不肯止。

少阴病，其人饮食入则吐，心中温温欲吐，复不能吐，始得之，手足寒，脉弦迟，此胸中实，不可下也。

伤寒五、六日，不结胸，腹濡[26]，脉虚，复厥者，不可下，下之，亡血死。

伤寒，发热，但头痛，微汗出，发其汗，则不识人，熏之则喘，不得小便，心腹满，下之则短气而腹满，小便难，头痛背强，加温针[27]则必衄。

伤寒，其脉阴阳俱紧，恶寒，发热，则脉欲厥。厥者，脉初来大，渐渐小，更来渐大，是其候也。恶寒甚者，翕翕汗出，喉中痛。热多者，目赤，睛不慧，医复发之，咽中则伤。若复下之，则两目闭。寒多，清谷，热多，便脓血。熏之，则发黄。熨之，则咽燥。小便利者，可救。难者，必危殆。

伤寒，发热，口中勃勃气出，头痛目黄，衄不可制。贪水者必呕。恶水者厥。下之，咽中生疮。假令手足温者，下之，下重，便脓血。头痛目黄者，下之，目闭。贪水者，下之，其脉必厥，其声嘤[28]。咽喉塞，发其汗，则战栗，阴阳俱虚。恶水者，下之，里冷不嗜食，大便完谷出。发其汗，口中伤，舌上胎滑[29]，烦躁。脉数实，不大便六、七日，后必便血。复发其汗，小便必自利。

得病二、三日，脉弱，无太阳柴胡证，而烦躁心下硬，至四、五日，虽能食，以承气汤，少与微和之，令小安。至六日，与承气汤一升。不大便六、七日，小便少者，虽不大便，但头坚后溏，未定成坚，攻之必溏，当须小便利，定坚，乃可攻之。

脏结无阳证，寒而不热，其人反静，舌上苔滑者，不可攻也。

伤寒呕多，虽有阳明证，不可攻之。

阳明病，潮热，微坚，可与承气汤。不坚，不可与。若不大便六、七日，恐有燥屎，欲知之法，可少与小承气汤。腹中转失气者，此为有燥屎，乃可攻之。若不转失气者，此但头坚后溏，不可攻之，攻之必腹满不能食。欲饮水者，即哕，其后发热者，必复坚，以小承气汤和之。若不转失气者，慎不可攻之。

阳明病，身合色赤者[30]，不可攻也。必发热色黄者，小便不利也。

阳明病，当心下坚满，不可攻之，攻之，遂利不止者死，止者愈。

阳明病，自汗出，若发其汗，小便自利，此为内竭[31]，虽坚不可攻之。当须自欲大便，宜蜜煎导而通之。若土瓜根[32]，及猪胆汁，皆可以导。

下利，其脉浮大，此为虚，以强下之故也。设脉浮革，因尔肠鸣，属当归四逆汤[33]。

## [注释]

[1]心下痞坚：心下，胃脘部，痞坚，痞满坚硬。此句以上种种，均为不可用下法之证。

[2]动气：指脐部上下左右的病理反应。

[3]掌握：作名词解，即掌心部。

[4]身浮冷，热汗自泄：诸本均作"身浮热，冷汗自泄"。《伤寒论·辨不可下病脉证并治第十二》作"身上浮冷，热汗自泄"。浮，指肌表。依据下文"欲水自灌"，似应为"热汗自泄"。

[5]灌：此作洗浴解。

[6]下利日十数行：《伤寒论·辨不可下病脉证并治第十二》作"下利日数十行"。

[7]亡脉：即无脉。实指脉沉细而微不可按及。

[8]当脐发热：杨本，广本，钱本及《伤寒论·辨不可下病脉证并治第二十》作"当脐握热"。

[9]下之则渴，引水者易愈：《伤寒论·辨不可下脉证并治第十二》作"下之则大渴，求水者易愈"。引，引持之义，亦作引夺解。意为求水迫切。

[10]阳运：此为阳盛而眩晕。运，同晕。

[11]胸中如虫啮：胸中如虫咬。啮，音涅（niè）。啃、咬之义。

[12]颈项相牵：《伤寒论·辨不可下病脉证并治第二十》作"颈背相引"。

[13]除中：成无己《注解伤寒论》注云"阴阳脱者，应不能食。而谷多入者，此为除中。是胃气除去也"。胃气将绝而反多食成为除中。实为危证。

[14]舌不得前：指舌体回缩，语言蹇涩。

[15]怅怏：怅，失意、恼恨。怏，悒郁不舒。

[16]关元：任脉经穴。在脉下三寸。

[17]重被而覆之：用多层被子覆盖。

[18]清谷不容间：下利清谷而无度。不容间，容不得间断，便泻频急。

[19]呕变反肠出：廖本，朱本，张本均作"呕胃反肠出"。意为呕吐已非胃容物，而是肠容物。

[20]迟欲从后救：迟，指治疗不及时。从后救，指通过用下法治。后，后阴、肛门。因泻下法通过后阴攻下，故称“从后救”。

[21]气实为孤阳：诸本及《伤寒论·不可下病脉证并治第二十》作“孤阳独下阴部”。

[22]荣竭血尽，虚烦不眠：诸本及《伤寒论·不可下病脉证并治第二十》作“荣竭血尽干，烦而不得眠”。

[23]血薄内消：诸本及《伤寒论·辨不可下病脉证并治第二十》作“血薄肉消”。

[24]暴液：暴，同曝，音舗（pù），晒也。曝液，指津液被火邪灼伤。

[25]清谷：指下利清谷。

[26]腹濡：指腹质地濡软。

[27]温针：指燔针、烧针之类。

[28]声嘤：嘤，虫鸣声。声嘤，指声音细小。

[29]舌上胎滑：《伤寒论·辨不可下病脉证并治第二十》作“舌上白胎”。胎，通苔。

[30]身合色赤者：《伤寒论·辨阳明病脉证并治第八》作“面合色赤者”。

[31]此为内竭：《伤寒论·辨阳明病脉证并治第八》作“此为津液内竭”。

[32]土瓜根：此方《伤寒论》中缺如，仅提及土瓜根而未设其用法。《医宗金鉴》按云：“土瓜，即俗称赤雹也。《肘后方》治大便不通，采根捣汁，用筒吹入肛门内。此与上猪胆汁方同义。《内台方》用土瓜根削如挺，内入谷道中，误矣！盖蜜挺入谷道能烊化而润大便，土瓜根不能烊化，如削挺用之，恐失仲景制方之义”。按《中药大辞典》所载曰土瓜者，其药物基源有三：其一是旋花科植物土瓜的块根。出自《滇南本草》，主要功效为清肝利胆，润肺止咳，而无泻下作用。其二为土瓜狼毒，为大戟科植物。出自《滇南本草》，有毒，有下气攻积作用。其三是称为赤雹之王瓜，又称土瓜，其果实及根均可入药。为葫芦科植物。出自《神农本草经》，并称土瓜，其根有致泻作用。《神农本草经》、《伤寒论》、《肘后方》及本书所称土瓜根，应为王瓜根。

[33]属当归四逆汤：即当归四逆汤证，其病机为血虚寒凝。

［语译］

病人脉濡而弱，主要仅在关部，沉取是弱，浮取是濡，寸部反见微脉，尺部反见涩脉的，寸部脉微是阳气不足，尺部脉涩，是营血亏虚。阳气反微，中风汗出，而反躁烦。涩脉是阴血亏损，不能与阳气相接，故手足厥，而且形寒怕冷，阳气衰则不可用下法，若误用攻下就会引起心下痞硬。

动气在脐的右边，不可攻下，如果误用攻下，则津液内伤，而引起咽喉和鼻中干燥，头眩晕，心跳等证。

动气在脐的左边，不可攻下，如果误用攻下，会引起腹中拘挛急迫，饮食不下，动气反而更加利害，虽然身上有热，还是喜欢蜷曲而卧。

动气在脐的上面，不可攻下，如果误用攻下，则掌心烦热，身上外表发冷，却有热汗自漏泄而出，还想喝多量水。

动气在脐下，不可攻下，如误攻下，会引起腹中胀满，如骤然站立，即感觉头晕，食不消化，而下利清谷，并觉心下痞塞坚硬。

咽喉闭塞的患者，不可攻下，如误用攻下会引起头轻脚重，水浆不能下咽，卧则喜欢蜷缩，身体拘急疼痛，腹泄，一天十数次。

凡是表有实邪，不可攻下，如误用攻下，则外发微热，脉按不到而手足厥冷，脐部发热。

凡是属虚的病证，不可用攻下，如果误用攻下，会引起口渴，如口渴而想饮水的，是痊愈的征兆，渴而厌恶饮水的，是病情更趋严重。

病人脉濡而弱，主要仅在关部，沉取是弱，浮取是濡，而寸部现弦脉，尺部反现微脉。弦脉说明肝阳上逆，而头目眩晕，微为肾气下寒，而阴邪自盛，这是上实下虚的现象，所以病人欲得温暖。总之，微脉弦脉是属正气虚，正气虚，则不可攻下。脉象微是阴寒盛，在症状是咳嗽，咳嗽则吐出涎沫，如误用攻下，咳嗽虽然停止，却引起下利不止，胸中疼痛，有似虫咬的感觉，食粥后随即吐出，小便不利，两胁部感到拘急，气喘，呼吸困难，颈与背部牵引不舒，臂部失去知觉，病虽虚寒已极，而反汗出，身冷如冰，眼睛视物不清，言语不休，若反饮食很多，即为除中病，口虽想说话，而舌却不能正常的向前活动。

病人脉濡而弱，主要仅在关部，浮取是濡，寸部反见浮脉，尺部反见数脉，脉浮是阳虚，脉数是血少，浮既然属虚，数就是主热，浮是虚，就出现自汗出而怕冷，数主痛，会出现振寒战栗。如果微弱的脉，见于关部，则胸部以下感到拘急，气喘，胸满，汗自流，呼吸困难，呼吸时，胁部感到疼痛，身体寒战，又感到寒冷，象疟疾一样，若医者误用攻下法，便会引起脉搏急数，发热，发狂，到处奔走，出现幻觉，好象见鬼，心下痞硬，小便淋沥不爽，小腹硬满，或尿血。

病人脉濡而紧，濡主阳气微，紧主营血寒，阳气衰微所以卫气受风，发热而怕冷。营血伤于寒，则胃中虚冷，稍有呕吐，心烦，医生认为是肌表大热，用解肌发汗，以致汗出亡阳，里虚而烦躁不安，心中觉得痞硬不舒，这是表里都虚竭，骤然站立，即感头眩，虚热浮于皮肤，心里不乐，睡不好，医不知其胃气虚冷和寒气在关元，不能很好施展治疗技术。反用冷水浇灌病人身上，外热虽然随之而退，却恶寒战栗，再用重被覆盖，又引起汗出头晕，筋肉跳动，小便微觉不畅。里寒是由于水灌而引起，致下利清谷不止，上呕吐出异味，下直肠脱出，颠倒不得安宁，手足微有逆冷，身上寒冷而内心烦躁，若治疗迟缓，虽然以后抢救，怎么来得及挽救。

病人脉浮大，浮是气实，大是血虚，血虚为无阴气，实为孤阳，应当小便短涩而胞中空虚。现反小便通利而大汗出，这样就应当卫气虚微，而反出现卫实现象，大量津液外泄，酿成荣血竭尽，故虚烦不眠，血少，内脏津液消耗，如受火热所煎熬，这时又误用攻下药攻其胃，是虚上加虚，虚阳无所依附，离脱去的时间不远，其后果会引起下污泥样肠垢而趋向死亡。

趺阳脉迟而缓，是胃气正常的现象。假如趺阳脉浮而数，浮是胃气受伤，数是脾气被扰，这不是本来病状，是医生误用泻下所引起的。

荣卫之气内虚，数脉变微，但只现浮脉，病人必然是大便坚硬，发出暖气就觉爽适。这样究竟怎么讲呢？脾脉本来是缓象，现脉数主热扰动脾气，数脉很快变微，所以知道脾弱不能运化，故大便硬，暖气始觉爽适，现在脾象反浮而数变微，这是由于邪气独留于胃，胃中饥饿，是邪热消谷，同时还会出现潮热口渴等症状。总之，数脉当迟缓下来，脉象和未病之前与病退之后的度数一样正常，病者知饥能食那是病势向愈，如果数脉不时出现，就会生恶疮。

脉数的病人，数象一直很久不止，如果出现脉歇止，说明邪气结滞，正气不能恢复而闭结在脏，邪气反浮动在外面，与皮毛部相应。脉数是不可用泻下法，如果误用，会引起心烦而下利不止。

少阴病脉微，不可用发汗法，这是阳气虚的缘故，如果阳气已虚，再见尺部弱涩，说明阴气亦虚，不但不能发汗，连下法也不能用。

脉象浮大，应当发汗治疗，医生反用攻下，这是严重的误治。

脉浮而大，心下部反而硬满，如有热病在内脏，治疗时要注意，不要用发汗剂，在腑的就不要使小便次数频多，如小便次数增多，大便就会硬结，汗多则热邪随汗出而病愈。若汗过少，则热邪不得泄，热灼津伤便结，可酌用下法。如果见到迟脉，尚不能攻下。

太阳与阳明并病，在太阳病初起的时候，用发汗的方法治疗，假如汗出不透，则邪热可以由太阳转到阳明，此时应该见病人续自汗出，而不再恶寒。如果太阳证仍然存在，不可用攻下的方法，若用攻下，就是错误的治法。

结胸症，脉象浮大的，不可用攻下，如果攻下，就会导致死亡。

太阳与阳明合病，证见气喘而胸部满胀的，不可用攻下。

太阳病未解，又并发了少阳病，见到胃脘部痞硬，颈项部强直，而头目昏眩等证时，切不可用攻下的方法。

一般四肢厥冷的患者，不可用攻下，身体虚弱，同样不可用攻下治疗。

病人要想呕吐的，不可用攻下法治疗。

太阳病，表证没有解除时，不可用攻下的方法，如果竟用攻下，就是错误的治法。

病发为阳症，误用下法，热邪内陷就会成为结胸。病发为阴症，误用下法，就会成为痞证。

脉象浮而紧的，误用了下法之后，因而变为沉紧，遂成痞证。

凡病人阳气盛的，则多热，误下之后，心下会坚硬。

病人中气本虚，若误攻下，必然会发生呃逆。

阳虚阴盛而大便硬结的，攻下之后，必然会下利完谷不化和腹中胀满。

太阴病所表现的症状，为腹胀满而呕吐，饮食不下，如用攻下则腹满，呕吐，饮食不下等症状更会严重，且腹部时觉疼痛，胃脘部痞结胀硬。

厥阴病所表现的证状，饮水多而渴仍不解，觉气上冲，心里感到又疼又热。虽然觉得饥饿，又不想吃东西，甚则欲吐，如误用攻下，就会腹泄不止。

少阴病病人，吃下去就吐出来，心里感到泛泛不适，要吐又吐不出来，刚得病的时候，四肢发冷，脉搏弦迟，这是因为胸中有实邪，此时不能使用攻下法。

伤寒病五、六天，无结胸证象，腹部软，脉象虚，而又四肢厥冷的，不可用攻下法，如果误用攻下，会引起失血而导致死亡。

伤寒病，发热，唯有头痛，微汗出的现象，如果用发汗，则神志不清不识人，如果用火薰，则气喘而不得小便，心下和腹部胀满，如果用攻下法治疗，则呼吸短促而腹部胀满，小便困难，头痛，背部牵强；如用温针，则会引起鼻衄。

伤寒病，脉阴阳俱紧，证见恶寒发热，将成为厥脉。厥脉的脉象是初来时大，逐渐变小，后来又渐渐变大，这就是厥脉的体状。如果病人恶寒厉害，可出现微微出汗，咽喉疼痛。如热多则目赤，眼睛视物不清楚，医者更用发汗，就会伤及咽喉。如果再用攻下，则眼倦懒开。寒多则下利完谷不化，热多则下利便脓血。若用火熏，则身发黄。若用火熨，则咽中发燥。如小便利的，尚可救治。如小便难的，就危险得很。

伤寒，发热，口中有很难遏止的热气冲出，头痛目黄，鼻衄无法制止。如果病人贪喝水的，必引起呕吐。如果厌恶水的，会发生四肢厥冷。误用攻下，则咽中生疮。假如病人手足温暖的，一经服攻下药，就会里急后重而大便脓血。如果病人头痛目黄的，一经服攻下药，就会两目懒于张开。如果病人喜欢喝水的，服攻下药，就会出现厥脉，发音很小，咽喉闭塞。如再用发汗药，则振寒战栗，导致阴阳俱虚。如果怕水的，一经服攻下药，则中焦虚冷而不想饮食，大便完谷不化。如再用发汗药，会口中生疮，舌现滑苔，烦躁不宁。如果病人脉数而有力，又是六、七天不大便的，以后一定要便脓血。如果又再发汗，下焦失于约束，小便会自利。

得病二、三天，脉弱，没有太阳桂枝证和少阳柴胡证，而见烦躁，心下硬满，到了四、五天，虽能够饮食，也只能少与小承气汤，微微和下之，使病势稍为缓和。到第六天，再给服承气汤一升。假如六、七天不解大便，小便少的，虽然大便不通，可推测大便开始干硬，后必溏薄，还没有完全达到坚硬，如果用攻下剂，必会导致泄泻，一定要等小便利，大便才完全燥结，方可以用攻下法。

脏结没有阳热的症状，只寒而不热，病人反而安静，舌苔见滑的，不能用攻下药治疗。

伤寒病，如果呕吐比较厉害，虽有阳明腑证，不可用泻下药。

阳明病，发潮热，大便微硬的，可用承气汤治疗，不硬的，即不可用承气汤。假如已经六、七天不大便，恐有燥屎停积，欲探测是否属实，可少量给小承气汤。服后，肠中积气下泄，这是有燥屎的征象，始可以用攻下药。如无积气下泄，这仅仅大便开始干硬，后必溏薄，那就不适合用攻下药。如误用攻下药，一定会引起腹部胀满，不能进食等证。如病人喜欢喝水，就会发生呃逆。假使后来又见发热，必然大便又转硬结，这时可用小承气汤来微和胃气。假如积气未下泄，大便未完全干硬，峻下药物必须慎用。

阳明病，身上出汗和面部潮红的病人，病尚在上、在表，不可迳用攻下法。如果误用攻下，必然发热更甚，肌肤发黄而且小便不利。

阳明病，心下部硬满的，不可用攻下药。如果误用攻下，腹泻不止的，就有生命危险，如果腹泻能止，还可痊愈。

阳明病，已经汗出，假使再发其汗，病人小便反而畅利的，要防体内津液衰竭，大便虽硬，也不能使用泻下剂。应当等待病人自觉有便意的时候，用蜜煎导法以润肠通便，或土瓜根，猪胆汁都可以润导。

泄泻的病人，脉搏有浮大象，这是正气虚，由于强行攻下所造成。如果脉见浮革，证现肠鸣的，可以用当归四逆汤来治疗。

[评介]

本节经文取自《伤寒论·辨不可下病脉证并治第二十》，文字稍有出入，另有其他篇少量文字。本文广泛搜集资料，总结不可滥用下法的关键指征。其用意是以反面论证如用下法，必须辨明指征。因攻下之剂多具毒副作用而克伐正气。用之不当，常带来一时性或永久性损伤。

下法是依据临床结滞、蓄留、大积大聚等邪实之证而设的治法。故本篇所举诸证均为营卫气血津液亏耗的虚证，另有脐间上下左右动气、积滞在上、表证未罢、邪虽入里而胃家未实、病势向上者均为不可滥用下法的范围。

## 病可下证第七

[原文]

大法，秋宜下。

凡可下者，以汤胜丸散，中病便止，不必尽服之。

阳明病，发热、汗多者，急下之，属大柴胡汤。

少阴病，得之二、三日，口燥咽干者，急下之，属承气汤。

少阴病，六、七日，腹满不大便者，急下之，属承气汤。

少阴病，下利青水，色青[1]者，心下必痛，口干燥者，可下之，属大柴胡汤、承气汤。

下利，三部脉皆平，按其心下坚[2]者，可下之[3]，属承气汤。

阳明与少阳合病，而利[4]，脉不负者，为顺[5]。负者[6]，失也，互相克贼，为负。

滑而数者，有宿食，当下之，属大柴胡汤、承气汤。

伤寒后脉沉，沉为内实（玉函云：脉沉实，沉实者下之），下之解，属大柴胡汤。

伤寒六、七日，目中不了了[7]，睛不和。无表里证，大便难，微热者，此为实。急下之，属大柴胡汤、承气汤。

太阳病，未解，其脉阴阳俱停[8]，必先振[9]，汗出解。但阳微者，先汗之而解。但阴微者，先下之而解，属大柴胡汤（阴微一作尺实）。

脉双弦迟，心下坚，脉大而紧者，阳中有阴，可下之，属承气汤。

结胸者，项亦强，如柔痓[10]状，下之即和。

病者无表里证，发热七、八日，虽脉浮数，可下之，属大柴胡汤。

太阳病，六、七日，表证续在，其脉微沉，反不结胸，其人发狂，此热在下焦，少腹当坚而满，小便自利者，下血乃愈。所以然者，以太阳随经，瘀热在里故也。属抵当汤[11]。

太阳病，身黄，其脉沉结，少腹坚，小便不利，为无血。小便自利，其人如狂者，血证谛，属抵当汤。

伤寒有热，而少腹满，应小便不利，而反利者，此为血。当下之，属抵当丸。

阳明病，发热而汗出，此为热越[12]，不能发黄。但头汗出，其身无有[13]，齐颈而还，小便不利，渴引水浆，此为瘀热在里，身必发黄。属茵陈蒿汤[14]。

阳明证，其人喜忘，必有畜[15]血。所以然者，本有久瘀血，故令喜忘。虽坚，大便必黑，属抵当汤[16]。

汗出而谵语者，有燥屎在胃中，此风也。过经乃可下之[17]。下之若早，语言乱，以表虚里实故也。下之则愈，属大柴胡汤、承气汤。

病者烦热，汗出即解，复如疟状，日晡所发[18]者，属阳明。脉实者，当下之，属大柴胡汤、承气汤。

阳明病，谵语，有潮热，而反不能食者，必有燥屎五、六枚[19]。若能食者，但坚耳，属承气汤。

太阳中风，下利呕逆，表解，乃可攻之。其人漐漐汗出，发作有时，头痛，心下痞坚满引胁下痛，呕而短气，汗出，不恶寒，此为表解里未和，属十枣汤。

太阳病不解，热结膀胱，其人如狂，血自下，下者即愈。其外未解，尚未可攻，当先解其外。外解，小腹急结[20]者，乃可攻之，属桃仁承气汤。

伤寒七、八日，身黄如橘，小便不利，少腹微满，属茵陈蒿汤。

伤寒十余日，热结在里，复往来寒热，属大柴胡汤。

但结胸，无大热，此为水结在胸胁，头微汗出，与大陷胸汤。

伤寒六、七日，结胸热实，其脉沉紧，心下痛，按之如石坚，与大陷胸汤。

阳明病，其人汗多，津液外出，胃中燥，大便必坚，坚者必谵语，属承气汤。

阳明病，不吐下，而心烦者，可与承气汤[21]。

阳明病，其脉迟，虽汗出而不恶寒，其体必重，短气，腹满而喘，有潮热，如此者，其外为解，可攻其里。若手足濈然[22]汗出者，此大便已坚，属承气汤，其热不潮[23]，未可与承气汤。若腹满大而不大便者，属小承气汤，微和胃气，勿令至大下[24]。

阳明病，谵语，发潮热，其脉滑疾，如此者，属承气汤。因与承气汤一升，腹中转矢气者，复与一升。如不转矢气者，勿更与之。明日又不大便，脉反微涩者，此为里虚，为难治，不可更与承气汤。

二阳并病，太阳证罢，但发潮热，手足漐漐汗出，大便难而谵语者，下之愈，属承气汤。

病人小便不利，大便乍难乍易，时有微热，喘不能卧[25]，胃有燥屎也，属承气汤。

［注释］

[1]色青：《伤寒论·辨少阴病脉证并治第十一》作“色纯青”，为是。

[2]坚：《伤寒论·辨可下病脉证并治第二十一》作“硬”，下同。

[3]可下之：《伤寒论·辨可下病脉证并治第二十一》作“急下之”。

[4]而利：《伤寒论·辨合病并病脉证并治篇》作“必下利”。

[5]脉不负者，为顺：指脉象所体现的气势不是阳明与少阳两经相克的情况。《医宗金鉴·伤寒论注卷九》：“阳明属土，少阳属木，二经偏里，故合病必下利也。阳明脉大，少阳脉弦，是为本脉。宜黄芩汤清热和土，

兼泻木邪，利自止矣。若脉单大不弦，则为土不受邪，其病易愈，名为顺也；单弦不大，则为木来克土，其病难治，名为负也”。依此，脉不负，即脉象不相克。

[6]负者：即阳明少阳合病时所体现的脉象是“单弦不大，则为木来克土”。故称为负。负，相克之义。

[7]目中不了了：指目光呆滞，神无聊赖。

[8]阴阳俱停：指阴阳均平。停，平也，等也，均也。

[9]必先振：《伤寒论·辨太阳病脉证并治第六》作“必先振栗”，为是。

[10]柔痉：《伤寒论·辨太阳病脉证并治》作“柔痓”。痓有刚柔之分。程知曰：“项强如柔痓者，胸中邪气紧实，项势常昂，有似柔痓之状。然痓病身手俱张，此但项强原非痓也”。

[11]属抵当汤：《伤寒论·辨太阳病脉证并治第六》作“宜下之，属抵当汤”。抵当汤方为仲景逐血方。

[12]热越：热邪外越。

[13]其身无有：《伤寒论·辨阳明病脉证并治第八》作“身无汗”，为是。

[14]属茵陈蒿汤：《伤寒论·辨阳明病脉证并治第八》作“茵陈蒿汤主之”。

[15]畜：通蓄。

[16]虽坚，大便必黑，属抵当汤：《伤寒论·辨阳明病脉证并治第八》作“屎虽硬，大便反易，其色必黑，宜抵当汤下之”。

[17]过经乃可下之：《伤寒论·辨阳明病脉证并治第八》作“须下者，过经乃可下之”。过经，指病情移出本经。前文言“汗出”，说明仍有太阳经证。过经则指太阳经病已解而进入阳明。

[18]日晡所发者：《伤寒论·辨阳明病脉证并治第八》作“日晡所发热者”为是。

[19]必有燥屎五、六枚：《伤寒论·辨阳明病脉证并治第八》作“胃中必有燥屎五六枚”。

[20]小腹急结：指小腹拘急结滞。

[21]可与承气汤：《伤寒论·辨阳明病脉证并治第八》作“可与调胃

承气汤”。

[22]濈然：汗出多的样子，濈，音及（jí），水外流，迅速貌。

[23]其热不潮：不是潮热。承气汤证的热型为潮热，在日晡之时。

[24]勿令至大下：《伤寒论·辨阳明病脉证并治第八》作“勿令至大泄下”。

[25]喘不能卧：诸本及《伤寒论·辨阳明病脉证并治第八》作“喘冒不能卧”。

**[语译]**

一般的治疗法则是，秋天宜用泻下法。

凡可以用攻下药的病症，用汤剂，胜于用丸剂散剂。服攻下药得大便一通，就当停止，不一定服完全剂。

阳明腑实证，发热，汗出得很多，应急用攻下，属于大柴胡汤。

少阴病，得病二、三天，出现口燥咽干的，应急用攻下，属于承气汤。

少阴病，发病已六、七日，腹部胀满，大便不通的，应急用攻下治法，属于承气汤。

少阴病，泻下稀水，颜色纯青，其胃脘部必然疼痛，口中干燥，可以用下法治疗，属于大柴胡汤和承气汤。

腹泻病人，寸关尺三部脉象都正常，按其心下坚硬的，可以用泻下法，属于承气汤。

阳明和少阳合病，发生下利，若脉象不负，是顺证。如果脉象负，就是失，互相克贼就是负。

脉象滑数的，这是肠中有积滞，应当攻下，属于大柴胡汤、承气汤。

患伤寒病后，脉沉，沉是内实的脉象，用泻下法可解，属大柴胡汤。

伤寒病六、七天，病人视物模糊，眼睛转动不灵活，无头痛恶寒的表证和腹满谵语的里证，大便困难，身上微热，这是阳明腑实证。应急用攻下，属大柴胡汤、承气汤。

太阳病未愈，其尺寸的脉搏都很均匀，此时必先作战栗，而后汗出病解。只见寸口脉微弱的，可以先从汗出而病解。如果只见尺部脉微弱的，可以下后而病解。属于大柴胡汤治疗。

脉左右皆弦迟，心下痞硬，若脉象大而紧的，是阳中有阴，可用下法，属于承气汤。

结胸证，项部也有强直的现象，如同柔痉症状一样，以攻下治疗，就可以转为柔和。

病人没有其它表里证象，但发热已经七、八天，虽然脉搏浮数，也可用攻下，属于大柴胡汤。

患太阳病已经六、七天，表证仍旧存在，脉搏微见沉，并没有结胸的症状，病人狂躁不安，这是热邪蓄于下焦的缘故，小腹部应当坚硬胀满，小便自利的，血下才可痊愈。这是因为太阳之邪随经入里，瘀热在里的缘故。属抵当汤。

太阳病，全身发黄，脉象沉结，少腹坚硬，小便不畅利的，没有蓄血。小便自利，神识如狂的，则是蓄血的确据，属抵当汤。

伤寒病发热，而少腹满的，应小便不利，而反通利，这是下焦蓄血。应当下其瘀血，属于抵当丸。

阳明病，发热汗出的，是里热能够随汗外泄，就不致有发黄的症状。如果只有头部汗出，从颈以下完全没有汗出，而且小便不利，口渴欲饮汤水，这是邪热郁滞于里，全身就必然发黄。属于茵陈蒿汤。

阳明证，病人健忘的，体内本有蓄血。所以这样的，是因为早就有瘀血，故引起健忘。大便虽硬，但色必黑，属于抵当汤治疗的范围。

病人汗出而言语谵妄的，是因肠中有燥屎阻结，这是兼有风邪。必须等待表证已罢，才可攻下。如果攻下太早，必致言语错乱，这是表虚里实的缘故。故下可愈，属于大柴胡汤、承气汤。

病人烦热，汗出之后，已经解除，可是病又发作，象疟疾一样，每至傍晚，定时发热，这是属于阳明里热。脉有实象的，可以泻下，属大柴胡汤、承气汤。

阳明病，谵语潮热而不能进食的，肠中一定已有燥屎五、六枚。如果能进饮食，就只是大便干硬阻结在内，属于承气汤。

太阳中风，自利而呕逆的，须待表邪已解，才能用攻下治疗。病人微微汗出，发作有一定的时间，头部疼痛，心下痞闷而硬满，牵引胁下作痛，呕而呼吸短促，汗出不恶寒，这是表邪已解而里未和的现象，属十枣汤。

太阳病，表证没有解除，邪热结于膀胱，病人出现类似发狂的现象，自下血，下后就可得痊愈。其表证还没解除，尚不能攻里，应当先解其表。待表解之后，少腹尚有硬满拘急的，进行攻下，属于桃仁承气汤。

伤寒到了七、八天，周身发黄象橘子色，小便不利，少腹部微微胀满的，属茵陈蒿汤。

患伤寒十多天，热邪郁结在里，而又往来寒热的，属大柴胡汤。

但有结胸症状，外表无大热的，这是水结于胸胁，仅头部微微汗出的，用大陷胸汤治疗。

伤寒六、七天，出现结胸证属热属实的，脉象沉而且紧，心下疼痛，按之如同石头一样坚硬，可用大陷胸汤治疗。

阳明病，汗出太多，引起津液大量外泄，致胃中干燥，必出现大便硬结。大便硬结的，必兼谵语，属于承气汤。

阳明病，不吐不下，而心烦不安的，可治以承气汤。

阳明病，脉迟，虽有汗出，但不怕冷，身体沉重，呼吸短促，腹部胀满，兼喘，并有潮热，这是外证已解，可以用泻下药攻其里实。如手足持续汗出，这是大便已硬的确据，属于用承气汤治疗的范围。假如有以上症状，但没有潮热出现，还没有到用承气汤的程度。假如腹部胀满而大，大便不通的，属于小承气汤的治疗范围。稍稍调和胃气，不要泻下太过。

阳明病，言语谵妄，发潮热，脉滑疾的，这样证候，属于承气汤的治疗范围。给病人吃承气汤一升，腹中有矢气转动的，可以再服一升。如不转气的，切不可再服。明日仍不大便，脉搏转现微涩的，这是里气已虚，为难治之症。不可更服承气汤。

太阳、阳明并病，太阳症状已经解除，只发潮热，手足不断微微汗出，大便难出而且谵语的，应攻下才能得愈，属于承气汤。

病人小便不利，大便忽难忽易，时有微微发热，喘息而不能安卧的，这是胃肠中有燥屎的缘故，属于承气汤。

［评介］

本节经文取自《伤寒论·辨可下病脉证并治第二十一》、《伤寒论·辨阳明病脉证并治第八》、《伤寒论·辨少阴病脉证并治第十一》等篇。文中总结了各经可用下法的证候，并指明应用下法的典型指征。其中有体征、有症状、有脉象，示后人行有依据。文中所谓“大法，秋宜下”，不可拘泥。

## 病发汗吐下以后证第八

［原文］

师曰：病人脉微而涩者，此为医所病也[1]。大发其汗，又数大下之，其人亡血，病当恶寒而发热，无休止时。夏月盛热，而欲著複衣[2]，冬月盛寒，而欲裸其体，所以然者，阳微即恶寒，阴弱即发热，医发其汗，使阳气微，又大下之，令阴气弱。五月之时，阳气在表，胃中虚冷，以阳气内微，不能胜冷，故欲著複衣。十一月之时，阳气在里，胃中烦热[3]，以阴气内弱，不能胜热，故欲裸其体。又阴脉迟涩，故知亡血。

太阳病三日，已发其汗，吐下，温针而不解，此为坏病[4]，桂枝复不中与也。观其脉证，知犯何逆，随证而治之。

脉浮数，法当汗出而愈，而下之，则身体重，心悸，不可发其汗，当自汗出而解。所以然者，尺中脉微，以里虚，须表里实，津液和，即自汗出愈。

凡病若发汗，若吐，若下，若亡血，无津液，而阴阳自和者，必愈。

大下后，发汗，其人小便不利，此亡津液，勿治。其小便利，必自愈。

下以后，复发其汗，必振寒，又其脉微细。所以然者，内外俱虚故也。

太阳病，先下而不愈，因复发其汗，表里俱虚，其人因冒[5]，冒家当汗出自愈。所以然者，汗出表和故也。表和，然后下之。

得病六、七日，脉迟浮弱，恶风寒，手足温，医再三下之，不能多[6]，其人胁下满[7]，面目及身黄，颈项强，小便难，与柴胡汤，后必下重，大渴，饮水而呕，柴胡汤不复中与也，食谷者哕。

太阳病，二、三日，终不能卧，但欲起者，心下必结，其脉微弱者，此本寒也。而反下之，利止者，必结胸，未止者，四、五日复重下之，此挟热利也。

太阳病，下之，其脉促，不结胸者，此为欲解。其脉浮者，必结胸。其脉紧者，必咽痛。其脉弦者，必两胁拘急。其脉细而数者，头痛未止。其脉沉而紧者，必欲呕。其脉沉而滑者，挟热利。其脉浮而滑者，必下血。

太阳少阳并病，而反下之，成结胸，心下坚[8]，下利不复止，水浆不肯下，其人必心烦。

脉浮紧，而下之[9]，紧反入里，则作痞[10]。按之自濡，但气痞耳[11]。

伤寒吐下发汗，虚烦，脉甚微，八、九日心下痞坚，胁下痛，气上冲咽喉，眩冒，经脉动惕者，久而成痿[12]。

阳明病，不能食，下之不解，其人不能食[13]。攻其热必哕，所以然者，胃中虚冷故也。

阳明病，脉迟，食难用饱[14]，饱即发烦，头眩者，必小便难，此欲作谷疸[15]。虽下，其腹满如故耳。所以然者，脉迟故也。

太阳病，寸缓关浮尺弱，其人发热而汗出，复恶寒，不呕，但心下痞者，此为医下之也。

伤寒，大吐大下之，极虚，复极汗者，其人外气怫郁，复与之水，以发其汗，因得哕。所以然者，胃中寒冷也。

吐下发汗后，其人脉平，而小烦者，以新虚不胜谷气故也。

太阳病，医发其汗，遂发热而恶寒，复下之，则心下痞，此表里俱虚，阴阳气并竭[16]，无阳则阴独[17]。复加火针，因而烦[18]，面色青黄，肤瞤，如此者，为难治。面色微黄，手足温者，易愈。

服桂枝汤，下之，头项强痛，翕翕发热，无汗，心下满微痛，小便不利，属桂枝去桂加茯苓术汤。

太阳病，先发其汗不解，而下之，其脉浮者，不愈。浮为在外，而反下之，故令不愈。今脉浮，故在外，当解其外则愈，属桂枝汤。

下以后，复发其汗者，则昼日烦躁不眠，夜而安静，不呕不渴，而无表证，其脉沉微，身无大热，属干姜附子汤。

伤寒，吐下发汗后，心下逆满，气上撞胸，起即头眩，其脉沉紧，发汗即动经，身为振摇，属茯苓桂枝术甘草汤。

发汗吐下以后，不解，烦躁，属茯苓四逆汤。

伤寒，发汗吐下后，虚烦不得眠。剧者。反覆颠倒[19]，心中懊憹，属栀子汤[20]。若少气，栀子甘草汤[21]。若呕，栀子生姜汤[22]。若腹满，栀子厚朴汤。

发汗若下之，烦热，胸中塞者，属栀子汤[23]。

太阳病，经过十余日[24]，心下温温欲吐，而胸中痛，大便反溏，其腹微满，郁郁微烦，先时自极吐下者[25]，与承气汤[25]。不尔者，不可与。欲呕，胸中痛，微溏，此非柴胡汤证，以呕故，知极吐下也。

太阳病，重发其汗，而复下之，不大便五、六日，舌上燥而渴，日晡小有潮热，从心下至少腹坚满，而痛不可近，属大陷胸汤。

伤寒五、六日，其人已发汗，而复下之，胸胁满微结，小便不利，渴而不呕，但头汗出，往来寒热，心烦，此为未解，属柴胡桂枝干姜汤。

伤寒，汗出，若吐下，解后，心中痞坚，噫气不除者，属旋复代赭汤。

大下以后，不可更行桂枝汤。汗出而喘，无大热，可与麻黄杏子甘草石膏汤。

伤寒，大下后，复发其汗，心下痞，恶寒者，表未解也。不可攻其痞，当先解表，表解乃攻其痞，解表属桂枝汤，攻痞属大黄黄连泻心汤。

伤寒，吐下后，七、八日不解，热结在里，表里俱热，时时恶风，大渴，舌上干燥而烦，欲饮水数升，属白虎汤[27]。

伤寒，吐下后，未解，不大便五、六日，至十余日，其人日晡所发潮热，不恶寒，独语如见鬼神之状。若剧者，发则不识人，循衣妄撮[28]，怵惕不安，微喘直视。脉弦者生，涩者死。微者，但发热谵语，属承气汤。若下者，勿复服。

三阳合病[29]，腹满身重，难以转侧，口中不仁[30]，面垢[31]，谵语，遗溺。发汗则谵语，下之则额上生汗，手足厥冷。自汗，属白虎汤。

阳明病，其脉浮紧，咽干口苦，腹满而喘，发热汗出，而不恶寒，反偏恶热，其身体重。发其汗即躁，心愦愦[32]而反谵语。加温针，必怵惕，又烦躁不得眠。下之即胃中空虚，客气动膈，心中懊侬，舌上胎者，属栀子汤。

阳明病，下之，其外有热，手足温，不结胸，心中懊侬，苦饥不能食。但头汗出，属栀子汤。

阳明病，下之，心中懊侬而烦，胃中有燥屎者，可攻。其人腹微满，头坚后溏者[33]，不可下之。有燥屎者，属承气汤。

太阳病，吐下发汗后，微烦，小便数，大便因坚，可与小承气汤和之，则愈。

大汗若大下，而厥冷[34]者，属四逆汤。

太阳病，下之，其脉促胸满者，属桂枝去芍药汤。若微寒，属桂枝去芍药加附子汤。

伤寒五、六日，大下之，身热不去，心中结痛[35]者，未欲解也，属栀子汤[36]。

伤寒，下后，烦而腹满，卧起不安，属栀子厚朴汤。

伤寒，医以丸药大下之，身热不去，微烦，属栀子干姜汤。

伤寒，医下之，续得下利清谷不止。身体疼痛，急当救里。身体疼痛，清便[37]自调，急当救表。救里宜四逆汤，救表宜桂枝汤。

太阳病，过经十余日[38]，反再三下之，后四、五日，柴胡证续在，先与小柴胡汤。呕止小安（呕止小安，一云：呕不止，心下急），其人郁郁微烦者，为未解，与大柴胡汤，下之则愈。

伤寒，十三日不解，胸胁满而呕，日晡所发潮热，而微利，此本当柴胡汤，下之不得利，今反利者，故知医以丸药下之，非其治也[39]。潮热者，实也，先再服小柴胡汤以解其外，后属柴胡加芒硝汤。

伤寒，十三日，过经而谵语，内有热也，当以汤下之。小便利者，大便当坚，而反利，其脉调和者，知医以丸药下之，非其治也。自利者，其脉当微厥[40]，今反和者，此为内实，属承气汤[41]。

伤寒，八、九日，下之胸满烦惊，小便不利，谵语，一身不可转侧[42]，属柴胡加龙骨牡蛎汤。

火逆下之，因烧针烦躁，属桂枝甘草龙骨牡蛎汤。

太阳病，脉浮而动数，浮则为风，数则为热，动则为痛，数则为虚。头痛发热，微盗汗出，而反恶寒，其表未解。医反下之，动数则迟[43]，头痛即眩[44]（一云：膈内拒痛），胃中空虚，客气动膈[45]，短气烦躁，心中懊侬，阳气内陷，心下因坚，则为结胸，属大陷胸汤。若不结胸，但头汗出，其余无有，齐颈而还[46]，小便不利，身必发黄，属柴胡栀子汤。

伤寒，五、六日，呕而发热，柴胡汤证具，而以他药下之，柴胡证仍在，复与柴胡汤。此虽已下，不为逆也。必蒸蒸而振[47]，却发热汗出而解。若心下满而坚痛者，此为结胸，属大陷胸汤。若但满而不痛者，此为痞，柴胡复不中与也[48]，属半夏泻心汤。本以下之，故心下痞，与之泻心。其痞不解，其人渴而口燥，小便不利者，属五苓散（一本言：忍之一日乃愈）。

伤寒，中风，医反下之，其人下利日数十行，谷不化，腹中雷鸣，心下痞坚而满，干呕而烦，不能得安，医见心下痞，为病不尽，复重下之，其痞益甚，此非结热，但胃中虚，客气上逆，故使之坚，属甘草泻心汤。

伤寒，服汤药，而下利不止，心下痞坚，服泻心汤已，复以他药下之，利不止，医以理中与之[49]，利益甚。理中，理中焦，此利在下焦，属赤石脂禹余粮汤。若不止者，当利其小便。

太阳病，外证未除，而数下之，遂挟热而利，不止，心下痞坚，表里不解，属桂枝人参汤。

伤寒，吐后，腹满者，与承气汤[50]。

病者无表里证，发热七、八日，脉虽浮数者，可下之。假令下已，脉数不解，今热则消谷善饥，至六、七日，不大便者，有瘀血，属抵当汤。若脉数不解，下不止，必胁热，便脓血。

太阳病，医反下之，因腹满时痛，为属太阴，属桂枝加芍药汤。大实痛[51]，属桂枝加大黄汤。

伤寒六、七日，其人大下后，脉沉迟，手足厥逆，下部脉不至，咽喉不利，唾脓血，泄利不止，为难治，属麻黄升麻汤。

伤寒本自寒呕，医复吐之[52]，寒格更遂吐[53]。食入即出，属干姜黄芩黄连人参汤。

[注释]

[1]此为医所病也：指医生治疗错误而产生的不良反应。即医源性疾病。

[2]而欲著複衣：想穿夹层衣服。著，穿着。複衣，古指夹层衣服。

《释名》:“有里曰複；无里曰禅”。

[3]胃中烦热：缪本作“胸中烦热”，似是。

[4]坏病：因误治而导致病情恶化称坏病。

[5]其人因冒：冒，指头昏目眩闷瞀的症状。有此症状者，称冒家。

[6]不能多：《伤寒论·辨发汗吐下后病脉证并治第二十二》作“不能食”，为是。

[7]胁下满：《伤寒论·辨太阳病脉证并治中第六》作“胁下满痛”，为是。

[8]心下坚：《伤寒论·辨太阳病脉证并治下第七》作“心下硬”，坚，《伤寒论》均作“硬”，下同。

[9]而下之：《伤寒论·辨太阳病脉证并治下第七》作“而复下之”，为是。

[10]作痞：形成痞证，指胃脘部满闷壅堵感的症状。痞分有形之痞和无形之痞。有形之痞又称痞块。

[11]按之自濡，但气痞耳：自觉痞满，但按之濡软，是为气痞证候，即无形之痞。

[12]痿：痿证，以四肢萎软不用为特征。即各种瘫痪。

[13]下之不解，其人不能食：《伤寒论·辨阳明病脉证并治第八》无此两句。

[14]食难用饱：此指食欲及消化能力下降，进食难得饱感即厌食。

[15]谷疸：黄疸病的一个类型，由食郁湿瘀而致。方有执曰：“谷疸，水谷之湿蒸发而身黄也”。

[16]阴阳气并竭：指医生过用汗、下二法使表里劫夺的失治结果。过用汗法则伤其阳；过用下法则伤其阴。

[17]无阳则阴独：阳气因汗法而耗损，下法又过用阴寒之品，又可形成阳衰而阴独盛的病理局面。

[18]因而烦：《伤寒论·辨太阳病脉证并治下第七》作：“因胸烦”，为是。

[19]反覆颠倒：烦躁表现，辗转反侧，睡卧不安。

[20]栀子汤：《伤寒论·辨太阳病脉证并治下第六》作“栀子豉汤主之”，为是。

[21]栀子甘草汤：《伤寒论·辨太阳病脉证并治下第六》作“栀子甘草豉汤主之”。

[22]栀子生姜汤：《伤寒论·辨太阳病脉证并治下第六》作“栀子生姜豉汤主之”。

[23]属栀子汤：《伤寒论·辨太阳病脉证并治下第六》作“栀子豉汤主之”。

[24]经过十余日：《伤寒论·辨太阳病脉证并治下第六》作“过经十余日”，为是。过经，指伤寒传变过程中，已离开本经。

[25]先时自极吐下者：《伤寒论·辨太阳病脉证并治下第六》作“先此时自极吐下者”，先时，指疾病开始时。自极吐下，指疾病本身带有较重的吐泻症状，而非医生应用吐下之法。

[26]承气汤：《伤寒论·辨太阳病脉证并治下第六》作：“调胃承气汤”。

[27]属白虎汤：《伤寒论·辨太阳病脉证并治下第七》作：“白虎加人参汤主之”。

[28]循衣妄撮：循衣，即循衣摸床。妄撮，胡乱撮空。均为浅昏迷时的无意识的动作。

[29]三阳合病：即太阳、少阳、阳明三经同时发病。临床三经证候群同时出现。

[30]口中不仁：即口中麻痹不仁，包括语言不利，食不知味等。

[31]面垢：颜面如布尘垢，滞暗。

[32]心愦愦：指心中昏乱，意识不清。

[33]头坚后溏：指大便开始坚硬，随即则稀溏。

[34]厥冷：指四肢逆冷。

[35]心中结痛：心中郁闷凝痛，成无己《注解伤寒论》云：“结痛者，结胸也”。

[36]属栀子汤：《伤寒论·辨太阳病脉证并治中第六》作：“栀子豉汤主之”。

[37]清便：即圊便。

[38]过经十余日：指越过发病经十多天。

[39]非其治也：指治疗不得其法。

[40]其脉当微厥：脉厥指脉仅得尺部，沉伏于里，若有若无。

[41]属承气汤：《伤寒论·辨太阳病脉证并治中第六》作“调胃承气汤主之”。

[42]一身不可转侧：《伤寒论·辨太阳病脉证并治中第六》作“一身尽重，不可转侧”。

[43]动数则迟：《伤寒论·辨太阳病脉证并治下第七》作“动数变迟”。

[44]头痛即眩：《伤寒论·辨太阳病脉证并治下第七》作“膈内拒痛”，为是。

[45]客气动膈：客气，内侵之外邪。动膈，指膈部的症候反应。

[46]但头汗出，其余无有，齐颈而还：即汗出齐颈部而止。

[47]蒸蒸而振：蒸蒸，汗出热透之貌。振，振奋。邪出正复之象。

[48]柴胡复不中与也：即柴胡汤不再适合应用。

[49]医以理中与之：医者给予理中汤治疗。

[50]与承气汤：《伤寒论·辨阳明病脉证并治第八》作“与调胃承气汤”。

[51]大实痛：缪本作“太阳实痛”。

[52]伤寒本自寒呕，医复吐之：诸本及《伤寒论·辨厥阴病脉证并治第十二》作“伤寒本自寒下，医复吐下之”。似是。本自寒呕或本自寒下，均为证候本身的病理反应。医复吐下之，医生又用了吐、下之法治疗。

[53]寒格更逐吐：张本、朱本作“寒膈更甚”。《伤寒论·辨厥阴病脉证并治第十二》作“寒格，更逆吐下”，似是。寒格，成无己《注解伤寒论》云：“寒气内为格拒。经曰：格则吐逆。食入口即吐，谓之寒格”。

## [语译]

老师说：病人脉微而涩，这是被医生误治所造成的。如大发其汗，又屡用峻下，致病人营血虚弱，病当是初起恶寒，继而发热，发作无休止，在炎热的夏季还要穿很多的衣服，在严寒的冬天反而想赤膊露体，其所以出现这种情况，是由于阳气衰弱的恶寒，阴气不足而发热，又被医生误发其汗，致阳气虚弱，又误峻下更令阴气不足。在五月时节，阳气在外，胃中虚冷，便因阳气内微，不能胜寒，所以要多穿衣服。十一月时节，阳气在里，胃中烦热，因阴气不足，不能胜热，所以反而想赤膊露体。而且病人尺脉迟涩，都说明营血不足。

太阳病三天，经过汗或吐、下、温针等的治疗，病仍不解，这叫坏病，桂枝汤已不能再用了。应该察其脉证，知病所在，随证治疗。

脉浮数的病，照理应当汗出而解，反而用下法，出现身体重，心跳，就不要再发汗，病当自汗出而愈。所以这样，是因为尺脉微弱，里气不足，要等待表里之气趋于恢复，津液充沛，便会自汗出而愈。

凡病用发汗、催吐、泻下的方法治疗，而致产生亡血、亡津液的证候，如果阴阳两气能渐趋调和，就可以自然痊愈。

峻烈泻下以后，又发其汗，病人小便不利的，是津液不足的缘故，不要治疗。待其津液恢复，小便通利，便即可愈。

泻下以后，又发其汗，就会出现振栗恶寒，脉象微细。所以这样，是因为表里阴阳俱虚的缘故。

太阳病，先泻下，病不愈，又发其汗，因此内外皆虚，以致病人发生昏冒，昏冒的病人，当会汗出而自愈。所以这样，是因为汗出则表气得和的缘故。如果里气未和，可用下法治疗。

患病六、七天，脉迟而浮弱，恶风寒，手足温，经过医生几次泻下以后，出现不能食，胁下胀满，面目及周身发黄，颈项强急，小便不利等症状，用柴胡汤来治疗，以后便会出现大便里急后重，口大渴，饮水而呕，食后呃逆等症状，这是用柴胡汤误治的缘故。

太阳病，已经二、三天，不能安卧，总想起床，胸脘之间必然痞结，其脉微弱，是素有寒饮在里的缘故。反以攻下治疗，如下利自动停止，必将引起结胸。如下利不止，四、五天以后再行攻下，就会形成协热下利。

太阳表证，用下法治疗以后，脉现促象，如果没有结胸的症状，就是趋向好转的表现。如果脉仍现浮象，必然结胸。脉现紧象，必然咽痛。脉现弦象，必然两胁牵引作痛。脉现细数，头痛不止。脉现沉紧，必定欲呕。脉现沉滑，会出现协热下利。脉现浮滑，必然大便下血。

太阳与少阳并病，反用泻下治疗，致成结胸证，胃脘部坚硬，下利不止，欲入水浆不能运化，病人必烦躁不安。

脉象本来是浮而紧，误用下法之后，因而变为沉紧，遂成痞证。按之柔软，这仅是气分的痞结。

伤寒经吐法下法治疗后，又用汗法，出现虚烦不安，脉象极微弱，至八、九天时，又显现出胃脘部痞硬，胁下疼痛，气上冲咽喉，眩晕，全身经脉振振而抽动，久之会成为痿证。

阳明病，不能进食，用下法病仍不解，其人不能食。用苦寒药攻其热，必发生呃逆。所以这样，是因胃中虚冷的缘故。

阳明病，脉迟，不能饱食，饱食就微烦不安，头眩晕，必小便不利，这是将要发为谷疸。虽用泻药治疗，而腹部胀满，仍然和原来一样。所以如此，是因为脉迟的缘故。

太阳病，寸脉缓，关脉浮，尺脉弱，发热出汗，恶寒，并不呕吐，但觉心下痞满的，这是医生误下的变证。

伤寒病，经过大吐大下后，已经极虚，又极度发汗，但因已极虚，无力泄邪，表仍怫郁，医生又用水以发其汗，遂致引起了呃哕。所以会发生这样的变化，是因胃中虚冷的缘故。

吐下发汗以后，脉象已平和，仅感微烦的，这是因为体力未复，不能消化食物的缘故。

太阳病，医生给予发汗以后，仍发热恶寒。而又用攻下法，以致心下痞塞，此时表里都虚，阴阳气都受到损耗而衰竭，阳衰则浊阴不化，因而内陷成痞。复治以烧针，是误而又误，因而又增加了胸中烦闷，面部颜色青黄，肌肉瞤动的症状，这病为难治，若面部颜色微黄，而且手足温暖，还容易治愈。

服桂枝汤以后，或又用下法，仍然感到头项部强直而痛，翕翕发热，无汗，胸脘之间满闷而微感疼痛，小便不利，属于桂枝去桂加茯苓白术汤。

太阳病，先发其汗，病未解除，又用了下法，脉象浮的，病不能愈。因脉浮是邪仍在表，表证反用下法，所以病不愈。现在脉仍浮，病尚在外，当解其表邪可愈，属桂枝汤证。

泻下以后，又发其汗，病人白天烦躁不眠，夜间安静，没有呕吐、口渴的里证，也没有头身痛、恶寒的表证，脉象沉微，肌无大热，属干姜附子汤证。

伤寒，经用吐法、下法、汗法后，觉得胸脘之间，满闷不适，并有逆气上冲胸膈，起立时即觉头目眩晕，脉象沉而紧，如果此时再行发汗，即将扰动经脉，而出现身体振动摇摆的现象，属茯苓桂枝白术甘草汤。

经过汗、吐、下方法治疗以后，病仍不解，烦躁，属于茯苓四逆汤。

伤寒，经过发汗吐下以后，心烦不能入眠。严重者，甚至翻来复去，心中闷烦不宁，可用栀子汤来治疗。如果呼吸时气息不足的，可用栀子甘草汤来治疗。如果兼呕吐的，可用栀子生姜汤来治疗。如果兼见腹部胀满的，可用栀子厚朴汤来治疗。

经过发汗，或泻下以后，出现心烦而热，觉胸中痞塞不通的，属于栀子汤。

太阳病，已经过十多天，心中泛泛欲吐，而胸中疼痛，大便反而溏薄，腹部有些胀满，精神有些郁郁微烦，上述情况，如果是由于大吐下所致，可用承气汤来治疗。否则，就不能用这个方法。但欲吐，胸中痛，大便微溏，不能误认是柴胡汤证，从要吐的情况判断，可知道本证是由于大吐下所致。

太阳病，经过了多次发汗，又行攻下，不大便已五、六天，舌上干燥而渴，傍晚时小发潮热，从心下至少腹部硬满而痛，手不能触近，属大陷胸汤。

伤寒五、六天，发汗后，又用泻下，现胸胁胀满微结，小便不利，渴而不呕，只头部有汗，寒热往来，心中烦扰不安的，这是病尚没有解除，属柴胡桂枝干姜汤。

伤寒病，经过发汗，或经涌吐，或攻下等方法，原有的证候已经大部解除，惟觉心下痞硬，嗳气不减的，属旋复代赭汤。

峻下以后，不可再服桂枝汤。如果汗出而气喘，外表没有大热，可用麻黄杏仁甘草石膏汤治疗。

伤寒，大下之后，又用过发汗的方法，心下痞塞不舒，恶寒的，这是痞证虽具而表证还没有解除的征象，此时的治疗，不可以先治疗痞证，应当先解表邪，等到表邪解除之后，方可治疗痞证，解表属于桂枝汤，治痞属于大黄黄连泻心汤。

伤寒，经过吐法或下法后，七、八天还没有解除，热邪蕴结在里，使内外都热，时有怕风的感觉，口大渴，舌上干燥，烦躁，饮水的数量非常多，属于白虎汤。

伤寒，经过催吐或攻下以后，病仍未解，已五、六天至十多天未大便，傍晚时发潮热，不恶寒，自言自语，如见鬼神一样，若病情严重的，病发作时不识人，两手循摸衣角或床边，惊惕不安，鼻息微喘，眼睛直视。此时如脉呈弦象的，尚有生机，如脉涩的死。如病情较轻的，只有发热谵语，属于承气汤治疗。如一服后大便自利，应停止后服。

三阳合病，腹部胀满，身体沉重，转侧困难，言语不利，食不知味，面部油污垢浊，神昏谵语，遗尿。如误用发汗，则神昏谵语更加严重，误下就会引起额部出汗，四肢厥冷等证。假使自汗出，属于白虎汤。

阳明病，脉象浮紧，咽喉干燥，口觉苦味，腹部胀满，呼吸短促，发热汗出，不恶寒，反恶热，周身沉重。如重发其汗，就会烦躁，心中扰乱，反见谵语。如误用温针，必然导致惊惕不安，烦躁失眠等变证。如误用泻下，会使胃气受伤，邪热扰于胸膈，从而引起心中烦闷不舒，舌有黄白薄腻的苔垢，属于栀子汤治疗。

阳明病，泻下后，体表仍有热，手足温暖，没有结胸现象，但感觉心中懊侬不舒，苦嘈杂如饥，但又不能进食，惟头部汗出的，属栀子汤。

阳明病，泻下以后，心中烦闷不舒，肠中有燥屎的，可以继续用泻下法。如果腹部微满，大便初硬后溏的，不可攻下。如果有燥屎内结的，属于承气汤。

太阳病，经过催吐，或者攻下发汗以后，有轻微烦闷，小便频数，因而大便硬结的，可用小承气汤微和胃气，就可痊愈。

因大发其汗，或大泻下，而手足厥冷者，属四逆汤治疗。

太阳表证，误下以后，脉现促象，又见胸满的，属桂枝去芍药汤来治疗。如果微微恶寒者，属于桂枝去芍药加附子汤来治疗。

伤寒已五、六天，大泻下以后，不但身热未退，而且自觉心胸部支结疼痛的，属于栀子汤来治疗。

伤寒，用下法以后，出现心中烦乱，腹部胀满，坐卧都感到不舒适的，属栀子厚朴汤。

伤寒，医生用丸剂泻药大下，以致身热不退，胸中微觉烦乱不舒的，属栀子干姜汤来治疗。

伤寒，经过医生误下之后，又发生了下利，完谷不化，身体疼痛的，此须急治其里证。身体疼痛，大便正常后，再治其表证。治里证可以用四逆汤，治表证可以用桂枝汤。

太阳病，过经已十多天，反数次攻下，下后四、五天，柴胡证仍在的，可先服小柴胡汤，如果呕吐缓解，病人感到郁郁微烦的，是邪热未解而内陷，欲传阳明的现象，可再用大柴胡汤攻下，便可痊愈。

伤寒，经过十三天未愈，有胸胁胀满呕吐，傍晚时发作潮热及轻度下利等证，这病本来应该用柴胡汤，下利不会出现，现在反见下利，这是医生误用丸药攻下的结果。潮热，是内实的见证，应先以小柴胡汤解外邪，然后属于柴胡加芒硝汤来治疗。

伤寒，十三天，病离太阳转入阳明，而发生谵语者，这是内有热的现象，应当用汤药泻下。如果小便通利，大便应当坚硬，如果反而下利，脉象调和者，知道是医生误用丸药攻下的结果，是一种错误的治法。如果是病人自下利，脉象微而四肢厥，今脉反调和的，这是内实的证候，属于承气汤。

伤寒，八、九天，泻下以后，发生胸部胀满，烦扰惊惕，小便不利，谵语，全身沉重不能转侧的，属柴胡加龙骨牡蛎汤。

误用火法，病势逆转，复用下法，这烦躁是因为用烧针而引起的，属于桂枝甘草龙骨牡蛎汤。

太阳病，脉浮而动数，浮主风邪在表，数主身体有热，动则主痛，数又主虚。头痛发热，微有盗汗，而反有恶寒的，这是表邪未解。医生反用下法，以致动数的脉变为迟脉，证见头痛目眩，这是由于胃气因攻下而空虚，邪气陷于胸膈部位，所以呼吸短促，躁扰不安，胸中懊侬，由于邪内陷，心下因而硬满，以致成为结胸证，属大陷胸汤治疗。若误下后未成结胸，只是头上出汗，从颈项以下都没有汗，小便不利者，必然会出现身体发黄，属于柴胡栀子汤。

伤寒，已经五、六天，呕吐发热，小柴胡汤证的主要症状已经具备，而用了其他药物攻下，误下之后，假如柴胡证仍在，仍可用柴胡汤治疗。虽然误下，但病情尚未改变，故再用小柴胡汤治疗，必然会出现蒸蒸而振，然后发热汗出，病亦随之而愈。假如误下后，心下满而硬痛的，这是结胸证，属于大陷胸汤来治疗。假如误下之后，只觉心下满闷，而不痛的，这是痞证，柴胡汤已不适用，属于半夏泻心汤。本来是因为误下而导致心下痞满，可是用泻心汤治疗，痞却未能解除，病人口渴而燥，小便不利的，属于五苓散。

患伤寒或中风，医生误用攻下法治疗，以致造成下利一天数十次之多，完谷不化，腹中漉漉鸣响，胃脘部痞硬而满，干呕心烦不安，医生见到心下痞硬，认为病还没有尽除，又继续用下法，下后病人的心下痞硬更形增剧，这并不是热结，而是因为胃中虚，邪气上逆，所以既痞且硬，属于甘草泻心汤来治疗。

伤寒表证服汤药攻下以后，引起腹泻不止，心下痞硬，服过泻心汤之后，又以其它药物攻下，腹泻仍然不止，医生又用理中汤来治疗，腹泻更加厉害。这是因为理中汤是调理中焦虚寒的方剂，现在的腹泻是因下焦滑脱，所以无效。应当属于赤石脂禹余粮汤来治疗。假如再不止的话，还应当利其小便。

太阳病，表证还未解除，就屡用攻下，于是就发生挟热而下利的症状，如果下利继续不断，胸脘之间痞塞坚硬，表证与里证并见的，属桂枝人参汤来治疗。

伤寒病，用过吐法后，感到腹中胀满的，可以给服承气汤。

病人没有其它表里证象，而发热已经七、八天，虽然脉浮数，也可用攻下。假如下后脉数不解，今虽热而食欲增强，六、七天不大便的，这是有瘀血所致，宜用抵当汤治疗。假如脉数不减，而腹泻不止，必挟热而便脓血。

太阳病，医生反用攻下药，因而引起腹胀满，并时时疼痛的，这是因误下邪陷太阴，属于桂枝加芍药汤治疗。假使肠中有积滞而大实痛的，属于桂枝加大黄汤治疗。

伤寒病，六、七天，病人经用峻下药以后，脉沉迟，手足厥冷，尺部的脉摸不到，咽喉吞咽不利，吐出脓血，而又腹泻不止的，病属难治，属于麻黄升麻汤治疗。

伤寒病本因里寒而呕吐，医生又用吐法，以致里寒更甚，反而格热于上，使呕吐更加厉害，饮食入口即吐，属于干姜黄芩黄连人参汤治疗。

[评介]

本节经文取自《伤寒论》“三阳”、“三阴”诸篇。主要论述汗、吐、下后的善后处理，以及汗、吐、下后变证的后续治疗。汗、吐、下三法均为攻积泻实而驱邪外达。用药常显峻烈之性而有伤正之弊。故本篇提示医者，应用此三法后应密切注视病情的发展趋向，因变证而采取相应治法。

## 病可温证第九

[原文]

大法，冬宜温热药及灸。

师曰：病发热头痛，脉反沉。若不瘥，身体更疼痛，当救其里，宜温药，四逆汤。

下利，腹满，身体疼痛，先温其里，宜四逆汤。

自利，不渴者，属太阴，其脏有寒故也。当温之，宜四逆辈[1]。

少阴病，其人饮食入则吐，心中温温[2]欲吐，复不能吐，始得之，手足寒，脉弦迟[3]。若膈上有寒饮，干呕者，不可吐，当温之，宜四逆汤。

少阴病，脉沉者，急当温之，宜四逆汤。

下利，欲食者，就当温之[4]。

下利，脉迟紧，为痛未欲止[5]，当温之，得冷者满，而便肠垢[6]。

下利，其脉浮大，此为虚，以强下之故也。设脉浮革，因而肠鸣，当温之，宜当归四逆汤。

少阴病，下利，脉微涩者，即呕，汗出，必数更衣[7]，反少，当温之[8]。

伤寒，医下之，续得下利清谷不止，身体疼痛，急当救里，宜温之，以四逆汤。

**[注释]**

[1]四逆辈：即四逆汤类。辈，类也。

[2]温温：仍疑为“愠愠”。

[3]迟：《伤寒论·辨少阴病脉证并治第十一》词下有“此胸中实，不可下也，当吐之”。

[4]欲食者，就当温之：就，依就，随即之义。欲食者，就当温之，指有食欲者，食后随即用温法治之。

[5]为痛未欲止：疼痛没有停止迹象，而欲呈持续之势。

[6]便肠垢：大便脓血秽浊如积垢。

[7]数更衣：频频如厕。更衣，古时如厕之婉语。

[8]当温之：《伤寒论·辨少阴病脉证并治第十一》作“当温其上，灸之”。

**[语译]**

基本的治疗法则是，冬天宜服温热药物及用灸法。

师说：病人发热头痛，而脉反见沉象，若病不减，身体加重疼痛的当治其里，可以用温药四逆汤。

腹泻腹满，身体疼痛，当先温其里，宜用四逆汤。

自发腹泻，而口不渴的，属于太阴病，这是因为本脏虚寒的缘故，应当以温补的方法治疗，如四逆汤一类方药可以服用。

少阴病病人，进饮食后就吐出，心里感觉泛泛，欲吐。又吐不出来，初得病时，四肢冷，脉弦迟，如果因胸膈上有寒饮而发生干呕的，不可用吐法，应当用温法治疗，宜四逆汤。

少阴病，脉沉的，应急用温法治疗，宜用四逆汤。

腹泻，饮食正常，就应当用温的方法。

腹泻，脉迟紧的为腹痛未止，应当用温法，如果误用寒凉则生胀满，大便垢腻。

腹泻，脉浮大，此为虚象，是因医生强为攻下的缘故。如果脉见浮革，因而肠鸣的，应当用温的方药，宜用当归四逆汤。

少阴病，腹泻，脉微涩的，呕而出汗，必频频欲解大便，而数量反而很少，当用灸法以温之。

伤寒病，经医生误下后，继续泄泻完谷不止，身体疼痛的，急须治疗其里证，可用温的方药，以四逆汤主治。

[评介]

本节经文主要取自《伤寒论·辨少阴病脉证并治第十一》诸篇。主要讨论使用温法的治疗原则和有关脉证。通篇仅涉及四逆汤或四逆辈方。故从另一角度，本文所涉诸条病证，又是四逆汤的适应证。文中首论“大法，冬宜温热药及灸”，不可拘泥，临床上四逆辈四时均可用之，宜视证情而论。

## 病不可灸证第十

[原文]

微数之脉[1]，慎不可灸，因火为邪，则为烦逆，追虚逐实[2]，血散脉中[3]，火气虽微，内攻有力[4]。焦骨伤筋[5]，血难复也[6]。

脉浮，当以汗解，而反灸之，邪无从去，因火而盛，病从腰以下，必当重而痹，此为火逆[7]。若欲自解，当先烦，烦乃有汗，随汗而解，何以知之？脉浮，故知汗出当解。

脉浮，热甚，而灸之，此为实，实以虚治[8]，因火而动，咽燥必吐血。

［注释］

［1］微数之脉：即脉微而数。脉微，即力度小而充盈度差，是为血虚之象；数，是火热之邪较盛。

［2］追虚逐实：追，追加之义。追虚，脉微为血虚之象，更用火灸之法，则灼伤阴液，使血益伤，是谓追虚。逐，求也。此有增益之义。逐实，脉数是有火象，更以火灸治之，使火更盛，是谓逐实。

［3］血散脉中：火势随血流散脉中。

［4］火气虽微，内攻有力：指所用火灸，其势虽微弱，但攻入人体内部却显现出巨大力量。

［5］焦骨伤筋：意为使骨焦枯，使筋灼伤。因火邪灼伤阴血，失之濡养之义。

［6］血难复也：廖本、朱本、张本均作“血气难复也”。

［7］火逆：指误用火灸之法而导致危害。

［8］实以虚治：脉伏热甚本为实证，而用火灸补阳之法治之，故称实以虚治。

［语译］

微数的脉，切不可用灸法治疗，因火为害，会引起烦乱上逆的变证。误用灸法会劫伤已虚之阴，助已实之热，火邪迫血，在脉中流散，失去常度，火气虽然微小，而内攻非常有力，导致筋骨受损，血液虚耗，难以恢复。

脉浮，当用汗法而愈，反用艾灸治疗，使病邪不能从汗而出，反因火而加重，病人从腰部以下，必沉重而麻痹，这是火逆所致。如自动转愈的，必当先发心烦，烦后就有汗出随之而解，怎样知道呢？因为脉浮，所以知道汗出而愈。

脉浮，热重的病人，反而用灸法治疗，这本是实证，实证认作虚证治疗，血液被火热迫灼，一定会引起咽燥吐血。

［评介］

本节经文主要论述灸法的禁忌证。灸为火治之法，一般禁用于火热之证。本文提出三条禁忌证。其一是“微数之脉”诊为火邪为病者；其二是“脉浮当以汗解”者；其三是“脉浮热甚”者。读者宜详之。

## 病可灸证第十一

**[原文]**

烧针令其汗，针处被寒[1]，核起而赤者[2]，必发贲豚。气从少腹上撞者，灸其核上一壮，与桂枝加桂汤。

少阴病，得之一、二日，口中和[3]，其背恶寒者，当灸之[4]。

少阴病，其人吐利，手足不逆[5]，反发热，不死。脉不足者[6]，灸其少阴七壮。

少阴病，下利，脉微涩者，即呕行者[7]，必数更衣，反少，当温其上，灸之（一云：灸厥阴可五十壮）。

诸下利，皆可灸足大都五壮（一云：七壮），商邱、阴陵泉皆三壮。

下利，手足厥无脉[8]，灸之不温[9]，反微喘者死。少阴负趺阳者[10]，为顺也。

伤寒六、七日，其脉微，手足厥，烦躁，灸其厥阴，厥不还[11]者，死。

伤寒，脉促，手足厥逆，可灸之，为可灸少阴，厥阴主四逆。

**[注释]**

[1]针处被寒：针刺出针后，针孔感受寒邪。

[2]核起而赤者：指针孔周围肿起而发红。前言“针处被寒”所致，

实为针孔感染而引起的炎性红肿，宜辨为热毒赤肿方是。

[3]口中和：成无几《注解伤寒论》云："少阴客热，则口燥舌干而渴。口中和者，不苦不燥，是无热也。"另，依据《伤寒论》前文："少阴病，欲吐不吐，心烦，但欲寐"而言，口中和，亦应指未出现"欲吐不吐"的症状。

[4]当灸之：《伤寒论·辨少阴病脉证并治第十一》作"当灸之，附子汤主之"。

[5]手足不逆：手足没有逆冷的症状。

[6]脉不足者：《伤寒论·辨少阴病脉证并治第十一》作"脉不至者"，脉不至，即脉微欲绝，按之若无。

[7]即呕行者：诸本均作"即呕汗出"，《伤寒论·辨少阴病脉证并治第十一》作"呕而汗出"，似是。

[8]手足厥，无脉：手足厥逆而脉微欲绝。

[9]灸之不温：《伤寒论·辨少阴病脉证并治第十一》作"灸之不温，若脉不还"，为是。

[10]少阴负趺阳者：少阴，指少阴动脉，位于太谿穴处。负，此作"负于"、"小于"解。趺阳，即趺阳脉，又同跗阳脉，亦称为冲阳脉，位于足背胫前动脉搏动处。少阴负于趺阳，即少阴脉小于趺阳脉。

[11]厥不还：指脉微、四肢逆冷等症状经用灸厥阴治法后仍不能恢复。还，还复之义。

**[语译]**

用烧针的方法发汗，如果针刺的部位受到寒邪侵袭，而起红色核块的，则必发奔豚气。症见气从少腹上冲的，可在核上艾灸一壮，配合内服桂枝加桂汤治疗。

得了少阴病一、二天，口中和，其背部觉得怕冷的，可用灸法。

少阴病人，呕吐下利。但手足并不逆冷，反而有时发热，这病无死的危险。如果脉搏一时无力欲断的，可灸足少阴太谿穴七壮。

少阴病，腹泻，脉微涩，呕而出汗，必频频欲解大便，而量反很少，当温其上，即用灸法。

凡腹泻病，皆可以灸足上大都穴五壮，商邱、阴陵泉各三壮。

腹泻，手足厥冷，脉搏按不到的，用灸法治疗。灸后，手足仍不转温，反加微喘的，主死。但如果少阴的太谿脉，比足趺阳脉略小，这仍是可治的，是顺候。

伤寒病已有六、七天，脉微，四肢厥冷，而又烦躁不安，应急灸厥阴经的俞穴，如灸后四肢仍是厥冷，而无转温趋势的，主死。

伤寒，促脉，手足厥冷的，可用灸法来治疗。灸少阴、厥阴两经，用药可以四逆汤为主。

［评介］

本节经文取自《伤寒论·辨少阴病脉证并治第十一》、《伤寒论·辨厥阴病脉证并治第十二》诸篇。主要论述其中可用灸法的适应证。灸为火治之法，适应虚寒之证。本文指出适合灸法的八条，其主要为奔豚、背恶寒者、少阴病吐利脉不足者、少阴病下利脉微涩者、手足厥无脉者、手足厥逆者。应注意的问题是，以上诸证均为外感病过程中出现的灸法适应证。

## 病不可刺证第十二

［原文］

大怒无刺[1]（大一作新），已刺无怒，（已一作新）。新内[2]无刺，已刺无内，大劳无刺（大一作新），已刺无劳。大醉无刺，已刺无醉。大饱无刺，已刺无饱。大饥无刺，已刺无饥。大渴无刺，已刺无渴。无刺大惊，无刺熇熇之热[3]，无刺漉漉之汗[4]，无刺浑浑之脉[5]。身热甚，阴阳皆争[6]者，勿刺也。其可刺者，急取之，不汗则泄。所谓勿刺者，有死征也[7]。无刺病与脉相逆[8]者，上工刺未生[9]，其次刺未盛，其次刺正衰，粗工逆此，谓之伐形[10]。

[注释]

[1]大怒无刺：指大怒情绪剧波动的情况下，不要急于行针刺。

[2]新内：新，新近、刚刚。内，指行房事。

[3]无刺熇熇之热：不要在热势正盛时行针刺。熇，音赫（hè），炽盛也。熇熇，火盛之貌。

[4]无刺漉漉之汗：大汗淋漓时勿行针刺。漉漉，湿貌。

[5]无刺浑浑之脉：脉律纷乱而气势急者勿行针刺。浑浑之脉，《素问·脉要精微论》“浑浑革至如涌泉，病进而危”。

[6]阴阳皆争：指阴阳皆盛。争，抗争。

[7]所谓无刺者，有死征也：所说的不急于行针刺，是因为针刺后会出现死的征候。

[8]病与脉相逆：指病势与脉势相反。如实证见虚脉，虚证见实脉等。

[9]上工刺未生：上工，高明医者。未生，疾病尚未发生。此言上工治未病。

[10]粗工逆此，谓之伐形：粗工，技术低劣的医生。逆此，违背正确治疗法则。伐形，克伐形体，即对形体产生损伤。

[语译]

大怒时不可针刺，已经针刺不要发怒。刚性生活后不可针刺，已经针刺后不要行性生活。大劳动后不可针刺，已经针刺后不要从事重劳动。大醉时不可针刺，已经针刺后不要醉酒。太饱时不可针刺，已经针刺后不要吃得太饱。腹中饥饿时不可针刺，已经针刺后不要饥饿。口渴时不要针刺，已经针刺后不要使之口渴。不要针刺大惊恐的病人，不要针刺火热炽盛的病人，不要针刺淋漓出汗的病人，不要针刺脉象疾数洪大，浊乱无伦的病人。身上大热，脉象寸部尺部轻按重按都现出强硬的，不可针刺。当其可刺之时，必须急刺，病人无汗，经这样急刺后，则会汗出。所谓不可针刺的，是因为已有死的象征。凡病与脉相反的，也不可针刺。高明的医生针刺病未发生，其次针刺病还未盛，再次针刺病已衰退，技术粗浅的医生完全和上述针刺法相反，这叫做攻杀形体。

［评介］

本节经文取自《灵枢·终始》、《灵枢·顺逆》、《素问·刺禁》、《素问·疟论》诸篇。主要论述刺法的禁忌证，并示人行有依据。本文主要强调两点：其一是针刺之前避开禁忌证；其二是针刺后还要嘱之病人有所禁忌，以防“伐形”。

## 病可刺证第十三

［原文］

太阳病，头痛至七日，自当愈，其经竟[1]故也。若欲作再经[2]者，当针足阳明，使经不传则愈。

太阳病，初服桂枝汤，而反烦不解者，当先刺风池、风府，乃却[3]与桂枝汤则愈。

伤寒，腹满而谵语，寸口脉浮而紧者，此为肝乘脾，名纵[4]，当刺期门。

伤寒，发热，啬啬恶寒，其人大渴，欲饮酢浆[5]者，其腹必满，而自汗出，小便利，其病欲解，此为肝乘肺，名曰横[6]，当刺期门。

阳明病，下血而谵语，此为热入血室。但头汗出者，当刺期门，随其实而泻之，濈然汗出者则愈。

妇人中风，发热恶寒，经水适来，得之七、八日，热除，脉迟身凉，胸胁下满，如结胸状，其人谵语，此为热入血室，当刺期门，随其虚实而取之。（平病云：热入血室，无犯胃气及上三焦，与此相反，岂谓药不为针耶）

太阳与少阳并病，头痛，颈项强而眩，时如结胸，心下痞坚，当刺大椎第一间[7]，肺输、肝输[8]。慎不可发汗，发汗则谵语，谵语则脉弦，谵语五日不止，当刺期门。

少阴病，下利，便脓血者，可刺。

妇人伤寒[9]，怀身腹满，不得小便，加从腰以下重，如有水气状，怀身七月，太阴当养不养[10]，此心气实，当刺泻劳宫及关元，小便利则愈。

伤寒，喉痹，刺手少阴，少阴在腕，当小指后动脉是也[11]，针入三分，补之。

问曰：病有汗出而身热烦满，烦满不为汗解者何？对曰：汗出而身热者，风也，汗出而烦满不解者，厥也，病名曰风厥也。太阳主气，故先受邪，少阴与为表里也。得热则上从之，从之则厥，治之，表里刺之，饮之汤[12]。

热病三日，气口静，人迎躁者，取之诸阳五十九刺[13]，以泻其热，而出其汗，实其阴以补其不足。所谓五十九刺者，两手外内侧各三，凡十二痏[14]。五指间各一，凡八痏。足亦如是，头入发一寸傍三分，各三，凡六痏。更入发三寸，边各五，凡十痏。耳前后口下项中各一[15]，凡六痏。巅上一[16]。

热病先肤痛，窒鼻充面，取之皮，以第一针[17]五十九。苛菌为轸（一云：苛轸）鼻[18]，索皮于肺，不得，索之火，火，心也。

热病，嗌干多饮，善惊，卧不能安[19]，取之肤肉，以第六针[20]五十九。目眥赤[21]，索肉于脾，不得索之木，木，肝也。

热病而胸胁痛[22]，手足躁，取之筋间，以第四针[23]针于四达[24]（一作逆），筋辟[25]目浸[26]，索筋于肝，不得索之金，金，肺也。

热病数惊，瘈疭而强[27]，取之脉，以第四针急泻有余者，癫疾毛发去，索血（一作脉）于心，不得索之水，水，肾也。

热病，身重骨痛，耳聋而好瞑[28]，取之骨，以第四针五十九[29]，骨病食啮牙齿[30]，耳清[31]，索骨于肾，不得索之土，土，脾也。

热病先身涩傍教[32]（傍教《太素》作倚），烦闷，干唇嗌[33]，取之[34]以第一针五十九，肤胀[35]，口干，寒汗[36]。

热病，头痛，摄（摄一作颞）颥、目脉紧[37]，善衄，厥热[38]也，取之以第三针[39]，视有余不足，寒热病[40]。

热病，体重，肠中热，取之以第四针，于其输及下诸指间，索气于胃络得气也。

热病，侠脐痛急，胸胁支满，取之涌泉与太阴阳明[41]（一云：阴陵泉），以第四针，针嗌里[42]。

热病而汗且出，反[43]脉顺可汗者，取之鱼际、太渊、太都、太白，写之则热去，补之则汗出，汗出太甚者，取踝上横文[44]以止之。

热病七日、八日，脉口动喘而眩者[45]，急刺之。汗且自出，浅刺手大指间。

热病先胸胁痛，手足躁，刺足少阳，补手太阴，病甚，为五十九刺。

热病先手臂痛，刺手阳明太阴，而汗出止。

热病始于头手[46]者，刺项太阳，而汗出止。

热病先身重骨痛，耳聋目瞑，刺足少阴，病甚，为五十九刺（一云：刺少阳）。

热病先眩冒而热，胸膈满[47]。刺足少阴少阳。

热病始足胫者，先取足阳明而汗出止。

［注释］

[1]其经竟：指太阳经行尽。竟，终也，尽也，完毕也。

[2]再经：指病邪未尽，病势发展，向下一条经传变。

[3]乃却：然后。

[4]此为肝乘脾，名纵：乘，过克之义。肝乘脾，是相克常序，但克制太过。纵，竖也。此指沿常克之序出现的过克情况。脾，廖本、朱本、张本均作“肺”，非。

[5]欲饮酢浆：《伤寒论·辨太阳病脉证并治第六》作“欲饮水”。酢，醋之古体字。酢浆，用醋调的汤羹。

[6]此为肝乘肺，名曰横：肝乘肺是反克，是肝木过强而反侮肺金，故名曰横。横，横暴之义。此与上文“纵”相对而言。纵为过克；横为反克。

[7]刺大椎第一间：大椎，督脉经穴，在第七颈椎与第一胸椎棘突之间。第一间，指大椎穴所处的椎间隙，故称第一间。

[8]肺输、肝输：均为膀胱经背俞穴。肺输在第三胸椎棘突下旁开一寸五分处。肝输在第九胸椎棘突下旁开一寸五分处。

[9]妇人伤寒：《金匮要略·妇人妊娠病脉证并治第二十》作“妇人伤胎”。

[10]太阴当养不养：指脾经后天充养及运化水液机能失调。

[11]当小指后动脉是也：指尺侧腕后动脉，属手少阴心经神门穴处，又称神门脉。

[12]饮之汤：《素问·评热病论》作“饮之服汤”。

[13]取之诸阳五十九刺：指治疗热病的五十九穴，分布在阳经。关于五十九穴，《素问》的“水热穴论”以及《灵枢》的“热病”等多篇有所论及，但输穴互有出入，读者宜详之。

[14]痏：音委（wěi）。本作伤口解。此指针刺出针后的针痕，故又指针刺的穴数。

[15]耳前后口下项中各一：《灵枢·热病》作“耳前后口下者各一，项中一”。

[16]巅上一：《灵枢·热病》篇此句下有“囟会一，发际一，廉泉一，风池二，天柱二”。

[17]第一针：指《灵枢·九针十二原》及《灵枢·九针论》中所论及的“镵针”。《灵枢·九针论》云：“一曰镵针，取法于巾针，去末半寸，卒锐之，长一寸六分，主热在头身也”。

[18]苛菌为轸鼻：《灵枢·热病》作“苛轸鼻”。苛，《说文》：“小草也。”日人丹波元简认为：“苛，假为疥之义”。并认为：“轸，疹同……《病源》多用轸字，乃瘾疹之疹也”。而菌字，《说文》：“地蕈也”。指蘑菇类植物。古时有“菌蠢”之谓，指臃肿之状。依上，“苛菌为轸鼻”似指鼻上生细疹肿物。

[19]卧不能安：《灵枢·热病》作“卧不能起”。

[20]第六针：即圆利针。《灵枢·九针论》：“六曰圆利针，取法于氂，针微大于末，反小其身，令可深内也，长一寸六分，主取痈痹者也。”

[21]目眥赤：《灵枢·热病》作“目眥青”。

[22]而胸胁痛：《灵枢·热病》作“面青脑痛”。

[23]第四针：即锋针。《灵枢·九针论》：“四曰锋针，取法于絮针，筩其身，锋其末，长一寸六分，主痈热出血。”

[24]针于四达：《灵枢·热病》作“于四逆”，无“针”字。

[25]筋辟：《灵枢·热病》作“筋躄”。躄，音必（bì），本指足跛，此作废萎不用解。

[26]目浸：指流泪不止。

[27]瘈疭而强：诸本及《灵枢·热病》均作“瘈疭而狂”。

[28]瞑：音明（míng），闭目也。又作视物昏花解。

[29]五十九：《灵枢·热病》作“五十九刺”。

[30]骨病食啮牙齿：《灵枢·热病》作“骨病不食，啮齿”，为是。

[31]耳清：《灵枢·热病》作“耳青”。

[32]傍教：《灵枢·热病》作“倚而热”。傍教，义不可解，待考。

[33]干唇嗌：《灵枢·热病》作“干唇口嗌”。

[34]取之：《灵枢·热病》作“取之皮”。

[35]肤胀：《灵枢·热病》作“腹胀”。

[36]寒汗：即冷汗。《灵枢·热病》作“寒汗出”，此下并有“索脉于心，不得索之水，水者，肾也。”

[37]目脉紧：《灵枢·热病》作“目瘈脉痛”瘈，音至（zhì），牵拉、牵扯之义。

[38]厥热：《灵枢·热病》作“厥热病”。

[39]第三针：即鍉针。《灵枢·九针论》：“三曰鍉针，取法于黍粟之锐，长三寸半，主按脉取气，令邪出。”

[40]寒热病：《灵枢·热病》作“寒热痔”。

[41]太阴阳明：《灵枢·热病》作“阳陵泉”。

[42]嗌里：指廉泉穴。

[43]反：《灵枢·热病》作“及”。

[44]踝上横文：《灵枢·热病》作“踝上横脉”。

[45]脉口动喘而眩者：《灵枢·热病》作“脉口动喘而短者”。动喘，振动之义。

[46]热病始于头手：诸本均作“热病始于头首”。

[47]胸膈满：诸本均作“胸胁满”。

## [语译]

太阳病，头痛到了七天以后，应当自愈，这是因为太阳经已经行尽的缘故。假如病还未愈，并有继续发展的趋势，可以针足阳明经穴，使邪不传阳明，病就可以痊愈。

太阳病，开始服桂枝汤，反心烦不解的，应当先针刺风池、风府穴后，仍再服桂枝汤，就可以痊愈。

伤寒病，腹胀满而谵语，寸口脉浮而紧，这是肝克脾，叫做纵，应当针刺期门。

伤寒病，发热而畏缩怕冷，病人大渴，喜欢喝醋浆，腹必定胀满，若自汗出，小便畅利，为病欲解除，此是肝反而克肺，叫做横，应当针刺期门。

阳明病，下血谵语的，这是热入血室，迫血下行。其证但头汗出的，当刺期门穴，顺其邪实的所在而泄之，则周身汗出潮润，其病自愈。

妇人感受风邪，发热恶寒，正值经水来潮，得病已七、八天，热除，脉转迟，身体凉和，而反胸胁胀满，有如结胸之状，病人谵语，这是热入血室，当刺期门穴，泄厥阴实热，以散血室的瘀热，去其实邪。

太阳与少阳并病，头痛，颈项部强硬而目眩，时常象结胸病状，心下痞硬的，应当针刺大椎第一间、肺输、肝输穴，切不可发其汗，如误发汗，则会发生谵语，谵语则脉弦，若谵语五天不止的，应当针刺期门穴。

少阴病，泄泻，大便有脓血的，可用针刺治疗。

妇人伤寒，已怀孕，腹胀满，不得小便，由腰以下，感觉更加沉重，象有水气之状，怀孕到了七个月，正当太阴肺经养胎的时候，现不得其养，这是心气实，当用针刺，泻劳宫穴和关元穴，小便通畅则痊愈。

伤寒病，喉痹痛，针刺手少阴经的腕侧，在小手指后面，动脉应手的穴上，即神门穴，针刺入三分，用补法。

问：病人有汗出，而身热，心烦，胸满。既然心烦，胸满而不因汗出而愈，这是为什么？答：汗出而身发热的，是风邪，汗出而心烦胸满不愈的，是气上逆而阴阳失调的厥证，病叫做风厥。太阳为诸阳主气，所以先受病邪，少阴与太阳相为表里。太阳受邪身热，身热则少阴之气上逆，上逆便成厥证，治疗方法，应于太阳之表，和少阴之里来针刺，并服汤药。

热病三日，气口脉静，而人迎脉躁动的，是邪气在三阳，而未入阴分，应当针刺诸阳经的五十九穴，以泻其热，而出其汗，同时还要补其三阴经的不足，以防邪入阴分。所说五十九穴的刺法，即两手的外侧和内侧各三穴，即太阳的少泽，少阳经的关冲，左右共十二穴。五指指缝间各一穴，即后谿，中渚、少府、三间，两手共八穴。手和足是一样，在趾缝间，有束骨、临泣、陷谷、太白，两足共八穴。头上入发际一寸处的上星穴再旁开，分为三处，即五处、承光、通天，左右共六穴。更自中行入发际后再旁开各三寸，左右各五穴即胆经的临泣、目窗、正营、承灵、脑空，左右共计十穴。耳前、耳后、口下、项中各一穴，即耳前的听会，耳后的完骨，左右共四穴，口下的承浆，项中的哑门各一穴连耳前耳后共计六穴。巅上督脉的百会和顖会各一穴，前发际的神庭，后发际的风府各一穴，任脉的廉泉一穴，足少阳的风池二穴，足太阳的天柱二穴共九穴。以上合计五十九穴。

热病先见皮肤疼痛，鼻塞不通，面现熏热的，是邪在肤表，当用第一针的镵针浅刺五十九穴的皮部，以解其热。疥疮的菌毒使鼻部痒痛，是邪热入肺刺皮以搜索皮毛的病邪，正所以治肺。如果这样针刺，还达不到退热的目的，应追溯到治火以制金的方法。火脏指心脏，应针刺心经以治疗。

热病，咽干多饮，善惊，卧床不能安然躺下，是热在肌肉，以第六针的员利针，刺五十九穴。如果目眥出现赤色，为肉之病，治疗在脾，如再无效，可取木脏，木脏指肝脏，泻木以安脾。

热病有胸胁痛，手足躁动不安，是热在筋，肝主筋，所以治疗应取之筋。用第四针的锋针治其四肢的厥逆以泻肝经之热，如果筋痿不能行走，眼睛流泪不止，刺筋以治肝，如不得效，取金脏以治之，金脏指肺脏，补金以制木。

热病而多惊，抽搐而肢体强直的，这是热传血脉，心主血脉，用第四针的锋针急泻其血中有余的邪热，如因癫狂毛发脱落，治血热应求之于心经，如仍不见效，应取水脏，补水以制火，水脏指肾脏，补水而血热可退。

热病，身体困倦沉重，骨痛，耳聋，喜合目，这是热邪伤骨，肾主骨，以第四针的锋针刺五十九穴。因齿是肾之余。肾主骨，肾开窍于耳，所以骨病，牙齿枯软，食物亦可腐蚀它，同时出现耳部清冷。治骨病应溯到肾脏，若不得效，应治土脏，土脏指脾脏。

热病初起，全身干涩不润，肤色有变异，心中烦闷，唇部嗌部觉得干燥，用铲针刺五十九穴。这病还有腹胀、口干，出冷汗。

热病，头痛厉害，颞颥部和眼睛之间的经脉紧缩，鼻出血，这是盛热上冲所致的厥热病，用第三针的鍉针针刺。根据有余、不足，寒热的脉证决定手法而治疗。

热病，身体重，肠中有热，可用第四针的锋针针刺。取穴在输穴太白、陷谷以及诸趾间穴位如大都、厉兑、内庭等，治气在脾胃的络穴如丰隆、公孙等，以得气为度。

热病，挟脐疼痛拘急，胸胁支撑胀满，取足少阴经的涌泉穴和足太阴、足阳明两经穴位，并用第四针锋针，针刺嗌里的廉泉穴。

热病汗将出，并且脉与症顺，可以用发汗法，当取手太阴经的荥穴鱼际，腧穴太渊，和足太阴的荥穴太都、腧穴太白，用泻法则热去，用补法则汗出，如果汗出太多，可取内踝上横纹处之三阴交，用泻法以止汗。

热病已经七、八天，气口脉躁动，而有气喘目眩症状的，这是邪气在手太阴肺经，急刺之则自汗出，浅刺手大指的少商穴。

热病先胸部胁部疼痛，手足躁动的，刺足少阳胆经，补手太阴，病邪甚，针刺五十九穴。

热病先手臂痛的，刺手阳明手太阴两经，汗出后，热除而手臂痛止。

热病初起由头首开始的，针刺项部太阳经，汗出后而病止。

热病先身体沉重，骨节痛，耳聋，眼睛爱闭合的，针刺足少阴，病邪甚，针刺五十九穴。

热病先目眩，头重象布裹首，发热，胸膈满，针刺足少阴、足少阳两经。

热病初起，由足部胫部开始的，先针刺足阳明经，汗出后病止。

［评介］

本节经文取自《灵枢·热病》、《素问·评热病论》、《伤寒论·辨太阳病脉证并治第六》、《伤寒论·辨太阳病脉证并治第七》、《金匮要略·妇人妊娠病脉证并治第二十》诸篇。主要论述外感热病过程中针刺的适应证。强调各自针刺的最佳时机以及所取用的经脉和腧穴。古人在针刺外感病方面取得了重要成就。后世随药物治疗的发展，临床针刺治疗外感病有逐渐衰落的趋势。好在有大量临床文献存世，为整理发掘针刺治疗外感病提供了资料基础。

## 病不可水证第十四

［原文］

发汗后，饮水多者，必喘，以水灌之，亦喘。

伤寒，大吐、大下之，极虚，复极汗者，其人外气怫郁，复与之水以发其汗，因得哕，所以然者，胃中寒冷故也。

阳明病，潮热，微坚，可与承气汤。不坚，勿与之。若不大便六、七日，恐有燥屎，欲知之法，可与小承气汤[1]。若腹中不转失气者，此为但头坚后溏[2]，不可攻之，攻之必腹满，不能食，欲饮水者，即哕[3]。

阳明病，若胃中虚冷，其人不能食，饮水即哕。

下利，其脉浮大，此为虚，以强下之故也。设脉浮革，因尔肠鸣，当温之，与水即哕。

病在阳，当以汗解，而反以水噀[4]之，若灌之[5]，其热却不得去，益烦，皮上粟起[6]，意欲饮水，反而渴[7]，宜文蛤散。若不瘥，与五苓散。

若寒实结胸，无热证者，与三物小陷胸汤[8]，白散亦可。身热皮粟不解，欲引衣自覆，若以水噀之洗之，益令热却不得出，当汗而不汗，即烦。假令汗出已，腹中痛，与芍药三两，如上法。

寸口脉浮大，医反下之，此为大逆。浮即无血，大即为寒，寒气相搏，即为肠鸣，医乃不知，而反饮水，令汗大出，水得寒气，冷必相搏，其人即䬠[9]。

寸口脉濡而弱，濡即恶寒，弱即发热，濡弱相搏，脏气衰微，胸中苦烦，此非结热，而反薄[10]居，水渍布冷，铫贴之[11]，阳气遂微，诸府无所依，阴脉凝聚，结在心下，而不肯移，胃中虚冷，水谷不化，小便纵通[12]，复不能多，微则可救，聚寒心下，当奈何也。

**［注释］**

［1］可与小承气汤：《伤寒论·辨阳明病脉证并治第八》作“少与小

承气汤”，此下并有“汤入腹中，转矢气者，此有燥屎也，乃可与之”。

[2]此为但头坚后溏：这是仅仅大便头部坚硬而后面稀溏。但，仅仅。头坚，大便头部坚硬。

[3]即哕：随即呕吐。哕，本作恶心干呕解，此为呕吐之义。另，《伤寒论·辨阳明病脉证并治第八》作“与水则哕，其后发热者，必大便复硬而少也，以小承气汤和之，不转矢气者，慎不可攻也”。

[4]以水噀之：噀，音 sùn，口中含水喷之。

[5]灌之：此作洗浴解。

[6]皮上粟起：着凉时皮肤汗孔处如粟粒样小隆起，俗称鸡皮疙瘩。

[7]反而渴：杨本、广本、缪本、钱本作“反不可”，朱本、张本作“反热渴”。

[8]三物小陷胸汤：疑即小陷胸汤。因由黄连、半夏、瓜蒌实三物组成。

[9]饲：音义同噎，此指咽下物不顺畅而反流现象。

[10]薄：通迫。

[11]水渍布冷，铫贴之：此二句似是一种治疗方法。铫字古有三音三义。一音姚（yáo），古指大锄。二音条（tiáo），古指矛。三音掉（diào），是指一种有柄有流口的小型烧器，由金属铸成或烧制砂器，用以煮茶或煎药。此应为第三义。贴之，似指敷法。铫贴之，铫前似脱一“热”字。然详义待考。

[12]小便纵通：小便纵然通畅。纵，纵然。

## [语译]

发汗以后，饮水太多的，必喘，如用水灌洗，也会出现喘的症状。

伤寒病，经过大吐大下后，身体已经极度的虚弱，又大发其汗，致使阳热郁阻在表，医生误认为表邪未解，反给予水疗法，以发其汗，遂引起了哕逆，所以会发生这样的变化，是由于胃中寒冷的缘故。

阳明病，发潮热，大便微硬的，可用承气汤，如不硬就不可用。假如已经六、七天不大便，恐有燥屎停积，探测的方法，可给小承气汤，服后腹中不转矢气，此虽六、七天不大便，仅初头硬，后必溏薄，即不可攻下，如误用攻下，必引起腹部胀满，不能进食，甚至喝水即发生呃逆。

阳明病，如果胃弱而寒不能进食的，喝水就会发生呃逆。

下利，脉浮大的，这属于正气虚，是由于不该攻而攻的缘故。如果脉浮革，因而肠鸣的，应用温补法治疗，若给喝水则发生呃逆。

病在太阳，应当发汗解表，反用水洒或灌洗的方法治疗，邪热被水郁而不得除，病人更加心烦，肌肤表面呈粟粒状突起，想要喝水，但又不真正作渴，可以服文蛤散。如病未瘥减，用五苓散治疗。

若是寒实结胸，没有热象的，用三物小陷胸汤，也可用白散治疗。身热皮肤粟起不能消失，病人欲引衣被自盖，假使以水喷洒或洗的话，便就更使热邪内郁不得外出，该汗出而不汗出，就会发生烦躁。假如病人汗出以后病减，腹中疼痛的，用三两芍药治之，治如上法。

寸口脉浮大，医生反用下法，这是很大的诊疗错误。因为脉浮是血虚，脉大是寒，由于寒气搏激，引起肠鸣，医生不明病因病理，而反施用了饮水的方法大发其汗，水与里寒搏激，病会发生呃逆的变证。

寸口脉濡而弱，濡见恶寒，弱见发热，濡弱相搏，五脏阳气衰微，胸中烦闷，这不是热邪蕴结，而是脏气衰微，反而迫居胸中，用冷水渍布，剪贴之，使阳气更加衰微，诸府无所依赖，阴脉凝聚，结在心下而不散，胃中阳气虚寒，水谷不能消化，小便虽然有通，但量不多，症状轻者可以治疗，若寒气结聚心下，就没有什么很好的办法了。

[评介]

本节经文部分文字可见于《伤寒论·辨阳明病脉证并治第

八》等篇，主要论述外感病在一定情况下忌多饮水、忌用水灌洗和以水潠之。这是古人的经验之谈。但在一般情况下，外感病在汗法、下法之后补充水分是必要的手段。另外文中所论脉象："浮即无血，大即为寒"之说于理难明，亦不知其解。文中"以水灌之"、"以水潠之"，均为古时的水疗法，后世已不多用。

## 病可水证第十五

[原文]

太阳病，发汗后，若大汗出，胃中干燥，烦不得眠，其人欲饮水，当稍饮之[1]，令胃中和则愈。

厥阴病，渴欲饮水者，与饮之即愈[2]。

太阳病，寸口缓，关上小浮，尺中弱，其人发热而汗出，复恶寒，不呕，但心下痞者，此为医下之也。若不下，其人复不恶寒而渴者，为转属阳明。小便数者，大便即坚，不更衣[3]十日，无所苦也。欲饮水者，但与之，当以法救之，宜五苓散。

寸口脉洪而大，数而滑，洪大则荣气长，滑数则胃气实，荣长则阳盛，怫郁不得出身，胃实则坚难，大便则干燥，三焦闭塞，津液不通，医发其汗，阳盛不周[4]，复重下之，胃燥热畜，大便遂攒[5]，小便不利，荣卫相搏，心烦发热，两眼如火，鼻干面赤，舌燥齿黄焦，故大渴。过经成坏病，针药所不能制，与水灌枯槁，阳气微散，身寒温衣覆，汗出表里通，然其病即除，形脉多不同，此愈非法治，但医所当慎，妄犯伤荣卫。

霍乱而头痛发热，身体疼痛，热多欲饮水，属五苓散。

呕吐而病在膈上，后必思水者，急与猪苓散。饮之水，亦得[6]也。

[注释]

[1]当稍饮之：应以少量水渐渐与之饮。稍，渐渐之义。

[2]与饮之即愈：诸本均作“与水饮之即愈”。

[3]不更衣：不如厕。

[4]不周：即不周遍。此指发汗不均匀。

[5]揋：音胃（wèi）排除之义。另，诸本均作“摈”。

[6]亦得：指此时给患者饮水也可以。

[语译]

太阳病，发汗以后，如果汗出太多，胃中干燥，烦躁，睡眠不安，病人想饮水，应当少量渐渐与之饮，使胃燥得润，胃气调和则病自愈。

厥阴病的病人，如果口渴想要喝水的，可以给些水喝，则能转愈。

太阳病，寸脉缓，关脉小浮，尺脉弱，病人发热汗出，又恶寒，并不呕吐，但觉心下痞满的，这是医生误下的变证。假如没有经过误下，病人又没有恶寒，而且有口渴的，这是病势已转属阳明。小便次数增多，大便必然坚硬，即使十多天不解大便，也没有什么痛苦。假如口渴要想饮水，可以给他一些水喝，要根据情况，进行适当的处理，如果是水气不化，可用五苓散治疗。

寸口脉洪而大，数而滑，洪大为荣气旺，滑数为胃气实。荣血中之气旺说明是阳气盛，郁热不能透发于体表，胃实热则出现大便干燥，甚至大便坚硬难通，三焦气机闭塞，津液不能通调，如医者用发汗治之，阳气虽盛而汗出不均，又用下法治之，使病人胃肠干燥热气内蓄，大便已通、小便不利，荣卫两气互结，病人心烦发热，两眼如火烧一样灼热，鼻腔干燥，面部红赤，舌苔干燥无液，牙齿黄焦，所以病人见口大渴。病情向不良方面发展，针和药都不能制止。水灌枯槁，此时阳气微散，身怕冷爱盖衣被，汗出表里气机通畅，其病即会消除，但是身形与脉象不相一致的，此病虽然已愈，假如不是按理治疗，医者应当谨慎，不要乱伤荣卫两气。

霍乱病头痛发热，身体疼痛，如热多而想喝水，属五苓散证。

膈上有病，引起呕吐，吐后一定想要喝水的，急用猪苓散治疗。如果饮之水，也可以得愈。

[评介]

本节经文取自《伤寒论·辨太阳病脉证并治》、《伤寒论·辨霍乱病脉证并治第十三》及《金匮要略·呕吐哕下利病脉证治第十七》。主要论述外感病过程中恰当饮水的重要性以及水疗法的适应证。通过文中的治法还可以看出，古人特别注重饮水与利水的相辅相成。因为在强调饮水的同时，还要应用五苓散与猪苓散这些利水剂。这说明升降出入不仅体现了生命规律，在治疗上同样有重要意义。

## 病不可火证第十六

[原文]

太阳中风，以火劫[1]发其汗，邪风被火热，血气流泆，失其常度，两阳相熏灼[2]，其身发黄。阳盛则欲衄，阴虚小便难，阴阳俱虚竭，身体则枯燥，但头汗出，齐颈而还，腹满而微喘，口干咽烂，或不大便，久则谵语，甚则至哕，手足躁扰，循衣摸床[3]，小便利者，其人可治。

太阳病，医发其汗，遂发热而恶寒。复下之，则心下痞，此表里俱虚。阴阳气并竭[4]，无阳则阴独，复加火针。因而烦，面色青黄，肤瞤，如此者为难治。面色微黄，手足温者愈。

伤寒[5]，加温针必惊。

阳脉浮，阴脉弱，则血虚。血虚则筋惕。其脉沉者，荣气微也。其脉浮，而汗出如流珠者，卫气衰也。荣气微，加烧针，血留不行，更发热而躁烦也。

伤寒，脉浮，而医以火迫劫之，亡阳[6]。惊狂，起卧不安，属桂枝去芍药加蜀漆牡蛎龙骨救逆汤。

问曰：得病十五、十六日，身体黄、下利，狂欲走。师脉之，言当下清血如豚肝[7]，乃愈。后如师言，何以知之？师曰：寸口脉阳浮阴濡弱，阳浮则为风，阴濡弱为少血，浮虚受风，少血发热，恶寒洒淅，项强头眩，医加火熏，郁令汗出，恶寒遂甚，客热因火而发，怫郁蒸肌肤，身目为黄，小便微难，短气，从鼻出血，而复下之，胃无津液，泄利遂不止，热瘀在膀胱，畜结[8]成积聚，状如豚肝，当下未下，心乱迷愦，狂走赴水，不能自制。畜血若去，目明心了。此皆医所为，无他祸患，微轻得愈，极者不治。

伤寒，其脉不弦紧而弱者必渴，被火必谵言，弱者发热，脉浮，解之，当汗出愈。

太阳病，以火熏之，不得汗，其人必躁，到经不解，必有清血[9]。

阳明病，被火，额上微汗出，而小便不利，必发黄。

阳明病，其脉浮紧，咽干口苦，腹满而喘，发热汗出，而不恶寒，反偏恶热，其身体重，发其汗则躁，心愦愦而反谵语。加温针必怵惕，又烦躁不得眠。

少阴病，咳而下利，谵语，是为被火气劫故也，小便必难，为强责少阴汗也。

太阳病二日，而烧瓦熨其背，大汗出，火气入胃，胃中竭燥，必发谵语，十余日振[10]而反汗出者，此为欲解。其汗从腰以下不得汗，其人欲小便，反不得，呕欲失溲，足下恶风，大便坚者，小便当数，而反不数及多，便已，其头卓然[11]而痛，其人足心必热，谷气[12]下流故也。

**[注释]**

[1]火劫：火针刺的一种方法。《素问·调经论》有"燔针劫刺"法，王冰注云："筋急，则烧针而劫刺之"。张介宾："用火先赤其针而后刺之，不但暖也，寒毒固结，非此不可。"火针刺是一种温热法。劫，《说文》："人欲去以力胁止曰劫。或曰以力止去曰劫。"依此义"劫"字作阻止解，又有峻猛之义。火劫，即以火针之猛势助阳发汗而治其寒的方法。

[2]两阳相熏灼：本证为太阳中风，风为阳邪；而火劫又是助阳的方法，故称"两阳相熏灼"。

[3]循衣摸床：浅昏迷时或神志弥留之际，手无意识的扪循动作，常是危证的征兆。

[4]阴阳气併竭：指前文的表里俱虚。表虚是因发汗太过而伤阳；里虚是因误用下法而伤阴，故称阴阳气并竭。

[5]伤寒：《伤寒论·辨太阳病脉证并治第六》作"太阳伤寒者"。

[6]亡阳：此指因医以火法迫劫而使心阳浮越，故下文有"惊狂，起卧不安"的表现。

[7]言当下清血如豚肝：缪本作“言当下瘀血如豚肝”。依下文文义似是。豚，指幼猪。

[8]畜结：畜，同蓄。畜结，即蓄结。

[9]清血：依上文缪本作“瘀血”，此“清血”似亦应作“瘀血”。

[10]振：此指正气振奋，阳气鼓舞。

[11]卓然：显著之义。

[12]谷气：即谷食营养，此指由谷食之气所化生的阳气。

**[语译]**

太阳病中风证，用火法强发其汗，风邪被火热所迫，气血流散，失其正常的规律，风与火交相熏灼，病人身体发黄。热盛迫血于上则衄血，阴虚津不足于下就使小便困难，气血亏耗，身体就会枯燥，只头上有汗，到颈部为止，腹满而微微气喘，口干咽烂，或者大便不通，病久就会言语错乱，更严重的会出现呃逆，手足躁动不安，循衣摸床等症状，这时候，如果小便利者，病人还可以救治。

太阳病，医生用发汗的方法治疗，病人还是发热恶寒。而再用下法，导致胃脘部痞闷，这是由于汗下之后表里俱虚。阴阳气都受到损耗而衰竭，正阳虚则邪气独留，又用烧针治疗，是误而再误，因而又增加了胸中烦闷，假如面部颜色青黄，肌肉瞤动，这样的症状出现就很难治疗。若面部颜色微黄，而且手足温暖的，还可以治愈。

伤寒病，如果加用温针治疗，必引起惊惕不安。

病人寸脉浮，尺脉弱，是阳浮于外，血虚于内。血虚不能濡养筋脉，就会产生挛急。脉象沉的，为荣阴微小。脉浮而且汗出如流珠，是卫气衰微。荣气微弱的人，理应滋阴养血，反用烧针治疗，遂致血液凝滞而不行，以致产生更加发热而烦躁的变证。

伤寒病，脉浮，医生不用发表药发汗，反而用薰熨的方法强迫取汗，以致引起阳气浮越，发生惊惕狂乱，起卧不安的现象，可用桂枝去芍药加蜀漆牡蛎龙骨救逆汤来治疗。

问说：发病已经十五、六天，身体发黄，大便泄泻，发狂，欲奔走。师诊脉后说：病人应该排出猪肝色的大便，才能痊愈。后来病人果然象老师所判断的那样，你怎么知道会这样呢？师说：寸脉浮，尺脉濡弱，感受风邪故寸脉浮虚，血虚故尺脉濡弱，所以病人出现微恶寒发热，项强，头晕目眩等症状。按理应养血祛邪，医生反以火薰方法，迫其发汗，而病人恶寒加剧，邪热因火薰而发，郁蒸肌肤，致全身与目发黄，小便不畅，短气，鼻衄。又误用下法，泄泻不止，胃中津液亏损，瘀热蓄结膀胱而成积聚，应该随大便排出体外，象猪肝色一样才能获愈。然而病人蓄血得不到排出，邪热扰乱心神，致昏乱发狂，四处奔走，投水不能自制。假若蓄血能得到排除，则心神就能安定，两目明了。以上病情的变化，这都是医生所造成的，并非其他灾祸所致。如果症情轻微就可治愈，病情重笃就不容易治愈。

伤寒病，脉不弦紧而是弱的，必见口渴，如果用火法取汗，必然发生谵语，弱的会发热，若脉浮，应以解表，汗出则病愈。

治太阳病，用火熏的方法，如不得汗，病人必发生烦躁，如果经过六、七天，仍然不愈的话，大便必定下血。

阳明病，经过火法误治，额部微微出汗，而小便不通畅的，必然会肌肤发黄。

阳明病，脉浮紧，咽喉干燥，口苦，腹部胀满，呼吸短促，发热汗出，不恶寒，反恶热，周身沉重。又发其汗，会见烦躁，心中扰乱，反而谵语。加用温针，必然导致恐惧不安，烦躁不得眠等变证。

少阴病，咳嗽，腹泻，又有谵语的症状，这是被火气劫迫所致，其小便必艰涩难下，这是强发少阴之汗所造成的。

太阳病两天，用烧瓦熨背法治疗，而致大汗出，火气入胃，胃中水分竭燥，必会语言错乱，经过十多天，如发生颤抖出汗，这是病快解除的象征。但是，其发汗特点是腰以下没有汗，病人小便欲解而不得解，呕，有时小便不禁，足底怕风，大便坚硬的，小便应当频数，如今反不数，量也不多，大便以后，发生头痛，病人足心必热，这是饮食所产生的热气不输布，反向下流动的缘故。

[评介]

本节经文取自《伤寒论·辨太阳病脉证并治第六》、《伤寒论·辨太阳病脉证并治第七》、《伤寒论·辨阳明病脉证并治第八》、《伤寒论·辨少阴病脉证并治第十一》等篇。主要论述火治法的禁忌证。古之火治法，主要用于阴寒内盛、外寒侵袭肌肤筋骨、寒湿痹等证。有多种方法，如火针、烧针、火熏、火烧瓦器热熨等。本文为王氏撮取《伤寒论》中因误用火法治疗不当所引起的多种逆证。其有多种变证，如汗不出、火邪伤及血络的吐血、便血、津液枯涸、谵语、心乱迷愦、狂走、烦躁、面黄肤瞤等。火治法现代临床已较少用，已被物理疗法所取代，其适应证亦较之古法更加明确，故火逆之证也较之少见。但部分火治法仍有其治疗上的优势，如火针、烧针法解决疑难痼疾，尚不可取代。

## 病可火证第十七

[原文]

下利，谷道[1]中痛，当温之以火[2]，宜熬末盐熨之[3]。一方，炙枳实熨之[4]。

[注释]

[1]谷道：古人指排泄谷食残渣的通道，包括肛门、直肠和结肠部分。多种下利病常有“谷道”部位的症状，如疼痛、下坠、窘迫拘急等。

[2]当温之以火：指多种温法，包括熨、炙、灸、熂等，此指热熨法。另，火字缪本作“为”。

[3]宜熬末盐熨之：熬，此作炒解，末盐，即盐末。意为把盐末炒热，包裹后热熨肛门部位。

[4]炙枳实熨之：把枳实炒热，包裹后热熨。炙，指加辅料炒制的方法。

**[语译]**

泄泻，直肠里感到疼痛，可用火法热敷治疗以温暖肠道，用炒热的盐来熨。另一种方法，用炒热的枳实来熨。

**[评介]**

本节经文论述简略，不知所出。虽篇名曰“可火证”，实质仅介绍了两首治疗“下利”证的热熨方，似与篇题不符。因为适用火治法的证候繁多，决不限于下利一证；古籍中所论述的火治法也不计其数，也不限于本文两方，不知是否有脱文。

## 热病阴阳交并少阴厥逆阴阳竭尽生死证第十八

**[原文]**

问曰：温病，汗出辄复热[1]，而脉躁疾[2]，不为汗衰[3]，狂言，不能食，病名为何？对曰：名曰阴阳交[4]，交者，死。人所以汗出者，生于谷，谷生于精[5]，今邪气交争于骨肉而得汗者，是邪却而精胜。精胜，则当能食而不复热，热者邪气也，汗者精气也。今汗出而辄复热者，邪胜也，不能食者，精无裨[6]也，汗出而热留者[7]，寿可立而倾也。夫汗出而脉尚躁盛者，死。今脉不与汗相应，此不能胜其病也[8]。狂言者，是失志，失志者，死。此有三死[9]，不见一生，虽愈必死。

热病，已得汗，而脉尚躁盛，此阳脉之极也，死[10]。其得汗而脉静者，生也。

热病，脉尚躁盛，而不得汗者，此阳脉之极也，死[11]。脉躁盛得汗出者，生也。

热病，已得汗，而脉尚躁，喘且复热，勿肤刺，喘甚者，死。

热病，阴阳交者，死。

热病，烦已而汗，脉当静。

太阳病，脉反躁盛者，是阴阳交，死。复得汗，脉静者，生。

热病，阴阳交者，热烦身躁，太阴寸口脉两冲[12]尚躁盛，是阴阳交，死。得汗脉静者，生。

热病，阳进阴退[13]，头独汗出，死。阴进阳退[14]，腰以下至足汗出，亦死。阴阳俱进，汗出已，热如故，亦死。阴阳俱退，汗出已，寒栗不止，鼻口气冷，亦死。

右热病阴阳交部。

热病，所谓并阴者，热病已得汗，因得泄[15]，是谓并阴，故治[16]（一作活）。

热病，所谓并阳者，热病已得汗，脉尚躁盛，大热，汗出，虽不汗出，若衄，是谓并阳，故治。

右热病并阴阳部。

少阴病，恶寒，踡而利，手足逆[17]者，不治。

少阴病，下利止而眩，时时自冒[18]者，死。

少阴病，其人吐利，躁逆者，死。

少阴病，四逆，恶寒而踡，其脉不至，其人不烦而躁者，死。

少阴病六、七日，其人息高[19]者，死。

少阴病，脉微细沉，但欲卧，汗出不烦，自欲吐，五、六日自利，复烦躁，不得卧寐者，死。

少阴病，下利，若利止，恶寒而踡，手足温者，可治。

少阴病，恶寒而踡，时时自烦，欲去其衣被者，可治。

少阴病，下利不止，厥逆无脉，干呕，烦，服汤药，其脉暴出者，死。微续[20]者，生[21]。

右少阴部。

伤寒六、七日，其脉微，手足厥，烦躁，灸其厥阴[22]，厥不还者，死。

伤寒，下利，厥逆，躁不能卧者，死。

伤寒，发热，下利至[23]厥不止者，死。

伤寒，厥逆，六、七日不利，便发热而利者，生[24]。其大汗出[25]，利不止者[26]，死。但有阴无阳故也。

伤寒五、六日，不结胸，腹濡[27]，脉虚复厥者，不可下，下之，亡血，死[28]。

伤寒，发热而厥，七日，下利者，为难治。

右厥逆部。

热病，不知所痛，不能自收[29]，口干，阳热甚，阴颇有寒者，热在髓，死不治。

热病在肾，令人渴口干，舌焦黄赤，昼夜欲饮不止，腹大而胀，尚不厌饮，目无精光[30]，死不治。

脾伤，即中风，阴阳气别离，阴不从阳，故以三分，候其死生[31]。

伤寒，咳逆上气，其脉散者，死。谓其人形损[32]故也。

伤寒下利，日十余行，其人脉反实[33]者。死。

病者胁下素有痞，而不在脐傍[34]，痛引少腹，入阴侠阴筋[35]，此为脏结，死。

夫实则谵语，虚则郑声，郑声者，重语是也。直视谵语，喘满者，死。若下利者，亦死。

结胸证悉具，而烦躁者，死。

吐舌下卷者，死。唾如胶者，难解。舌头四边，徐有津液，此为欲解。病者至经，上唇有色，脉自和，为欲解。色急者[36]，未解。

右阴阳竭尽部。

［注释］

[1]汗出辄复热：指温病汗出而热不解，而重新发热。辄，就也。复，重新、又之义。

[2]脉躁疾：脉势躁动而不柔和。疾，疾速。即脉的频率过快。

[3]不为汗衰：指脉势脉率不随汗出而平和。

[4]阴阳交：病证名称，首见《素问·评热病论》，是热邪交争于骨肉而阴精消烁的死证。张介宾注云："以阳邪交入阴分，则阴气不守，故曰阴阳交。"

[5]谷生于精：意即谷食进入人体之内转化成精。

[6]精无裨：精气无所补益。裨，补也，益也。

[7]汗出而热留者：即汗出而热不解。《素问·评热病论》作"病而

留者”。

[8]此不能胜其病也：此为精气（正气）不能战胜病邪。《素问·评热病论》此下有“其死明矣”四字。

[9]此有三死：指温病过程中三种致死因素。杨上善《太素》注云：“汗出而热不衰，死有三候：一不能食，二犹脉躁，三者失志。汗出而热，有此三死之候，未见一生之状，虽差必死。”

[10]热病已得汗而脉尚躁盛，此阳脉之极也，死：《灵枢·热病》作：“热病已得汗而脉尚躁盛，此阴脉之极也，死。”似是，可与下文文义相得。意为得汗脉躁盛，是为阴液亏耗至极，故为死证。

[11]热病脉尚躁盛而不得者，此阳脉之极也，死：意为热病不得汗出则阳邪不得发越消散，脉躁盛而为阳邪亢极，是为死证。

[12]太阴寸口脉两冲：太阴寸口脉，即肺经动脉气口部。两冲，意不可解，待考。《脉经校释》冲解为动，存疑。

[13]阳进阴退：指阳邪亢进而阴液消耗。

[14]阴进阳退：指热病过程的厥逆现象，即热厥，表现高热过程中突然四肢逆冷，阳气暴脱，并有腰以下至足部的脱汗现象，是为证情危急之象。

[15]热病已得汗，因得泄：热病汗出，邪从卫解。因得泄，指随即大便通，意为里热亦有出路，是为佳兆。

[16]故治：所以证情平和。治，作平和解。一本治作活，于义亦得。

[17]踡而利，手足逆：身体踡缩而下利不止，并有手足逆冷。

[18]自冒：自觉头目昏蒙、闷瞀不清。

[19]息高：高字不可解。《素问·脉要精微论》有“上盛则气高”句，张介宾解为“喘满之谓”。《新校正》云：“高，全元起本作鬲”。鬲，同隔，气高，应为气隔。此文“息高”，似是息隔，即呼吸困难。另有解为呼吸表浅者。

[20]微续：诸本均作“微细”。《伤寒论·辨少阴病脉证并治第十一》亦作“微续”，成无几注云：“脉微续者，阳气渐复也”。观上文“厥逆无脉，干呕，烦，服汤药，其脉暴出者，死”，脉微续，应是脉搏动势由弱逐渐加强。

[21]生：此前从“少阴病，下利不止”至“脉微续者，生”，《伤寒

论·辨少阴病脉证并治第十一》作“少阴病，下利，脉微者，与白通汤。利止，厥逆无脉，干呕烦者，白通加猪胆汁汤服之，服汤脉暴出者，死。微续者，生。”

[22]灸其厥阴：指灸手足厥阴经的输穴。

[23]下利至：《伤寒论·辨厥阴病脉证并治第十二》作“下利至甚”，为是。

[24]生：《伤寒论·辨厥阴病脉证并治第十二》无此字。

[25]其大汗出：《伤寒论》及诸本均作“其人汗出”。

[26]利不止者：《伤寒论·辨厥阴病脉证并治第十二》无“利”字，并连上读，作“其人汗出不止者”。

[27]腹濡：指腹部柔软。

[28]下之，亡血，死：《伤寒论·辨厥阴病脉证并治第十二》作“此为亡血，下之死”。

[29]不能自收：《灵枢·热病》作“耳聋不能自收”。

[30]目无精光：即目失神而无光泽。

[31]故以三分，候其死生：此句义不可解，似指“中风，阴阳气别离，阴不从阳”三句。

[32]形损：形体瘦损。

[33]其人脉反实：意为虚证而反见实脉。

[34]而不在脐傍：诸本作“而下在脐傍”。《伤寒论·辨太阳病脉证并治第七》作“而连在脐傍”。诸本及《伤寒论》为是。

[35]入阴侠阴筋：《伤寒论·辨太阳病脉证并治第七》作“入阴筋者”。

[36]色急者：似指色紫暗而深重。

## [语译]

问：温病，汗出之后，重复发热，而且脉躁动急疾。其病情不因汗出而衰减，以至语言狂乱，饮食不进，这叫什么病？答：病名阴阳交，阴阳交是一种死证。人体所以能够出汗，因为汗生于水谷之气，谷气化生精微，水谷精微之气旺盛，能够胜邪气而作汗，现在邪正相争于骨肉之间，而能够出汗的，是邪退而精胜。但精气胜，就应该能食而不再发热。复发热是由于邪气尚留，而汗出是由于精气胜邪。现在汗出重复发热，是邪气胜，不能饮食，则精气无从补益，汗出而热不解，立刻就有生命的危险了。凡汗出而脉仍躁盛的，死。今脉象与其汗出症状不相应，这是精气不能胜其病邪，是为死候。如果热病言语狂妄，是神志失常，也是死。这是有三种死候，而无一点生机，虽然病暂时好转，而结果必死无疑。

热病，已经汗出，而脉仍躁甚，这是阳经受热邪，阳热亢盛所致，死。若汗后脉搏平静，是邪气已去，阴阳协调，所以主生。

热病，其脉躁甚，而没有汗出，这是阳经受热邪，阳热亢盛已极，死。脉躁甚，有汗出的，生。

热病，已经汗出，脉尚躁动，气喘，身复发热，这是邪气入里，不要刺其肤表，气喘加重的，死。

热病，阴阳交的，死。

热病，烦躁后汗出，脉应当安静。

太阳病，脉反躁甚，这是阴阳交，死。如果复有汗，脉转安静，生。

热病，阴阳交，病人热烦躁动不安，寸口太阴两脉动而躁盛，这是阴阳交，死。如果能得汗出，脉平静的，生。

热病，阳热亢盛而阴液枯竭，只头部出汗的，死。即使邪热稍杀，阴津渐复，从腰以下至足出现汗出的，也是死。如果邪热仍在，阴液虽然有所转佳，但汗出而热仍不解，也是死。如果热邪消退，但阴阳俱虚，汗出恶寒战栗不止，呼吸气冷的，也是主死。

以上热病阴阳交部。

热病，出汗后又引起泄泻，这叫做并阴，可以治疗。

热病，出汗后，热不退，脉仍躁甚，汗续出，假如不出汗，或出现鼻衄，这叫做并阳，可以治疗。

以上热病并阴阳部。

少阴病，怕冷，身体踡卧而下利，手足厥冷的，病属不治。

少阴病，下利虽然停止而头眩，并且时时昏冒的，死。

少阴病，呕吐下利，又加烦躁不安，四肢逆冷的，死。

少阴病，四肢厥逆，怕冷而踡卧，脉摸不来，其人心里不烦，但形体躁扰不宁的，死。

少阴病到六、七天，病人呼吸浅表的，死。

少阴病，脉微细沉，而且有欲卧的衰弱现象，汗出心里不烦，却想吐，到了五、六天以后增加了腹泻，又烦躁不安，不能卧寐的，死。

少阴病，腹泻，如果腹泻自止，虽有怕冷踡卧，手足转温的，表示阳气来复，可以治愈。

少阴病，怕冷而踡卧，常常心烦不安，要减去衣被的，这是阳气回复，还可以治疗。

少阴病，腹泻不止，四肢厥冷，脉隐伏不见，并且干呕心烦，服汤药后，如果脉突然出现，主死。若能逐渐地恢复，那才是良好的转归。

以上少阴部。

伤寒病已经六、七天，脉见微象，证见手足厥冷，而又烦躁不安，应急灸厥阴经的俞穴，如灸后四肢仍是厥冷不回的，死。

伤寒病，腹泻，手足厥冷，假使再见到躁扰不能安卧的，死。

伤寒病，发热，腹泻四肢厥冷毫无转温之机，死。

伤寒病，四肢厥冷，已经六、七天，本来并无腹泻，以后忽然发热腹泻，这是阳回之象，生。如果大汗出，腹泻不止的，死。这是阴盛阳亡的缘故。

伤寒病五、六天，无结胸症状，腹部软，脉象虚而又四肢厥冷的，不可攻下，如误用攻下，易引起失血而死。

伤寒病，发热而四肢厥冷，到了第七天，发生腹泻的，属难治。

以上厥逆部。

热病，不知痛处，身体不能自主，口干，在阳胜的时候，就热得厉害，偏阴的时候就发冷，这是热在骨髓，为不治的死证。

热病在于肾脏，病人口渴而干，舌苔焦黄质红，日夜欲饮水不停，腹部大而胀，还是喜欢饮水，双目无神，为不治的死证。

脾气损伤，土虚则木横，肝风内动，阴阳失调，阴不制阳，如果阳亢过极是属死候，稍亢的，仍可挽回生机。

伤寒病，咳嗽气上逆，脉散的，死。是病人形气亏损的缘故。

伤寒病腹泻，一天十多次，脉象反实而有力的，死。

病人的胁下素有痞积，不连脐旁，牵引少腹作痛，入阴部侠阴筋，这叫做脏结，死。

凡阳热邪实的疾患，多为谵语，精气怯弱的虚证，多见郑声。所谓郑声，就是语言重复。如果两目直视而谵语，并且喘息胀满的，死。如兼有腹泻的，也是死。

结胸症状具备，又见到烦躁不宁的现象，死。

病人吐舌下卷的，死。病人唾出物如胶粘之状，病属难治。病人舌边，津液湿润，这是病将愈的佳兆。病到经，上唇转为正常颜色，脉调和的，是病将愈的佳兆。如果色泽不和的，病未能得到解除。

以上阴阳竭尽部。

［评介］

本节经文取自《素问·评热病论》、《灵枢·热病》、《伤寒论·辨太阳病脉证并治第七》、《伤寒论·辨少阴病脉证并治第十一》、《伤寒论·辨厥阴病脉证并治第十二》等篇，但部分文字不知所出。主要论述热病过程中得汗以后的脉势，并依此判断疾病的预后。文中依据《内经》及《伤寒论》阐明阴阳交、少阴证、厥逆、阴阳竭尽的病机演变及死生证候。本文以丰富的临床资料，为后人指明了热病、伤寒厥逆过程中预兆死生的关键指征。如论述阴阳交病理机转时，指出了热病如果汗出而脉静身凉，是正胜邪退病愈之兆；若汗出脉仍躁疾身热，是正衰邪盛病情严重的凶兆。这一观点成为后世判断各种热病转归预后的基本标准，至今仍有效的指导临床实践。阴阳交属于发热性疾病中的危重证候，其病机特点是邪盛而精衰。这是从邪正斗争的角度认识病情的严重性，从而强调了邪正双方的强弱存亡在疾病发展中的决定性作用。从现代临床而论，这种判断原则不但适应于外感病发热，也适合其他原因所致的发热病，如恶性肿瘤发热，也是这种规律。

## 重实重虚阴阳相附生死证第十九

[原文]

问曰：何谓虚实？对曰：邪气盛则实，精气夺则虚。重实者，内有热，病气热，脉满，是谓重实。问曰：经络俱实，何如？对曰：经络皆实，是寸脉急而尺内缓也。皆当俱治，故曰滑则顺，涩则逆。夫虚实者，皆从其物类始，五脏骨肉滑则[1]，可以长久。寒气暴上，脉满实，实而滑，顺则生[2]，实而涩，逆则死[3]。形尽满，脉急大坚，尺满而不应[4]，顺则生，逆则死。所谓顺者，手足温。所谓逆者，手足寒也。

问曰：何谓重虚？对曰：脉虚、气虚、尺虚[5]，是谓重虚。所谓气虚者，言无常也。尺虚者，行步尫然[6]也。脉虚者，不象阴也。如此者，滑则生，涩则死。气虚者，肺虚也。气逆者，足寒也。非其时则生，当其时则死[7]，余脏皆如此也。

脉实满，手足寒，头热者，春秋则生，冬夏则死[8]。脉浮而涩，涩而身有热者，死。

络气不足，经气有余，脉热而尺寒，秋冬为逆，春夏为顺。经虚络满者，尺热满而脉寒涩[9]，春夏死，秋冬生。络满经虚，灸阴刺阳，经满络虚，刺阴灸阳。

问曰：秋冬无极阴，春夏无极阳，何谓也？对曰：无极阳者，春夏无数虚阳明[10]，阳明虚则狂。无极阴者，秋冬无数虚太阴[11]，太阴虚则死。

右重实重虚部

热病，所谓阳附阴者，腰以下至足热，腰以上寒，阴气下争，还心腹满者，死。所谓阴附阳者，腰以上至头热，腰以下寒，阳气上争，还得汗者，生。

右阴阳相附部

[注释]

[1]五脏骨肉滑则：《素问·通评虚实论》及诸本均作“五脏骨肉滑利”，为是。

[2]实而滑，顺则生：《素问·通评虚实论》作“实而滑则生”，无“顺”字。

[3]实而涩，逆则死：《素问·通评虚实论》作“实而涩则死”，无“逆”字。

[4]尺满而不应：《素问·通评虚实论》作“尺涩而不应也”。

[5]脉虚、气虚、尺虚：《素问·通评虚实论》作“脉气上虚尺虚”，《新校正》云：“按《甲乙经》作脉虚气虚尺虚，是为重虚，此少一虚字，多一上字”。《甲乙经》与《脉经》同为确。

[6]行步尪然：《素问·通评虚实论》作“行步恇然”。尪，音汪

(wāng)，为骨骼弯曲的畸形症。恇，音匡（kuāng)，神怯之义。详此文论述“重虚”一证，恇字为是。

[7]非其时则生，当其时则死：非其时，指不是时令的五行属性与得病脏器的五行属性相克。当其时，指时令的五行属性与得病脏器的五行属性相克。

[8]脉实满，手足寒，头热者，春秋则生，冬夏则死：其机理甚是费解。《素问·通评虚实论》此句王冰注云：“大略言之，夏手足寒，非病也，是夏行冬令，夏得则冬死。冬脉实满头热，亦非病也，是冬行夏令，冬得则夏亡。反冬夏以言之，则皆不死。春秋得之，是病故生。死皆在时之孟月也。”然“脉实满，手足寒，头热者”似是同时发病的不同症状反应，而王冰分解之，似非。张志聪注云：“春时阳气微上，阴气微下；秋时阴气微上，阳气微下，阴阳二气，交相资生，故主生。冬时阴气尽出于外，夏时阳气尽虚于内，故主死。”张志聪之论亦属牵强。此段文字似是古人的经验之谈，强解之并非得理。

[9]尺热满而脉寒涩：诸本均作“尺热满而寒涩”，无“脉”字。《素问·通评虚实论》作“尺热满脉口寒涩也”。

[10]春夏无数虚阳明：春夏之际，不要频繁的用泻法取治阳明经。无，通勿。数，频频之义。虚，此作动词解，即用泻的方法。

[11]秋冬无数虚太阴：秋冬之际，不要频频用泻法取治太阴经。

[语译]

问：什么叫做虚实？答：邪气旺盛，是为实证，精气不足，是为虚证。所谓重实，内有热病，气热，脉象又盛满，这叫做重实。又问：经络俱实是怎样情况？答：经络俱实，是寸口脉急而尺肤弛缓。这样，经和络都应当一齐治疗，所以说脉滑利是顺，脉涩滞是逆的。一般的虚实，都随其物类开始，如五脏和骨肉都滑利，是内和外相配合，可以保持经常的健康。寒气骤然上逆，脉象盛满而实，如果脉实而滑又和症状相顺，是有生机，否则脉实而涩又和症状相逆，就会死亡。身体肿满，脉象急大而硬，尺肤肿满脉不应指，如脉证相应，尚有生存的希望，如果脉证相逆，就会死亡。所谓顺，由于阴阳调和，故手足温和。所谓逆，由于阴阳乖错，故手足寒冷。

问：什么是重虚？答：脉虚、气虚、尺虚，就叫重虚。所谓气虚，就是语言低微，不能接续。所谓尺虚，就是行步羸弱无力。所谓脉虚，就是沉按空虚，不象阴脉。这样脉象，滑利是有生机，涩滞就会死亡。气虚的现象，说明是肺脏虚弱。气逆的是足冷的现象。得病时不受到时令五行所克，则有生机。受到时令五行所克，则有死亡的危险，其他各脏也是这样。

脉实而满，手足冷，头部热，在春秋季节则生，冬夏季节就会死。脉浮而涩，涩脉而且身有热的，死。络气不足，经气有余，脉有热象，尺肤冷，在秋冬季节为逆，春夏季节为顺。经虚络满的病人，尺肤热而胀满，且见寒象的涩脉，在春夏就会死，秋冬则生。如果络满经虚，应该灸阴经刺阳经，如果经满络虚，应该刺阴络灸阳络。

问：秋冬时候不要使阴极虚，春夏时候不要使阳极虚，是怎么讲法？答：不要使阳极虚，是春夏时候，不要常常使阳明空虚，阳明空虚，就会发狂。不要使阴极虚，是秋冬时候，不要使太阴空虚，太阴空虚，就会死亡。

以上重实重虚部

热病，所谓阳气依附于阴气，其症状是腰以下至足部发热，腰以上寒冷，这是因为阴气在腰以下和阳气相争，所以下热而上寒，在下相争的阴阳气，回往上行，到了心部腹部胀满的，死。又所谓阴气依附于阳气，症状是腰以上至头部发热，腰以下寒冷，这是因为阳气在腰以上和阴气相争，所以上热而下寒。到了在上相争的阴阳气，回往下行，身体一出了汗，就有生机。

以上阴阳相附部

［评介］

本节经文取自《素问·通评虚实论》，其文字多有出入。另有文字不知所出。“邪气盛则实，精气夺则虚”，是《素问·通评虚实论》中精辟阐释实证和虚证基本原理的经典之论。这也是中医虚实病理学的辩证法观点。更主要的是概述了虚和实的基本概念和产生的机理，也是中医病理学研究邪正斗争的纲领。王氏所撮取的经文，主要从诊断学角度，指明临床多种虚实证候生与死的典型指征，并阐明这些生死指征与四时季节的关系。最后指出“阴阳相附”中“阴附阳”和“阳附阴”的表现以及判断死与生的典型征象。

## 热病生死期日证第二十

**[原文]**

太阳之脉，色荣颧骨，热病也。荣未和[1]，曰今且得汗，待时自已。与厥阴脉争见者，死期不过三日，其热病气内连肾[2]。少阳之脉，色荣颊前，热病也，荣未和[3]，曰今且得汗，待时自已。与少阴脉争见者，死期不过三日（和一作夭）。

热病七、八日，脉微小，病者溲血，口中干，一日半而死。脉代者，一日死。

热病七、八日，脉不躁喘，不数，后三日中有汗。三日不汗，四日死。未曾汗，勿肤刺（肤一作庸）。

热病三、四日，脉不喘，其动均者，身虽烦热，今自得汗，生。

传曰：始府入脏，终阴复还[4]，故得汗。

热病七、八日，脉不喘，其动均者[5]，生。微热在阳不入阴，今自汗也。

热病七、八日，脉不喘，动数均者，病当瘖。期三日不得汗，四日死。

热病，身面尽黄而肿，心热，口干，舌卷，焦黄黑[6]，身麻臭[7]，伏毒伤肺，中脾者，死。

热病，瘈疭，狂言不得汗，瘈疭不已，伏毒伤肝，中胆者，死。

热病，汗不出，出不至足，呕胆吐血，善惊不得卧，伏毒在肝，腑[8]足少阳者，死。

**[注释]**

[1]荣未和：杨本、广本、钱本均作“荣未夭”。《素问·刺热篇》作“荣未交”。《新校正》云：“按《甲乙经》、《太素》作荣未夭”，为是。荣未夭，指色泽尚未枯槁。

[2]其热病气内连肾：《素问·刺热篇》作“其热病内连肾，少阳之脉色也”，少一“气”字，多“少阳之脉色也”六字。《新校正》云：“旧本无少阳之脉色也六字，乃王氏（王冰）所添”。《甲乙经》、《太素》亦无此六字，与本《脉经》同。

[3]荣未和：依《新校正》仍应作“荣未夭”。

[4]终阴复还：杨本、广本、钱本均作“终阴复还阳”。

[5]脉不喘，其动均者：喘，此作震动解，指脉搏动势急促。

[6]舌卷，焦黄黑：舌体卷缩，舌苔焦黄而黑。

[7]身麻臭：身体肌肤自觉麻木并散发体臭。

[8]腑：朱本、张本均作“肺”，似是。

**[语译]**

太阳经脉的病，赤色发现于颧骨部位，是热病象征，病情尚浅，若荣气未和，可得汗，至本位旺盛之时自愈。如果同时出现厥阴的脉象，那么死期可能不会超出三天，由于热自肾发，所以气内连肾。少阳经脉的病，赤色发现到颊部，是热病象征，病情尚浅，若荣气未和，可得汗，至本经旺盛之时自愈。如果同时出现得少阴的脉象，那么死期可能不会超出三天。

热病七、八天，脉象微小，病人尿血，口中干燥，一天半左右死。出现代脉，一天内死。

热病七、八天，脉不躁动，不数急，后三天之中将会出汗。如果三天之中不出汗，第四天死。如果没有一次出汗，不要在皮肤上面进行针刺。

热病三、四天，脉不急疾，搏动较为均匀，病人虽然烦热，现在自会出汗，预后是良好的。

古代医书说过，开始是由腑入脏，在脏行尽又出于腑，所以会出汗。

热病七、八天，脉不急疾，搏动较为均匀，病人应该出现口不能言。在三天内如果不出汗，第四天死。

热病，身体和面部均黄而肿，心热，口干，舌卷，舌苔黄黑而焦，身麻而臭，这是伏毒伤及肺部，如果毒中脾部的，死。

热病，筋脉抽搐，狂言乱语，而不得汗出，如果抽搐不已，这是伏毒伤肝，如果毒中胆的，死。

热病，汗不出，或汗出不透足部，呕出胆汁，吐血，容易受惊，不得安卧，这是伏毒在肝脏，如果毒中足少阳胆腑的，死。

[评介]

本节经文取自《素问·刺热篇》、《灵枢·热病》，部分文字不知所出。主要论述热病过程中的相关症候表现判断死生。其主要依据是脉象、汗出情况、面部特殊色泽、皮肤色泽及特殊感觉、瘈疭以及神志情况。这些判断预后的依据，在当时的历史条件下应该说符合临床实际。文中所谓死期，对于现代临床而言，随医学的发展和进步，已经能够大大减少其死亡率。但部分证候今日临床仍为危候。如“热病，身面尽黄而肿，心热、口干、舌卷、焦黄黑、身麻臭，伏毒伤肺，中脾者死”，所描述的这派表现，极似急性肝坏死。其可逆性极差。

## 热病十逆死日证第二十一

[原文]

热病，腹满䐜胀，身热者，不得大小便，脉涩小疾，一逆见[1]，死。

热病，肠鸣腹满，四肢清[2]，泄注，脉浮大而洪不已，二逆见，死。

热病，大衄不止，腹中痛，脉浮大绝[3]，喘而短气，三逆见，死。

热病，呕且便血，夺形肉[4]，身热甚，脉绝动疾，四逆见，死。

热病，咳喘，悸眩，身热，脉小疾，夺形肉，五逆见，死。

热病，腹大而胀，四肢清，夺形肉，短气，六逆见，一旬内死。

热病，腹胀便血，脉大，时时小绝[5]，汗出而喘，口干舌焦，视不见人，七逆见，一旬死。

热病，身热甚，脉转小，咳而便血，目眶陷，妄言，手循衣缝，口干，躁扰不得卧，八逆见，一时死。

热病，瘈疭，狂走，不能食，腹满胸痛，引腰脐背，呕血，九逆见，一时死。

热病，呕血，喘咳，烦满，身黄，其腹鼓胀，泄不止，脉绝，十逆见，一时死。

[注释]

[1]一逆见：第一种逆证显现。一逆，指上文所指诸症，为第一逆，

下文二逆、三逆等类推。

[2]四肢清：四肢清冷。清，冷也。

[3]脉浮大绝：绝，指脉有间歇。脉浮大绝，即脉浮而有长时间停跳。

[4]夺形肉：指形体肌肉脱陷。

[5]时时小绝：不时有脉搏停跳现象。小绝，间歇时间较短。

**[语译]**

热病，腹部胀满，身发热，大小便不通，脉象涩小而疾，这是出现第一逆证，死。

热病，肠鸣腹满，四肢清冷，泄泻下注，脉象浮洪大不止，这是出现第二逆证，死。

热病，大衄血出不止，腹中痛，脉象过于浮大，喘而短气，这是出现第三逆证，死。

热病，呕吐并且大便下血，形体肌肉瘦削，身上发热厉害，脉象弱动疾，这是出现第四逆证，死。

热病，咳嗽喘息，心悸目眩，身体发热，脉象小疾，形体肌肉瘦削，这是出现第五逆证，死。

热病，腹部胀大，四肢清冷，形体肌肉瘦削，呼吸气短促，这是出现第六逆证，见到这种脉证，十天之内死。

热病，腹胀大便下血，脉象大，时而出现短暂的停顿，汗出而喘息，口干而舌焦燥，看不见人，这是出现第七逆证，见到这种脉证，十天之内死。

热病，身体热甚，脉象反小，咳嗽而且大便下血，目眶凹陷，谵妄乱讲，手摸循衣缝，口干，烦躁扰乱不得安卧，这是出现第八逆证，见到这种脉证，一个时辰死。

热病，筋脉抽搐，发狂乱走，不能食，腹部满，胸部痛，牵引到腰部、脐部、背部，呕血，这是出现第九逆证，见到这种脉证，一个时辰死。

热病，呕血，喘息咳嗽，心烦而满，身体发黄，腹部胀大如鼓，泄泻不止，脉象伏不见，这是出现第十逆证，见到这种脉证，一个时辰死。

[评介]

本节经文主要论述热病过程中十种逆证的证候表现。所谓“逆”，指热病中的死证。其主要特征是脉与证候相违逆。其中第六条无脉象特征，但“腹大而胀，四肢清，夺形肉”，也是恶病质现象，预示危候。第九条也不见脉象特征，但“瘈疭、狂走、不能食”，是为失神现象，同样为凶兆。

本节经文不知所出，然《灵枢·热病》篇记有“热病不可刺者有九”，亦是九种不可刺的死证。文字虽与本节内容不同，但也从另外的角度总结了热病过程中九种危候。其文是：“一曰汗不出，大颧发赤，哕者死；二曰泄而腹满甚者死；三曰目不明，热不已者死；四曰老人婴儿，热而腹满者死；五曰汗不出，呕，下血者死；六曰舌本烂，热不已者死；七曰咳而衄，汗不出，出不至足者死；八曰髓热者死；九曰热而痉者死。”今录之以相参照。

## 热病五脏气绝死日证第二十二

[原文]

热病，肺气绝[1]，喘逆，咳唾血，手足腹肿，面黄，振栗不能言语，死。魄与皮毛俱去，故肺先死，丙日笃，丁日死。

热病，脾气绝，头痛，呕宿汁[2]，不得食，呕逆吐血，水浆不得入，狂言谵语，腹大满，四肢不收，意不乐，死。脉与肉气俱去，故脾先死，甲日笃，乙日死。

热病，心主[3]气绝，烦满，骨痛（一作瘈），嗌肿，不可咽，欲咳不能咳，歌哭而笑，死。神与荣脉俱去，故心先死，壬日笃，癸日死。

热病，肝气绝，僵仆，足不安地[4]，呕血，恐惧，洒淅恶寒，血妄出，遗屎溺，死。魂与筋血俱去，故肝先死，庚日笃，辛日死。

热病，肾气绝，喘悸，吐逆，踵疽[5]，尻痈，目视不明，骨痛，短气，喘满，汗出如珠，死。精与骨髓俱去，故肾先死，戊日笃，己日死。

外见瞳子青小，爪甲枯，发堕，身涩，齿挺而垢[6]，人皮面厚尘黑，咳而唾血，渴欲数饮，腹大而满，此五脏绝，表病也。

**[注释]**

[1]肺气绝：指由热病而致肺的生机竭绝，下文脾气、心主气、肝气、肾气均指五脏生机。

[2]呕宿汁：指呕吐胃内宿留的汁液性内容物。

[3]心主：指心包。

[4]僵仆，足不安地：挛直僵挺而仆，下肢挛缩而不安于地。

[5]踵疽：杨本、广本作“肿疽”。

[6]齿挺而垢：指牙龈萎缩，牙根直挺外露而积垢。

**[语译]**

热病，肺气绝，气喘上逆，咳嗽唾血，手足、腹部皆肿，面色黄，身体振战，口不能言，死。因为肺气绝，所存的魄和所主的皮毛都尽，所以诊断为肺气先绝，在丙日病重，到丁日死。

热病，脾气绝，头痛，呕吐积滞液体，不能食，呕逆吐血，水浆不得入口，胡言乱语，腹部胀满，四肢不能收持，精神不乐，死。因为脾气绝，所主的肌肉和脉气都尽，所以诊断为脾气先绝，在甲日病重，到乙日死。

热病，心主气绝，心烦而满，骨痛，咽肿，不能吞咽，欲咳不能咳，而歌唱哭笑无常，死。因为心主气绝，所存的神和荣气血脉都尽，所以诊断为心气先绝，在壬日病重，到癸日死。

热病，肝气绝，忽然昏仆倒地，足不能安稳行走，呕血，恐惧，洒淅恶寒，血妄出，大小便自遗，死。因为肝气绝，所存的魂和所主的筋血都尽，所以诊断为肝气先绝，在庚日病重，到辛日死。

热病，肾气绝，气喘心悸，呕吐上逆，足跟生疽，尾闾部生痈，眼睛看东西不清，骨痛，呼吸短促，气喘而满，汗出象珠一样，死。因为肾气绝，所存的精和所主骨髓都尽，所以诊断为肾气先绝，在戊日病重，到己日死。

从外表看到病人的瞳孔青而缩小，爪甲干枯，头发脱落，身体枯燥，齿形凸出而积满秽垢，皮肤上面象罩着一层灰尘似的，显出黑色，咳嗽吐血，口渴而频频饮水，腹胀大而满，这是五脏气绝的外现症状。

［评介］

本节经文以五行理论讨论热病过程中五脏死证。其价值在于总结了热病中的六组证候群预示着死证。其中不可取之处是以天干记日法纳入五行之说，再以五脏主日法与五行联系，其后以生克的固定程式推及生死。其方法是十天干中甲乙属肝，丙丁属心，戊己属脾，庚辛属肺，壬癸属肾。再用五脏的五行属性推演生克。其规律是五脏逢克己之日则病笃或病死。本节经文不知所出，然《内经》中亦有类似文字。如此学说必然失之客观，实质上是中医理论中的瑕疵，无足取者。

## 热病至脉死日证第二十三

［原文］

热病，脉四至[1]，三日死。脉四至者，平人一至，病人脉四至也。

热病，脉五至，一日死。时一大至，半日死，忽忽[2]闷乱者，死。

热病，脉六至，半日死。忽忽疾大至[3]，有顷死。

［注释］

[1]脉四至：依据下文“脉四至者，平人一至，病人脉四至也”，指病人此时的脉率为正常人的四倍，非单位时间内脉的至数。

[2]忽忽：昏蒙意乱的样子。

[3]忽忽疾大至：杨本、廖本、朱本、张本均作“忽急疾大至”，似是。指脉来急疾而动势较强劲，失之柔和。

［语译］

热病，脉搏四至，三天死。所谓脉四至的，就是平常人一至而病人四至，比平常人脉快四倍。

热病，脉搏五至，一天死。有时出现大跳，半天死。如果出现神志恍惚闷乱的，死。

热病，脉搏六至，半天死。脉搏突然急疾而大跳，顷刻死。

［评介］

本节经文是讨论“至脉”的含义，即热病过程中依据脉搏的频率而判断死期。规律是频率越快，死期越近，与客观实际相符。《内经》中计算频率的方法是以呼吸与脉搏的比例来测定。而本文是以常人脉动为基准定为一，称为一至。脉四至，即脉动为常人的四倍，以此类推。如此计算，如果常人呼吸定息脉五动的话，病人四至则呼吸定息脉二十动，五至则呼吸定息脉二十五动，六至则呼吸定息脉三十动。估计本文计算有误。《难经·十四难》有云："脉有损至，何谓也？然：至之脉，一呼再至曰平，三至曰离经，四至曰夺精，五至曰死，六至曰命绝，此至之脉也。"《难经》所谓"至之脉"，即是常人脉动的二至三倍，即是死脉，与实际相吻合。

## 热病损脉死日证第二十四

[原文]

热病脉，四损[1]，三日死。所谓四损者，平人四至，病人脉一至，名曰四损。

热病脉，五损，一日死。所谓五损者，平人五至，病人脉一至，名曰五损。

热病脉，六损，一时死。所谓六损者，平人六至，病人脉一至，名曰六损。若绝不至[2]，或久乃至，立死[3]。

[注释]

[1]四损：依据下文"所谓四损者，平人四至，病人脉一至，名曰四损"，指病人此时的脉率为正常人的四分之一，亦非单位时间内脉的至数。

[2]若绝不至：指脉已停搏。另，黄本作"若绝不止"，非是。

[3]立死：即刻则死。另，杨本、广本此下有"治伤寒形证所宜进退晋王叔和集仲景评脉要论"二十字。

[语译]

热病的脉搏，到了四损，三日死。所谓四损，就是平常的人，脉在一呼一吸，搏动四次，病人脉在一呼一吸，只搏动一次，即一至，这叫做四损的脉。

热病的脉搏，到了五损，一天死。所谓五损，就是平常的人，脉搏动五次，病人脉才搏动一次，即一至，这叫做五损的脉。

热病的脉搏，到了六损，在一个时辰内，死。所谓六损，就是平常的人，脉已搏动六次，病人才搏动一次，这叫做六损的脉。假如脉搏动停止了，或者停了好久时间又跳一次，这样的脉象就会即刻死亡。

[评介]

本节经文讨论“损脉”的含义，与上节经文相反，即频率慢于常人四倍、五倍、六倍，实质上也与临床不相吻合，可能也是计算上的失误。《难经·十四难》云：“何谓损？一呼一至曰离经，再呼一至曰夺精，三呼一至曰死，四呼一至曰绝命，此损之脉也”。录之以备参详。此两节经文不知出处，其定至的方法与《内经》、《难经》有别。

# 卷　八

## 平卒尸厥脉证第一

**[原文]**

寸口沉大而滑，沉则为实[1]，滑则为气[2]，实气相搏[3]，血气入于脏即死[4]，入于腑者即愈，此为卒厥[5]。不知人，唇青身冷，为入脏，即死。如身温和，汗自出，为入腑，而复自愈。

**[注释]**

[1]沉则为实：《千金方·卷二十八》作“沉则为血实”，似是。

[2]滑则为气：《千金方·卷二十八》作“滑则为气实”，似是。

[3]实气相搏：廖本、朱本、张本均作“实气相传”。《千金方·卷二十八》作“血气相搏”。另，疑搏字为“抟”字之讹。

[4]血气入于脏即死：此句于理不通。《千金方·卷二十八》无“血气”二字，承上文为“血气相搏，入于脏即死”，为是。

[5]卒厥：突然昏厥，即意识丧失。

**[语译]**

寸口脉沉大而滑，沉主实，滑主气，实与气相互结合，血气入脏即死，入腑则易愈，这叫卒厥。病人症见忽然昏倒，不知人事，口唇呈现青紫，浑身冰冷，这是入脏的表现，很快会导致死亡。如果身温和，自汗出，这是入腑的表现，可能自行转愈。

**[评介]**

此节经文论述评判卒尸厥证的各种脉象和指征，并依此判断预后。卒尸厥，即尸厥证，常以卒然而发，故名。所谓尸厥，即现代医学多种类型的休克症。经文认为可依据脉象确定为气血逆乱而发生，并认为逆气入于脏即死，入于腑者即生。可知本节文字承袭了《内经》中有关厥证的病理理论。《素问·调经论》："血之与气，并走于上，则为大厥，厥则暴死。气复反则生，不反则死。"《素问·阳明脉解篇》："厥逆连脏则死，连经则生。"然而此文较《内经》进步的一点是确定了生死预后的具体指征。即"不知人，唇青身冷，为入脏，即死；如身温和，汗自出，为入腑，而复自愈。"这种判断预后的标准，对于现代临床也有重要的指导意义。"唇青身冷"，为气血凝滞不行的表现。以现代医学的标准已是极度缺氧。"身冷"是阳气脱陷，以现代标准已是机体的各种生理反应极度低下，特别是心功能已趋于停止。故为死证。而"身温和，自汗出"，说明身体的基本情况尚可，故生。

## 平痉湿暍脉证第二

［原文］

太阳病，发热无汗，而反恶寒者，名刚痉[1]。

太阳病，发热汗出，而不恶寒者，名柔痉[2]（一作恶寒）。

太阳病，发热，其脉沉而细者，为痉[3]。

太阳病，热发其汗，因致痉（论云：发其汗太多，因致痉）。

病者身热足寒，颈项强急，恶寒，时头热，面赤，目脉赤[4]，独头动摇者，为痉（论云：独头而摇，卒口噤，背反张者，痉病也）。

太阳病，无汗，而小便反少，气上冲胸，口噤不得语，欲作刚痉，葛根汤主之。

刚痉为病，胸满口噤，卧不著席，脚挛急[5]，其人必龂齿[6]，可与大承气汤。

痉病，发其汗已，其脉浛浛如蛇[7]，暴腹胀大者，为欲解，脉如故，反伏弦者，必痉（一云：痉脉出欲已）。

痉脉来，按之築築而弦[8]，直上下行[9]。

痉家，其脉伏坚，直上下。

夫风病，下之则痉。复发其汗，必拘急。

太阳病，其证备，身体强，几几然[10]，脉沉迟，此为痉，栝蒌桂枝汤主之。

痉病，有灸疮[11]，难疗。

疮家，虽身疼痛，不可发其汗，汗出则痉。

太阳病，关节疼烦，脉沉而缓者，为中湿（论云：中湿为湿痹，湿痹之候，其人小便不利，大便反快，但当利其小便）。

病者一身尽疼（一云：疼烦），发热，日晡即剧，此为风湿。汗出所致也（论云：此病伤于汗出当风或久伤取冷所致）。

湿家之为病，一身尽疼，发热，而身色似熏黄[12]也。

湿家之为病，其人但头汗出，而背强，欲得被覆向火。若下之早，则吐或胸满，小便利（一云：不利），舌上如胎[13]，此为丹田有热，胸上有寒，渴欲饮而不能饮，则口燥也。

湿家下之，额上汗出，微喘，小便利（一云：不利）者，死。若下利不止者，亦死。

问曰：风湿相搏，身体疼痛，法当汗出而解，值天阴雨不止，师云此可发汗，而其病不愈者，何也？答曰：发其汗，汗大出者，但风气去，湿气续在，是故不愈。若治风湿者，发其汗，微微似欲出汗者，则风湿俱去也。

湿家身烦疼，可与麻黄汤加术四两，发其汗为宜，慎不可以火攻[14]之。

风湿，脉浮，身重，汗出恶风者，防已汤[15]主之。

病人喘，头疼，鼻塞而烦，其脉大，自能饮食，腹中和，无病。病在头中寒湿，故鼻塞，内药鼻中即愈（论云：湿家病身疼痛，发热，面黄而喘，头痛，鼻塞而烦）。

伤寒八、九日，风湿相搏，身体疼痛，不能自转侧，不呕不渴，脉浮虚而涩者，桂枝附子汤主之。若其人大便硬，小便自利者，术附子汤[16]主之。

风湿相搏，骨节疼烦，掣痛不得屈伸[17]，近之则痛剧，汗出短气，小便不利，恶风不欲去衣，或身微肿者，甘草附子汤主之。

太阳中热，暍[18]是也。其人汗出，恶寒，身热而渴也，白虎汤主之。

太阳中暍，身热疼重，而脉微弱，此以夏月伤冷水，水行皮肤中所致也，瓜蒂汤[19]主之。

太阳中暍，发热恶寒，身重而疼痛，其脉弦细芤迟，小便已，洒洒然毛耸[20]，手足厥冷，小有劳，身热，口前开，板齿燥[21]。若发其汗，恶寒则甚，加温针则发热益甚，数下之，淋复甚。

### [注释]

[1]刚痓：痓，音至（zhì）。痓字首见《素问·厥论》，义同痉，即痉挛拘急之义。刚痓，《金匮要略·痉湿暍病脉证治第二》作“刚痉”，一般指热痉挛，表现为躯体四肢挛急、颈项强直、角弓反张，为后世所谓“热极生风”病机。

[2]柔痓：首见《素问·气厥论》，其云：“肺移热于肾，传为柔痓。”《金匮要略·痉湿暍病脉证治第二》作“柔痉”，仍指热痉挛，较之刚痉稍柔缓。

[3]为痓：《金匮要略·痉湿暍病脉证治第二》作“名曰痉，为难治”。

[4]目脉赤：《金匮要略·痉湿暍病脉证治第二》作“目赤”，无“脉”字。

[5]卧不著席，脚挛急：躯体因热极而挛急，角弓反张，下肢抽搐。

[6]齘齿：睡眠中磨牙称齘齿，此指因抽搐，咬肌痉挛而牙齿咬磨。齘，音泄（xiè）。

[7]其脉浛浛如蛇：脉势滑利流畅如蛇行。浛，音含（hán），古指水与土相掺和，调和为泥状。

[8]按之築築而弦：築築，坚硬貌。此意为按脉坚搏而弦。另，《金匮要略·痉湿暍病脉证治第二》作“按之紧如弦”。

[9]直上下行：指痉病之脉首尾坚挺端直。

[10]几几然：指项背强急挺然不舒。几，音书（shū），雏鸟伸颈貌。

[11]灸疮：火灸后因灼伤而出现的化脓性感染。

[12]身色似熏黄：黄疸的一个类型表现，黄染如烟熏，苍黄滞暗，即阴黄。

[13]舌上如胎：舌上苔焦黑如炲。胎，通炲，指锅底烟尘，俗称锅烟子，可入药，名百草霜，有止血之效。

[14]火攻：指火灸、火针之属。

[15]防己汤：《金匮要略·痉湿暍病脉证治第二》作“防己黄芪汤”。

[16]术附子汤：即《金匮要略》方“白术附子汤”。

[17]掣痛不得屈伸：关节拘痛不能屈伸。掣痛，拘紧抽痛。

[18]暍：古指中暑病，或伤于暑热。暍，音噎（yē）。

[19]瓜蒂汤：《金匮要略·痉湿暍病脉证治第二》作“一物瓜蒂汤”。

[20]洒洒然毛耸：汗毛粟起寒冷之貌。

[21]口前开，板齿燥：《金匮要略·痉湿暍病脉证治第二》作“口开，前板齿燥”，为是。前板齿，指门齿。

## [语译]

太阳病，发热，不出汗，反而怕冷的，称为刚痉。

太阳病，发热，汗出而不怕冷的，称为柔痉。

太阳病，发热，其脉象是沉细的，为痉病。

太阳病，热发汗太多，可导致痉病。

病人身热足寒，颈项强硬不灵活，怕冷，常头部发热，面红目筋赤，独头部动摇的，为痉病。

太阳病，无汗，小便反而减少，有气上冲胸，口噤闭不能讲话，这是刚痉的先兆，用葛根汤主治。

刚痉的病，表现胸部胀满，口闭不能开，卧时不能著席，两腿拘挛，病人牙齿相磨有声，可用大承气汤治疗。

痉病，发汗后，脉象转变为滑利屈曲似蛇行样，病人腹部突然胀大，这是病情有好转，如果脉象还象过去一样，反而更见到伏弦的，这说明还会发痉。

痉病的脉象，按之弦而挺指，从寸到尺都一样。

痉病的脉象，从寸部到尺部都见沉伏而坚。

凡患风病的人，用攻下法治疗，就会变成痉病。如果再发其汗，会出现四肢拘急的变证。

太阳病，其症状具备，又兼身体强直，同时脉象沉迟的，这是痉病，用栝蒌桂枝汤主治。

患痉病的人，身上有灸疮的，治疗比较困难。

久患疮疡病的人，即使患太阳病而身体疼痛，也不可发汗。因为汗出会导致痉病。

太阳病，关节疼痛而烦，脉沉缓的，是为中湿。

病人全身疼痛，发热，到傍晚时候更加厉害，这叫做风湿病。是由于出汗时感受风冷所引起。

湿家的病状，全身疼痛发热，皮色暗黄，如烟熏的样子。

湿家的病状，但头上有汗，背强不舒，欲盖被或烤火。如果早用下法，会发生呕吐或胸满。假若小便利，舌上如胎，这是丹田有热，胸以上有寒，虽然口渴想喝水，又因为不能消水，所以不能喝，从而出现口燥。

湿病的人，误用下法，额上出汗，又加微喘，小便频数的，死。如果下利不止，也会死。

问：风湿互相搏结的病，身体疼痛，应当用出汗的方法，使风湿逐渐从表而解，遇到阴天下雨不止。师说这可以发汗，使用汗法而病仍不痊愈，这是什么缘故呢？答：因为发汗，汗大出，风邪虽随汗而解，但湿邪仍存在不去，所以不愈。凡治疗风湿病，虽宜发汗，但必须微微似有汗出，这样，风与湿才能一并解除。

湿家身体烦疼，可以用麻黄汤加术四两，以发其汗比较好，千万不可采用火攻的方法。

风湿病，见脉浮，身重，汗出恶风的，可用防己汤主治。

病人气喘，头痛，鼻塞而心烦，脉大，饮食尚可，这是肠胃调和，没有病变。病是头部受了寒湿，所以引起鼻塞不通，可用药塞到鼻孔里面，就会痊愈。

病伤寒到了八、九天，风和湿相结聚，周身骨节疼痛，不能自转侧，但没有呕吐和口渴的现象，脉搏是浮虚而涩的，用桂枝附子汤治疗。如果病人大便坚硬，小便自利的，可用术附子汤主治。

风和湿相结聚，骨节疼痛而烦，手足牵引作痛，不能屈伸，触及患部则疼痛更甚，汗出气短，小便不利，因怕风不想减去衣服，或者身体有些微肿的，用甘草附子汤主治。

太阳中热所引起的病变，称为暍病。病人汗出，怕冷，身热口渴，用白虎汤主治。

太阳中暍，身体发热疼痛且重，而且脉象微弱，这是因为夏天伤于冷水，以致水行皮中所致，用瓜蒂汤主治。

太阳中暍，发热怕冷，身体沉重而且疼痛，脉象弦细而兼芤迟，小便后自觉有寒感，毫毛直竖，四肢厥冷，稍微劳动，即感身热，口开，门齿燥。若用发汗法，病人会更加怕冷，如用温针治疗，发热就更重，若屡用下法，会使小便短少，如淋病的样子。

［评介］

此节经文论述痓、湿、暍三类证候的病因病机及证治。主要辑录《金匮要略·痓湿暍病脉证并治》等篇，另有《伤寒论》中的部分内容。因三病均为外感病，都有太阳表证阶段，故在此篇一并讨论。

痓字首见《内经·素问·厥论》，《素问·气厥论》又有“柔痓”之证。痓字古字书无证，一般认为痓字即痉字，又称瘈疭，仲景书均为痉字，在此指热痉挛。热痉挛见于多种外感发热性疾病，属后世所谓“热极生风”。表现为痉挛，四肢抽搐，颈项腰背强直，甚则角弓反张。至于柔痓、刚痓，自仲景书始有分别。把太阳病“发热无汗，反恶寒”称为刚痓。而“发热汗出而不恶寒者”称为柔痓。但既有刚柔之分，躯体四肢在痉挛过程中肯定有软硬之别。文中刚痓以葛根汤治疗；柔痓以瓜蒌桂枝汤治疗。仍承袭仲景治方。唐以后随着对此证的深入认识，治方逐渐丰富，在养阴柔筋的基础上，柔肝熄风、清热熄风等方药已用之于临床，并取得了更好的疗效。伴有昏迷者，又创制了凉开剂。

此篇所论湿邪，主要为外湿。初起有表证者，仍以解表祛湿的麻黄加术汤治疗。湿邪兼风，脉浮身重者，以防己汤治疗。风湿侵害关节诸证又以桂枝附子汤、白术附子汤和甘草附子汤治疗。这仍是现代临床的常用方。

暍病为暑月常见外感病。有挟虚、挟实、挟湿之分，白虎汤为主方，瓜蒂汤方临床已不常用。

## 平阳毒阴毒百合狐惑脉证第三

**[原文]**

阳毒[1]为病，身重，腰背痛，烦闷不安，狂言，或走，或见鬼[2]，或吐血下痢，其脉浮大数，面赤斑斑如锦文[3]，咽喉痛，唾脓血，五日可治，至七日不可治也。有伤寒一、二日，便成阳毒，或服药，吐下后成阳毒，升麻汤主之[4]。

阴毒[5]为病，身重背强，腹中绞痛，咽喉不利，毒气攻心，心下坚强，短气不得息，呕逆，唇青面黑，四肢厥冷，其脉沉细紧数，身如被打，五、六日可治，至七日不可治也。或伤寒初病一、二日，便结成阴毒。或服药六、七日以上至十日，变成阴毒，甘草汤主之[6]。

百合之为病[7]，其状常默默欲卧，复不能卧，或如强健人，欲得出行，而复不能行，意欲得食，复不能食，或有美时[8]，或有不用[9]闻饮食臭时，如寒无寒，如热无热，朝至[10]口苦，小便赤黄[11]，身形如和[12]，其脉微数，百脉一宗，悉病[13]，各随证治之。

百合病，见于阴者[14]，以阳法救之[15]。见于阳者，以阴法救之[16]。见阳攻阴，复发其汗，此为逆，其病难治[17]。见阴攻阳，乃复下之，此亦为逆，其病难治[18]

(《千金方》云：见在于阴而攻其阳，则阴不得解也，复发其汗为逆也。见在于阳而攻其阴，则阳不得解也，复下之，其病不愈）。

狐惑为病[19]，其状如伤寒，默默欲眠，目不得闭，卧起不安，蚀于喉为惑[20]。蚀于阴为狐[21]。狐惑之病，并不欲饮食，闻食臭，其面目乍赤、乍白、乍黑，其毒蚀上部，则声喝[22]，其毒蚀于下部者，则咽乾。蚀于上部，泻心汤[23]主之。蚀于下部，苦参汤淹洗之。蚀于肛者，雄黄熏之（喝一作嗄）。

其人脉数，无热，微烦，默默欲卧，汗出，初得三、四日，目赤如鸠眼[24]，得之七、八日，目四眦[25]黄黑，若能食者，脓已成也，赤小豆当归散主之。

病人或从呼吸上蚀其咽，或从下焦蚀其肛阴。蚀上为惑，蚀下为狐。狐惑病者，猪苓散主之。

**[注释]**

[1]阳毒：依据下文症状表现，本病类似现代医学红斑狼疮的活动期表现。

[2]狂言，或走，或见鬼：类似红斑狼疮后期所出现的脑损伤，相应出现神经精神障碍，表现为类似癫狂的神志异常。

[3]面赤斑斑如锦文：似是红斑狼疮的面部皮肤粘膜损伤，多呈面部大小不等，不规则性水肿性红斑，鼻颊部或呈蝶形红斑，颜色鲜红或紫红，状似织锦云纹。文，通纹。

[4]升麻汤主之：《金匮要略·百合狐惑阴阳毒第三》作“升麻鳖甲汤主之”。

[5]阴毒：依据下文症状表现，似是红斑狼疮心、肺、肾损害型，皮肤伴有明显的色素沉着及四肢关节症状。

[6]甘草汤主之：《金匮要略·百合狐惑阴阳毒第三》作“升麻鳖甲汤去雄黄蜀椒主之”。

[7]百合之为病：百合病发作。古称“百合病”，似是此病证所用诸方大都以百合为主药。依据下文症状表现，此病似是现代医学的神经官能症

或癔病的某种类型，又似某些慢性疾病或急性疾病恢复期所出现的一组症候综合反应。此证现代学界尚无定说。

[8]或有美时：似指病人偶尔出现的愉悦或轻松感而无任何症状。

[9]或有不用：似指四肢出现短暂的废痿不用。

[10]朝至：早晨到来。另，《金匮要略·百合狐惑阴阳毒病脉症治第三》无此二字。

[11]小便赤黄：《金匮要略·百合狐惑阴阳毒病脉症治第三》作“小便赤”。

[12]身形如和：指没有身体实质性病变而如常人。

[13]百脉一宗，悉病：《金匮要略·百合狐惑阴阳毒病脉症治第三》作“百脉一宗悉致其病也”。此句意为全身性综合性症候群。

[14]百合病，见于阴者：即百合病辨为阴寒证型者。

[15]以阳法救之：用养阳法救治。

[16]见于阳者，以阴法救之：百合病辨为阳证者，以养阴法救治。

[17]其病难治：《金匮要略·百合狐惑阴阳毒病脉症治第三》无此四字。

[18]其病难治：《金匮要略》亦无此四字。

[19]狐惑为病：依据下文症状，即口、眼、肛及外阴部蚀烂情况，现学界一致认为是现代医学的白塞氏病，又称贝赫切特综合征，或称口、眼、生殖器三联征。是一种原因尚未明了的自身免疫性疾病。中医文献中《金匮要略》首先记载。中医认为因肝脾肾湿热内蕴有关。

[20]蚀于喉为惑：此病如以口腔喉咽蚀烂者，称为惑。

[21]蚀于阴为狐：如以肛及外阴部蚀烂者，称为狐。

[22]其毒蚀上部，则声喝：指口腔、喉部蚀烂者，则影响发声。声喝，指说话呈特殊的“喝喝”声。

[23]泻心汤：《金匮要略·百合狐惑阴阳毒病脉症治第三》作“甘草泻心汤”。

[24]目赤如鸠眼：眼红如鸠之眼。鸠，指斑鸠，其目赤红。

[25]目四眦：即两目的内外眼角。眦，眼角。

**[语译]**

阳毒病的症状，身体重，腰背痛，心中烦闷不安，狂言乱语，或颠跑，或作见鬼之状，或吐血，下利，脉象浮大数，面见红斑，象锦上的花纹，咽喉疼痛，口吐脓血，这病在五天以内还可以治疗，过了七天就难治了。有的患伤寒病，只一、二天就变成阳毒证，有的因服药或误吐下后变成阳毒症，可用升麻汤主治。

阴毒病的症状，身体重背硬，腹中绞痛，咽喉不利，如果毒气攻心，则心下坚硬，短气，呼吸感到困难，呕逆，唇青，面黑，四肢厥冷，脉象沉细紧数，遍身疼痛，好象被打一样，在五、六天内尚可治疗，过七天就难治了。有的患伤寒病，才一、二天就结成阴毒症。有的经服药治疗六、七天以上至十天以内，变成阴毒症，可用甘草汤主治。

百合病的症状是，经常沉默不言，想卧又不能卧，或象健康的人，要走又走不动，想吃又吃不下，有时食欲尚好，有时又不想吃，而且怕闻到食物的气味，似乎怕冷，而又不是真的发冷，似乎有热，而又不是真的发热，晨起口中发苦，小便黄赤，从形体上来观察，并没有明显病态，但脉象则是微而兼数，因为百脉都是同出一源，一有障碍，全身百脉都会受到影响，论治方面应当根据它不同的证候来进行治疗。

百合病的症状，见到阴症，用阳法救之。见到阳证，用阴法救之。若见到阳强侵阴、又发其汗，这是逆治，病就难治愈。阴强侵阳，迳用下法，这也是逆治，病就难治愈。

狐惑病的症状，初起恶寒发热，状如伤寒，静静想睡，但又不能闭目安眠，躺下又想起来，起来又想躺下，狐与惑病的区别，咽喉部蚀烂的称为惑病。前后二阴部蚀烂的称为狐病。狐惑病人，不但不想饮食，而且怕闻到饮食的气味，患者的面目颜色一阵红，一阵白，一阵黑，蚀烂于上面咽喉部的，声音就嘶哑，蚀烂于下部的则咽干。蚀于上部，用泻心汤主治。蚀于下部，用苦参汤泡洗治疗。蚀于肛门部，用雄黄熏治。

病人脉数，不发热，心中微觉烦闷，静静想睡，自汗出，在初得病的三、四天，目赤好象鸠鸟的眼睛一样，到七、八天后两眼的内、外眼角出现黑色，此时病人如果食欲正常，是脓血已成，用赤豆当归散主治。

狐惑的发病途径是，或从呼吸上蚀于咽喉部，或从下焦下蚀于前后阴部，蚀于上为惑病。蚀于下为狐病。狐惑病，可用猪苓散主治。

[评介]

本篇主要摘自《金匮要略·百合狐惑阴阳毒病证治第三》，文字互有出入。对阴阳毒、百合病、狐惑病的脉证及治疗均有详细的介绍。阴阳毒，为感受疫毒，内蕴咽喉，侵入血分的病症。分阳毒和阴毒，阳毒因热壅於上，以面赤斑斑如锦纹、咽喉痛、吐脓血为主要症状；阴毒乃邪阻经脉，以面目青、身痛如被打伤、咽喉痛为主要症状。本篇对于阴阳毒的描述比较详细，历代文献也有关于阴阳毒的记载，如《小品方》、《诸病源候论》、《三因方》等对此病均有论述，但与《金匮要略》变化不大，可见本篇记载对于后世临证治疗起着很大的作用。

百合病，病名。以神志恍惚、精神不定为主要表现的情志病。因其治疗以百合为主药，故名百合病。本篇对于百合病的论述也颇为详细，并指出了治法，“百合病，见于阴者，以阳法救之。见于阳者，以阴法救之。见阳攻阴，复发其汗，此为逆，其病难治。见阴攻阳，乃复下之，此亦为逆，其病难治”对于后世辨证治疗此病起到指导作用。狐惑病，即触于喉为惑，触于阴为狐之谓。是因感受湿热毒气或虚火内扰而引起的口腔、眼、外阴溃烂为主证，兼见神志恍惚等表现的一种疾病，与西医的白塞氏病相近。指出了此病的辨证治疗方药，指导后世临证。近代由于发病率逐渐增高，因此引起了国内外的关注。日本将该病列为“难病”，并推崇张仲景的甘草泻心汤主治，据报道疗效甚佳。

## 平霍乱转筋脉证第四

**[原文]**

问曰：病有霍乱[1]者何？师曰：呕吐而利[2]，此为霍乱。

问曰：病者发热，头痛，身体疼，恶寒，而复吐利，当属何病？师曰：当为霍乱。霍乱吐利止[3]，而复发热也。伤寒[4]，其脉微涩，本是霍乱，今是伤寒，却四、五日[5]，至阴经上，转入阴必吐利[6]。

转筋为病，其人臂脚直[7]，脉上下行，微弦，转筋入腹[8]，鸡屎白散主之。

**[注释]**

[1]霍乱：以呕吐泄泻为主症的病名，《内经》中已有记载。国内现代医学仍沿用此病名，是由霍乱弧菌感染所致的烈性传染病，古时多以大流行发作。

[2]呕吐而利：为霍乱病的起病期症状，多为急剧呕吐泄泻。利，指剧烈的泻下。

[3]吐利止：《伤寒论·辨霍乱病脉证并治第十三》作“自吐下，又利止”。

[4]伤寒：此处“伤寒”及下文“今是伤寒”似为国内现代医学所沿用的病名“伤寒”和“副伤寒”，即伤寒杆菌及副伤寒杆菌感染所致疾病。因为此两种病菌所致疾病有与霍乱相似的吐泻症状。

[5]却四、五日：即后四五日。却，退也，后也。

[6]转入阴必吐利：《伤寒论·辨霍乱病脉证并治第十三》作“转入阴必利”。

[7]转筋为病，其人臂脚直：转筋，即痉挛。霍乱病可出现全身各处肌肉痉挛，尤以腓肠肌和腹直肌为甚。人臂，指上肢痉挛。脚直，下肢痉挛。

[8]转筋入腹：指霍乱病的腹肌痉挛。

[语译]

问：疾病中有称为霍乱的，其症状怎样？师答：呕吐泄泻，这叫做霍乱病。

问：病人发热头痛，全身疼痛怕冷，而又吐泻的，应该属什么病？师答：应该是霍乱病。霍乱病吐泻停止后，还会出现发热。是伤于寒邪，然而脉象却出现微涩，因为开始是霍乱病，现在是复感寒邪，经过四、五天，传至阴经的时候，邪转入阴，必然还会吐泻。

转筋这种病，病人的臂腿筋挛急，不能转动，脉象三部均微弦，转筋上连腹部的，用鸡屎白散治疗。

[评介]

本篇主要讲到霍乱，转筋两病的脉证及治疗，本篇所论霍乱和现代医学之霍乱病在症状和病名上有些相似，主要摘自《伤寒论》，“问曰：病有霍乱者何？答曰：呕吐而利，此名霍乱。”霍乱是以突然呕吐下利为主要临床表现的病证。因其发病突然，顷刻之间吐泻交作。霍乱多由饮食不洁、冷热不调，或感受暑湿、寒湿、疫疠之邪，伤及脾胃，使中焦升降失职、清浊相干、气机逆乱所引起。对于霍乱《灵枢·五乱篇》言：“清气在阴，浊气在阳，营气顺脉，卫气逆行……清浊相干，乱于肠胃，则为霍乱”。关于霍乱的病因病机，张仲景基本沿袭了《内经》学说。但是中医所论霍乱和现代医学有所不同，国内现代医学沿用了中医病名，其病因是由霍乱弧菌引起的烈性肠道传染病，发病急，传播快，属国际检疫传染病，也是我国法定管理的甲类传染病之一。临床特征为剧烈腹泻、呕吐、大量米泔样排泄物、水电解质紊乱和周围循环衰竭，严重休克者可并发急性肾功能衰竭。而古代文献中所记载的霍乱，也包括其他以急性吐泻为特征的胃肠道感染性疾病。

## 平中风历节脉证第五

[原文]

夫风之为病，当半身不遂[1]，或但臂不遂者，此为痹[2]。脉微而数，中风使然。

头痛脉滑者，中风，风脉虚弱也。

寸口脉浮而紧，紧则为寒，浮则为虚，虚寒相搏，邪在皮肤。浮者血虚，络脉空虚，贼邪不泻[3]，或左或右。邪气反缓，正气则急[4]，正气引邪，喎僻不遂[5]。邪在于络，肌肤不仁。邪在于经，则重不胜。邪入于腑，则不识人[6]。邪入于脏，舌即难言[7]，口吐淤涎[8]。

寸口脉迟而缓，迟则为寒，缓则为虚。荣缓则为亡血[9]，卫迟则为中风[10]。邪气中经，则身痒而瘾疹[11]。心气不足，邪气入中，则胸满而短气。

趺阳脉[12]浮而滑，滑则谷气实，浮则汗自出。

少阴脉浮而弱，弱则血不足，浮则为风，风血相搏，则疼痛如掣[13]。

盛人[14]脉涩小，短气，自汗出，历节疼[15]，不可屈伸，此皆饮酒汗出当风所致也。

寸口脉沉而弱，沉则主骨，弱则主筋，沉则为肾，弱则为肝。味酸则伤筋，筋伤则缓，名曰泄[16]。咸则伤骨，骨伤则痿，名曰枯[17]。枯泄相搏，名曰断泄[18]。荣气不通，卫不独行，荣卫俱微，三焦无所御，四属断绝[19]，身体羸瘦，独足肿大，黄汗出，胫冷。假令发热，便为历节也。病历节，疼痛不可屈伸，乌头汤主之。

诸肢节疼痛，身体尫羸[20]，脚肿如脱[21]，头眩短气，温温欲吐，桂枝芍药知母汤主之。

**[注释]**

[1]风之为病，当半身不遂：风中人体以后，应形成半身不遂的证侯。风之为病，即中风证，早期认为是中外风，后世认为是中内风。中风以后导致半身废痿不用。半身不遂，痿证的一个类型，指半身痿废后不能随意运动。不遂，不遂意愿，即肢体不能随心意活动。

[2]或但臂不遂者，此为痹：或有仅仅是上肢不随意运动的，这是痹证。此句是与上文半身不遂的鉴别诊断。半身不遂和痹症均为中风所致。半身瘫痪的是痿证半身不遂。仅仅限于上肢不遂则是痹证。

[3]贼邪不泻：贼邪，中于人体的外邪。不泻，不能宣泄。即正气不能驱邪外出。

[4]或左或右。邪气反缓，正气则急：指半身不遂或发生在左侧，或发生在右侧。邪气所居的一侧则弛缓不遂；正气所居的一侧则相对张力偏大。

[5]正气引邪，喎僻不遂：此指半身不遂证伴有的口眼歪斜。正气所居之侧偏拘急，而牵拉邪气所居之弛缓之侧，故形成口眼歪斜。

[6]不识人：指中风后的昏迷。

[7]舌即难言：指中风后语言蹇涩或不语。

[8]口吐淤涎：《金匮要略·中风历节病脉证并治第五》作“口吐涎”。无“淤”字。

[9]荣缓则为亡血：荣，即营血。缓，脉缓。亡血，营血亏失。

[10]卫迟则为中风：卫，卫阳之气。迟，脉迟。中风，古指外中风。

[11]瘾疹：指隐于皮肤之下的赤色小疹，即赤疹平塌于皮下。

[12]趺阳脉：足背动脉。

[13]疼痛如掣：牵拉性疼痛，又称掣痛。

［14］盛人：肥胖之人。

［15］历节疼：关节疼痛，为痹证的一个类型，似是风痹，又称为行痹。“历”字诸书无解，似作“经历”、“游历”解。因风痹其疼痛呈游走性。《诸病源候论·卷二·历节风候》：“风历关节，与血气相搏交攻，故疼痛。血气虚，则汗也。风冷搏于筋，则不可屈伸，为历节风也。”《圣济总录》：“历节风者，由血气衰弱，不得流通关节，诸筋无以滋养，真邪相抟，所历之节悉皆疼痛。”另，“历”字又作“遍历”、“普遍”解。因历节风后期全身关节俱痛。《外台秘要·卷十四·历节风方》载有“疗历节诸风，百节酸痛不可忍方”，可证。考诸书所载证候表现，历节风可能为现代医学所称“类风湿性关节炎”。

［16］筋伤则缓，名曰泄：筋脉损伤则四肢弛缓，称为泄。然“泄”字其义不可解，待考。

［17］骨伤则痿，名曰枯：骨骼损伤者则四肢痿废，称为枯。

［18］枯泄相搏，名曰断泄：肢体弛缓又兼痿废者，称为断泄。然“断泄”字义不可解，待考。

［19］四属断绝：四属，似指四肢。断绝，指四肢屈伸不利剧痛不用。

［20］身体尫羸：历节风后期的形体特征。尫，指骨骼弯曲变形。羸，身体极度消瘦。

［21］脚肿如脱：足部瘀肿，失去知觉和功用，如同脱离形体。

## ［语译］

中风的症状，应该是半身不能转动，有的只是肩臂不能转动，这叫痹证。脉见微而数，是中风所引起的。

头痛脉滑的是中风，风的脉象应是虚弱的。

寸口脉浮而紧，紧为寒，浮为虚，虚与寒相互搏结，病邪在于皮肤。营血不足引起络脉虚，邪气不能外泄，或窜于左，或窜于右。受邪的一侧，筋脉松弛，无病的一侧，筋脉紧张，由于正气牵引邪气的关系，所以口眼歪斜，不能转动。假使邪在络脉，会出现肌肤麻木。邪在经脉，则手足沉重不能抬举。邪入于腑则神志模糊，意识不清。邪入于脏，说话就不流利，口中时流涎沫。

寸口的脉迟缓无力，迟主寒，缓主虚。营血虚是由于失血所致，卫气寒是为邪风所伤。如果风邪入于经脉，则出现身体发痒，皮肤瘾疹。如果心气不足，邪气就乘虚入里，会发生胸中满闷，呼吸短促。

右关部脉浮而滑，滑脉是谷气停积，浮脉是积热外蒸，所以自汗出。

尺部脉浮而弱，弱脉为阴血不足，浮脉为风，血不足而风邪乘虚袭入，风与血互相搏结，就会发生象牵掣状的疼痛。

肥胖的人，脉象涩小，是外盛而内虚，内虚的必短气，自汗，关节疼痛不能屈伸，这都是饮酒出汗为风所吹而引起的。

寸口的脉象沉而弱，沉在病主骨，在脏为肾，弱在病主筋，在脏为肝。食酸味太过就会伤筋，筋伤则弛缓不收，叫做泄。食咸味太过就会伤骨，骨伤则肢软无力，叫做枯。枯和泄两者结合，叫做断泄。荣病则失去了运行功能，因而卫也不能独行，荣卫皆衰，三焦没有营养来源输送给四肢，因而身体羸瘦，单独足部肿大，又出黄汗而足胫发冷。假使再发热，便成为历节病。历节病，筋骨关节疼痛，不能随意屈曲与伸直，可用乌头汤主治。

周身的肢节疼痛，身体又瘦弱，脚肿得象要和身体脱离一样，头部昏眩、呼吸气短似不能接续，胃里不舒畅，泛泛的要呕吐，可用桂枝芍药知母汤主治。

［评介］

本篇摘自《金匮要略·中风历节病脉证并治第五》。主要论述了中风、历节的脉证和治疗，并阐明痹证与中风的区别，中风是以突然昏厥，不醒人事，伴有口眼㖞斜，语言不利，半身不遂；或仅有㖞僻不遂为主要表现的疾病。其特点是发病急骤，变化迅速。中风为本虚标实之证，在本为阴阳偏胜，气机逆乱；在标为风火相煽，痰浊壅塞，瘀血内阻。痹证是由于风、寒、湿、热等邪气闭阻经络，影响气血运行，导致肢体筋骨、关节、肌肉等处发生疼痛、重着、酸楚、麻木，或关节屈伸不利、僵硬、肿大、变形等症状的一种疾病。中医文献中有关痹证的论述相当丰富。《素问·痹论》指出："风、寒、湿三气杂至，合而为痹也。其风气胜者为行痹，寒气胜者为痛痹，湿气胜者为着痹也"。正虚卫外不固是痹证发生的内在基础，感受外邪是痹证发生的外在条件，中风和痹证在病机上是有区别的。本篇提到中风发展的几个阶段，"邪在于络，肌肤不仁。邪在于经，则重不胜。邪入于腑，则不识人。邪入于脏，舌即难言，口吐涎涎"，明确其各阶段的主要表现，对于后世临床诊断治疗中风提供了详实的依据。

另外，本篇还论述了历节病的脉证及治疗，历节，又名白虎风、痛风。历，游历之义。节，指关节。历节，即病症遍历关节。部分呈游走性疼痛。《圣济总录》卷十："历节风者，由血气衰弱，为风寒所侵，血气凝涩，不得流通关节，诸筋无以滋养，真邪相搏，所历之节，悉皆疼痛，故为历节风也。痛甚则使人短气汗出，肢节不可屈伸。"以关节剧痛不可屈伸为主证，类于急性风湿性关节炎，类风湿性关节炎，痛风等疾患。

## 平血痹虚劳脉证第六

[原文]

问曰：血痹[1]从何得之？师曰：夫尊荣人[2]，骨弱肌肤盛[3]，重因疲劳汗出[4]，起卧不时动摇，如被微风[5]，遂得之。形如风状，但其脉自微涩，在寸口关上小紧，宜针引阳气，令脉和紧去则愈。

血痹，阴阳俱微，寸口关上微，尺中小紧，外证身体不仁，如风状[6]，黄芪桂枝五物汤主之。

男子平人[7]，脉大为劳，极虚亦为劳。

男子劳之为病[8]，其脉浮大，手足烦热[9]春夏剧，秋冬差[10]，阴寒精自出，足酸削不能行[11]，少腹虚满[12]。

人年五十、六十，其病脉大者，痹侠背行[13]。苦肠鸣，马刀侠瘿[14]者，皆为劳得之。

男子平人，脉虚弱微细者，喜盗汗出也。

男子面色薄[15]者，主渴及亡血。卒喘悸，其脉浮者，里虚故也。

男子脉虚沉弦，无寒热、短气，里急，小便不利，面色白，时时目瞑，其人喜衄，少腹满，此为劳使之然。

男子脉微[16]弱而涩，为无子，精气清冷。

夫失精家[17]，少腹弦急，阴头寒[18]，目眶痛（一云：目眩），发落，脉极虚，芤迟，为清谷，亡血，失精。

脉得诸芤动微紧，男子失精，女子梦交通[19]，桂枝加龙骨牡蛎汤主之。

脉沉小迟，名脱气[20]。其人疾行则喘渴[21]，手足逆寒，腹满，甚则溏泄，食不消化也。

脉弦而大，弦则为减，大则为芤，减则为寒，芤则为虚，寒虚相搏，此名为革。妇人则半产漏下[22]，男子则亡血失精。

［注释］

［1］血痹：是由风邪侵入肌肤而导致血液凝滞形成的证候，以皮肤顽痹不仁为主症。《素问·痹论》："皮肤不营，则为不仁"。《素问·五脏生成》："卧出而风吹之，血凝于肤者为痹"。《灵枢·九针论》："邪入于阴则为血痹"。

[2]尊荣人：指享荣华的富贵之人。

[3]骨弱肌肤盛：骨骼柔弱不坚而肌肤肥胖。

[4]重因疲劳汗出：重，读如虫（chóng），此作又解。即又因为疲劳汗出。另，赵刊本《金匮要略·血痹虚劳病脉证并治第六》“因”作“困”。

[5]如被微风：《金匮要略·血痹虚劳病脉证并治第六》作“加被微风”，为是。被，通披，感受之义。

[6]如风状：《金匮要略·血痹虚劳病脉证并治第六》作“如风痹状”，为是。

[7]男子平人：正常无病之男子。

[8]男子劳之为病：《金匮要略·血痹虚劳病脉证并治第六》作“虚劳之人”，无“男子”二字。

[9]手足烦热：《金匮要略·血痹虚劳病脉证并治第六》作“手足烦”，无“热”字。

[10]秋冬差：指秋冬恢复正常。差，通瘥，愈也。

[11]足酸削不能行：《金匮要略·血痹虚劳病脉证并治第六》作“酸削不能行”，无“足”字。

[12]少腹虚满：《金匮要略·血痹虚劳病脉证并治第六》无此句。另，广本、钱本、杨本、缪本、朱本均作“少阴虚满”。

[13]痹侠背行：痹痛出现在背部两侧。侠，通挟。

[14]马刀侠瘿：生于颈部两侧的瘰疬，形似马刀。常兼有腋下瘰疬。即现代医学颈淋巴结核。

[15]面色薄：指面部皮紧色白。

[16]脉微：《金匮要略·血痹虚劳病脉证并治第六》作“脉浮”。

[17]失精家：指男子频繁遗精滑精者。

[18]阴头寒：男子阴茎龟头寒冷感。

[19]女子梦交通：指女子梦中性交。

[20]脱气：正气外脱。

[21]喘渴：《金匮要略·血痹虚劳病脉证并治第六》作：“喘喝”，即呼呼而喘，为是。

[22]妇人半产漏下：半产，小产。漏下，月经崩漏不止。

[语译]

问：血痹病是怎样得来的？师答：凡尊贵荣华的人，骨骼脆弱，肌肉丰满，因为疲劳汗出，起卧经常反复动摇，如果被微风侵入，就会得血痹病。其形状如中风样，但脉见微涩，在寸口和关上出现小而兼紧脉，应该用针刺法，来引动阳气，驱散邪气，使脉象舒缓调和而不紧，病就痊愈了。

血痹病，如荣卫气血都不足，可见寸口关上脉微弱，尺中脉小而紧，症状见身体不仁，象风痹证，实属血痹，应用黄芪桂枝五物汤治疗。

男子在外貌上没有显著病态，其脉大，重按无力，是劳病，脉虚极的，也是劳病。

男子患虚劳病，脉现浮大，手足烦热，到了春夏，则病情增剧，到了秋冬，则病情减轻，阴茎头寒冷，而精液自出，两足酸楚瘦削，步履艰难，少腹虚满。

平常人到了五、六十岁，见脉象大的，脊背部两旁有麻痹感。患肠中沥沥作响，腋下结核，或颈的两旁结核，这都是由劳伤所引起的疾病。

男子外貌无显著病态，而脉象出现虚弱微细的，经常容易盗汗。

男子面色淡白的，主口渴和失血。如果突然发生呼吸急迫短促心跳，脉象浮而无力的，这是里虚的缘故。

男子脉虚而沉弦，无寒热，呼吸短促，腹中拘急不舒，小便不利，面色恍白，常常眼睛看东西不明，这病人容易衄血，少腹胀满，这是由于虚劳病所引起的。

男子脉微弱而涩，是不能生子的脉象，这是因为精液清冷的缘故。

凡经常遗精的患者，少腹部有弦急的感觉，龟头寒冷，目眶疼痛，头发脱落，脉象极度虚弱，而兼有芤迟的，这些脉多见有下利完谷不化，失血，遗精。

凡脉得芤、动、微或紧象的，男子则患遗精，女子则患梦交，用桂枝龙骨牡蛎汤主治。

脉象沉小而迟的，这叫做脱气，其人走路加快就会气喘口渴，手足发冷，腹部胀满，严重的会出现大便稀薄，食物不消化。

脉象弦而大，弦是阳中阴为减，大是外强中空为芤。减就出现寒象，芤就出现虚象，寒虚相结，叫做革脉。在妇人主患小产或漏下症，在男子主患失血或失精症。

[评介]

本篇摘自《金匮要略·血痹虚劳病脉证并治第六》。主要论述了血痹、虚劳两病的脉证及治疗。指出两病的基本病机均为“虚”，是以“因虚致病”，但又有区别。血痹是邪入血分而成的痹症。由气血虚弱，当风睡卧，或因劳汗出，风邪乘虚侵入，使血气闭阻不通所致。《金匮要略·血痹虚劳病脉证并治》：“问曰：血痹病从何得之？答曰：夫尊荣人，骨弱肌肤盛，重因疲劳汗出，卧不时动摇，加被微风，遂得之。”《诸病源候论》：“血痹者，由体虚邪入于阴经故也。血为阴，邪入于血而痹，故为血痹也。”《备急千金要方》：“风痹游走无定处，名曰血痹。”即是指风痹。虚劳又名“虚损”，由多种原因所致的，以脏腑虚损、气血阴阳不足为主要病症的多种慢性衰弱性证候的总称。血痹的发病主要是因为素体虚弱，外邪入侵所致，而虚劳则因虚而致阴阳亏损，治疗上也有一定的差别，对于后世临床诊断治疗有重要指导意义。

# 平消渴小便利淋脉证第七

[原文]

师曰：厥阴之为病，消渴，气上冲心，心中疼热，饥而不欲食，食即吐[1]，下之不肯止[2]。

寸口脉浮而迟，浮则为虚，迟则为劳，虚则卫气不足，迟则荣气竭[3]。

趺阳脉浮而数，浮则为气[4]，数则消谷而紧[5]（《金匮要略》紧作大坚），气盛则溲数，溲数则紧[6]（《金匮要略》作坚），紧[7]数相抟，则为消渴。男子消渴，小便反多，以饮一斗，小便一斗，肾气丸主之。

师曰：热在（一作结）下焦则溺血，亦令人淋闭不通[8]。淋之为病，小便如粟状[9]，少腹弦急，痛引脐中[10]。

寸口脉细而数，数则为热，细则为寒，数为强吐。

趺阳脉数，胃中有热，则消谷引食[11]，大便必坚，小便则数。

少阴脉数，妇人则阴中生疮，男子则气淋[12]。淋家不可发汗，发汗则必便血。

[注释]

[1]食即吐：《伤寒论·辨厥阴病脉证并治第十二》作“食即吐蚘”。依上文“气上冲心，心中痛热”而论，“食即吐蚘”为确。心中痛热实为胃中热痛。蚘，同蛔。

[2]下之不肯止：《伤寒论·辨厥阴病脉证并治第十二》作“下之利不止”，为确。

[3]荣气竭：即营气耗竭。

[4]浮则为气：指趺阳脉浮是为胃经气病。

[5]数则消谷而紧：紧，《金匮要略·消渴小便利淋病脉证并治第十三》作"大坚"，为是。全句意为趺阳数则是善消谷而脉又坚。

[6]溲数则紧：《金匮要略·消渴小便利淋病脉证并治第十三》作"溲数则坚"。

[7]紧：《金匮要略·消渴小便利淋病脉证并治第十三》作"坚"。

[8]淋闭不通：淋，泛指小便多种病变。闭，又称癃闭，指小便不通。

[9]小便如粟状：指小便浑浊又兼夹粟粒状颗粒，即沙石淋。

[10]痛引脐中：溺时尿路涩痛并牵引至脐部。引，牵涉性疼痛。

[11]消谷引食：指消化机能亢进，消谷过快而有明显的饥饿感。引食，因饥饿感明显而进食迫切。

[12]气淋：淋证的一种，似指溺中多气泡。

## [语译]

师说：厥阴病所表现的症状，是口渴饮水不解，气逆向上冲心，心中痛，有热感，饥而又不欲食，食后就吐，如果用下法治疗，就会泄泻不止。

寸口脉象浮而迟，浮是属虚，迟是属劳，虚是卫气不充足的现象，迟是荣气衰竭的现象。

趺阳是足阳明的脉，如果浮而且数，脉浮是热气盛，数是胃热消谷善饥，大便干硬。热气盛则小便频数，小便频数则大便干硬，这样，大便干硬和小便频数同时并见，就是消渴病。男子患了消渴病，小便反而增多，饮水一斗，小便也出一斗的，用肾气丸治疗。

师说：热气结在下焦，就会出现尿血，也会使人小便淋闭而不通畅。淋的病状，小便解出象粟粒状的砂子，少腹拘急，疼痛牵引到脐中。

寸口脉象细而数，脉数主热，脉细主寒，这种数脉是由强力呕吐所致。

趺阳胃脉数，主胃中有热，消谷易饥，大便坚硬，小便就会频数。

少阴肾脉数，妇人则阴部生疮，男子则病气淋。患淋病的人，不可发汗，如果发汗，就要引起尿血。

[评介]

本篇经文摘自《伤寒论·辨厥阴病脉证并治第十二》及《金匮要略·消渴小便淋病脉证并治第十三》。主要论述消渴病、小便淋利下血、强吐、消谷引食、妇人阴肿生疮和便血诸证。因文字过于简略而使其临床价值大为减色。

关于消渴一证，《内经》论之甚详。指明了其易发人群类型，与饮食结构的关系。相比之下，本书反失其色。然而沿用肾气丸的应用，则超出了《内经》的治疗水平。

## 平水气黄汗气分脉证第八

[原文]

师曰：病有风水，有皮水，有正水，有石水，有黄汗。风水其脉自浮，外证骨节疼痛[1]，其人恶风。皮水其脉亦浮，外证胕肿[2]，按之没指，不恶风，其腹如鼓（如鼓一作如故）[3]，不满[4]不渴，当发其汗。正水其脉沉迟，外证自喘。石水其脉自沉，外证腹满不喘。黄汗其脉沉迟，身体发热，胸满，四肢头面肿，久不愈，必致痈脓。

脉浮而洪，浮则为风，洪则为气，风气相搏，风强则为瘾疹，身体为痒，痒为泄风[5]，久为痂癞[6]。气强则为水，难以俯仰。风气相击，身体洪肿[7]，汗出乃愈。恶风则虚，此为风水。不恶风者，小便通利，上焦有寒，其口多涎，此为黄汗。寸口脉沉滑者，中有水气，面目肿大有热，名曰风水。视人之目窠[8]上微拥[9]，如新卧起状[10]，其颈脉动，时时咳，按其手足上，陷而不起者，风水。

太阳病，脉浮而紧，法当骨节疼痛，而反不痛，身体反重而酸。其人不渴，汗出即愈，此为风水。恶寒者，此为极虚，发汗得之。渴而不恶寒者，此为皮水。身肿而冷，状如周痹[11]，胸中窒[12]，不能食，反聚痛，暮躁不眠，此为黄汗，痛在骨节。咳而喘，不渴者，此为脾胀[13]其形如肿，发汗即愈。然诸病此者，渴而下利，小便数者，皆不可发汗。

风水，其脉浮，浮为在表，其人能食，头痛汗出，表无他病，病者言但下重，故从腰以上为和，腰以下当肿及阴，难以屈伸，防己黄芪汤主之（一云：风水，脉浮身重，汗出恶风者，防己黄芪汤主之）。

风水，恶风，一身悉肿，脉浮不渴，续自汗出，而无大热者，越婢汤主之。

师曰：里水[14]者，一身面目洪[15]肿，其脉沉，小便不利，故令病水。假如小便自利，亡津液，故令渴也，越婢加术汤主之（一云：皮水，其脉沉，头面浮肿，小便不利，故令病水。假如小便自利，亡津液，故令渴也）。

皮水之为病，四肢肿，水气在皮肤中，四肢聂聂动者[16]，防己茯苓汤主之。

趺阳脉当伏，今反紧，本自有寒，疝瘕[17]腹中痛。

医反下之，下之则胸满短气。趺阳脉当伏，今反数，本自有热，消谷（一作消渴），小便数，今反不利，此欲作水。

寸口脉浮而迟，浮脉热，迟脉潜，热潜相搏，名曰沉。趺阳脉浮而数，浮脉热，数脉止，热止相搏，名曰伏。沉伏相搏，名曰水。沉则络脉虚，伏则小便难，虚难相搏，水走皮肤，则为水矣。

寸口脉弦而紧，弦则卫气不行，卫气不行，则恶寒，水不沾流，走在肠间[18]。

少阴脉紧而沉，紧则为痛，沉则为水，小便即难。

师曰：脉得诸沉者，当责有水，身体肿重，水病脉出者，死[19]。

夫水病人，目下有卧蚕[20]，面目鲜泽[21]，脉伏，其人消渴，病水腹大，小便不利，其脉沉绝者，有水，可下之。

问曰：病下利后，渴饮水，小便不利，腹满阴肿者[22]，何也？答曰：此法当病水，若小便自利及汗出者，自当愈。

水之为病，其脉沉小属少阴，浮者为风，无水虚胀者为气。水发其汗即已，沉[23]者与附子麻黄汤。浮者与杏子汤。

心水者，其身重而少气，不得卧，烦而躁，其阴大肿[24]。

肝水者，其腹大，不能自转侧，胁下腹中痛，时时津液微生[25]，小便续通。

肺水者，其身肿，小便难，时时鸭溏[26]。

脾水者，其腹大，四肢苦重，津液不生，但苦少气[27]，小便难。

肾水者，其腹大脐肿，腰痛不得溺，阴下湿，如牛鼻上汗，其足逆冷，面反瘦（一云：大便反坚）。

师曰：诸有水者，腰以下肿，当利小便。腰以上肿，当发汗乃愈。

师曰：寸口脉沉而迟，沉则为水，迟则为寒，寒水相搏，趺阳脉伏，水谷不化，脾气衰则鹜溏[28]，胃气衰则身肿。少阳脉革[29]，少阴脉细，男子则小便不利，妇人则经水不通，经为血，血不利则为水，名曰血分。

问曰：病者若水[30]，面目身体四肢皆肿，小便不利，师脉之不言水，反言胸中痛，气上冲咽，状如炙肉[31]，当微咳喘，审如师言[32]，其脉何类？师曰：寸口脉沉而紧，沉为水，紧为寒，沉紧相搏，结在关元[33]，始时尚微，年盛不觉，阳衰之后，荣卫相干，阳损阴盛，结寒微动，肾气上冲，咽喉塞噎，胁下急痛，医以为留饮而大下之，气系不去，其病不除。复重吐之，胃家虚烦，咽燥欲饮水，小便不利，水谷不化，面目手足浮肿。又与葶苈丸下水，当时如小差，食饮过度，肿复如前，胸胁苦痛，象若奔豚[34]，其水扬溢，则浮咳喘逆。当先攻击冲气[35]，令止，乃治咳，咳止其喘自差，先治新病，病当在后（言当先治本病也，如治新病则病难已）。

黄汗之病，身体洪肿（一作重），发热汗出而咳（而渴一作不渴)，状如风水，汗沾衣，色正黄如蘗汁[36]，其脉自沉。

问曰：黄汗之病，从何得之？师曰：以汗出入水中浴，水从汗孔入得之，黄芪芍药桂枝苦酒汤主之。

黄汗之病，两胫自冷。假令发热，此属历节。食已汗出，又身常暮卧盗汗出者，此荣气也[37]。若汗出已，反发热者，久久其身必甲错[38]。发热不止者，必生恶疮。若身重汗出已辄轻者，久久必身瞤[39]，瞤则胸中痛，又从腰以上必汗出，下无汗，腰髋弛痛，如有物在皮中状，剧者不能食，身疼重，烦躁，小便不利，此为黄汗，桂枝加黄芪汤主之。

寸口脉迟而涩，迟则为寒，涩则为血不足。趺阳脉微而迟，微则为气，迟则为寒。寒气不足，则手足逆冷，手足逆冷，则荣卫不利，荣卫不利，则腹满胁鸣相逐[40]，气转膀胱，荣卫俱劳，阳气不通则身冷，阴气不通则骨疼。阳气前通[41]则恶寒，阴气前通[42]则痹不仁。阴阳相得，其气乃行，大气一转[43]，其气乃散，实则失气，虚则遗溺，名曰气分。气分，心下坚，大如盘，边如旋杯[44]，水饮所作，桂枝去芍药加麻黄细辛附子汤主之，或枳实术汤主之。

**[注释]**

[1]外证骨节疼痛：外证，指形体外在的症状。骨节疼痛，关节痛。

[2]胕肿：胕，通浮。胕肿，即浮肿。

[3]其腹如鼓：据小注“如鼓一本作如故”，似是。因皮水之证无腹如鼓之症。

[4]不满：《金匮要略·水气病脉证并治第十四》无此二字。另，一本

此二字属小注。

［5］泄风：古病名，为疬癞的初起证名。

［6］疬癞：癞，古时指两种病，一是指麻风病。是由麻风杆菌所致的慢性传染病，可引起全身性损害，并毛发脱落。另，又指黄癣病，为真菌感染。传染性强，发生于头皮部，初起为脓泡，以后干燥结痂，导致永久性慢性脱发性斑片，俗称秃疮。此处疬癞似指黄癣病。

［7］洪肿：诸家解为肿甚。“洪”字疑为“浮”字讹写。

［8］目窠：指上下眼睑，俗称眼胞。另，《金匮要略》及诸本均作“目裹”。

［9］微擁：此指上下眼睑微肿。擁，通臃，肿也。

［10］如新卧起状：指眼胞微肿，如睡卧初醒时眼睑微肿。另，《金匮要略·水气病脉证并治第十四》作“如蚕新卧起状”。

［11］周痹：依《灵枢·周痹篇》是指侵入经脉的痹证，上下移徙而非左右对称性痹证，由风寒湿邪客于人体而真气不能周流所致。

［12］胸中窒：指胸中不畅的窒闷感。

［13］脾胀：“脾”字诸家均以为“肺”字之传写之讹。依据上下文义，“肺”字为是。

［14］里水：当作皮水。

［15］洪：《金匮要略·水气病脉证并治第十四》作“黄”。

［16］四肢聂聂动者：指四肢微微蠕动。

［17］疝瘕：疝，古指小肠疝气或睾丸肿痛之类疾病。瘕，古指腹腔内积块类疾病，特点为可聚可散，行无定处。

［18］水不沾流，走在肠间：似指水液不能归入正常气化水道，而流于肠道。

［19］水病脉出者，死：依据上文，水病脉应沉伏。脉出，即为脉浮出皮下而应指明显，是为死证之脉。

［20］目下有卧蚕：指下眼睑肿如卧蚕状。

［21］面目鲜泽：面目因浮肿而明润光亮。

［22］腹满阴肿者：腹部肿满，外阴部水肿。

［23］沉：《金匮要略·水气病脉证并治第十四》作“脉沉”，为确。

［24］其阴大肿：指外阴部水肿明显。

[25]时时津液微生：水肿病尿量减少或无尿，此指肝水之病时有尿液增多。津液，此指尿液。

[26]鸭溏：大便稀溏如鸭便，又称鹜溏。

[27]但苦少气：为少气所苦。另，朱本“苦”作“若”。

[28]鹜溏：即前文鸭溏。鹜，野鸭。

[29]脉革：《金匮要略》及诸本均作“脉卑”。

[30]病者若水：《金匮要略》及诸本均作“病者苦水”。

[31]炙肉：指烤肉。炙肉似应为炙脔。

[32]审如师言：承上文“师脉之不言水”，审察诸症，如师所言之确。

[33]关元：指脐下小腹部，下焦之位。

[34]象若奔豚：如同奔豚之证。

[35]当先攻击冲气：首先治疗上冲之气。冲气，指奔豚证的上逆之气。

[36]色正黄如蘗汁：指黄汗的颜色正黄色如同黄蘗之汁液。蘗，即黄柏。

[37]此荣气也：《金匮要略·水气病脉证并治第十四》作“此劳气也”，似是。

[38]甲错：指皮肤如鳞甲错落。

[39]身瞤：身体瞤动。

[40]腹满胁鸣相逐：“胁”字似是“肠”字传写之讹。全句意为腹部胀满，肠鸣之声上下逐动。相逐，指肠鸣声上下窜动。

[41]阳气前通：前通，先阴气而行。阳气先行，阴气不相接续。此指营卫二气不相协调。

[42]阴气前通：阴气先行而阳气不相接续，亦为营卫不和。

[43]大气一转：指胸中宗气转运贯心脉行呼吸，气机畅达，营卫通调。

[44]旋杯：似应为复杯。

## [语译]

师说：水气病有风水，有皮水，有正水，有石水，有黄汗。风水脉浮，体表证状是骨节疼痛，怕风。皮水的脉也为浮，体表症状是肢体浮肿，如用手指按在肿处会凹陷不起，不怕风、腹部肿得象鼓样，腹不觉胀满，口中不渴，应当用发汗的方法来治疗。正水脉沉迟，体表症状是气喘。石水的脉沉，体表症状，腹部胀满不喘。黄汗的脉沉迟，身体发热，胸中满闷，四肢头面浮肿，如经久不愈，势必生痈作脓。

脉浮而洪，浮为风，洪为气，风和气两相搏击，风比气强，身上发瘾疹，身体发痒，痒的称为泄风，日子长久了就变为痂癞。气比风强，可成为水肿病，身体难以俯仰，如果风和气都强，两相搏击，则全身浮肿厉害，汗出才会痊愈。怕风的是表虚，这是风水。不怕风的，小便通利，这是上焦有寒气，所以口涎很多，是为黄汗。

寸口脉象沉滑的，这是身体里面有水气，它的症状是面目肿大，发热，名叫风水。望病人眼胞微微肿起，象刚卧起的样子，颈部的脉管跳动，常常咳嗽，按病人手部或足部的皮肤，陷下去不能很快的弹起来，这便是风水病。

太阳病，脉浮而紧，按理应该骨节酸痛，今反不痛，身体反觉酸楚而沉重，病人口不渴，只要汗出就会痊愈，这也是风水病。汗后而见怕冷，是表阳极虚，这是因为发汗而引起的。口渴而不怕冷的，这是皮水。身体肿胀而感到寒冷，症状象周痹病，胸中窒闷，不能进食，疼痛反而局限在一处，傍晚时躁扰不安，不得睡眠，这是黄汗。疼痛在骨节里，咳嗽气喘，口不渴的，这是肺胀证，它的症状，仿佛水肿病，发汗就可治愈。然而这些患水气病的人，如果见到口渴而大便泄泻，小便频数的，都不能发汗。

风水病，脉浮，浮为邪在表，病人饮食较正常，头痛汗出，体表无其他症状，病者自述下半身沉重感，所以由腰以上还好，腰以下当肿到阴部，屈伸困难，用防己黄芪汤治疗。

风水病，怕风，全身浮肿，脉浮口不渴，连续不断地汗出，而身没有大热的，可用越婢汤主治。

师说：里水，全身面目浮肿厉害，脉沉，小便不利，所以导致水病。如果小便通利而口渴，乃是津液受伤，可用越婢加术汤主治。

皮水病，四肢浮肿，水气流溢在皮肤中，四肢肌肉微微牵动的，可用防己茯苓汤主治。

趺阳胃脉应当伏，现在反见紧，这是体内本来有寒，主疝瘕病，腹中痛。若医生反用下药，即为误治。误下后，会发生胸中满闷呼吸短促的变证。

趺阳胃脉应当伏，现在反见数，本来体内有热，消化食物快，而小便次数多，现在小便反而不利，这是要发生水气病。

寸口脉浮而迟、脉浮为热，脉迟为潜，热和潜相互搏击，叫做沉。趺阳脉浮而数，脉浮便是邪热，数脉即是卫气伏止于下，热与止互相搏击，叫做伏。沉和伏相搏击，名为水。沉为营血虚而络脉空虚，伏为阳气不化而小便难，虚与难互相搏击，使水气停留，因而泛滥皮肤，就形成水气病。

寸口脉弦而紧，脉弦是卫气运行不畅，卫气运行不畅，因而怕冷，水液不能随气流行，反潴留肠间，形成水气。

少阴脉紧而沉，紧主疼痛，沉为水气，水气不化所以小便困难。

师说：凡诊得沉的脉象，应当考虑有水气，身体肿胀沉重。如果水病脉象盛大无根的，死。

水气病的患者，下眼胞浮肿，如卧蚕的样子，面目部位肿得光亮润泽，脉象沉伏，其人口渴多饮。患水气病而腹肿大，小便不利，脉象沉，很难按到，这是有水，可用下法治疗。

问：患泄泻以后，口渴想喝水，小便不利，腹胀满阴部肿，这是什么道理呢？答：按道理应该是水肿病，如果小便通利以及有汗出，可以自然痊愈。

水气的疾病，脉象沉小的属于少阴，脉象浮的，是外兼风邪，没有水气的虚胀是气病，水病发汗就会好，如脉象沉的，应该用附子麻黄汤，脉象浮的应该用杏子汤。

心水的病，身体感到沉重，呼吸短促，不能平卧，心烦躁动不安，病人的阴部肿大。

肝水的病，腹胀大，卧不能转侧，胁下腹中疼痛，如口中常常有津液上潮，则小便还会继续通利。

肺水的病，身体浮肿，小便困难，时常水粪夹杂而下，象鸭子的稀薄大便一样。

脾水的病，腹部肿大，四肢很沉重，津液不能运化，特别感到呼吸短促，气息不能接续，小便困难。

肾水的病，腹部膨大，脐部也肿，腰痛，不得小便，阴部湿润，象牛鼻上出汗一样，足部逆冷，面部不浮肿，反见消瘦。

师说：凡患水气病的，腰部以下浮肿，应当用利小便的治法。腰部以上浮肿，应当用发汗的治法，这样疾病就会痊愈。

师说：寸口脉沉而迟，沉主水，迟主寒，寒水相结，影响脾胃的阳气，所以趺阳胃脉伏，脾气衰弱不能消化水谷，于是水粪杂下，胃气衰弱，则身体浮肿。少阳脉革，少阴脉细，在男子则为小便不利，在女子则为经水不通，月经的来源是血，血不通利，于是化而为水，这叫做血分。

问：水气病的患者，面目身体四肢都浮肿，小便不利。师按其脉，不说水气，反而说胸中疼痛，气上冲咽，咽中好象有一块烤肉梗塞着，应该有微微咳嗽气喘，结果真正象老师所说那样的病情，其脉象怎样呢？师说：寸口的脉象沉而紧，沉主水，紧主寒，沉紧相搏，是寒和水凝结在下焦，开始时尚轻微，到年壮也无感觉，年纪大了阳气衰弱后，荣卫失调，阳气衰弱，阴气旺盛，凝结在下焦的水寒微微蠢动，肾中的寒气上冲，咽喉有梗塞感，胁下拘急疼痛，医生以为是留饮病，而用大剂攻下的药品，逆上的寒气不仅没有去掉，正气反而受伤，因此病情没有消除。复用催吐的方法，使胃气虚而烦闷，咽中干燥想喝水，小便不利，饮食不消化，面目手足浮肿。医生又给病人服葶苈丸下其水，当时好象浮肿略为减轻些，由于饮食过多，浮肿又象以前那样，胸胁部感到疼痛，病象奔豚气。水气向上泛滥，影响到肺，就会发生咳嗽，甚至喘急。此时治疗方法，应当首先平其冲气，令气平，然后治嗽，咳嗽止，喘急自然痊愈了，这就是先治新病，旧病以后治疗。

黄汗的病，身体浮肿，发热，汗出口渴，症状好象风水，汗液沾染着衣服，颜色正黄，象黄柏汁，脉沉。

问：黄汗的病，是怎么引起的呢？师说：因为出汗时进入水中洗澡，水从汗孔渗入肌肤而得了这个病，可用黄芪芍药桂枝苦酒汤主治。

黄汗病，两胫自当冷。假如两胫发热，这是历节病。进食以后出汗，而且又时常夜晚睡时盗汗，这是荣气内虚。如果汗出后，反而发热，时间一久，皮肤必然干枯粗糙，象鳞甲交错一样。如果发热不止，一定会变生恶疮。如果身体沉重，汗出后感觉轻快的，时间一久，身体上的肌肉一定会跳动，而且牵引胸中疼痛，从腰以上一定会出汗，腰以下没有汗，腰部和髀上无力而疼痛，好象有东西在皮肤中，病势剧烈时不能进食，身体疼痛沉重，烦躁，小便不利，此为黄汗病，可用桂枝加黄芪汤主治。

寸口脉迟而涩，迟主寒、涩主血虚。趺阳的脉象微而迟，微主正气不足，迟主里有寒。里寒而又正气不足，于是手足发冷，手足发冷，则荣卫运行不利，荣卫运行不利，则腹胀满而肠鸣不止，寒气转入膀胱，如荣卫俱伤，阳气不通则身冷，阴气不通则骨疼。阳气先行而阴气不随之流行，就怕冷，阴气先行而阳气不能随行，就感到麻痹。阴气跟阳气互相结合，阴阳二气才能正常地流行，大气一流转，寒气就会消散，实证的邪气，由于随矢气而排出，虚证的邪气，随遗溺而排出，这种疾病，叫做气分。气分的疾病，心下坚硬象盘那样大，边象圆形的杯那样，这是由于水饮而发作的疾病，用桂枝去芍药加麻黄细辛附子汤主治，或用枳术汤主治。

［评介］

本篇主要摘抄自《金匮要略·水气病脉证并治第十四》，文字互有出入。论述了水肿、黄汗、气分病的病机、辨证治疗。首先，提出水气病有风水、皮水、正水、石水和黄汗，并指出其典型的脉证，对于上述诸病鉴别诊断具有重要意义。

有关黄汗症，临床虽不多见，历代医籍多有记载。黄汗不同于黄疸。依现代医学而论，黄疸常是肝胆疾病或多种感染性疾病的症状。而黄汗症现代仍然是不明原因的症候。也并不出现与黄疸症相应的肝胆损伤或其他感染。中医仍辨之为湿证或湿热之证。治疗仍沿用仲景方，亦有采用验方治之者。

本篇并论及泄风、痂癞病，但论述较简单。泄风为风在腠理而致汗泄的病症，《素问·风论》："外在腠理，则为泄风。"《类经·风证》："泄风者，表不固也。"《增补内经拾遗方论·泄风》："腠理为渗泄之门，风若中之，外不得入，内不得出，风搏汗泄，故名泄风。"此节经文云："风气相搏，风强则为隐疹，身体为痒，痒为泄风，久为痂癞。"痂癞，指皮肤所生之结疮痂癞病。初起在皮肤上出现边缘清楚的红色或浅色斑疹。继则形成环状斑片样，身有汗疮腥臭。久之可致肌肉萎缩，骨骼变形。该病依据症状描述类似于结核样麻风。关于麻风病，《内经》中已有记载，称为疠风。《素问·风论》："疠者，有荣气热胕，其气不清，故使鼻柱坏而色败，皮肤疡溃。风寒客于脉而不去，名曰疠风，或名曰寒热。"《灵枢·四时气》中尚记载了麻风病的针刺治疗，其云："疠风者，素刺其肿上。已刺，以锐针针其处，按出其恶气，肿尽乃止。常食方食，无食他食。"今录之以资参阅。

本篇还论述了水气病心水、肝水、肺水、脾水、肾水的临床证侯，并指出水肿病的治疗原则，“诸有水者，腰以下肿，当利小便。腰以上肿，当发汗乃愈”。为治疗水肿的大法，对于后世临床仍有指导意义。

## 平黄疸寒热疟脉证第九

［原文］

凡黄候[1]，其寸口脉近掌无脉，口鼻冷，并不可治。

脉沉，渴欲饮水，小便不利者，皆发黄。

腹满，舌痿黄躁[2]不得睡，属黄家。

师曰：病黄疸，发热烦喘，胸满口燥者，以发病时，火劫其汗[3]，两热相得[4]。然黄家所得，从湿得之，一身尽发热而黄，肚热，热在里，当下之。

师曰：黄疸之病，当以十八日为期[5]，治之十日以上为差，反剧为难治。

又曰：疸而渴者，其疸难治。疸而不渴者，其疸可治。发于阴部[6]，其人必呕，发于阳部[7]，其人振寒而发热也。

师曰：诸病黄家，但利其小便，假令脉浮，当以汗解之，宜桂枝加黄芪汤。又男子黄，小便自利，当与小建中汤。

黄疸腹满，小便不利而赤，自汗出，此为表和里实[8]。当下之，用大黄黄柏栀子芒硝汤[9]。

黄疸病，小便色不变，欲自利，腹满而喘，不可除热，热除必哕[10]，哕者，小半夏汤主之。

夫病酒黄疸，必小便不利，其候，心中热，足下热，是其证也。

心中懊侬而热，不能食，时欲吐，名曰酒疸[11]。

酒黄疸者，或无热，靖言了了[12]，腹满欲吐[13]，鼻燥，其脉浮者，先吐之。沉弦者，先下之。

酒疸，心中热欲吐者，吐之即愈。

酒疸，黄色，心下结实而烦。

酒疸下之，久久为黑疸，目青面黑，中心[14]如啖蒜齑状[15]，大便正黑，皮肤爪之不仁[16]。其脉浮弱，虽黑微黄，故知之。

寸口脉微而弱，微则恶寒，弱则发热，当发不发，骨节疼痛，当烦不烦，而极汗出。趺阳脉缓而迟，胃气反强。少阴脉微，微则伤精。阴气寒冷，少阴不足，谷气反强。饱则烦满，满则发热，客热消谷，发已腹饥，热则腹满，微则伤精，谷强则瘦[17]，名曰谷寒热。

阳明病，脉迟者，食难用饱，饱则发寒[18]。头弦者，必小便难，此欲作谷疸。虽下之，腹满如故，所以然者，脉迟故也。

师曰：寸口脉浮而缓，浮则为风，缓则为痹[19]，痹非中风，四肢苦烦[20]，脾色必黄，瘀热以行。

趺阳脉紧而数，数则为热，热则消谷，紧则为寒，食即腹满[21]，尺脉浮为伤肾，趺阳脉紧为伤脾，风寒相搏，食谷则眩，谷气不消，胃中苦浊[22]，浊气不流，小便不通。阴被其寒[23]，热流膀胱，身体尽黄，名曰谷疸[24]。

额上黑[25]，微汗出，手足中热，薄暮[26]则发，膀胱急，小便自利，名曰女劳疸[27]。腹如水状，不治。

黄家，日晡所发热，而反恶寒，此为女劳得之。膀胱急，少腹满，身尽黄，额上黑，足下热，因作黑疸。其腹胀如水状，大便必黑，时溏，此女劳之病，非水也，腹满不可治，硝石矾石散主之。

夫疟脉自弦也，弦数者多热弦迟者多寒，弦小紧者可下之[28]，弦迟者可温药，若脉紧数者[29]，可发汗针灸之，浮大者，可吐之，脉弦数者，风发也，以饮食消息止之[30]。疟病结为癥瘕，名曰疟母[31]，鳖甲煎丸主之。

疟但见热者，温疟也。其脉平，身无寒，但热，骨节疼烦，时呕，朝发暮解，暮发朝解，名曰温疟，白虎加桂枝汤主之。

疟多寒者，牡疟也[32]，蜀漆散主之。

**[注释]**

[1]黄候：指以发黄疸为主症的证候。

[2]舌痿黄躁：《金匮要略·黄疸病脉证并治第十五》作“舌痿黄燥”，为是。是指舌体萎缩，舌苔黄燥。

[3]火劫其汗：火劫，指烧针法，灸焫法，温熨法等。火劫其汗，指用以上诸法强行发汗。

[4]两热相得：两热，指病发之热和火劫法。相得，相结合。

[5]当以十八日为期：似指黄疸病的正常发病历程，在正常治疗情况下，十八日应出现好转。如不见好转而反加剧，为难治证候。下文“治之十日以上为差，反剧为难治”可证，亦与临床实践相符。一说黄疸为脾病，黄为脾土之色，土无定位，旺于四季之末各十八日，十八日为期，谓十八

日脾旺气至，虚者当复，实者可通。此以《素问·太阴阳明论》“脾不主时”作解，恐为臆说。

[6]发于阴部：似指黄疸发于体表阴侧面。一说发于里。

[7]发于阳部：似指黄疸发于体表阳侧面。一说发于表。

[8]表和里实：肌表调和而里为实证。

[9]用大黄黄柏栀子芒硝汤：《金匮要略·黄疸病脉证并治第十五》作：“宜大黄硝石汤”。

[10]热除必哕：指黄疸腹满者如用除热法必然产生哕的症状。哕，指恶心干呕，并发出呕哕之声。

[11]酒疸：黄疸病类型，与长期酗酒有关。类似现代医学酒精中毒性肝硬化出现的黄疸。

[12]靖言了了：靖，安定。靖言，语言平静。靖言了了，言精神清楚。了了，神定心清之貌。

[13]腹满欲吐：《金匮要略·黄疸病脉证并治第十五》作“小腹满欲吐”。

[14]中心：《金匮要略》及诸本均作“心中”，为确。心中实为胃脘部，又称心下。

[15]如啖蒜齑状：指心中有如同吃蒜末一样的感觉。实为胃脘部的一种烧灼感。俗称嘈心。

[16]皮肤爪之不仁：用爪甲抓搔皮肤没有知觉。

[17]谷强则瘦：似指食欲亢进而消瘦。

[18]饱则发寒：《金匮要略》及杨本、钱本、广本均作“饱则发烦”，缪本作“饱则发热”，待考。

[19]寸口脉浮而缓，浮则为风，缓则为痹：此段文字《金匮要略》“黄疸病”居于篇首，一般认为是论述黄疸病机。缓本为湿淤之脉。故“痹”字一般认为是闭阻之义。此指湿邪淤阻。

[20]痹非中风，四肢苦烦：痹不是因风邪而致的筋骨关节疾病，而是脾湿淤阻而致黄疸的前期病机，并兼四肢苦烦症状。

[21]腹满：《金匮要略》作“为满”，诸本均作“满也”。

[22]食谷则眩，谷气不消，胃中苦浊：进食后则有眩晕感，胃不化谷并有满腻感。胃中苦浊，是指胃不化谷，脾不散精而产生的浊腻厌食之感。

[23]阴被其寒：太阴脾受寒生湿。被，通披，此作感受解。

[24]谷疸：尤怡："病虽始于风寒，而实成于谷气耳"。古者所谓谷疸，似指黄疸病的某一类型常伴有消化不良，胃中满腻，厌油腻，厌食者。

[25]额上黑：前额晦暗，常为慢性肝病的阴黄，多为黄疸病重证。

[26]薄暮：傍晚，又称"日晡"之时。

[27]女劳疸：黄疸病类型之一。依下文"此为女劳得之"，可知此种黄疸病与"女劳"有关。女劳，古又称色劳。考之现代医学，慢性肝病及结核病的某一阶段，男女病人常有性欲亢进的表现，因此病中常有房室过频，古时常将此种类型的黄疸病称女劳疸。

[28]可下之：《金匮要略·黄疸病脉证并治第十五》作"下之差"。

[29]若脉紧数者：《金匮要略·黄疸病脉证并治第十五》作"若脉弦紧者"。

[30]以饮食消息止之：用调理饮食的方法斟酌治疗，可痊愈。消息，斟酌之义。

[31]疟母：疟疾可引起脾肿大。古称"疟母"。

[32]牡疟：疟疾的类型之一，以寒多热少为特征。

## [语译]

凡是黄疸证候，如果寸口部的寸脉无，口鼻冷，不容易治疗。

脉沉，口渴想饮水，如果小便不利，都有发黄的可能。腹部胀满，身体痿黄，烦躁而不能安睡，这是属于黄疸病的患者。

师说：患黄疸病，发热烦喘，胸满，口燥者，是因为发病的时候，用火强发其汗，热邪和火热两相结合，而发生的。但黄疸病多数从湿而得，一身皆发热而黄，肚子热，是热在里，应当用下法。

师说：黄疸病，应当以十八天作为痊愈的时期，治疗十天以上应好转，如果反而加重，那就难治了。

师又说：患黄疸而口渴者，这种黄疸难治，不渴者易治。病邪在里的，病人必然呕吐，在表的，病人感到寒战发热。

师说：凡患黄疸病，必须利其小便，如果脉浮，应当发汗解之，宜用桂枝加黄芪汤主治。男子患黄疸病，如果小便自利，应该用小建中汤治疗。

黄疸病腹部胀满，小便不利而色赤，自汗出，这是表和里实的证候，应当攻下，可用大黄黄柏栀子芒硝汤治疗。

黄疸病，小便颜色不变，泄泻，腹部胀满而气喘，这时不可清除热邪，否则热虽除，必定会引起发哕，发哕用小半夏汤治疗。

患酒黄疸的病人，必定小便不利，其证候是心中热和足下热，这是酒黄疸的证状。

心中懊侬不宁而感到烦热，不能饮食，常常想吐，叫做酒疸。

患酒黄疸的人，有的无热，很安静，言语不错乱，腹部胀满，想呕吐，鼻干燥。如果脉象浮的，可先用吐法。脉象沉弦的，可先用下法。

患酒疸的人，如果心中热，想呕吐，就用吐法治疗，可以痊愈。

患酒疸病，皮肤黄染，心下痞胀，实满而烦。

酒黄疸用下法以后，时间久了变为黑疸。病人目青面黑，心中象吃醃蒜的感觉，大便纯黑色，皮肤搔之也没有感觉。其脉象浮弱，皮肤虽黑还带有微黄，所以知道这是酒疸因误下之后而成的黑疸。

寸口脉微而弱，微则恶寒，弱则发热，当发热而不发热，则见骨节疼痛，当烦躁而不烦躁，则见大汗出。

趺阳脉缓而迟，胃气反强，少阴脉微，微主伤精，精血不足，肾阳衰微，阴寒内盛，脾阳应该不振，然而病人食欲反佳，但食饱则感到烦闷胀满而发热，这些都是邪热消谷，不是真的胃气强，所以发作后，腹感饥饿，食后发热腹满。从消谷善饥，脉微，可以悟出这是伤精为本，消谷是假象，所以越食越瘦，这病叫做谷寒热。

阳明病，脉象迟，是脾有寒不能消化食物，所以不能饱食，饱食就要发生怕冷。头眩，而且小便必难，这是形成谷疸的征象，虽然用了下法，腹部的胀满依然不减，其原因就是脉迟脾寒的缘故。

师说：寸口脉浮而缓，浮主风，缓主痹，这不是外邪的风痹证，乃是风热闭藏于脾内，脾主四肢，所以四肢感到不舒服，脾色必黄，瘀热遏郁在脾而行于外，就成为黄疸。

趺阳脉紧而数，数则为热，热善消化食物，紧则为寒，食即胀满，尺脉浮为伤肾。趺阳脉紧为伤脾。如风寒相互搏结，进食后就要感到头眩，谷气不消，胃中感到不清爽，浊气不向下流，引起小便不通利，少阴受到寒邪的侵袭，热流入膀胱，一身都发黄，名叫谷疸。

额上黑，微汗出，手足心热，到傍晚时候即发作，膀胱有急迫的感觉，小便通利，名叫女劳疸，假使腹部象水肿那样，便不能治愈了。

黄疸病，傍晚时候发热，而反恶寒，这是由于女劳而得病。膀胱感觉急迫，少腹胀满，全身发黄，额上黑色，足下热，因而成为黑疸。其腹胀如水肿样，大便必然是黑色，而且常常稀薄，这是女劳病，不是水病，如腹部胀满的，属难治，可用硝石矾石散主治。

患疟疾的，自当出现弦脉，假如脉弦数，多属热。脉弦迟，多属寒。脉弦而小紧，可用下法。脉弦迟象，可用温药治疗。脉紧数，可用针灸发汗。脉浮大，可用吐法。脉弦数属热极生风，应以调理饮食的方法治疗，疟病胁下结为癥瘕，名叫疟母，可用鳖甲煎丸主治。

疟疾单纯发热，是温疟。脉平，不恶寒，但发热，骨节疼痛，常呕，早晨开始发热，到傍晚缓解，傍晚开始发热，翌晨缓解，名叫温疟，可用白虎加桂枝汤主治。

疟疾发作时，怕冷时间长，称为牡疟，用蜀漆散主治。

[评介]

此节经文摘自《金匮要略·黄疸病脉证并治第十五》，文字互有出入。主要论述了黄疸病的不同类型、病因病机和典型表现，最后讨论了疟疾和疟母的病机和主要表现，并对以上诸证进行辨证论治，指明所用方药。

关于黄疸病，《金匮要略》分为黄疸、谷疸、酒疸、女劳疸、黑疸五种类型。其分型依据临床实际具有重要意义。

文中所谓黄疸一症，主要指没有出现谷疸、酒疸、女劳疸、黑疸等特殊症型的一般黄疸，临床最常见。依现代医学而论，主要为肝、胆、胰疾病，溶血以及多种感染性疾病。如钩端螺旋体病、疟疾、急性粟粒型结核病、大叶肺炎等。

所谓谷疸，即黄疸病过程中又兼“食即腹满”，“谷气不消”，以及“胃中苦浊，浊气不流，小便不通”等症。这也说明，谷疸所兼见的消化道症状较明显。

所论酒疸，实为长期嗜酒过度而致的酒精中毒性肝硬化所出现的黄疸。久之酒疸还可演变为黑疸，即为黄疸病后期的“阴黄”现象。其黑疸病的“大便正黑”可能是肝硬化门脉高压而致的内脏出血现象。

所论“女劳疸”一证，文中特别提及“此为女劳得之”。考之临床实际，慢性肝病的患者，在一定阶段常见性欲亢奋现象，患者常有房室过度。这可能是古人称这种黄疸为“女劳疸”的原因所在。

最后把疟疾一病归入黄疸一节共同讨论，这是因为疟疾病在发病过程中，常有黄疸的出现。文中所论“疟病结为癥瘕，名曰疟母”，实为由疟疾而致的脾肿大。这种脾肿大常呈持久性。

## 平胸痹心痛短气贲豚脉证第十

[原文]

师曰：夫脉当取太过与不及[1]，阳微阴弦[2]，则胸痹而痛[3]。所以然者？责其极虚也。今阳虚知在上焦，所以胸痹心痛者，以其脉阴弦故也。

胸痹之病，喘息咳唾，胸痹痛[4]，短气，寸口脉沉而迟，关上小紧数者，栝蒌薤白白酒汤主之。

平人无寒热[5]，短气不足以息[6]者，实也。

贲豚病者[7]，从小腹起，上冲咽喉，发作时欲死，复止[8]，皆从惊得。其气上冲胸腹痛，及往来寒热，贲豚汤主之。

师曰：病有贲豚，有吐脓，有惊怖，有火邪，此四部病皆从惊发得之。

[注释]

[1]脉当取太过与不及：太过，指超出平脉气势的阳性脉。不及，指不达平脉气势的阴性脉。另，《金匮要略·胸痹心痛短气病脉证并治第九》无“与”字。

[2]阳微阴弦：阳，依下文应指寸脉。阴，依下文应指关脉。

[3]则胸痹而痛：胸痹，指胸中阳气闭阻不通的证候。另，《金匮要略·胸痹心痛短气病脉证并治第九》“则”作“即”。

[4]胸痹痛：《金匮要略·胸痹心痛短气病脉证并治第九》及诸本均作“胸背痛”，为是。

[5]平人无寒热：平人，正常人，此指无病脉指征的人。无寒热，无寒象或热象表现。

[6]短气不足以息：指气短而呼吸频率略快，呼吸困难，胸中窒闷而

不相接续。

[7]贲豚病：贲，通奔。豚，古指小猪。奔豚病，患者自觉由下腹冲向咽喉的一股逆气，有如小猪上奔。类似现代医学胃肠神经官能症的一种自觉症状。

[8]复止：《金匮要略·奔豚气病脉证并治第八》作“复还止”，为是。复还止，指奔豚气下还而休止。

[语译]

师说：诊脉应当注意它的太过与不及，如见寸脉微尺脉弦，主胸中闭塞而痛。为什么这样说呢？因为关键问题在于上焦阳气的极虚，而形成胸痹心痛证。阳虚于上故阳脉微，阴盛于下故阴脉弦。阴盛于下阳虚于上，就成为胸痹心痛证。

胸痹病，呼吸迫促，咳嗽、吐痰，胸部痹痛，气短，寸口脉沉而迟，关脉小紧数，用栝蒌薤白白酒汤主治。

正常的人，没有恶寒发热的现象，突然见到气急短促呼吸不利，多是实证。

贲豚病，自觉有一股气从小腹部开始向上冲到咽喉，严重者连呼吸都有困难，好象将要致命的样子，但是发作过后，又与未发病前一样，这种病是由于惊恐等情志刺激而引起的。贲豚病发作时，有气上冲胸，腹部作痛，同时伴有往来寒热证状，可用贲豚汤主治。

师说：疾病有贲豚，有吐脓，有惊怖，有火邪，这四种病，都是从惊恐等情志刺激而引起的。

[评介]

本篇讨论胸痹、心痛、短气和贲豚脉证。指出胸痹、心痛的病机是上焦虚寒，下焦阴盛，脉象表现为阳脉微、阴脉弦，治疗以通阳散寒，理气和胃为法，栝蒌薤白白酒汤主治。

贲豚，亦作奔豚，又称奔豚气。其证从少腹上冲心下或咽喉，如豚之奔走，故名。《金匮要略·奔豚气病脉证治》：“奔豚病从少腹起上冲咽喉，发作欲死，复还止，皆从惊恐得之。”，本篇主要摘抄《金匮要略》，认为贲豚病的成因，主要是从惊恐得之。而《难经·五十四难》指出：“肾之积，名贲豚，发于少腹，上至心下，若豚状，或上或下无时，久不已，令人喘逆，骨痿，少气。”《灵枢·邪气脏府病形》：“肾脉急甚为骨癫疾，微急为沉厥，奔豚。”《杂病源流犀烛·肾病源流》：“谓奔豚皆由肾虚，脾家湿邪下传客肾所致。治宜补气健脾，辛温散结，选用奔豚丸或增损五积丸。皆谓其病与肾有关，《难经集注》杨玄操注，谓肾积与奔豚气两病不同，肾积病状似豚而上冲心，奔豚气则并非积病，二者名同疾异。这就要求我们临证时要把握好病因病机，辨证施治，不能被症状所迷惑。中医所谓“奔豚”现象，现代医学可见于多种疾病，如肠管痉挛、胃肠神经官能症、消化道肿瘤、美尼尔氏综合征等。治疗时在沿用古方的同时，还灵活辨证与辨病而施治。

## 平腹满寒疝宿食脉证第十一

[原文]

趺阳脉[1]微弦，法当腹满，不满者，必下部闭塞，大便难[2]，两胠[3]（一云脚）疼痛，此虚寒从下上也，当以温药服之。病者腹满，按之不痛为虚[4]，痛者为实[5]，可下之。舌黄未下者，下之黄自去。腹满时减，减复如故[6]，此为寒，当与温药。

趺阳脉紧而浮，紧则为痛，浮则为虚，虚则肠鸣，紧则坚满。

脉双弦而迟者，必心下坚，脉大而紧者，阳中有阴也，可下之。

病腹中满痛为实，当下之。

腹满不减，减不足言[7]，当下之[8]。

病腹满，发热十数日，脉浮而数，饮食如故，厚朴三物汤[9]主之。腹满痛，厚朴七物汤主之[10]。

寸口脉迟而缓，迟则为寒，缓则为气，气寒相搏，转绞而痛。

寸口脉迟而涩，迟为寒，涩为无血。

夫中寒家喜欠，其人清涕出，发热色和者，善嚏。中寒其人不利[11]，以里虚也，欲嚏不能，此人肚中寒(一作痛)。

夫瘦人绕脐痛，必有风冷，谷气不行，而反下之，其气必冲，不冲者，心下则痞。

寸口脉弦者，则胁下拘急而痛，其人啬啬恶寒也。

寸口脉浮而滑，头中痛。

趺阳脉缓而迟，缓则为寒，迟则为虚，虚寒相搏，则欲食温，假令食冷，则咽痛。

寸口脉微，尺中紧而涩，紧则为寒，微则为虚，涩则血不足，故知发汗而复下之也。紧在中央，知寒尚在，此本寒气，何为发汗复下之耶?

夫脉浮而紧[12]，乃弦，状如弓弦，按之不移。脉数弦者，当下其寒。

胁下偏痛[13]，其脉紧弦，此寒也。以温药下之，宜大黄附子汤。

寸口脉弦而紧，弦则卫气不行，卫气不行，则恶寒，紧则不欲食，弦紧相搏，此为寒疝。

趺阳脉浮而迟，浮则为风虚，迟则为寒疝，寒疝绕脐痛，若发则自汗出，手足厥寒[14]。其脉沉弦[15]者，大乌头汤[16]主之。

问曰：人病有宿食[17]，何以别之？师曰：寸口脉浮大，按之反涩，尺中亦微而涩，故知有宿食。

寸口脉紧如转索[18]，左右无常者[19]，有宿食。

寸口脉紧，即头痛风寒，或腹中有宿食不化。

脉滑而数者，实也，有宿食，当下之[20]。

下利不欲食者，有宿食，当下之。

大下后六、七日不大便，烦不解，腹满痛，此有燥屎也，所以然者？本有宿食故也。宿食在上管，当吐之[21]。

**[注释]**

[1]趺阳脉：足背部动脉。

[2]不满者，必下部闭塞，大便难：《金匮要略·腹满寒疝宿食病脉证并治第十》作“不满者，必便难”。

[3]两胠：指两腋下部位。胠，音区（qū），指腋下部位。

[4]按之不痛为虚：即没有压痛者为虚证。

[5]痛者为实：即有压痛者为实。

[6]腹满时减，减复如故：《金匮要略·腹满寒疝宿食病脉证并治第十》作“腹满时减，复如故”，为是。意为腹部胀满而时有减轻，而随即复又胀满。

[7]减不足言：指腹满略有减轻而不足以减轻痛苦。不足言，即谈不上减轻痛苦。

[8]当下之：《金匮要略·腹满寒疝宿食病脉证并治第十》作“当须下之，宜大承气汤”。

[9]厚朴三物汤：《金匮要略·腹满寒疝宿食病脉证并治第十》作“厚朴七物汤”。

[10]腹满痛，厚朴七物汤主之：《金匮要略·腹满寒疝宿食病脉证并治第十》无。另有“痛而痹者，厚朴三物汤主之”。

[11]其人不利：《金匮要略》及诸本均作“其人下利”。

[12]脉浮而紧：《金匮要略·腹满寒疝宿食病脉证并治第十》作“其脉数而紧”。

[13]胁下偏痛：《金匮要略·腹满寒疝宿食病脉证并治第十》作“胁下偏痛发热”。

[14]手足厥寒：即手足逆冷。

[15]沉弦：《金匮要略·腹满寒疝宿食病脉证并治第十》作“沉紧”。

[16]大乌头汤：《金匮要略·腹满寒疝宿食病脉证并治第十》作“大乌头煎”。

[17]人病有宿食：《金匮要略·腹满寒疝宿食病脉证并治第十》此下有“大承气汤主之”。

[18]脉紧如转索：指脉紧而坚挺。

[19]左右无常者：指左右手脉无常形。

[20]有宿食，当下之：《金匮要略·腹满寒疝宿食病脉证并治第十》作“此有宿食，下之愈，宜大承气汤”。

[21]当吐之：《金匮要略·腹满寒疝宿食病脉证并治第十》此下有“宜瓜蒂散”。

## [语译]

趺阳脉微弦，理该腹部胀满，如果不胀满，必然下部闭塞，大便难通，两胁部疼痛，这是虚寒从下上逆的缘故，应当用温药治疗。病人腹部胀满，按之不痛的属虚证；痛的属实证，可攻下。舌苔黄，而且还没有用过攻下药的，一用攻下，舌苔黄色自然会退去的。腹部胀满，有时感觉减轻，一会儿又胀满如前，这是寒邪所引起的，当用温药治疗。

趺阳脉紧而浮，紧主痛，浮主虚，虚则肠鸣，紧则腹部坚满。

两手脉象弦而迟，一定会出现心下坚硬。如果脉象大而紧，这是属于阳中有阴，可用下法。

病人腹部胀满，兼有疼痛的，属于实证，应当用攻下法治疗。

腹部胀满，没有减轻的趋势，或者即使有减轻，亦无明显的感觉，还应当用攻下法治疗。

病人腹部胀满，发热十数日以上，脉象浮数，饮食如常，用厚朴三物汤主治。腹部胀满又疼痛的，用厚朴七物汤主治。

寸口脉迟而缓，迟主寒，缓主气，气与寒相搏结，腹中则见绞转样的疼痛。

寸口脉迟而涩，迟主寒，涩主血不足。

中气虚寒的人，喜欢打呵欠，假使病人有清涕流出，发热而面色平和的，是属新感，必定容易打喷嚏。病人虚寒大便泄泻，这是因为里虚，病人要打喷嚏，又打不出来，因病人肚子里有寒气。

瘦弱的人，脐部周围疼痛，是受了风冷而大便不通，若反用下法，腹中之气必向上冲，如不上冲，会发生心下痞满。

寸口脉弦，应两胁拘急疼痛，病人有啬啬怕冷的现象。

寸口脉浮而滑，主头部疼痛。

趺阳脉缓而迟，缓主寒，迟主虚，虚寒相搏于内，病人爱吃热的食物，如果食冷会咽痛。

寸口脉微，尺部脉紧而涩。紧主寒，微主虚，涩主血不足。应该知道，这是发汗后，复行攻下的缘故。因为紧脉在中央，故知寒气还在，这病本来是寒气所致，怎能用发汗而又攻下呢？

病人脉浮而紧，乃似弦状，这种弦状象弓弦那样硬直，重压也不会移动。如脉数弦，当用温下法以去其寒。

胁下偏痛，脉紧弦，这是寒实证，当用温下药治疗，以大黄附子汤为宜。

寸口脉弦而紧，弦是卫外的阳气不行，由于卫外阳气不行，所以怕冷，紧为胃阳衰，故不欲食，弦紧相搏则发生寒疝病。

趺阳脉浮而迟，浮主风主虚，迟主寒疝，寒疝发作时，环绕脐部周围疼痛，发作时往往自汗出，手足厥冷。如脉象沉弦的，用大乌头汤治疗。

问：病人有宿食症状，怎样辨别呢？师答：寸口的脉浮大，重按，反见涩象，尺部脉象也出现微弱而涩，所以知道腹内有宿食。

寸口脉紧，象转动绳索那样，左右不定，是有宿食的象征。

寸口脉紧，可见于头痛风寒，或是腹中有宿食不化的缘故。

脉滑而数的，属实证，是有宿食，应当用攻下法来治疗。

下利而不喜欢吃东西，这是有宿食，应当用攻下法来治疗。

大攻下后六、七天，大便不通，心烦不解，腹部胀满疼痛，这是有燥屎在肠里，导致这病的原因，是尚有宿食在里的缘故。

不消化的食物停留在上脘的，应当用吐法治疗。

[评介]

本篇主要摘自《金匮要略·腹满寒疝宿食病脉证治》，文字略有出入，主要论述了腹满寒疝宿食三种疾病的脉证，鉴别及治疗的方药，三者均系腹部胃肠的疾患，多有腹满腹痛，但三者病机不同，腹满，是以腹中胀满为主证；寒疝，以腹痛为主，为伤于寒；宿食，满而兼痛，为伤于食。可以通过其腹痛与不痛，满与不满，绕脐痛或胁下偏痛等辨证要点，结合脉象表现，辨明其病位，病机，来施于方药，遵循了中医学辨证论治的思想，指导临证治疗。

所谓疝，在古医籍中出现的频率极高，这是因为疝病在临床为多发病和常见病。在《五十二病方》中记有多则治疝的方法。《内经》中记述的疝病主要有两种，一是狐疝，一般指小肠疝气，为小肠脱入阴囊。另一种是㿉疝，指男子睾丸肿大而硬的病变，多为睾丸结核。另外，女子有腹股沟疝。小儿还有脐疝。《巢氏病源》中记有七疝，后世常因循“七疝”之说，但互有出入。在非手术治疗的古代，疝病可谓高发病。此病现代临床成人患者已极少见。小儿虽常见，但大多都有有效方法解决。

古书所记载的疝病中，小肠疝气最多见。主要是小肠脱入阴囊。阴囊中的温度较腹腔要偏低，且散热较快，故疝气的主要症状是阴冷坠痛。这也是古人称为“寒疝”的道理所在。在一般情况下，坠脱入疝囊的小肠可随体位的改变而回纳入腹腔。有诸多因素可影响小肠回纳困难，可导致疝气嵌顿，进而形成肠梗阻，即现代临床由嵌顿疝引发的急腹症。在古时非手术条件下常引起死亡。这可能为《素问·五脏生成篇》所称的厥疝。后世张从正对厥疝主张用下法，考其机理，有一定道理。

## 平五脏积聚脉证第十二

［原文］

问曰：病有积[1]，有聚[2]、有系（系一作谷，下同）气[3]，何谓也？师曰：积者，脏病也，终不移。聚者，腑病也，发作有时，展转痛移，为可治。系气者，胁下痛，按之则愈，愈复发为系气[4]。夫病已愈，不得复发，今病复发，即为系气也[5]。

诸积大法，脉来细而附骨者，乃积也（细一作结）。寸口，积在胸中。微出寸口，积在喉中。关上，积在脐旁。上关上，积在心下。微下关，积在少腹。尺，积在背气街[6]。脉出在左，积在左。脉出在右，积在右。脉两出[7]，积在中央，各以其部处之[8]。

诊得肺积，脉浮而毛，按之辟易[9]，胁下气逆，背相引痛[10]，少气，善忘。目瞑[11]，皮肤寒，秋差夏剧[12]，主皮中时痛，如蝨缘之状[13]，甚者如针刺，时痒，其色白。

诊得心积，脉沉而芤[14]，上下无常处，病胸满悸，腹中热，面赤嗌干，心烦，掌中热，甚即唾血，主身瘈疭[15]，主血厥[16]，夏差冬剧，其色赤。

诊得脾积，脉浮大而长，饥则减，饱则见，膜起与谷争[17]。减，心下累累如桃李，起见于外，腹满呕泄，肠鸣，四肢重，足胫肿，厥不能卧起，主肌肉损，其色黄。

诊得肝积，脉弦而细，两胁下痛，邪走心下，足肿寒，胁痛引小腹，男子积疝[18]，女子瘕淋[19]，身无膏泽[20]，喜转筋，爪甲枯黑，春差秋剧，其色青。

诊得肾积，脉沉而急，苦脊与腰相引痛，饥则见，饱则减，小腹里急，口干，咽肿伤烂，目䀮䀮[21]，骨中寒，主髓厥，善忘，其色黑。

寸口脉沉而横[22]者，胁下及腹中有横积痛，其脉弦，腹中急痛，腰背痛相引，腹中有寒，疝瘕。

脉弦紧而微细者，癥[23]也。夫寒痹癥瘕积聚之脉，皆弦紧，若在心下，即寸弦紧。在胃管，即关弦紧。在脐下，即尺弦紧（一曰：关脉弦长，有积在脐左右上下也）。

又脉癥法，左手脉横，癥在左，右手脉横，癥在右。脉头大者在上，头小者在下。

又法，横脉见左，积在右；见右，积在左。偏得横实而滑[24]，亦为积，弦紧亦为积，为寒痹，为疝痛。

内有积不见脉，难治，见一脉相应，为易治，诸不相应，为不治。

左手脉大，右手脉小，上病在左胁，下病在左足。右手脉大，左手脉小，上病在右胁，下病在右足。

脉弦而伏者，腹中有癥，不可转也，必死不治。

脉来细而沉，时直者[25]，身有痈肿，若腹中有伏梁[26]。

脉来小沉而实者，胃中有积聚，不下食，食即吐。

［注释］

[1]积：即积而为病，古指五脏之病，实质为有固定形态，固定部位的有形之病。

[2]聚：即聚而为病，古指六腑之病，实质为时而发作，可聚可散，形态部位均无常态之病。

[3]系气：小注系一作谷。系气是指胁下痛按之则痛息，但又时时复发的疾病。

[4]愈复发为系气：《金匮要略·五脏风寒积聚病脉证并治第十一》无“愈”字。

[5]夫病已愈，不得复发，今病复发，即为系气也：《金匮要略·五脏风寒积聚病脉证并治第十一》无此十七字。

[6]尺，积在背气街：《金匮要略·五脏风寒积聚病脉证并治第十一》作“尺中，积在气冲”。

[7]脉两出：指脉来细而附骨见于左右两脉。

[8]各以其部处之：指各以脉象分主的脏腑来对待。

[9]辟易：本作退避、退却解。按之辟易似指脉虚软无力、轻浮如毛时，重按则指下有退缩之感。

[10]背相引痛：此指疼痛从胁部牵涉到背部。

[11]目瞑：指两目昏眩难睁。

[12]秋差夏剧：秋天好转而夏天病剧。差，通瘥，愈也。

[13]如蝨缘之状：如同虱虫在身体上爬行的感觉。缘，攀援爬行。

[14]脉沉而芤：芤脉为浮大中空，如按葱叶状，脉沉而芤似不可解，

疑“沉”为“浮”之误。

[15]瘈疭：肢体抽搐，为内风之证。依上下文义，应指血虚生风。

[16]血厥：血虚而四肢厥逆。类似失血性休克。

[17]膜起与谷争：膜起，胀满凸起。与谷争，积气与谷食之气交争。

[18]积疝：似是腹股沟疝。

[19]瘕淋：似指女子月经及小便异常。

[20]身无膏泽：指皮肤枯涩而无光泽。

[21]目𥉂𥉂：两目昏暗不明。

[22]寸口脉沉而横：似指寸口部脉体沉伏而失之端直。

[23]癥：指有常形有常位的有形之病。

[24]实而滑：诸本均作“洪滑”。

[25]时直者：脉体时而挺直。

[26]伏梁：腹腔病名，如条索状硬结，深伏于腹腔。

## [语译]

问：病有积、有聚、有系气，这是怎么讲呢？师说：积是属于五脏的疾病，它始终在发病地方而不移动。聚是属于六腑的疾病，有时发现，没有固定的部位，转移作痛，这种病是可以治好的。系气病是胁下疼痛，用手按它就会好转，仍会复发，为系气。凡病已经痊愈，就不再发作，现在病又复发作，就算是系气了。

诊断诸积的主要方法是脉象沉细，重按到骨才扪得到，这是积病。再从寸口三部脉象的变化，可以诊断出积病所在部位。如沉细脉见于寸部，是积在胸中。稍超出寸口，是积在喉中。见于关部，是积在脐旁。见于关的前部，是积在心下。见于关的稍下部位，是积在少腹，见于尺部，是积在肾或气衝。总的说来，这种脉见于左三部的，积在左，见于右三部的，积在右，并见于左右三部的，积在中央，各按脉象所表现的部位，结合症状作出诊断，予以处理。

诊断为肺积的病人，则见脉象浮而软，以手按下，脉随之退却下陷，而无冲抗力量，胁下有气上冲，背部互相牵引而痛，呼吸短促，遇事易忘，眼欲闭，皮肤寒，秋天病瘥，夏天病剧，并见到皮肤时常疼痛，好象蝨子爬行样子，严重者好象针刺一样，时常发痒，肤色白。

诊断为心积的病人，则见脉象沉而芤，有时上下无常处，胸满闷，心动悸，腹中热，面色赤，咽部干，心中烦，掌中热，严重的唾中带血，并可见到身体的筋脉拘急和弛缓，出血多时会发生昏厥，夏天病瘥，冬天病加剧，肤色赤。

诊断为脾积的病人，则见脉象浮大而长，饥饿时则见减少，吃饱后则见胀大，随着饮食的多少而见胀大或减小，心下累累重积如桃李，站起时则可从外面看到这种形象，腹部满胀，呕吐，泄泻，肠鸣，四肢沉重，足胫肿冷，不能卧起，主肌肉瘦，肤色黄。

诊断为肝积的病人，则见脉象弦细，两胁下疼痛，邪气内窜，使疼痛部位斜向心下沿传，足肿大寒冷，胁痛牵引到小腹，男子积疝气，女子瘕聚淋浊，皮肤干燥不润泽，常转筋，爪甲枯干发黑，春天病瘥，秋天病加剧，肤色青。

诊断为肾积的病人，则见脉象沉急，患脊部与腰部互相引痛，饥饿时发作，饱时缓解，小腹部拘急，口干，咽部肿大并溃烂，眼睛视物不明，骨里寒冷，主髓海空虚而昏厥，常忘事，肤色黑。

寸口脉沉，搏指弦而有力，是胁下和腹部有坚硬积块疼痛。脉弦，腹中拘急疼痛，腰背疼痛相引，腹中有寒气，是疝病和瘕痛。

脉弦紧而微细，是癥的病。凡寒痹、癥、瘕、积、聚的脉，都是弦紧。如果这病位在心下，就出现寸口弦紧。如果病位在胃脘，就出现关脉弦紧。如果病位在脐下，就出现尺脉弦紧。

还有一种癥病的脉诊方法，是左手脉搏指有力，癥在左边，如果右手脉搏指有力，癥在右边。寸部脉大的，癥在上部，寸部脉小的，癥在下部。

又一种诊脉的方法，凡是搏指有力在左手，积病在右边。脉见于右手，积病在左边。单纯得洪实滑的脉，也是积病。弦紧的脉，也是积病，或者是寒痹，或者是疝痛。

体内有积病，而不反映在脉象，这病难治。出现一种脉，和病相应的，病属容易治疗。凡是脉和病毫不相应的，就不易治疗。

左手脉大，右手脉小，如果病在上，则常见于左胁。如果病在下，则常见于左足。右手脉大，左手脉小，如果病在上，则常见于右胁。如果病在下，则常见于右足。

脉弦而伏的，病人腹中有癥病，如按之坚硬不能转动的，必定会死，不治。

脉细沉，有时有强直之象，病人身上当有痈肿，腹中或有伏梁。

脉小兼沉而实，胃中当有积聚病，不能纳食，食入即吐。

[评介]

本节经文源自《灵枢·五变》、《灵枢·百病始生》、《难经·五十五难》、《金匮要略·五脏风寒积聚病脉证并治第十一》。但从资料丰富程度而论，又超出以上诸书。

本文主要论述积病、聚病及系气病的病证表现、脉法及三种病的鉴别诊断。论事详明，有重要临床意义。

关于积聚病，《内经》常笼统论之。主要指某些有形迹可循而伴有疼痛胀满的病证。《难经·五十五难》对积聚的认识，其内涵的严谨性和科学性已超出了《内经》，即积和聚有严格的界定。其云：“积者，阴气也；聚者，阳气也。故阴沉而伏，阳浮而动。气之所积名曰积；气之所聚名曰聚。故积者，五脏所生；聚者，六腑所成也。积者，阴气也，其始发有常处，其痛不离其部，上下有所终始，左右有所穷处；聚者，阳气也，其始发无根本，上下无所留止，其痛无常处，谓之聚。故以是别知积聚也。”我们依据《难经》的解释，积病属阴，为五脏病范畴。其特点是形迹明显，部位固定，界限分明，疼痛在发病部位上，且呈持久性。而聚病则形迹不明显，部位不固定，界限不分明，且可聚可散呈现阵发性。

本文所论五脏之积，不知出处，部分文字散见《内经》。是为珍贵的临床文献资料。详述五脏之积的发病和诊断。但积和聚又有不分之嫌。

本文所论系气，源出《金匮要略·平五脏积聚脉证第十二》，但“系气”作“谷气”。依据文理考证，“系气”为是。《金匮》文疑传抄之误。考之“系”字，有连结之义。“系气”传指结于胁下的积气。特点是固定于胁下，疼痛，按之则痛愈，但又有愈而复发的表现。

关于积聚之病，《灵枢·百病始生篇》论之最详，但缺乏脉诊资料。本文对于积聚病不但分证清晰，且脉诊详明。补充了《内经》、《难经》的不足。

## 平惊悸衄吐下血胸满瘀血脉证第十三

**[原文]**

寸口脉动[1]而弱，动则为惊，弱则为悸。

趺阳脉微而浮，浮则胃气虚，微则不能食，此恐惧之脉[2]，忧迫所作[3]也。惊生病者，其脉止而复来[4]。其人目睛不转，不能呼气[5]。

寸口脉紧，趺阳脉虚[6]，胃气则虚。寸口脉紧，寒之实也，寒在上焦，胸中必满而噫。胃气虚者，趺阳脉浮，少阳脉紧，心下必悸，何以言之？寒水相搏，二气相争，是以悸。

脉得诸涩濡弱，为亡血。

寸口脉弦而大，弦则为减，大则为芤，减则为寒，芤则为虚，寒虚相搏，此名为革，妇人则半产漏下，男子则亡血。

亡血家，不可攻其表[7]，汗出则寒栗而振。

问曰：病衄连日不止，其脉何类？师曰：脉来轻轻在肌肉，尺中自溢（一云：尺脉浮），目睛晕黄[8]，衄必未止，晕黄去，目睛慧了[9]，知衄今止。

师曰：从春至夏发衄者太阳，从秋至冬发衄者阳明。

寸口脉微弱，尺脉涩弱，则发热，涩为无血，其人必厥，微呕，夫厥当眩不眩，而反头痛，痛为实，下虚上实，必衄也。

太阳脉大而浮，必衄吐血。

病人面无血色，无寒热，脉沉弦者，衄也。

衄家，不可发其汗，汗出必额上促急而紧[10]，直视而不能眴[11]，不得眠。

脉浮弱，手按之绝者，下血，烦咳[12]者，必吐血。寸口脉微而弱，气血俱虚，男子则吐血，女子则下血。呕吐、汗出者，为可治。

趺阳脉微而弱，春以胃气为本，吐利者为可，不者，此为有水气，其腹必满，小便则难。

病人身热，脉小绝者吐血，若下血，妇人亡经，此为寒。脉迟者，胸上有寒，噫气喜唾。

脉有手阳[13]趺阳少阴脉皆微，其人不吐下，必亡血。

脉沉为在里，荣卫内结，胸满必吐血。

男子盛大，其脉手阳微，趺阳亦微，独少阴浮大，必便血而失精。设言淋者，当小便不利。

趺阳脉弦，必肠痔下血。

病人胸满，唇痿，舌青，口燥，其人但欲漱水，不欲咽，无寒热，脉微大来迟，腹不满，其人言我满，为有瘀血，当出汗不出，内结亦为瘀血。病者如热状，烦满，口干燥而渴，其脉反无热，此为阴伏，是瘀血也，当下之。

下血，先见血，后见便，此近血也。先见便，后见血，此远血也。

**［注释］**

[1]脉动：似指脉势紊乱、节律不整。

[2]恐惧之脉：受惊恐而致的脉律紊乱。

[3]忧迫所作：指脉律紊乱是由恐惧忧迫之情感所致。

[4]其脉止而复来：指脉律不规整，脉象结代。

[5]其人目睛不转，不能呼气：指受惊后的瞠目之状，并有呼吸气息不匀。另，此句廖本、钱本、朱本、张本均作“其人目睛不了了”。

[6]趺阳脉虚：缪本、杨本、广本、钱本均作“趺阳脉浮”，依据下文，脉虚为是。

[7]亡血家，不可攻其表：《金匮要略·惊悸吐衄下血胸满瘀血病脉证并治第十六》作“亡血，不可发其表”。

[8]目睛晕黄：指目睛外周有一轮黄晕。

[9]目睛慧了：指目睛晕黄退去而转为有神。

[10]汗出必额上促急而紧：《金匮要略·惊悸吐衄下血胸满瘀血病脉证并治第十六》作“汗出必额上陷，脉紧急”，为是。

[11]直视而不能眴：瞠目直视状。眴，同瞬。

[12]烦咳：张本、廖本、朱本均作“频咳”，为是。

[13]手阳：广本、杨本、缪本均作“阴阳”，下同。

## [语译]

寸口脉动而弱，动主惊，弱主悸。

趺阳脉微而浮，浮主胃气虚，微主不能食，这是恐惧的脉象，是由于心怀忧虑所致。如果因惊恐而致病，脉则出现止而复来的现象，以及病人目不转睛，呼气困难的症状。

寸口脉紧，趺阳脉虚，是胃气虚弱的表现。

寸口部脉紧，这是寒实的脉象。如果寒在上焦，病人胸部一定感到胀满而噫气。胃气虚，右关脉象是浮的。左关脉紧，一定会出现心悸。为什么会出现心悸呢？因为寒水相搏，水气和寒气相争，所以出现心悸。

失血的病人，寸口脉多见涩而濡弱。

寸口脉弦而大，弦而衰减的脉，为寒的现象，大而中空如芤的脉，为虚的现象，如虚和寒的脉象合并起来，则名为革脉，在妇女主患小产或漏下症，在男子主患失血。

失血的病人，不可发表，汗出便会产生怕冷发抖和全身振颤。

问：鼻衄连日不止，这种病的脉象应属哪一类？师说：脉浮取、中取均无力，按到尺部见上溢的浮象，眼圈晦黄，可以知道衄还不能止，当眼圈晦黄消失时，眼睛明晰，就知道鼻衄现已停止。

师说：从春季到夏季发生鼻衄病的属太阳，从秋季到冬季发生鼻衄病的属于阳明。

寸脉微弱，尺脉涩弱，则发热，涩脉主血虚，这样的病人一定会出现厥逆、微呕的症状。应当兼见目眩而没有出现目眩，而反见头痛，痛症属实，这属下虚上实，必然会出现鼻衄症状。

太阳脉大而浮，必然会出现鼻衄、吐血。

病人的颜面上没有红润光泽的血色，没有恶寒发热，脉沉弦的，主鼻衄。

鼻衄的病人，不可发汗，出汗以后，病人会感觉额上绷急而紧束，眼睛直视，眼珠不能转动，而且不得眠。

脉浮弱，用手指重按时就感觉没有脉，这种情况多见于下血。心烦而又频频咳嗽的，必然吐血。如果寸口部脉象微而弱，这是气血俱虚，在男子就发生吐血，在女子就会发生下血。出现呕吐汗出的，尚属可以治疗。

趺阳脉微而弱，春天以胃气为本，虽病吐利尚易治。否则，这是有水气停留。病人腹部必然胀满，小便困难。

病人发热，如果脉微小欲绝，则会伴有吐血或下血，妇人停经等，这都是寒凝所致。如果脉迟，病人噫气，喜欢吐痰涎，这是因为胸上有寒饮所致。

寸口、右关、尺中三部脉都是微的，如病人没有呕吐，下利，就是由于失血。

脉沉是病在里，荣卫内结，如见胸满，就会吐血。

男人身体高大，寸口与右关脉都是微弱，唯尺脉浮大，一定会出现便血、失精等症状。假设病人说小便有淋急，当会出现小便不利。

右关脉弦，一定会出现痔疮出血。

病人胸部胀满，唇色不荣，舌质发青，口里觉得干燥，只想漱水而不想把水咽下去，没有寒热现象，脉搏微大而迟，腹部并不胀满，但病人自己却说肚子有胀满的感觉，这是因为有瘀血。病当出汗而不出汗，郁结于内，也会形成瘀血。病人象有热的样子，有心烦胸满口中干燥而渴等症状，但反而不见热证脉象，这是热伏于阴，是有瘀血，应当攻下。

下血，先见血，而后见大便，这是近血。先见大便，而后见血，这是远血。

［评介］

本篇摘自《金匮要略·惊悸吐衄下血胸满瘀血病脉证治第十六》，但内容互有出入。从篇题可知所论以血证为主，包括吐血、衄血、下血和瘀血。惊悸、胸满乃中医所谓心异常之见证，而心与血密切相关，故合为一篇共述之。本篇主要涉及了三种诊脉法，即寸口诊法、趺阳诊法、少阴诊法。趺阳为足阳明胃脉在足背冲阳穴处。胃为后天之本，诊趺阳脉可以候知脾胃之气。仲景应用趺阳诊脉法者甚多，常见脉象有十三种，即浮、数、浮数、浮芤、浮涩、沉数滑、滑紧、微紧、紧数、微弦、伏、伏涩等。少阴指足少阴肾脉位于太溪穴处。但亦有指手少阴心脉之神门穴者，脉之可候心气盛衰。少阴脉常见有细、紧、沉、滑数、弱涩、浮弱等六种脉象，甚者则现其脉不至。本篇提出了辨远近血之法，即先血后便为近血，先便后血为远血。而远近是以肛肠为坐标，远血为上消化道出血，近血为下消化道出血，一般在肛肠附近。此法至今仍被广泛用之于临床。

本篇认为噫气（即嗳气）其病因为寒，病位在于胸中。而《素问·宣明五气论》认为："五气所病，心为噫"。《素问·口问》亦有"人之噫者，何气使然？岐伯曰：寒气客于胃，厥逆从下上散，复出于胃，故为噫。"说明《内经》认为噫气的发生与心胃关系密切。进一步明确了病位，指明了胸脘的脏腑主要为心与胃。故于临床治疗噫时，当明辨病位在心还是在胃，有的放矢地进行施治。不可只知噫为胃气上逆，见噫则一味降胃气。

## 平呕吐哕下利脉证第十四

［原文］

呕而脉弱，小便复利，身有微热，见厥者[1]，难治。

趺阳脉浮者，胃气虚，寒气在上，暖气在下，三气相争，但出不入，其人即呕而不得食，恐怖而死，宽缓即瘥[2]。

夫呕家有痈脓者，不可治呕，脓尽自愈。

先呕却渴者，此为欲解。先渴却呕者，为水停心下，此属饮家[3]。

呕家本渴，今反不渴者，以心下有支饮也[4]。

问曰：病人脉数，数为热，当消谷引食，而反吐者，何也？师曰：以发其汗，令阳微，膈气虚，脉乃数，数为客热，不能消谷，胃中虚冷，故吐也。

阳紧阴数[5]，其人食已即吐，阳浮而数，亦为吐。

寸紧尺涩，其人胸满不能食而吐，吐止者为下之，故不能食。设言未止者，此为胃反，故尺为之微涩也。

寸口脉紧而芤，紧则为寒，芤则为虚，虚寒相搏，脉为阴结而迟，其人则噎[6]，关上脉数，其人则吐。脉弦者，虚也。胃气无余，朝食暮吐，变为胃反，寒在于上，医反下之，今脉反弦，故名曰虚。

趺阳脉微而涩，微则下利，涩则吐逆，谷不得入也。

寸口脉微而数，微则无气，无气则荣虚，荣虚则血不足，血不足则胸中冷。

趺阳脉浮而涩，浮则为虚，涩则伤脾，脾伤则不磨[7]，朝食暮吐，暮食朝吐，宿谷不化，名曰胃反。脉紧而涩，其病难治。

夫吐家，脉来形状如新卧起[8]。

病人欲吐者，不可下之。

呕吐而病在膈上，后思水者，解，急与之。思水者，猪苓散主之。

哕而腹满[9]，视其前后[10]，知何部不利，利之即愈。

夫六腑气绝于外者，手足寒，上气，脚缩。五脏气绝于内者，下利不禁，下甚者，手足不仁。

下利，脉沉弦者，下重，其脉大者，为未止。脉微弱数者，为欲自止，虽发热不死。

脉滑，按之虚绝者，其人必下利。

下利，有微热，其人渴。脉弱者，今自愈。

下利，脉数，若微发热，汗自出者，自愈。设脉复紧，为未解。

下利，寸脉反浮数，尺中自涩，其人必清脓血[11]。

下利，手足厥，无脉，灸之不温。若脉不还，反微喘者，死。少阴负趺阳者为顺也[12]。

下利，脉数而浮（一作渴）者，今自愈。设不瘥，其人必清脓血，以有热故也。

下利后，脉绝，手足厥冷，晬时[13]脉还，手足温者，生。脉不还者，死。

下利，脉反弦，发热身汗者，自愈。

下利热者，当利其小便。

下利清谷，不可攻其表，汗出必胀满，其脏寒者，当温之。

下利，脉沉而迟，其人面少赤，身有微热。

下利清谷，必郁冒[14]，汗出而解，其人微厥，所以然者，其面戴阳[15]，下虚故也。

下利，腹胀满，身体疼痛，先温其里，乃攻其表。

下利，脉迟而滑者，实也。利未欲止，当下之。

下利，脉反滑者，当有所去，下乃愈。

下利瘥[16]，至其年月日时复发[17]，此为病不尽，当复下之。

下利而谵语，为有燥屎也，宜下之。

下利而腹痛满，为寒实，当下之。

下利，腹中坚者，当下之。

下利后更烦，按其心下濡者，为虚烦也[18]。

下利后，脉三部皆平，按其心下坚者，可下之。

下利，脉浮大者，虚也，以强下之故也。设脉浮革，因尔肠鸣，当温之。

病者痿黄，躁而不渴，胃中寒实，而下利不止者，死。

夫风寒下者，不可下之，下之后，心下坚痛。脉迟者，为寒，但当温之。脉沉紧，下之亦然。脉大浮弦，下之当已。

［注释］

[1]见厥者：见有四肢逆冷，神志不清者。

[2]宽缓即瘥：指情绪稳定，神情自若，即痊愈。

[3]饮家：指痰饮病者。

[4]以心下有支饮也：《金匮要略·呕吐哕下利病脉证并治第十七》作“以心下有支饮故也，此属支饮”。

[5]阳紧阴数：阳，指寸脉。阴，指尺脉。

[6]其人则噎：指食入则噎。噎，指食物阻滞于食道。

[7]脾伤则不磨：指脾之蠕动磨研食物的功能受伤。古人认为脾有磨研消化食物的功能。

[8]脉来形状如新卧起：指脉的态势如同刚睡醒时的松缓状态。

[9]哕而腹满：哕，又称干哕。指恶心欲呕。

[10]视其前后：察验大小便情况。

[11]必清脓血：必然大便见脓血。清，通圊，指大便。

[12]少阴负趺阳者为顺：指少阴脉势弱于趺阳脉势者为顺证。

[13]晬时：古指周年。

[14]郁冒：指神志昏闷不爽。

[15]其面戴阳：指两颧泛红的戴阳证，为虚阳浮越。

[16]下利瘥：《金匮要略·呕吐哕下利病脉证并治第十七》作"下利已瘥"。

[17]至其年月日时复发：即晬时复发。晬时，周年。

[18]为虚烦也：《金匮要略·呕吐哕下利病脉证并治第十七》此下有"栀子豉汤主之"。

## [语译]

呕而脉弱、小便又通利，身有微热，如四肢见厥冷的。难以治疗。

趺阳脉浮，是胃气虚，如寒气在上，暖气在下，两气相争，升而不降，病人出现呕而不能进食，如果情绪恐怖，那就会加重病情，有死亡的危险，如果情绪稳定轻松，那病情就会瘥减。

凡是病人因有痈而呕脓的，不必用止呕药治其呕，脓呕尽之后，自然会痊愈。

先呕以后口渴，这是疾病快要痊愈征象。如果先口渴后呕，是有水停留在心下，这是属于水饮病。

呕的病人，本来应该口渴，现在反而口不渴，这是心下有支饮的缘故。

病人脉数，数为热，应该对食物容易消化而常思进食，现在反出现呕吐，这是什么原因？师说：由于发汗使阳气微，膈上气虚，所以脉变数。这种脉数，是外来的客热上浮，所以不能消化饮食，而胃气仍是虚寒，所以会吐。

寸脉紧，尺脉数，则见病人食后就吐出。如果寸口脉浮数，也主吐症。

寸脉紧，尺脉涩，病人胸部满闷，不能吃而且呕吐，如果吐止是在攻下后，可能是胃气受伤，所以在吐止后仍不能进食。假如呕吐不止，这是胃反病，所以尺脉出现微涩。

寸口脉紧而芤，紧主寒，芤主虚，虚寒相搏，脉因阴寒凝结而变迟，病人咽间有阻塞感，如关上脉数，病人可有呕吐。脉弦，属虚。胃中阳气无多，早晨吃的食物，到了傍晚吐掉，变为胃反病，因寒在上部，不宜下，医生反用下法，现在脉弦，所以认为脉弦是虚的表现。

趺阳脉微而涩，微主下利，涩主呕逆，食物不得入胃。

寸口脉微而数，微主气不足，气不足就导致荣气虚，荣气虚就导致血不足，血不足就会使胸中冷。

趺阳脉浮而涩，浮主虚，涩主脾阳受了损伤，脾阳损伤就不能消磨水谷，所以早晨进食，到了傍晚吐掉，傍晚进食，到了翌晨也吐掉，停留胃中的谷食不能消化，这叫做胃反病。如果脉象紧而涩的，这病就难以治疗了。

经常呕吐的病人，脉的形状，好象人刚起床时疲乏无力样，即软弱而缓。

病人想呕吐的，是邪欲上出，不可用攻下法。

膈上有病，引起呕吐，吐后想要喝水是好现象，应予水喝。仍思水的，用猪苓散治疗。

呃逆而腹部胀满时，应问其大小便如何，才懂得前阴或后阴不通利，用药通利它就会痊愈。

凡六腑的精气隔绝于外，症状是手足寒冷，气上冲，脚挛缩。五脏的精气隔绝于内，症状是下利不止而不能自己控制，下利严重的，则手足麻木不仁。

下利，脉沉弦，有里急后重感，如果脉大，为利未止之象。若脉微弱而数，为利将止之兆，虽然有发热，不死。

脉滑，按之脉虚好象触不到，病人则泄泻。

下利，有轻微的发热，病人口渴，脉弱，是病势正趋向痊愈。

下利，脉数，若轻微发热，自然汗出的，为痊愈兆。如果脉复紧，为病未愈。

下利，寸脉反而浮数，可是尺部脉涩，病人一定大便有脓血。

下利，四肢厥冷，脉摸不到，用灸治后，仍厥冷不温，假如脉不恢复，反加上微喘的，死。如果尺脉比右关脉弱，这是顺症。

下利，而脉数兼浮，里热有外解之势，会自然痊愈。假使不瘥减，病人大便必下脓血，这是因为里有热的缘故。

下利后，脉摸不到，手足厥冷，到次日同时脉得以恢复，手足温暖的，生。如脉不恢复的，死。

下利，反见弦脉，发热身出汗的，自会痊愈。

下利有热，当利其小便。

下利，完谷不化，不可使用发表药，否则，汗出后，必致腹中胀满，凡内脏寒冷的，应当用温药治疗。

下利，脉象沉迟，病人面微红，身有热。

下利，完谷不化，病人必头目眩晕，汗出而愈。如病人四肢微冷，同时会见面色浮红的戴阳证，这是下焦虚寒的缘故。

下利，腹部胀满，身体疼痛，应当先温其里，然后再治其表症。

下利，脉象迟而滑，这是实证。下利还不会停止，应当使用攻下法。

下利，脉象反而滑，应当去其实邪，用攻下法，才能痊愈。

下利已瘥，到了一定的时间又复发，这是病邪未尽的缘故，应当再用下法。

下利而胡言乱语，这是有大便燥结的缘故，应当用攻下法。

下利，腹部疼痛胀满，属寒邪凝结成实，当用温下法。

下利，腹部坚实的，应当用攻下法。

下利后，心更烦，按其心下有濡软感觉，这是虚烦。

下利后，三部的脉象皆平匀，按其心下觉得坚实，可以用攻下法。

下利，脉象浮大的，属于虚证，这是因为强用攻下的缘故。如果脉象浮而革，这是由于下后里虚所造成，因而发生肠鸣，当用温药治疗。

病人面色萎黄，烦躁而不渴，胃中有寒邪凝滞，以致泄泻不止，死。

凡是风寒在表未解，不可用攻下法。如果妄用攻下后，则心下坚硬疼痛。脉迟属寒，只应用温药治疗。脉象沉紧，若用攻下，同样也会出现心下坚硬疼痛。脉象大而有力，稍兼浮弦，用攻下法，则痊愈。

[评介]

本篇主要论述了与脾胃密切相关的呕吐、哕、下利三种病的脉证。其内容主要摘自《金匮要略·呕吐哕下利病脉证治》，删减较多。呕吐主要保留了脉证，而将治疗之方多删去。参照《金匮要略》原文，知仲景认为呕吐乃虚寒、实热、寒热错杂及停饮所致。同时明确指出“呕家有痈脓，不可治呕，脓尽自愈”和“病人欲吐者，不可下之”，使后学者明了治疗疾病当因势利导，使邪出其所宜，勿犯虚虚实实之戒。

本文所谓“胃反”，认为是“脾伤则不磨”。表现为“朝食暮吐，暮食朝吐，宿谷不化”。脉象为“紧而涩”。并认为“其病难治”。今天看来，仍有重要意义。所述症候反应多为幽门梗阻，常见于肿瘤占位性病变，时至今日，仍视为“难治”之病。

篇名虽为“平呕吐哕下利脉证”但于哕摘之甚少，只保留了“哕而腹满，视其前后，知何部不利，利之即愈”一句。示人以治哕之一法。考《金匮要略》原文可知哕乃寒、虚热、实热所致。对于哕，现一般认为为呃逆的古称，如《证治准绳·杂病》：“呃逆，即《内经》所谓哕也。”但亦有医家认为当指干呕。如《此事难知》：“哕属少阳，无物有声，乃气病也。”《医林绳墨》卷四：“盖哕者，有声无物之谓，乃干呕也。”《医经溯洄集》则称“哕为干呕之剧者”。考之哕字，为古之拟声造字，应指干呕为是。

本篇详述了下利的常见脉证、预后及治法。据文意可将之分为实滞、湿热、虚寒三种。对下利的治疗应据脉证虚实，病情缓急，邪气所在，而定攻补之法。其中的治疗思想为后世医家所遵循沿用至今，是重要的临床文献。

本文所论“六腑气绝于外者，手足寒，上气，脚缩；五脏气绝于外者，下利不禁，下甚者，手足不仁”。实为判断预后的经典指征，主要指明吐利诸病的凶兆。仍有重要临床参考价值。

## 平肺痿肺痈咳逆上气淡饮脉证第十五

［原文］

问曰：热在上焦者，因咳为肺痿。肺痿之病，从何得之？师曰：或从汗出，或从呕吐，或从消渴，小便利数，或从便难，数被駃药[1]下利，重亡津液，故得之。

寸口脉不出，反而发汗，阳脉早索[2]，阴脉不涩，三焦踟蹰[3]，入而不出，阴脉不涩，身体反冷，其内反烦，多吐[4]，唇燥，小便反难，此为肺痿。伤于津液，便如烂瓜[5]，亦如豚脑[6]。但坐发汗故也[7]。

肺痿，其人欲咳不得咳，咳则出干沫[8]，久久小便不利，甚则脉浮弱。

肺痿，吐涎沫而不咳者，其人不渴，必遗溺，小便数。所以然者，以上虚不能制下也。此为肺中冷，必眩，多涎唾，甘草干姜汤以温其脏[9]。

师曰：肺痿、咳唾，咽燥欲饮水者，自愈。自张口者，短气也。

咳而口中自有津液，舌上胎滑，此为浮寒，非肺痿也。

问曰：寸口脉数，其人咳，口中反有浊唾涎沫者，何也？师曰：此为肺痿之病也。若口中辟辟燥[10]，咳则胸中隐隐痛，脉反滑数，此为肺痈。

咳唾脓血，脉数虚者，为肺痿。脉数实者，为肺痈。

问曰：病咳逆，脉之何以知此为肺痈？当有脓血，吐之则死，后竟吐脓死，其脉何类？师曰：寸口脉微而数，微则为风，数则为热，微则汗出，数则恶寒，风中于卫，呼吸不入[11]，热过于荣，吸而不出，风伤皮毛，热伤血脉，风舍于肺，其人则咳，口干喘满，咽燥不渴，多唾浊沫[12]，时时振寒，热之所过，血为凝滞，蓄结痈脓，吐如米粥。始萌可救[13]，脓成则死。

咳而胸满振寒，脉数，咽干不渴，时时出浊唾，腥臭，久久吐脓如粳米粥者，为肺痈，桔梗汤主之。

肺痈，胸满胀，一身面目浮肿，鼻塞清涕出，不闻香臭酸辛[14]，咳逆上气，喘鸣迫塞，葶苈大枣泻肺汤主之。

寸口脉数，趺阳脉紧，寒热相搏，故振寒而咳。

趺阳脉浮缓，胃气如经[15]，此为肺痈。

问曰：振寒发热，寸口脉滑而数，其人饮食起居如故，此为痈肿病。医反不知，而以伤寒治之，应不愈也。何以知有脓？脓之所在，何以别知其处？师曰：假令痛在胸中者，为肺痈。其人脉数，咳唾有脓血。设脓未成，其脉自紧数。紧去但数，脓为已成也。

夫病吐血喘咳上气，其脉数，有热，不得卧者，死。上气面浮肿，肩息[16]，其脉浮大，不治。又加利尤甚。上气燥而喘者，属肺胀，欲作风水，发汗则愈（一云：咳而上气，肺胀，其脉沉，心下有水气也。《千金》、《要略》、《外台》沉作浮）。

夫酒家咳者，必致吐血，此坐极饮过度[17]所致也。咳家，脉弦为有水，可与十枣汤下之。

咳而脉浮，其人不渴不食，如是四十日乃已（一云：三十日）。咳而时发热，脉卒弦者，非虚也。此为胸中寒实所致也，当吐之。

咳家，其脉弦，欲行吐药，当相人强弱[18]，而无热，乃可吐之。其脉沉者，不可发其汗。

久咳数岁，其脉弱者，可治。实大数者，不可治。

其脉虚者，必苦冒，其人本有支饮在胸中故也，治属饮家。

问曰：夫饮有四，何谓也？师曰：有淡饮（一云：留饮），有悬饮，有溢饮，有支饮。问曰：四饮何以为异？师曰：其人素盛今瘦，水走肠间，沥沥有声，谓之淡饮。饮后水流在胁下，咳唾引痛，谓之悬饮。饮水流行，归于四肢，当汗出而不汗出，身体疼重，谓之溢饮。咳逆倚息[19]，短气不得卧，其形如肿，谓之支饮。

留饮者，胁下痛引缺盆，咳嗽转盛[20]（一云：辄已）。

胸中有留饮，其人短气而渴，四肢历节痛[21]，其脉沉者，有留饮。

夫心下有留饮，其人背寒冷大如手[22]。

病者脉伏，其人欲自利，利者反快，虽利，心下续坚满，此为留饮欲去故也，甘遂半夏汤主之。

病淡饮者，当以温药和之。

心下有淡饮，胸胁支满，目眩，甘草汤主之。

病溢饮者，当发其汗，小青龙汤主之[23]。

支饮亦喘而不能卧，加短气，其脉平也。

膈间支饮，其人喘满，心下痞坚，面色黧黑，其脉沉紧，得之数十日，医吐下之不愈，木防己汤主之。

呕家本渴，渴者为欲解。今反不渴，心下有支饮故也，小半夏汤主之。心下有支饮，其人苦冒眩，泽泻汤主之。

夫有支饮家，咳烦，胸中痛者，不卒死至一百日，或一岁，可与十枣汤。

膈上之病[24]，满喘咳吐，发则寒热，背痛，腰疼，目泣自出（目泣自出，一作目眩），其人振振身瞤剧[25]，必有伏饮。

夫病人饮水多，必暴喘满。凡食少饮多，心下水停，甚者则悸，微者短气。

脉双弦者，寒也。皆大下后喜虚[26]，脉偏弦者，饮也。肺饮不弦，但喜喘短气。

病人一臂不遂，时复转移在一臂[27]，其脉沉细，非风也。必有饮在上焦，其脉虚者为微劳，荣卫气不周故也，久久自瘥（一云：各自瘥）。

腹满，口舌干燥，此肠间有水气也，防己椒目葶苈大黄丸主之。

假令瘦人脐下悸，吐涎沫而癫眩[28]者，水也，五苓散主之。

先渴却呕，为水停心下，此属饮家，半夏加茯苓汤主之。

水在心，心下坚筑短气[29]，恶水不欲饮。水在肺，吐涎沫欲饮水。水在脾，少气身重。水在肝，胁下支满，嚔而痛。水在肾，心下悸。

［注释］

［1］数被駃药：駃，音决（jué）。駃騠成词是古书中所称骏马。数被駃药，指多次用峻利药攻下。另，《金匮要略·肺痿肺痈咳嗽上气病脉证并治第七》作“又被快药”。

［2］阳脉早索：索，竭也，尽也，离散也。阳脉早索，是指因误汗而使阳脉过早低落。

［3］三焦踟蹰：踟蹰，音吃出（chīchū）。犹豫徘徊不前。此指上中下三焦气机上下出入迟缓。

［4］多吐：广本、杨本、缪本作“多唾”，似是。

[5]便如烂瓜：大便糜烂如腐溃之瓜。

[6]亦如豚脑：大便糜烂又如猪脑。

[7]但坐发汗故也：只是错误发汗的原故。坐，罪也。此作错误解。

[8]咳则出干沫：咳嗽时只有少量涎沫。

[9]以温其脏：《金匮要略·肺痿肺痈咳嗽上气病脉证并治第七》作“以温之，若服汤已竭者，属消渴”。

[10]口中辟辟燥：指口中干燥至甚。辟辟，形容干燥至极。

[11]呼吸不入：《金匮要略》及诸本均作“呼气不入”，似是。

[12]多唾浊沫：《金匮要略·肺痿肺痈咳嗽上气病脉证并治第七》作“时唾浊沫”，似是。

[13]始萌可救：指疾病刚刚萌生时方可救药。

[14]不闻香臭酸辛：杨本作“不闻香，鼻酸辛”。

[15]胃气如经：经，常也。胃气如经即胃气如常之义。

[16]肩息：呼吸时两肩耸动，即呼吸气短，张口抬肩。一呼一吸谓之息。

[17]此坐极饮过度：此病是因极度饮酒所致。坐，罪过，此为致病原由。极饮，饮酒无度。

[18]当相人强弱：应当视人强弱。相，看也，视也。

[19]咳逆倚息：咳喘气短，呼吸困难，须依靠凭物呼吸。倚，依靠。

[20]咳嗽转盛：《金匮要略·痰饮咳嗽病脉证并治第十二》作“咳嗽则辄已”。

[21]四肢历节痛：四肢关节游走性疼痛。

[22]其人背寒冷大如手：指心下留饮病者，常在背部有手掌大小面积的寒冷感区。

[23]小青龙汤主之：《金匮要略·痰饮咳嗽病脉证并治第十二》作“大青龙汤主之，小青龙汤亦主之”。

[24]膈上之病：《金匮要略·痰饮咳嗽病脉证并治第十二》作“膈上病痰”。

[25]振振身瞤剧：身体振振瞤动。瞤动，此指肌肉抽动痉挛。剧，剧烈之义。

[26]喜虚：容易形成虚证。

[27]时复转移在一臂：指肢体不遂之证时而转移在另一臂。另，此句

缪本作“其脉沉细在一臂”。

[28]癫眩：似指巅顶沉重而眩晕。

[29]心下坚筑短气：心下部位有一种支撑感而伴有气短。筑，此指支撑感。

[语译]

问：热在上焦的，因咳嗽而成肺痿。肺痿病，是怎样得的？师说：有的是由汗出太多，有的是因呕吐，有的患有消渴病，小便过多，有因大便秘结，常服泻药而下利，损耗了津液，因而引起此病。

寸口脉不觉得浮，反而发汗，阳脉早散，阴脉不涩，三焦上下出入迟缓，阳气内入不外出，阴脉不涩，身体反见寒冷，而内心烦躁，多吐，口唇干燥，小便反难，这是肺痿病。病因是伤于津液，以至大便像烂瓜，也像猪脑样。这都是因错误发汗的缘故。

肺痿病人，要咳嗽又咳不出，只咳出涎沫，病情延长久了，会兼见小便不利，严重的病人脉见浮弱。

肺痿病人，只吐涎沫，而不咳嗽，也没有口渴，必定会遗尿和小便频数。导致这病的原因是由于上部肺虚，所以不能控制下部的肾和膀胱。又因为病人肺中寒冷，必然会目眩，涎唾多，可以用甘草干姜汤以温补肺脏。

师说：肺痿病，咳唾，因燥喜欢饮水的，病会自然痊愈。如果病人常无故张开嘴巴，是呼吸气短的缘故。

咳嗽而口中津液自生，舌苔滑润，这是寒气在上，不是肺痿。

问：寸口脉数，病人咳，口中反有污浊的涎沫，这是什么病？师说：这是肺痿病。假使口中干燥，咳则感觉胸中隐隐作痛，脉象反而出现滑数，这是肺痈病。

病人咳嗽吐出脓血，脉数而虚的，为肺痿病。脉数而实的，为肺痈病。

问：患咳逆病，怎样通过诊脉知道它是肺痈呢？这种病应当有脓血，而吐脓血就要死亡，以后果然吐脓血而死亡，它的脉象是哪一类呢？师说：寸口脉微而数，微为风邪，数为热邪，微则汗出，数则恶寒，风中于卫，其邪尚浅，可随呼吸而出，而不入于内，仅仅伤在皮毛，如热邪深入，由荣及血，随吸气入内，而不出于外，留恋于肺叶之间，这样，在风伤皮毛和热伤血脉的情况下，风邪由皮毛而占据在肺，使病人咳嗽，口干，气喘，胸满，咽喉虽干燥，却不渴饮，吐出很多污浊的涎沫，常常寒战。病势进一步延续，热邪所经过血液因之凝滞，结成痈脓，吐出象米粥样的臭痰。病初起而未成脓的时候，还可救药，如脓成，那就有死亡的危险了。

咳嗽而有胸膈满闷的感觉，振战寒冷，脉数，咽喉发干，不想喝水，常常吐出污浊的唾液，味腥臭，拖延日久则吐粳米粥状的脓血，这是肺痈，治疗以桔梗汤为主。

肺痈证，胸部胀满，全身以及面目浮肿，鼻塞；流清涕，闻不出香臭酸辣的气味，咳嗽气逆，痰涎阻迫肺系而发出喘鸣声，治疗以葶苈大枣泻肺汤为主。

寸口脉数，趺阳脉紧，数主热，紧主寒，寒和热相搏击，所以病人振战寒冷而咳嗽。

趺阳脉浮缓，胃气如常，这是肺痈。

问：振战寒冷发热，寸口脉滑数，病人饮食起居如常，这是痈肿病。医生反不知道，却用伤寒方法来治疗，应当不会痊愈。怎么知道是有脓？脓之所在，如何鉴别而知道部位？师说：假使痛在胸中的，是肺痈。其人脉数，咳嗽吐痰兼有脓血。如果还未成脓，脉象表现为紧数。如果紧脉去，而单见数脉，那就说明已成脓了。

凡患吐血，喘而咳，气上逆，脉数，发热，不得安卧的，死。病人气上逆，面部浮肿，呼吸时，肩膀随着耸动，脉象浮大，是属难治。假如症状又兼泄泻，就更加危险了。气上逆，烦躁，气喘，是属肺胀，风水症要发作，用发汗方法治疗，就会痊愈。

凡酒家，咳嗽，一定会吐血，这是由于饮酒无度所引起的缘故。咳嗽病人脉弦，是内有水气，可以用十枣汤来攻下。

咳而脉浮，病人口不渴，饮食减少，这样要经过四十天，才会痊愈。咳而常发热，脉突然出现弦象的，不是虚象。这是胸中寒气实邪所致，应当用吐法治疗。

经常咳嗽的病人，脉象弦，医生要用催吐药，应当观察病人身体的强弱，并且无发热，才可以催吐。脉象沉，不可以发汗。

咳嗽数年，病人脉弱，是可以治疗。脉象实大数的，难以治疗。

脉象虚的，必然感觉头目昏晕，这是因为病人本来有支饮在胸中的缘故，应该从水饮这方面着手治疗。

问：饮病有四种，怎么讲呢？师说：有淡饮，有悬饮，有溢饮，有支饮。问：四饮有什么不同？师说：病人原来肥胖，现在变得消瘦，水在肠间，沥沥有声音，这叫做痰饮。饮水后，流在胁下，咳嗽吐痰的时候，牵引到胁下疼痛，这叫做悬饮。饮后水液流行，渗入四肢，应当汗出而没有汗出，身体感到疼痛和沉重，这叫做溢饮。咳嗽气逆，要倚床呼吸，气息短促，不能平卧，病人的体形，好象水肿的样子，这叫做支饮。

留饮病，胁下痛引缺盆，咳嗽时痛更厉害。

胸中有留饮，病人短气口渴，四肢关节疼痛，脉沉，这是有留饮。

凡心下有留饮的，病人背部恶寒，寒冷有手掌那么大。

病人脉伏，自欲下利，下利后一时感到爽快舒适，虽下利后，心下续见坚硬胀满，这是留饮去的趋势，应该用甘遂半夏汤主治。

患痰饮病的，应该使用温药加以调和。

心下有痰饮，胸胁感到支撑胀满，目眩，用甘草汤主治。

病溢饮的，应当发汗，用小青龙汤主治。

支饮亦有气喘而不能平卧，同时可见呼吸短促，但是脉象却和平常人一样。

膈间有支饮，病人气喘胀满，心下痞塞坚硬，面色发黑，脉沉紧，得病已经数十天，经过医生用吐法和下法后，不愈，用木防己汤主治。

呕吐的病人，本来会口渴，渴是快要痊愈的现象，现在反而不渴，是心下有支饮的缘故，用小半夏汤主治。心下有支饮，病人感到头目昏眩，用泽泻汤主治。

有支饮病的人，咳嗽而烦，胸中痛，如果不突然死亡，延续到一百天或一年，还可用十枣汤治疗。

膈上病，胀满，气喘，咳嗽，呕吐，发作的时候，有寒热出现，背痛，腰疼，眼泪自出，病人身体颤抖，而且摇动很厉害，这必然有伏饮。

病人饮水过多，必定突然气喘胀满。凡是食少而饮水多，水容易停留在心下，重的发生心悸症状，轻的则呼吸短促。

两手脉皆弦，是寒病。都是由于大下后身体空虚，如果只一手脉弦，是饮病。肺中有饮，脉不弦，只感觉常气喘和呼吸短促。

病人一边肩臂不能举，有时又转移至另一臂，脉象沉细，这不是风症，一定有痰饮在上焦。脉象虚的，是轻病，荣卫气暂不能周转全身的缘故，时间久了，可以自行痊愈。

腹部胀满，口舌干燥，这是肠间有水气，用防己椒目葶苈大黄丸主治。

假如瘦人脐下悸动，吐涎沫，而又感到颠顶眩晕，这是水饮上逆的缘故，用五苓散主治。

先口渴而后呕吐，是水停心下，属于饮病，用半夏加茯苓汤主治。

水在心，心下坚筑，气息短促，厌水，不想喝。水在肺，吐涎沫，欲饮水。水在脾，气短而不舒畅，身体沉重。水在肝，胁下支撑胀满，喷嚏时牵引胁肋疼痛。水在肾，心下动悸。

［评介］

本篇主要阐述了肺痿、肺痈、咳逆上气及水饮的脉证。其内容摘自《金匮要略·肺痿肺痈咳嗽上气病脉证治第七》和《金匮要略·痰饮咳嗽病脉证治第十二》两篇而成。但中亦有与《金匮》原文不尽相同之处。如“心下有淡饮，胸胁支满，目眩”，《金匮》作“苓桂术甘汤主之”，而本篇却作“甘草汤主之”。查《伤寒论》甘草汤方为甘草一味组成。甘草性平与前一句明确提出的“病淡饮者，当以温药和之”之法迥然有别，当为传抄之误。应从《金匮》而用“苓桂术甘汤”。“淡饮”系痰饮的古称。文中多处涉及，如《卷四·辨三部九候证第一》“尺肤粗如枯鱼之鳞者，水淡饮也”。本文提及“夫饮有四”，即淡饮、悬饮、溢饮、支饮。而下文却分述留饮、淡饮、支饮、溢饮的证治，从对留饮症状表述上看，似与悬饮相应，故留饮当为悬饮。

## 平痈肿肠痈金疮浸淫脉证第十六

［原文］

脉数，身无热，内有痈也。薏苡附子败酱汤[1]主之。

诸浮数脉，应当发热，而反洒淅恶寒，若有痛处，当发其痈。

脉微而迟，必发热，弱而数，为振寒，当发痈肿。

脉浮而数，身体无热，其形嘿嘿[2]，胸中微燥，不知痛之所在[3]，此人当发痈肿。

脉滑而数，数则为热，滑则为实，滑则主荣，数则主卫，荣卫相逢[4]，则结为痈，热之所过，则为脓也。

师曰：诸痈肿，欲知有脓与无脓，以手掩肿上，热者为有脓，不热者为无脓也。

问曰：官羽林妇病[5]，医脉之，何以知妇人肠中有脓，为下之则愈？师曰：寸口脉滑而数，滑则为实，数则为热；滑则为荣，数则为卫。卫数下降，荣滑上升，荣卫相干，血为浊败，少腹痞坚，小便或涩，或时汗出，或复恶寒，脓为已成。设脉迟紧，紧为瘀血，下之则愈[6]。

肠痈之为病，其身体甲错，腹皮急[7]，按之濡，如肿状[8]。

肠痈者，小腹肿[9]，按之则痛，小便数如淋[10]，时时发热，自汗出，复恶寒，其脉迟紧者，脓未成，可下之，当有血。脉洪数者，脓已成，不可下也，大黄牡丹汤主之。

问曰：寸口脉微而涩[11]，法当亡血，若汗出，设不汗云何？答曰：若身有疮，被刀器所伤，亡血故也。

浸淫疮[12]，从口起流向四肢者，可治。从四肢流来入口者，不可治。

**[注释]**

[1]薏苡附子败酱汤：《金匮要略·疮痈肠痈浸淫病脉证并治第十八》作“薏苡附子败酱散”。

[2]其形嘿嘿：指形神静默。

[3]不知痛之所在：有疼痛而感觉中不能确定具体部位。

[4]荣卫相逢：廖本、张本、朱本均作“荣卫相生”。

[5]官羽林妇病：此句意不可解。官羽林，古时指掌管羽林军的官员，即羽林郎。官羽林妇病，观上下文义似是羽林郎之妇人病肠痈，经“师”诊治的一则病案。此句为节文，或是此段文字有脱文。

[6]下之则愈：杨本、广本作“下血则愈”。

[7]腹皮急：腹部皮肤紧的感觉，类似板状腹。

[8]按之濡，如肿状：按压濡软但又似肿胀感。另，《金匮要略·疮痈肠痈浸淫病脉证并治第十八》此句下有“腹无积聚，身无热，脉数，此为肠内有痈脓，薏苡附子败酱散主之”。

[9]小腹肿：《金匮要略·疮痈肠痈浸淫病脉证并治第十八》作“小腹肿痞”。

[10]按之则痛，小便数如淋：《金匮要略·疮痈肠痈浸淫病脉证并治第十八》作“按之即痛如淋，小便自调”。

[11]寸口脉微而涩：《金匮要略·疮痈肠痈浸淫病脉证并治第十八》作“寸口脉浮微而涩”。

[12]浸淫疮：疮疡发生在皮肤表面，湿性分泌物向四周浸淫漫延。

**[语译]**

脉数，身无热，肠内生有脓肿，以薏苡附子败酱汤主治。

凡是浮数的脉，应有发热症状，但病人反而洒淅恶寒，如果身体再有疼痛的地方，当发生痈肿。

脉微而迟，必然会发热，脉弱而数，则恶寒战栗，当发生痈肿。

脉浮而数，身无发热，默默少言但胸中微燥，不知痛之所在，这是病人要发生痈肿。

脉滑而数，数脉主热，滑脉主实，滑可主荣，数可主卫，荣行脉中，卫行脉外，如荣卫不循常道，相遇在一起，就会发痈，如果内热甚，则会成脓。

师说：凡痈肿，要知道它有脓和无脓，可以把手按在痈肿上面，感觉热的为有脓，不热的为无脓。

问：禁卫官的妇人生病，医生诊脉后，怎么知道妇人肠中有脓，而且用下法治疗则愈呢？师说：寸口脉滑而数，滑主实，数主热，滑主荣，数主卫，荣卫失其常度，则卫下降荣上升，荣卫相犯，则血分败浊，少腹痞硬，病人小便或涩，或常汗出，或又恶寒，这都说明痈脓已成。假设脉迟紧，而结聚为瘀血，下之则愈。

肠痈病，身体皮肤甲错，腹皮紧张，按之象有肿样。

肠痈病者，小腹肿，按之则痛，小便急淋，常常发热，自汗出，又恶寒，脉迟紧，说明脓未成，可用下法治疗，应当有血排出。如果脉洪数，说明痈脓已成，就不可用下法治疗，以大黄牡丹汤主治。

问：寸口的脉象微而涩，按理当失血，或出汗，如果不汗出，是什么原因呢？答：如身上有金创，是被刀器所伤而失血的缘故。

浸淫疮，从口部向四肢蔓延的，可治。由四肢蔓延到口部的，难治。

[评介]

本篇主要摘自《金匮要略·疮痈肠痈浸淫疮病脉证并治第十八》，论述了痈、肠痈、金疮的主要脉症，为痈、肠痈提供了有效的治疗方剂。其中指出了痈与脓的关系，即“热之所过，则为脓也”。说明痈热之极则化脓。依此理论提出了通过按诊及切脉判断脓之有无的方法，即按之有热则脓成，按之无热则无脓。对于肠痈，以脉迟紧与洪数，判断是否成脓。这些诊断方法，至今在临床上仍具有实用价值。应特别指出，对于肠痈的治疗，大黄牡丹汤时至今日仍然发挥着不可替代的疗效。大黄牡丹汤具有泻热破瘀，散结消肿的功效，现被临床广泛用于治疗急性阑尾炎、包裹性阑尾脓肿、粘连性肠梗阻、肠道蛔虫堵塞、胆道蛔虫症、急性胆囊炎、结石性胆道感染合并中毒性休克、急性坏死性胰腺炎等急腹症，取得了极佳的疗效。

浸淫疮，是一种搔痒性湿疮。其病因多由风、湿、热客于肌肤而成。症见初起形如粟米，瘙痒剧烈，搔破流黄水，浸淫成片，常伴见大便秘结、尿赤、舌淡红，苔黄腻或厚腻，脉弦数等。依现代医学而论，此病由金黄色葡萄球菌及溶血性链球菌感染所致。浸淫疮的治疗，《金匮要略》有“黄连粉主之”。试之临床，以黄连粉外用涂患处，其疗效极佳。文中所论“从口起流向四肢者，可治”，是指寻常型浸淫疮。一般预后较好，愈后不留痕。“从四肢流来入口者，不可治”，多为一种特殊型浸淫疮，常由败血症危及生命。

# 卷　九

## 平妊娠分别男女将产诸证第一

[原文]

脉平而虚者，乳子法[1]也。经云：阴搏阳别[2]，谓之有子。此是血气和调，阳施阴化[3]也。诊其手少阴脉动甚者，妊子也[4]。少阴，心脉也。心主血脉，又肾名胞门子户[5]，尺中肾脉也，尺中之脉，按之不绝，法妊娠也。左右三部脉沉浮正等[6]，按之无绝者，妊娠也。妊娠初时，寸微小，呼吸五至，三月而尺数也。脉滑疾，重以手按之散者，胎已三月也。脉重手按之不散，但疾不滑者，五月也。

妇人妊娠四月，欲知男女法，左疾为男，右疾为女，俱疾为生二子。

又法得太阴脉为男，得太阳脉为女，太阴脉沉，太阳脉浮。

又法左手沉实为男，右手浮大为女，左右手俱沉实，猥生[7]二男。左右手俱浮大，猥生二女。

又法尺脉左偏大为男，右偏大为女，左右俱大产二子，大者如实状。

又法左右尺俱浮，为产二男，不尔则女作男生[8]，左右尺俱沉，为产二女，不尔则男作女生也。

又法遣妊娠人面南行，还复呼之，左回首者是男，右回首者是女也。

又法看上圊[9]时，夫从后呼之，左回首是男，右回首是女也。

又法妇人妊娠，其夫左乳房有核是男，右乳房有核是女也。

妇人怀妊离经[10]，其脉浮，设腹痛引腰脊，为今欲生也。但离经者，不病也。

又法妇人欲生，其脉离经，半夜觉，日中则生也。

[注释]

[1]乳子法：妇人产后哺乳时期的脉象。

[2]阴搏阳别：语出《素问·阴阳别论》。王冰："阴，尺中也。搏，谓搏助于手也。尺脉搏出与寸口殊别，阳气挺然，则为有妊之兆。"即尺中为阴，寸口为阳。尺脉搏动有力与寸脉有明显区别，是为有妊。又，张景岳："阴，手少阴也，或兼足少阴而言亦可。盖心主血，肾主子宫，皆胎孕之所主也。搏，搏击于手也。阳别者，言阴脉搏手，似乎阳邪，然其鼓动滑利，本非邪脉，盖以阴中见阳而有和调之象，是谓阴搏阳别也"。

[3]阳施阴化：施，布施，给予。化，化育，化生之意。阳施阴化，言阴阳气血和调，互根互用之意。

[4]手少阴脉动甚者，妊子也：语出《素问·平人气象论》。手少阴脉，此指神门穴处动脉，即尺动脉。在掌后陷者中，当小指动而应手者。动甚，流利滑动。手少阴脉动甚，指妇人妊娠可诊得神门穴处脉搏动流利，为有子之象。

[5]肾名胞门子户：肾名，即肾的含义，又指肾的主要功能。胞门子户，本指生殖之门户。此指生殖功能。

[6]正等：指气势均等。

[7]猥生：猥，众也。猥生，此指双胎和多胎。

[8]女作男生：下文"男作女生"，其义甚不可解，似是失之严谨的游移之辞。

[9]圊：音庆（qìng），即厕所。

[10]离经：指临产的各种反应，胎体脱离胞宫欲进入产道。如宫缩，宫口开，腹痛引腰脊等。此时脉搏偏数而浮，又称离经脉。另，离经脉，指某些过快或过慢的脉。《难经》把脉搏与正常呼吸比率大于六（相当于每分钟超过 108 次）及少于二（相当於每分钟不足 36 次）者称“离经脉”。孕妇分娩期间脉搏加速，亦称离经脉。

［语译］

诊得脉如平人而兼见虚象，是妇人哺乳的脉象。《内经》说；妇人少阴脉搏击应指，有似阳邪，但其鼓动滑利，阴中有阳象，为妊娠的脉象。这是血气和调，阳有所施舍，阴有所化合。又妇人神门穴处脉滑动甚的，主妊娠。因为手少阴是心脉，心主血脉。又肾的主要功能主生殖。尺中是肾的脉位，如果尺中的脉按之滑利不绝，理应主妊娠。妇人左右寸关尺三部脉象浮取或沉取均相等，仍是应指的，是妊娠的征象。妊娠初期，寸脉微小，一呼一吸五至，妊娠三个月，而尺脉数的。脉滑疾，重按而散的，是怀胎已经三个月。重按不散，只疾不滑的，为妊娠五个月。

妇人妊娠四个月，欲辨别其男女方法，是左寸口脉疾为男，右寸口脉疾为女，左右寸口脉都是疾象为双胎。

又法：太阴脉沉的为男，太阳脉浮的为女。

又法：左寸口脉沉实的为男，右寸口脉浮大的为女。左右寸口脉都是沉实的为怀双男。左右寸口脉都是浮大的为怀双女。

又法：左尺脉偏实大的为男，右尺脉偏实大的为女，左右尺脉都实大的为生二子。

又法：左右尺脉都见浮象的为生二男，不然女作男生，左右尺脉都是沉象的为生二女，不然则男作女生。

又法：使妊妇面朝南步行，又从后面呼唤她，如果妊妇向左回头应答的为男，向右回头应答的为女。

又法：当妊妇上厕所时，其丈夫从后面呼唤她，如果左回头应答为男，右回头应答为女。

又法：当妇人妊娠时，其丈夫左乳房有核主生男，右乳房有核主生女。

妊娠诊得离经一息六至的浮脉，假如腹痛连及腰脊部，这是将要分娩的征象，但是这种离经脉，并不说明身体有病。

又法：妊娠已足月，如果在半夜诊得离经的脉，到第二天中午便会分娩。

［评介］

本篇主要叙述了利用脉象的变化判断妇人妊子法、辨胎孕月数法、分别男女法、辨多胎法及区分将产法。

关于诊妊娠的方法，最早见于《素问·平人气象论》。其云：“妇人手少阴脉动甚者，妊子也”。即通过诊察手少阴心经的神门动脉的动势来决定。这可能是源于临床的一条最切实的方法。后世诸多女科书中所述之法，大多虚化，多为臆造之说。现代临床诊断早期胎孕已具更准确更科学的方法。以脉诊胎孕，基本上已失去意义。

关于诊胎孕月数，此节经文所论方法，不但难以掌握，其科学性也值得怀疑。胎孕月数自古民间亦有简便易行而且准确的方法，即以停经月为基准估算。此法现代仍沿用。

关于辨多胎法，古书多有记述。其准确性难以判定。现实已具更准确的方法行之于临床。

关于所谓“离经”，是诊断临产的方法，源于临床实践。切实可行而且意义重大。可以预告医者、孕妇及家人做好产前准备。

关于胎孕辨男女的方法。除此节文字之外，历代女科之书多有记载，大多为臆造不实之辞。它本身是人类社会伦理倾向的产物而违背自然法则。现代虽然具有更科学更准确的方法，但出于伦理学要求而被禁止使用。

## 平妊娠胎动血分水分吐下腹痛证第二

[原文]

妇人怀胎，一月之时，足厥阴脉养。二月足少阳脉养。三月手心主脉养。四月，手少阳脉养。五月足太阴脉养。六月足阳明脉养。七月，手太阴脉养。八月手阳明脉养。九月足少阴脉养。十月，足太阳脉养。诸阴阳各养三十日活儿。手太阳、少阴不养者，下主月水，上为乳汁，活儿养母。怀娠者，不可灸刺其经，必堕胎。

妇人怀娠三月而渴，其脉反迟者，欲为水分。复腹痛者，必堕胎。

脉浮汗出者，必闭[1]。其脉数者，必发痈脓。五月、六月脉数者，必向坏[2]。脉紧者，必胞满。脉迟者，必腹满而喘。浮者，必水坏为肿。

问曰：有一妇人，年二十所，其脉浮数，发热呕咳，时下利，不欲食。脉复浮，经水绝，何也？师曰：法当有娠，何以故？此虚家法当微弱，而反浮数，此为戴阳[3]。阴阳和合，法当有娠。到立秋热当自去，何以知然？数则为热，热者是火，火是木之子，死于未[4]。未为六月位，土王，火休废，阴气生，秋节气至，火气当罢，热自除去，其病即愈。

师曰：乳后三月有所见，后三月来，脉无所见，此便是躯[5]。有儿者护之，恐病利也，何以故？怀身阳气内养，乳中虚冷，故令儿利。

妇人怀娠，六月、七月，脉弦发热，其胎踰腹[6]，腹痛恶寒，寒著小腹如扇之状[7]。所以然者，子脏开故也，当以附子汤温其脏。

妇人妊娠七月，脉实大牢强者生，沉细者死。

妇人妊娠八月，脉实大牢强弦紧者生。沉细者死。

妇人怀躯，六月，七月，暴下斗余水、其胎必倚而堕[8]。此非时，孤浆[9]预下故也。

师曰：寸口脉洪而涩，洪则为气，涩则为血。气动丹田[10]，其形即温。涩在于下，胎冷若冰，阳气胎活，阴气必终。欲别阴阳，其下必僵。假令阳终，畜然[11]若杯。

问曰：妇人妊娠病，师脉之，何以知此妇人双胎，其一独死，其一独生，而为下其死者其病即愈。然后竟免躯，其脉何类，何以别之？师曰：寸口脉，卫气平调，荣气缓舒，阳施阴化，精盛有余，阴阳俱盛，故知双躯。今少阴微紧，血即浊凝，经养不周，胎则偏夭。小腹冷满，膝膑疼痛，腰重起难，此为血痹[12]。若不早去，害母失胎。

师曰：妇人有胎腹痛，其人不安，若胎病不长，欲知生死，令人摸之，如覆杯者则男，如肘头参差起者女也。冷在何面，冷者为死，温者为生。

师曰：妇人有漏下者，有半生[13]后，因续下血，都不绝者，有妊娠下血者。假令妊娠腹中痛，为胞漏[14]（一作阻），胶艾汤主之。

妇人妊娠，经断三月，而得漏下，下血四、五日不止，胎欲动，在于脐下，此为癥痼害。妊娠六月动者，前三月经水利时胎也。下血者，后断三月衃[15]也，所以下血不止者，其癥不去故也。当下其癥，宜桂枝茯苓丸。

问曰：妇人病，经水断一、二月，而反经来，今脉反微涩何也？师曰：此前月中苦当下利，故令妨经，利止月经当自下，此非躯也。

妇人经自断而有躯，其脉反弦，恐其后必大下，不成躯也。

妇人怀躯，七月而不可知，时时衄血，而转筋者，此为躯也。衄时嚔而动者，非躯也。

脉来近去远，故日反以为有躯，而反断，此为有阳无阴故也。

妇人经月下，但为微少。师脉之，反言有躯，其后审然，其脉何类，何以别之？师曰：寸口脉阴阳俱平，荣卫调和，按之滑，浮之则轻；阳明少阴，各如经法，身反洒淅，不欲食饮，头痛心乱，呕哕欲吐，呼则微数，吸则不惊，阳多气溢，阴滑气盛，滑则多实，六经养成，所以月见，阴见阳精，汁凝胞散，散者损堕。设复阳盛，双妊二胎。今阳不足，故令激经[16]也。

妇人妊娠，小便难，饮如故，当归贝母苦参丸主之。

妇人妊娠有水气，身重，小便不利，洒洒恶寒[17]，起即头眩，葵子茯苓汤[18]主之。

妇人妊娠，宜服当归散，即易产无疾苦。

师曰：有一妇人来诊（一作脉），自道经断不来。师言一月为衃；二月为血；三月为居经[19]。是定作躯也，或为血积，譬如鸡乳子，热者为禄，寒者多浊，且当须后月复来，经当入月几日来。假令以七日所来，因言且须后月十日所来相问，设其主复来者，因脉之，脉反沉而涩，因问曾经半生，若漏下亡血者，定为有躯，其人言实有是，宜当护之。今经微弱，恐复不安。设言当奈何？当为合药治之。

师曰：有一妇人来诊，自道经断，脉之，师曰，一月血为闭；二月若有若无；三月为血积，譬如鸡伏子，中寒即浊，其热即禄，欲令胎寿，当治其母，侠寒怀子，命不寿也。譬如鸡伏子，试取鸡一毛拔去，覆子不遍，中寒者浊，今夫人有躯，小腹寒，手掌反逆，奈何得有躯？妇人因言，当奈何？师曰：当与温经汤。设与夫家俱来者，有躯。与父母家俱来者，当言寒多，久不作躯。

师曰：有一妇人来诊，因言阴阳俱和调，阳气长，阴气短，俱出不入[20]，去近来远，故曰反以为有躯，偏反血断，断来几日，假令审实者，因言急当治，恐经复下。设令宫中人，苦寡妇无夫，曾夜梦寐交通，邪气或怀久作癥瘕，急当治，下服二汤，设复不愈，因言发汤，当中。下胎而反不下，此何等意邪？可使且将视赤乌（一作赤马）。

师曰：若宫里张氏，不差复来相问。（臣亿等详此文理脱误不属。无本可校，以示阙疑，余皆仿此）。

师曰：脉妇人，得平脉，阴脉小弱，其人渴，不能食，无寒热，名为躯，桂枝汤主之。法六十日当有娠。设有医治逆者，却一月加吐下者，则绝之，方在《伤寒》中。

妇人脉平而虚者，乳子法也。平而微实者，奄续[21]法也，而反微涩，其人不亡血下利，而反甚，其脉虚，但坐乳大儿及乳小儿[22]，此自其常，不能令甚虚竭，病与亡血虚等，必眩冒[23]而短气也。

师曰：有一妇人好装衣来诊，而得脉涩，因问曾乳子下利，乃当得此脉耳。曾半生，漏下者，可。设不者，经断三月，六月，设乳子漏下，可为奄续，断小儿勿乳，须利止，复来相问，脉之。

师曰：寸口脉微迟，尺微于寸，寸迟为寒，在上焦，但当吐耳。今尺反虚，复为强下之，如此，发胸满而痛者，必吐血，少腹痛，腰脊痛者，必下血。

师曰：寸口脉微而弱，气血俱虚。若下血、呕吐、汗出者可。不者，趺阳脉微而弱，春以胃气为本，吐利者可。不者此为水气，其腹必满，小便则难。

妇人常呕吐而胃反，若常喘（一作多唾），其经又断，设来者，必少。

师曰：有一妇人，年六十所，经水常自下。设久得病利，小腹坚满者，为难治。

师曰：有一妇人来诊，言经水少，不如前者何也？师曰：曾更下利，若汗出小便利者可。何以故？师曰：亡其津液，故令经水少。设经下反多于前者，当所苦困。当言恐大便难，身无复汗也。

师曰：寸口脉沉而迟，沉则为水，迟则为寒，寒水相搏，趺阳脉伏，水谷不化，脾气衰则鹜溏[24]，胃气衰则身体肿。少阳脉革，少阴脉细，男子则小便不利，妇人则经水不通，经为血，血不利则为水，名曰血分（一作水分）。

师曰：寸口脉沉而数，数则为出，沉则为入，出则为阳实，入则为阴结。趺阳脉微而弦，微则无胃气，弦则不得息。少阴脉沉而滑，沉则为在里，滑则为实，沉滑相搏，血结胞门，其藏不泻，经络不通，名曰血分。

问曰：病有血分，何谓也？师曰：经水前断，后病水，名曰血分，此病为难治。

问曰：病有水分，何谓也？师曰：先病水，后经水断，名曰水分。此病易治，何以故？去水，其经自当下。

脉濡而弱，弱反在关，濡反在颠。迟在上，紧在下，迟则为寒，名曰浑。阴浊则湿，名曰雾。紧则阴气栗，脉反濡弱，濡则中湿，弱则中寒，寒湿相搏，名曰痹。腰脊骨节苦烦，肌为不仁，此当为痹。而反怀躯，迟归经，体重以下脚为胕肿，按之没指，腰冷不仁，此为水怀。喘则倚息，小便不通，脉紧为呕，血气无余，此为水分。荣卫乖亡，此为非躯。

**［注释］**

［1］闭：似指癃闭之证。即孕期转胞尿闭。

［2］必向坏：廖本作“必内坏”，似是，指内科证候。

［3］戴阳：此指虚阳浮越于上，两颧娇红，虚热的戴阳证。

［4］死于未：死，此指消失，消退。未月，六月。死于未，指火热之

气于未月之时消退。

[5]躯：意为怀妊有子。

[6]踰腹：《金匮要略·妇人妊娠病脉证并治第二十》作“愈胀”，似非。踰腹，似指胎孕腹大程度超出六七月应有的界限。

[7]小腹如扇之状：扇，此为动词，扇风之意。小腹如扇之状，形容小腹部如扇风样阵阵作冷。

[8]其胎必倚而堕：指胎儿顺从胎水下行流产。

[9]孤浆：此指羊水。

[10]气动丹田：阳气自丹田发动，温煦全身。

[11]畜然：畜，通“蓄”。畜然，蓄积貌。

[12]血痹：此指瘀血闭阻胞宫。

[13]半生：《金匮要略》作“半产”，小产之意。

[14]胞漏：阴血下漏，不能入胞养胎而出现的下血、腹痛称为胞漏。

[15]衃：音培（péi），凝聚成紫黑色的瘀血。

[16]激经：又名垢胎、盛胎。指孕后经水仍然按月自下，并无伴随不适症状，且无损于胎儿。

[17]洒洒恶寒：洒洒，形容怕风的样子。洒洒恶寒，阵阵怕冷恶风。

[18]葵子茯苓汤：葵子即冬葵子。其方待考，应为利水而设，多滑利之品。

[19]居经：月经三月来潮一次，无其他不适症状，称为“居经”，见于极少数女性。

[20]俱出不入：“俱”诸本均作“但”，当从。

[21]奄续：奄，覆也。奄续，此处指哺乳期怀孕。

[22]但坐乳大儿及乳小儿：但，只是。坐，确定之义。乳大儿及乳小儿，指哺乳期又怀孕。

[23]眩冒：眩，头目昏眩。冒，视物不清。眩冒，指头晕目眩，视物昏花。

[24]鹜溏：鹜，野鸭。溏，大便溏薄。鹜溏，此指大便溏薄，泻下不成形。

**[语译]**

妇人怀孕，一月足厥阴肝经养胎。二月足少阳胆经养胎。三月手厥阴心包经养胎。四月手少阳三焦经养胎。五月足太阴脾经养胎。六月足阳明胃经养胎。七月手太阴肺经养胎。八月手阳明大肠经养胎。九月足少阴肾经养胎。十月足太阳膀胱经养胎。诸阴经、阳经各养胎儿三十天。手太阳小肠经，手少阴心经没有直接养胎作用，它们是下主月经而养母，上主乳汁而养婴儿。妊娠期间，不可针灸其当月养胎的经脉，否则便会导致流产。

妇人怀孕三月，口渴，但脉象反迟，这是将要发生水分病的先兆。如果又伴腹痛，便会导致流产。

妊妇脉浮汗出，一定是热邪内蕴。如脉象转数，一定会发痈肿，而且化脓。怀孕五、六月，出现数脉，病情会向坏的方面发展。脉紧会发生胞满。脉迟，会发生腹部胀满而喘。脉浮，会发生子肿病。

问道：有一妇人，年二十左右，诊其脉浮数，症见发热，呕吐，咳嗽，常泄泻，不思食。复见脉浮，月经停闭，这是为什么？师答：这妇人理应是怀妊。为什么这样说呢？因为身体本虚，其脉应微弱，而反见浮数，这是虚阳上浮。脉阴阳和调，理应有孕。这种发热到立秋会自然消退，怎么知道会这样呢？因为数脉主热，热和火是一体的，五行中木生火，火到未时就消退。六月属未，为土位，土旺时，火已退位，阴气发生，至立秋时，火热之气应当消逝，故内热自退，病就痊愈。

师说：如果产妇哺乳后三个月出现妊娠脉，过三个月脉又没出现，这就是怀孕。这时候应该注意爱护乳儿，是怕其患泄泻病，为什么呢？因为怀孕以后，阳气内养胎儿，故乳汁虚冷，婴儿吮后就易患泄泻病。

妇人怀孕六、七个月，脉弦，发热，胎儿超过原有腹位，腹部痛而恶寒，寒气留著少腹象扇风样。所以会如此，是子宫开的缘故，当用附子汤温暖其子宫。

妊娠七个月，脉见实大牢强的，胎儿有生气。脉沉细者死。

妊娠八个月，脉实大牢强弦紧的，胎儿有生气。脉沉细的，死。

妇人怀孕六、七个月的时候，突然从阴中流出很多水浆，其胎一定随之而堕。这是未足月，养儿浆水预先流出的缘故。

师说：寸口脉洪而涩，洪脉主阳气旺，涩脉主阴血滞。阳气发动于丹田，胎胞才能得到温煦。阴血滞于下焦，阳气不通，故胎冷如冰，所以阳气内养，胎儿就有生机，如果阴气内盛，胎儿就失去生机。要辨别阳气旺还是阴气盛，须诊察下腹部情况。如果妊妇阳气衰微，下腹部就会觉得有物积留，好象杯子一样。

问道：妇人妊娠患病，师诊脉后怎么知道这个妇人是双胎，而且其中一个是死胎，一个还活着？下死胎后，病就会痊愈，以后竟然娩出胎儿，其脉是哪一类？怎样鉴别？师答：这个妇人寸口脉阴阳俱盛，这是双胎的征象。因为卫气平调，荣气舒缓，阳布施，阴化生，精气盈盛，所以寸口脉阴阳俱实，是双胎的征象。现在妊妇少阴脉微紧，说明血凝，胎儿得不到经脉周养，一胎就偏于夭折，出现小腹部胀满而有冷感，两膝盖疼痛，腰部笨重，行动艰难，这是血痹病，如果不早下死胎，既影响母体，也保不住活的胎儿。

师说：妊娠腹痛不安，或胎不长大，要想知道胎儿有否生机，只要用手摸下腹部，如果象杯子一样圆滑覆在小腹的，可能是男胎，如果象肘头一样参差突起，可能是女胎。如果在子宫位置有冰冷感觉的，表示胎儿失去生机，有温暖感觉的表示有生机。

师说：妇人常有漏下，有因小产后继续下血淋沥不断，有怀孕后下血。假如怀孕腹中痛是为胎漏，用胶艾汤主治。

妇人妊娠，经断三月后而患漏下，下血四、五日不止，脐下感觉有胎动，这是宿有癥病的缘故。怀孕到了六个月时候感觉腹部转动，如果在受胎前三个月月经正常，便是胎动。今又下血，是受孕后三个月曾漏下，现虽断尚有凝血，所以下血不止，是癥病未除的缘故，便当去其癥病，治疗方法宜用桂枝茯苓丸。

问道：妇人病，停经一、两个月，今又来潮，现按脉反而微涩，这是为什么呢？师答：这可能是前月患泄泻病，所以影响月经，只要泄泻病治愈了，月经就会自潮，这不是怀孕。

妇人经停怀孕，脉反弦，恐以后会发生暴泻，不能成胎。

妇人怀孕已七个月还未有感觉，惟经常衄血而筋挛，这是怀孕。若衄血而常发喷嚏腹动，并不是怀孕。

妇人脉来数去迟，所以误认为有妊，以后又没有怀孕，这是阳有余而阴不足的缘故。

妇人经水按月来潮，但是极少，师诊脉后反认为怀孕，后来果然是有孕，其脉是哪一类？怎样鉴别？师答：左右寸口都是平脉，气血调和，轻按脉浮，重按脉滑，阳明、少阴脉象正常，病人反而怕冷，不思饮食，头痛，心中闷乱，呕哕欲吐，呼气稍快，吸气不乱，阳盛则气充盈，阴滑则气盛大，滑脉多属血有余，六经经脉得到周养，所以按月经水来潮，女受男精，胎成胞宫逐渐放大，漏红得而减少。假如阳脉复盛，会怀双胎。今阳脉不足，所以产生激经。

妊妇小便难，但口不渴，可用当归贝母苦参丸治疗。

妊妇有水气，感觉身重，小便不利，洒淅恶寒，起来头即眩晕，治疗方法，用葵子茯苓汤为主。

妊娠宜服当归散，会顺产，无疾病。

师说：有一妇人来诊，自述月经断而不来。师说停一月可能是凝血的缘故；停二月可为血分病；停三月是居经。至于妇人停经是怀孕，还是血积，譬如鸡抱窝一样，热者即有生机，寒者即多混浊而无生机，还要等待病妇下月月经再来，问明以往月经几日来。假如每月初七来潮，那么必须在下月初十左右来诊，若月经自行而来，切其脉反见沉涩，并问她有否流产或崩漏病史，如果有，就可定为怀孕，应该很好地加以护理。因为现在经量微少，恐胎孕不安。若问当如何处理？应配合药物治疗。

师说：有一妇人来诊，自诉月经停来，诊脉后师说，如果一月后仍不来，为经水闭；二月后不来，好象有孕又不象有孕；三月不来，为瘀血积聚，譬如鸡抱窝，受寒则卵混浊，得热则卵有生机，要使胎儿发育正常，应该治疗母体，假如妊娠挟寒，胎儿就发育不良。譬如孵鸡，是利用鸡羽毛覆盖的热量促使其孵化，如果将鸡毛拔去而卵遮蔽不周，则受寒气侵入，卵就混浊，不能出雏。现在妇人有胎，小腹寒，手掌反而厥冷，怎么能怀孕？因此，妇人讲应当怎么办呢？师说：当用温经汤治疗。假如这妇人和夫家的人同来求诊，说明已出嫁，这就有怀孕的可能。如果这妇人和娘家的人一起来求诊，说明是室女，只可言是寒气多，经闭虽久也不是怀孕。

师说：有一妇人来诊，左右脉俱和调，寸部脉长，尺部脉短，都是浮而不沉，去数来迟，叫做反以为有孕，刚好经断，不过几天假使确是妊娠，应当告诉她赶快治疗，恐怕月经还会来潮。设使是宫女、寡妇等，曾夜梦交合，邪气积聚久成癥瘕病，急用攻下药治疗，服二剂若还不愈，应该说用小剂量汤药会中病。下其胎，而胎反不下，这是什么意思呢？且得观察见红。

师说：假使宫里那个姓张的女人病不愈，可以让她再来相问。

师说：诊妇人得平脉，尺脉小弱，口渴，不能食，无寒热，是为怀孕，主以桂枝汤治疗。按理六十天当有孕。假如医治不得法，如在一个月的时候，出现吐泻，就不是怀孕了。桂枝汤方在《伤寒论》中。

妇人脉平而虚，为产后哺乳正常的脉象。如果脉平微而实，是继续有孕之脉。病人无亡血，下利，而反见微涩脉，其脉虚显然是因为哺育大儿，又怀小儿，这是正常现象，不可使过于虚竭，病如亡血虚等必会出现头晕、目眩、短气。

师说：有一妇人喜欢盛装打扮来诊病，而见涩脉，于是问其有否哺乳或泄泻病，如果有，会见这种脉象，曾经半产、漏下也可能会见这种脉象，否则经断三月或六月，假使出现哺乳漏下，可能是继续怀孕的脉象，小儿要断乳，待泄泻止，再来诊病，视其脉象而定。

师说：寸口脉微迟，尺脉微于寸口，寸脉迟为寒在上焦，在上应当用催吐法。今尺脉反而见虚，如强用攻下法，从而出现胸部满痛，必会吐血，若少腹痛，腰脊痛的，必会下血。

师说：寸口脉微而弱，为气血俱虚。如果有下血，呕吐，汗出，可能会出现这种脉象，因为脉症相符。不然，出现趺阳脉微而弱，这时如果在春天出现吐利症状，还是可以的，因为胃气尚好，春天木气旺，木克土，所以呕吐。如果不在春天，便是土弱不能制水，水气为患，其腹必胀满，小便困难。

妇人经常反胃呕吐，或经常喘促，而且月经又停来，即使月经来潮，经量必然不多。

师说：有一妇人，年六十左右，月经经常来潮。假设久患泄泻病，少腹硬满的，为难治之病。

师说：有一妇人来诊，诉述月经量比以前减少，这是为什么？师说：如果常发生泄泻病，或汗出，小便利的。还是属于正常的病理变化。为什么这样说呢？师说：因为这是亡津液的缘故，所以月经量减少。假使月经量比前更多的话，应当有所痛苦的表现。应当说她恐有大便艰难，身又无汗的症状。

师说：寸口脉沉而迟，沉主水，迟主寒，寒水相搏，所以趺阳脉伏。胃气虚弱，水谷不能运化，脾气衰弱则大便溏泄，胃气虚弱，故身体浮肿。少阳脉革，少阴脉细，在男子则小便不利，在妇人则月经停闭，经即是血，血不利，则化为水，叫做血分病。

师说：寸口脉沉而数，数主阳气出于外，沉主阴气结于内。趺阳脉微而弦，微主胃气虚，弦主病喘息。少阴脉沉而滑，沉主里，滑主实，沉滑相搏，血结胞宫，脏气闭塞，经络不通，叫做血分病。

问：什么叫血分病？师答：月经先停，后患水肿病，叫做血分，此病属于难治。

问：什么叫做水分病？师答：先有水肿病，后影响月经闭止，叫做水分，此病容易治疗。这是什么缘故呢？因为只要水去，月经自当来潮。

妇人脉濡而弱，主要仅在关部，沉取是弱，浮取是濡，寸脉迟，尺脉紧，迟主寒，名叫浑。阳气浊则湿胜，叫做雾。尺脉紧则阴气盛，畏寒战栗。关脉濡弱，濡主中湿，弱主中寒，寒湿相搏，叫做痹。腰脊骨节酸楚烦疼，肌肤麻木，这是痹的症状。然而反认为怀孕，因为月经后停，所以身体沉重，全身浮肿，下肢肿甚按之没指，腰冷麻木不仁，此属水蓄，甚则喘而不得平卧，小便不利脉紧则呕吐，与血气不足，这是水分病，乃营卫违和，并非怀孕。

［**评介**］

此篇主要论述了诸经按月养胎之序，以及一些妊娠疾病的脉证并治。对于“怀娠者，不可灸刺其经，必堕胎”之语有待于临床进一步验证。本篇述及多种妊娠病的证候，并提出了有效的治疗方剂，其中大部分方剂仍在临床广泛应用。诸方中最具代表性的当属桂枝茯苓丸及温经汤。桂枝茯苓丸具有活血化瘀，缓消瘀块的作用。适用于妇人宿有积块，妊娠后漏下不止，胎动不安，或血瘀经闭，行经腹痛，产后恶露不尽，血色紫暗，而有腹痛拒按者。被现代医学广泛用于治疗子宫肌瘤，慢性盆腔炎及其包块、子宫内膜不规则剥脱之功血，子宫内膜异位症，卵巢囊肿、痛经等病，取得了良好的临床实效。温经汤具有温经散寒，祛瘀养血之功。常用于功能性子宫出血、慢性盆腔炎、不孕症等，属冲任虚寒，瘀血阻滞证候者。以月经不调，小腹冷痛，经有瘀块，时发烦热为证治要点。

关于十月养胎之说，一般认为出自北齐医家徐之才。《巢氏病源》亦载其说。实质《脉经》最早已有此论。只是逐月养胎之经与徐之才略有出入。此说不知出自王叔和，还是王氏引自他经，不得而知。历代妇科之书多因循载之，但也有力辟之者。如清代医家陈修园《女科要旨》："十月养胎之说，创自隋之巢氏，张子和即斥其谬矣。须知妇人自受胎以后，十二经气血俱翕聚以养胎元，岂有某经养某月胎之理？又岂有限于某月必见某证，必用某方施治之理？齐东野人之语，吾辈切勿述之以污口。"

## 平产后诸病郁冒中风发热烦呕下利证第三

[原文]

问曰：新产妇人有三病：一者病痓（亦作痉），二者病郁冒[1]，三者大便难，何谓也？师曰：新产亡血虚，多汗出，喜中风，故令病痓。何故郁冒？师曰：亡血复汗，寒多，故令郁冒。何故大便难？师曰：亡津液，胃燥，故大便难。产妇郁冒，其脉微弱，呕不能食，大便反坚，但头汗出，所以然者，血虚而厥[2]，厥而必冒，冒家欲解，必大汗出，以血虚下厥，孤阳上出[3]，故但头汗出。所以生妇[4]喜汗出者，亡阴血虚，阳气独盛，故当汗出。阴阳乃复，其大便坚，若呕不能食者，小柴胡汤主之，病解能食。七、八日而更发热者，此为胃热气实，承气汤主之。方在《伤寒》中。

妇人产得风续之[5]，数十日不解，头微痛，恶寒，时时有热，心下坚，干呕，汗出，虽久，阳旦证续在[6]，可与阳旦，方在《伤寒》中，桂枝是也。

妇人产后，中风发热，面正赤，喘而头痛，竹叶汤主之。

妇人产后，腹中㽲痛[7]，可与当归羊肉汤。

师曰：产妇腹痛，烦满不得卧，法当枳实芍药汤[8]主之。假令不愈者，此为腹中有干血[9]著脐下，与下瘀血汤。

妇人产后七、八日，无太阳证，少腹坚痛，此恶露[10]不尽，不大便四、五日，趺阳脉微，实再倍，其人发热，日晡所烦躁者，不能食，谵语，利之则愈，宜承气汤。以热在里，结在膀胱[11]也，方在《伤寒》中

妇人产中虚，烦乱呕逆，安中益气，竹皮大丸主之。

妇人热利重下，新产虚极，白头翁加甘草汤[12]主之（《千金方》加阿胶）。

［注释］

[1]郁冒：郁，郁闷不舒。冒，昏冒而目不明，如有物蒙蔽。郁冒即头昏眼花，郁闷不舒之意。

[2]厥：四肢逆冷，神志昏迷或意识淡漠。此指四肢逆冷，意识淡漠。

[3]孤阳上出：指独盛而上逆的阳气，以"但头汗出"为指征。

[4]生妇：即产妇。《金匮》作"产妇"。

[5]妇人产得风续之：即产后继而中风。《金匮》作"产后风续之"。

[6]阳旦证续在：阳旦汤证继续存在。

[7]㽲痛：㽲，音朽（xiǔ）。㽲痛，疼痛绵绵不绝之意。

[8]枳实芍药汤："汤"余本均作散，当从。即《金匮要略》之枳实芍药散，枳实、芍药等分杵为散，以麦粥下之。

[9]干血：即瘀血日久者。

[10]恶露：指分娩后子宫排出的余血浊液。

[11]膀胱：这里泛指下焦。

[12]白头翁加甘草汤：《金匮要略》此下有“阿胶”两字。白头翁、甘草、阿胶、秦皮、黄连、黄柏组成，清热解毒，凉血止痢，且养血缓中。

**[语译]**

问：新分娩的妇人有三病；一是筋脉拘挛的痉病，二是头目昏眩的郁冒病，三是大便难，怎样解释呢？师答：新分娩的妇人，出血体虚，多出汗，易受风邪，所以发生筋脉失养的痉病。为什么发生郁冒病？师答：失血后，又复出汗，寒气多，所以发生郁冒病。为什么发生大便困难？师答：因津液受损，胃中干燥，所以大便困难。产后妇人的郁冒，脉象微而无力，呕吐不能进食，大便反而坚硬，但头上出汗。其原因是血虚而四肢厥冷，厥冷必然会引起头目昏眩的郁冒证。如果郁冒证将要向愈，必有大汗出。由于血虚下厥，阳气未得到阴气配合，而单独向上升越，所以只头部出汗。产妇容易出汗的原因是阴虚血虚，阳气偏盛，所以多见汗出，使阴阳恢复平衡，大便坚硬，或症见呕而不能食的，可用小柴胡汤主治，病愈后自然能够进食。若七，八天后又发热，这是胃气热实，可用承气汤主治。方在《伤寒论》中。

妇人产后续感风邪，缠绵数十天不愈，头微痛，恶寒，常常发热，心下痞坚，干呕，而且汗出，虽然时间久些，而阳旦证状仍继续存在，治疗方法，仍可与阳旦汤，方在《伤寒论》中，即桂枝汤。

妇人产后感受风邪，发热，面色纯赤、气喘，头痛，以竹叶汤主治。

妇人产后腹内绵绵作痛，可与当归羊肉汤治疗。

师说：产妇腹中疼痛，心烦胸满不能卧，当用枳实芍药汤主治。假使服药后仍不愈，这是有瘀血凝着脐下所致，宜用下瘀血汤治疗。

妇人产后已经七、八天，无太阳经表证，只觉少腹坚硬作痛，这是恶露未尽的缘故。大便秘结不通，已经四、五天，趺阳脉微实，病人倍觉发热，到下午申酉时发生烦躁，不能食，妄语，下之就可痊愈，应当用承气汤治疗。因热在里，结在下焦所致，方在《伤寒论》中。

妇人产期中，虚弱，心烦意乱，呕逆，当用安中益气法，以竹皮大丸主之。

妇人热利后重，新产妇人，身体甚虚，用白头翁加甘草汤主治。

［评介］

本篇取自《金匮要略·妇人产后病脉证并治第二十一》，文字略有出入，主要指出新产妇人有三病：痉、郁冒、大便难。并指出三者有共性的病理机制，即亡血伤津。妇人产后，正虚为本。但正虚又易外招贼邪，内生实邪。故对新产妇不可宥于其虚，而以补虚为务。应既照顾产后特点，又应发挥中医辨证论治的特色，“谨守病机，勿失气宜”，“有者求之，无者求之”。概言之，当补则补，当泻则泻。补法之中，当归羊肉汤用法最具特色，此方使后学者明了药食同源之理。不可只限于常见补药之应用，应充分发挥中医灵活变通之特色。对于当泻者，据病情之异而酌情处之，如不和者则用小柴胡以和之；外感风邪者则用桂枝汤以解之；瘀阻者则用瘀血汤以通之；燥粪内结者则用承气以下之等等。如是，随证而治，全面兼顾，方可药到病除，效如桴鼓。

## 平带下绝产无子亡血居经证第四

［原文］

师曰：妇人带下，六极之病[1]，脉浮则为肠鸣腹满，紧则为腹中痛，数则为阴中痒，洪则生疮，弦则阴疼掣痛[2]。

师曰：带下有三门：一门胞门，二门龙门，三门玉门。已产属胞门，未产属龙门，未嫁女属玉门。

问曰：未出门[3]女有三病，何谓也？师曰：一病者，经水初下，阴中热，或有当风，或有扇者。二病者，或有以寒水洗之。三病者，或见丹下[4]，惊怖得病，属带下。

师曰：妇人带下，九实中事[5]。假令得鼠乳[6]之病，剧易，当剧有期，当庚辛为期，余皆仿此。

问曰：有一妇人年五十所，病，但苦背痛，时时腹中痛，少食多厌，喜䐜胀，其脉阳微，关尺小紧，形脉不相应，愿知所说。师曰：当问病者饮食何如。假令病者言，我不欲饮食，闻谷气臭者，病为在上焦。假令病者言，我少多为欲食，不食亦可，病为在中焦。假令病者言，我自饮食如故，病在下焦，为病属带下，当以带下治之。

妇人带下经水不利，腹满痛，经一月再见，土瓜根散主之。

妇人带下，脉浮，恶寒，漏下者，不治。

师曰：有一妇人将一女子，年十五所来诊。言女子年十四时经水自下，今经反断，其母言恐怖。师曰：言此女为是夫人亲女，非耶？若亲女者，当相为说之。妇人因答言，自是女尔。师曰：所以问者无他，夫人年十四时，亦以经水下，所以断，此为避年[7]，勿怪，后当自下。

妇人小腹冷，恶寒久，年少者得之，此为无子。年大者得之，绝产。

师曰：脉微弱而涩，年少得此，为无子。中年得此，为绝产。

师曰：少阴脉浮而紧，紧则疝瘕，腹中痛，半产而堕伤，浮则亡血，绝产，恶寒。

师曰：肥人脉细，胞有寒，故令少子。其色黄者，胸上有寒。

妇人小腹磊磊转痛[8]，而复自解，发作无常，经反断，膀胱中结坚急痛，下引阴中，气冲者，久必两胁拘急。

问曰：妇人年五十所，病下利数十日不止，暮则发热，小腹里急痛，腹满，手掌热，唇口干燥，何也？师曰：此病属带下，何以故？曾经半产，瘀血在小腹中不去，何以知之？其证唇口干燥，故知之。当与温经汤。

问曰：妇人病下利，而经水反断者，何也？师曰：但当止利，经自当下，勿怪。所以利不止而经断者，但下利亡津液，故经断，利止。津液复，经自当下。

妇人血下[9]，咽干而不渴，其经必断，此荣不足，本自有微寒，故不引饮，渴而引饮者，津液得通，荣卫自和，其经必复下。

师曰：寸口脉微而涩，微则卫气不足，涩则血气无余，卫不足，其息短，其形燥。血不足，其形逆，荣卫俱虚，言语谬误，趺阳脉微而涩，微则胃气虚，虚则短气，咽燥而口苦，胃热，涩则失液，少阴脉微而迟，微则无精，迟则阴中寒，涩则血不来，此为居经，三月一来。

师曰：脉微血气俱虚，年少者亡血也。乳子[10]下利为可，不者，此为居经，三月一来。

问曰：妇人妊娠三月，师脉之，言此妇人非躯，今月经当下，其脉何类，何以别之？师曰：寸口脉，卫浮而大，荣反而弱，浮大则气强，反弱则少血，孤阳独呼，阴不能吸，二气不停，卫降荣竭，阴为积寒，阳为聚热，阳盛不润，经络不足，阴虚阳往（一作实），故令少血，时发洒淅[11]，咽燥汗出，或溲稠数[12]，多唾涎沫，此令重虚。津液漏泄[13]，故知非躯。畜烦满洫[14]，月禀一经，三月一来，阴盛则泻，名曰居经。

问曰：妇人年五十所，一朝而清血[15]，二、三日不止。何以治之？师曰：此妇人前绝生，经水不下，今反清血，此为居经。不须治，当自止。经水下常五日止者，五日愈。

妇人月经一月再来者，经来，其脉欲自如常，而反微，不利，不汗出者，其经二月必来。

**[注释]**

[1]六极之病：极，指病之危重程度。六极指六种严重的虚劳病证，包括筋极、骨极、血极、肉极、精极、气极。

[2]掣痛：掣，抽掣牵引之意。掣痛，指牵引作痛。

[3]未出门：此指女子待字闺中，尚未出嫁。

[4]丹下：指流出鲜红色的经血。

[5]妇人带下，九实中事：疑即《千金方》中之“九痛”。本文所指似为其中之“阴中淋沥痛”和“汁出阴中如有虫啮痛”两项。

[6]鼠乳：古指生于皮肤的小赘疣，常发于颈、背等部位。初起呈现米粒样大小半球形丘疹，与正常肤色无异。逐渐增多，后扩大如豌豆大，中央有脐窝样凹陷，状如鼠之乳头，因而得名。此病时有痒感，可因抓搔而扩散，但一般没有其他不适症状。一般六至九个月可自行消失，未有持

续三、四年者，愈后不留斑痕。

[7]避年：少数健康女性，月经一年来潮一次，无其他异常，称为“避年”。

[8]小腹磙磊转痛：指小腹部漉漉挛痛。磙，音滚（gǔn）。本指钟声闭塞不扬。又作滚动解。磙磊，象声词，又指窜动。转痛，即扭转样挛痛。

[9]血下：指大便带血。

[10]乳子：指婴幼儿。

[11]洒淅：恶寒貌。

[12]溲稠数：指小便混浊而频数。

[13]津液漏泄：指汗出异常。《灵枢·营卫生会》：“黄帝曰：人有热饮食下胃，其气未定，汗则出。或出于面，或出于背，或出于身半，其不循卫气之道而出何也？岐伯曰：此外伤于风，内开腠理，毛蒸理泄，卫气走之……故命曰漏泄。”

[14]畜烦满洫：畜，通“蓄”，蓄积之意。洫，音序（xù），指田间的水道，沟渠，此代指人体之经络。畜烦满洫，形容经血满溢。

[15]清血：清，清洁排除。清血，指排出瘀血。

## [语译]

师说：妇人带下病，属六极病的范畴。如果脉浮，则肠鸣腹部胀满，脉紧则腹部疼痛，脉数则阴道痒，脉洪则生疮，脉弦则阴道牵引疼痛。

师说：带下有三个门，一曰胞门，二曰龙门，三曰玉门。已生育过的叫胞门，未生育过的叫龙门，未出嫁的闺女叫玉门。

问：未出嫁的女子有三种病，怎么解释？师答：第一种病，月经初来时阴中热，有的因为感受风邪，或用扇而受凉。第二种病，月经来时，用冷水洗身。第三种病，有的从阴道流出浅红色的液体，因此产生惊骇恐怖而得的，是属带下病。

师说：妇人带下病，是属九种实证范围的病。假如得鼠乳病，甚则容易满布，是有时间的，病剧在庚辛金气盛的时候。其余病症，应仿此类推。

问：有一妇人年龄约五十岁左右，发病时觉得背部、腹部常常疼痛，食少而又多厌，容易胀闷，脉寸口微弱，关、尺部小紧，体形和脉象不相符合，愿了解这是什么原因？师说：应当问病人饮食情况，假如病人说，我不欲饮食，一闻谷气，感觉有些臭味，这是病在上焦，假如病人说，多少能吃一点，但不吃也可以，这是病在中焦。假如病人说，我饮食如平常一样，这是病在下焦，是属带下，应按治带下方法进行治疗。

妇人带下病，经水不调，少腹胀满疼痛，月经一个月来两次的，以土瓜根散主治。

妇人带下病，脉浮，恶寒，崩漏的，这病不容易治疗。

师说：有一妇人，带一女子，年约十五岁，来求诊治。诉说女子年十四岁时，月经自来，现在月经反而断绝，其母讲对这病很害怕。师说；这女子是不是你的亲生女？如果是亲生女，我应该和你说一说。这妇人遂答：是亲生女。师说：我问这个事情没有别的意思。夫人以前在十四岁时候，也来了经水。现在这女子月经忽然停止，这叫做避年，不必骇怕，以后经水自会来潮。

妇人少腹部冷，恶寒时间很久，年轻得此病，为无子之兆。年龄大的得此病，会绝产。

师说：脉象微弱而涩，年轻的得此脉为无子，中年得此脉为绝产。

师说：少阴脉浮紧，脉紧主症瘕结块，腹中痛，小产胎堕。脉浮主失血，绝产，恶寒。

师说：肥胖的妇人，脉象细小，主胞宫有寒气，所以生子女少。肤色黄的，主胸上有寒气。

妇人少腹部痉挛样疼痛，过后又自行缓解，发作无一定时间，月经反而停止，膀胱中结硬，拘急疼痛，下牵引到阴部和气冲穴，日久会牵引两胁拘急。

问：妇人年约五十岁左右，患下利几十天不止，傍晚发热，小腹拘急疼痛，腹满，掌心热，口唇干燥，这是什么病？师答：这是带下病。什么缘故呢？因为曾经小产，瘀血停留少腹，没除干净。怎样知道呢？其症状有唇口干燥，所以知道是瘀血停留于少腹里，应当以温经汤治疗。

问：妇人患泄泻病，经水反而停止，是什么原因呢？师答：只要止住泄泻，月经自当来潮。不必感到奇怪。泄泻不停止而月经停止的道理是，由于泄泻不止，津液衰竭，所以月经断，泄泻止，津液就会恢复，月经自然会来潮。

妇人下血，咽干而口反不渴，其月经必会断绝。这是荣血不足，本有微寒，所以不想饮水。如果口渴而喜欢饮水的，是津液得以畅通，荣血卫气自然调和，其月经一定会复来。

师说：寸口脉微而涩，微是说明卫气不足，涩是说明血中之气不足，卫气不足，则呼吸气息觉短，形体干燥。血中之气不足，则形体失常。荣卫二气俱虚，则病人常说错话，趺阳脉微而涩，微是说明胃气虚，胃虚则呼吸气短，咽干，口苦，胃中热，涩是失去津液。少阴脉微而迟，微是精不足，迟是阴中寒冷，涩是血滞不来，这就是居经，三个月一来的。

师说：脉象微，说明妇人气血俱虚。年轻的，是失血病。如果在哺乳期，或有下利病，而出现脉微，有它的原因，还是可以的，不然的话，就是居经，月经三个月来一次。

问：有妇人怀孕三个月，师切脉后，说此妇人不是怀孕，本月月经当会来潮，脉象属哪一类型？怎样鉴别？师答：从寸口脉象来看，气口脉浮而大，人迎脉反而软弱，浮大为气强，软弱为血少，阳气强故独呼出，阴血少故不能吸入，阴阳二气不调，是以卫气下降而荣血衰弱，阴表现为积寒，阳表现为聚热，阳盛则干燥不润，经络不足，阴虚则阳乘阴位，所以血少，常常洒淅恶寒，咽喉干燥，汗出或小溲频数，多唾涎沫，此使其虚上加虚，由于津液漏泄，所以知她不是怀孕。经血满溢沟渠，故一月正常月经一次。三个月来一次月经，这是有待阴血充盛时则潮，称为居经。

问：妇人年约五十岁左右，某一天下血，二三日不止，要怎么治疗？师答：这妇人已经不能生育，月经没有了。现在反而下血，这是居经，不要治疗，血会自然停止。如果这妇人平常每月月经来五天停止的，到五天的时间痊愈。

妇人月经一个月来两次，如果月经来时，脉象应当和平常一样，若反见微脉，也没有泄泻和汗出的症状，其月经第二月必定会来。

[评介]

本篇取自《金匮要略·妇杂病脉证并治第二十二》，部分文字不知所出。主要论及带下、绝产、无子、亡血、居经诸证。其中在带下、绝产、居经述之较详，阐明具有同病异脉和同病异证。无子、亡血、绝产述之简略，但言简意赅，对临床具有重要的指导意义。

本篇从解剖学角度指出带下三门的含义，有利于后世对古文献的理解。文中"避年"之证，母女均有，说明此证与现在所言遗传有关，当属正常现象，并非病态。其机制为女子二七之时当有月事来潮，但气血尚未完全充盛，所以潮后复停，待气血充盛之后自当恢复正常规律。据文所载该女十四岁初潮而停，今已十五而未至，但师曰"后当自下"可知经停年余当自来，并将恢复如常，故曰"勿怪"，并非如一般解释避年者所言月经每一年来潮一次，此似不合文意。文中例举一五十岁左右的妇人，其脉证不相应时的处理方法即舍脉从证。后世学者当明其理，临证之际，脉证不合，当活法圆通，或舍脉从证，或舍证从脉。同时此例又示法了如何通过病人的自我感受来判断病位。此亦突显了问诊的重要作用。详细而全面的询问，把握住病人的自我感受，有利于对病因、病性、病位的判断，可为正确治疗奠定坚实的基础。

关于居经的认识历代医家认识不一，如隋·巢元方及明·李时珍等认为其是病态或异常，而吴谦等在《医宗金鉴》中认为此为月经之常。细读本篇可知，王叔和认为居经既有常又有异。如“寸口脉微而涩，微则卫气不足，涩则血气无余……涩则失液，少阴脉微而迟，微则无精，迟则阴中寒，涩则血不来，此为居经，三月一来”及“脉微血气俱虚，年少者亡血也。乳子下利为可，不者，此为居经，三月一来”说明居经的发生均可因气血虚损不足所致。此言居经之异。又如“妇人年五十所，一朝而清血……此妇人前绝生，经水不下，今反清血，此为居经。不须治，当自止。经水下常五日止者，五日愈。”此言居经之常。故临床之时，当据具体情况，判定居经之常与异，不可一概而论。

## 平郁冒五崩漏下经闭不利腹中诸病证第五

[原文]

问曰：妇人经水适下，而发其汗，则郁冒不知人，何也？师曰：经水下，故为里虚，而发其汗，为表复虚，此为表里俱虚，故令郁冒也。

问曰：妇人病如癫疾[1]郁冒，一月二十余发。师脉之，反言带下，皆如师言，其脉何类？何以别之？师曰：寸口脉濡而紧，濡则阳气微，紧则荣中寒，阳微卫气虚，血竭凝寒，阴阳不和，邪气舍[2]于荣卫。疾起少年时，经水来以合房室[3]，移时过度[4]，精感命门开，经下血虚，百脉皆张，中极感[5]阳动，微风激成，寒因虚舍荣卫，冷积于丹田，发动上冲，奔在胸膈，津液掩口入，涎唾涌溢出，眩冒状如厥，气冲髀[6]里热，粗医名为癫，灸之因大剧。

问曰：妇人病苦气上冲胸，眩冒，吐涎沫，髀里气冲热。师脉之，不名带下，其脉何类？何以别之？师曰：寸口脉沉而微，沉则卫气伏，微则荣气绝，阳伏则为疹，阴绝则亡血。病当小便不利，津液闭塞，今反小便通，微汗出，沉变为寒，咳逆呕沫，其肺成痿，津液竭少，亡血损经络，因寒为血厥[7]，手足苦痹，气从丹田起，上至胸胁，沉寒怫郁[8]于上，胸中窒塞，气历阳部，面翕如醉[9]，形体似肥，此乃浮虚，医反下之，长针，复重虚荣卫，久发眩冒，故知为血厥也。

问曰：五崩[10]何等类？师曰：白崩者形如涕；赤崩者形如绛津[11]，黄崩者形如烂瓜；青崩者形如蓝色；黑崩者形如衃血也。

师曰：有一妇人来脉，反得微涩，法当吐，若下利，而言不，因言夫人年几何？夫人年七七四十九，经水当断，反至今不止，以故致此虚也。

寸口脉弦而大，弦则为减，大则为芤，减则为寒，芤则为虚，寒虚相搏，脉则为革，妇人则半产漏下，旋覆花汤主之。

妇人陷经[12]漏下，黑不解[13]，胶姜汤主之。

妇人经水不利，抵当汤主之。方在《伤寒》中。

妇人经水闭不利，脏坚僻不止[14]，中有干血，下白物[15]，礬石丸主之。

妇人腹中诸疾痛，当归芍药散主之。（一云：治怀妊腹中疼痛）

妇人腹中痛，小建中汤主之，方在《伤寒》中。(一云：腹中痛，小便利，理中汤主之。)

[注释]

[1]癫疾：本指四肢搐动，口吐白沫的癫痫之病。此为四肢抽动，即后世所云血虚生风。

[2]舍：寓居也。此作寄留解，指外邪侵袭停留于营卫。

[3]合房室：即行房之义。

[4]移时过度：移时，本作顷刻解。移时过度，此承上文，意为行房事持续时间过长。

[5]中极感：中极，本指中极穴，任脉穴，在关元下一寸，正值丹田。内为胞宫。中极感，此指因经期行房而影响胞宫。感，影响，触动之义。

[6]髀：音闭（bì），大腿。

[7]血厥：由于血脱而引起的厥证。表现为四肢逆冷，晕厥。即现代医学所谓失血性休克。

[8]怫郁：郁结之意。

[9]面翕如醉：翕，发热貌。面翕如醉，脸部发红发热，如醉酒后的样子。

[10]五崩：五种崩证。此指子宫排泄出的五种颜色的病理产物。

[11]绛津：绛，为紫红色。绛津，紫红色的汁液。

[12]陷经：指经气下陷，下血不止。

[13]黑不解：漏下紫黑血不止。

[14]脏坚僻不止：脏，此指胞宫。僻，《金匮要略》作癖，结聚之意。坚僻不止，指胞宫内有干血坚结不散。

[15]白物：即白带。

[语译]

妇人得病，刚好经水来潮，又发其汗，发生昏眩不知人事，这是什么原因？师答：经水来潮，里已空虚，又误发其汗，表也空虚，这就造成表里气血俱虚，故发生郁冒。

问：妇人病好象癫疾和郁冒，一天发作二十多次，师切脉后，反认为是带下病，事实果然都符合老师所讲的。请问其脉是哪一类？怎么鉴别？师答：寸口脉濡而紧，濡是阳气微，紧是荣气寒。阳气微则卫气微弱，血虚寒凝，阴阳不和，邪气居于荣卫之中。病起于少年时，经水来潮而行房事，并且持续时间过长，劳累过度，撼动精气，使命门开张。经水下多，血海空虚，百脉弛张。任脉中极穴的部位，所以感觉有阳气搏动，这是因微风所激动，寒邪因虚客于荣卫，冷气积于丹田，邪动上冲，奔腾胸膈，津液时泛，掩口吞之，痰涎唾液常涌溢而出，头目眩晕，状如昏厥。气冲穴与腿股内侧热，一般医生认为是癫病，用艾灸治，因此病情更加严重。

问：妇人病气上冲胸部，头部眩晕而重，口吐涎沫，腿股内侧与气冲穴位热，师诊其脉认为不是带下病，其脉是哪一类？怎样鉴别？师答：这妇人寸口脉沉而微，沉为卫气沉伏在下，微为荣气不续，阳气伏，就会热病，阴气不续，就会失血。这病应当小便不利，因津液闭塞的缘故，现在小便反而通利，微汗出，脉沉为寒的象征，同时可见咳嗽，气逆，呕吐涎沫，其肺已成痿，津液缺少或竭尽，亡血，损伤经络，由于有寒，出现血厥，手足觉得麻痹，气由脐下丹田上冲到胸胁。沉积的寒气郁蓄于上焦，胸中感到窒塞，气经历阳部，面部发热发红，好象酒醉样子，形体好象胖起来，这是浮虚。医生反用下法，用长针针治，重复虚其荣卫，久则发头目眩冒，所以知道这是血厥病。

问：五崩怎样区别？师答：白崩的形状，流出液体象鼻涕样；赤崩的形状，流出液体象绛色津液样；黄崩的形状，流出液体象烂瓜样；青崩的形状，流出液体象蓝草颜色；黑崩的形状，流出液体象凝血的颜色。

师说；有一个妇人来诊，切其脉，却是微涩，照一般判断，应当呕吐，或者下利，她说都没有，因此问她年龄多少，妇人是七七四十九岁，这时月经当断了，可是现在反未断经，因此出现微涩的气血俱虚的病脉。

诊得寸口脉象弦而大，这弦大相兼脉象，但比单纯的弦脉，比单纯的大脉，则又中虚，好象芤脉。弦而衰减的脉，为寒的现象，大而中空如芤的脉，为虚的现象，虚和寒的脉象合并起来，叫做革脉，在妇女主患小产或漏下症，用旋覆花汤主治。

妇人因崩漏经血下而不止，其漏下的血色黑，日久不瘥，用胶姜汤主治。

妇人经水不通，以抵当汤主治。方在《伤寒论》中。

妇人经水闭塞不利，子宫内有凝结的坚积不散，中有干血，下白带，用矾石丸主治。

妇人腹中诸般疼痛，用当归芍药散主治。

妇人腹中痛，用建中汤主治，方在《伤寒论》中。

［评介］

本篇论述诸病证均与经、带、胎、产有关。首论郁冒乃因经水适下，误汗所致。此明示临证之时，医者应禁用汗法于带经者，否则有引发郁冒之忧。次论郁冒如癫疾者实乃误诊，其应为带下。究其发生之由乃因经水来而合房室，过劳血虚又感风寒，内外相合而致。又论眩冒不当名带下，而应为血厥。其病机在于阳伏阴绝，荣卫虚久而发。又论五崩之鉴别。又论妇人有上实当吐之证，而脉反微涩之由在于七七之期经水不断。又论妇人半产漏下而现革脉之因，并指出崩漏之可随证选用旋覆花汤或胶姜汤治之。同时指出经水不利者可随证选用抵当汤或矾石丸；腹中痛者可随证选用当归芍药散或小建中汤。本篇对误治致变论述较多，如误汗而致郁冒；误下、误针而致血厥等。抵当汤为理血之剂，用于血蓄下焦者，故本篇所治之经水不利必是有瘀血见证者。当归芍药散适用于气郁血凝者，并非统治于妇女所有腹痛。临证应用之时当明辨之。小建中汤则具有温中补虚，和里缓急的作用。适用于中焦虚寒，肝脾不和之证。总之，妇科疾病错综复杂，临证之时当四诊合参，不可偏执。明辨证候，依证施法，才能收立竿之效。

## 平咽中如有炙脔喜悲热入血室腹满证第六

**[原文]**

妇人咽中如有炙脔[1]状，半夏厚朴汤主之。

妇人脏躁[2]，喜悲伤，欲哭，象如神灵所作，数欠[3]，甘草小麦汤[4]主之。

妇人中风发热恶寒，经水适来，得之七、八日热除，脉迟，身凉，胸膈下满如结胸状，其人谵语，此为热入血室[5]。当刺期门，随其虚实而取之。

妇人中风七、八日，续有寒热，发作有时，经水适断者，此为热入血室，其血必结，故使如疟状，发作有时，小柴胡汤主之。方在《伤寒》中。

妇人伤寒发热，经水适来，昼日了了[6]，暮则谵语，如见鬼状，此为热入血室，无犯胃气，若上二焦，必当自愈（二字疑）。

阳明病，下血而谵语，此为热入血室。但头汗出者，当刺期门，随其实而泻之，濈然汗出者则愈。

妇人小腹满如敦[7]敦状（《要略》云：满而热，今本《要略》与《脉经》同），小便微难而不渴，生后[8]（生后字疑）者，此为水与血并，结在血室，大黄甘遂汤主之。

**[注释]**

[1]炙脔：脔，肉块。炙脔，烤熟的肉块。

[2]脏躁：脏，此指心。脏躁，病名。《金鉴》："心静则神藏，若为七情所伤，则心不得静，而神躁扰不宁也，故喜悲伤欲哭，是神不能主情

也，象如神灵所凭，是心不能神明也，即今之失志癫狂病也。”脏躁证类似现代医学之癔病，多见于女性。

[3]数欠：频繁打呵欠。

[4]甘草小麦汤：《金匮要略》作“甘麦大枣汤”，甘草，小麦，大枣水煮温服之。

[5]血室：此处指胞宫。

[6]昼日了了：指白天神志清楚。

[7]敦：音对（duì），古代盛食物之器具，上下稍锐而中部肥大。

[8]生后：即产后。

**[语译]**

妇人自觉咽中象有炙肉块样梗阻，用半夏厚朴汤主治。

妇人患脏躁病，悲伤爱哭，好象有神鬼在作怪，频数呵欠，用甘草小麦汤主治。

妇人感受风邪，发热恶寒，适逢月经来潮，得病已七、八天热解，脉迟，身已凉和，胸膈胀满，有如结胸之状，神识不太清楚、谵语，这是热入血室。当刺期门穴，随其邪气虚实而施以不同手法。

妇人感受风邪已七、八日，继续寒热，发作有一定时间，适逢月经停止，此为邪热乘虚入于血室，与血相搏，其血必结而不行，因为寒热往来，类似疟疾一样定时发作，可用小柴胡汤主治。方见《伤寒论》中。

妇人感受寒邪而发热，适逢月经来潮，白天神识清楚，傍晚则神识迷乱，谵语，象见鬼样，这是热入血室。此时不要伤犯胃气和上二焦，必定可以自愈。

阳明病，下血谵语的，这是热入血室。只头汗出，当刺期门穴，随其邪实的所在而泄之，周身连续汗出，其病自愈。

妇人小腹胀满高起，小便有些困难，而口不渴，若病起于产育之后，是水与血结在血室，以大黄甘遂汤主治。

［评介］

此节经文取自《金匮要略·妇杂病脉证并治第二十二》，文字多有出入。主要涉及三病，一为梅核气、一为脏躁、一为热入血室（包括水血结于血室）。

对于热入血室，临床变证较多，病机复杂，故对其常见情况作了较为详细的分析。

因于中风者有两种情况，一为中风后经水适来，气血虚损，邪气乘虚而入深，达于血室，入里而化热，故有热入血室之证。肝经与女子胞有密切关系，故取肝经之期门而泻其热。一为中风之后寒热时发，致经水中断，此乃邪在少阳而影响血室之故，故当以和解之法治之。

因于伤寒者，因于正气大虚，又逢邪气甚重，故见症较重，但若不伤伐胃气，正气自当很快恢复，将邪由下焦之血室驱达于上而解，故可自愈。

对于阳明之热引起者刺期门，其治有一石双鸟之妙，因肝经与血室及阳明均有密切联系，故刺其一穴，即可泻二者之热。

对于水与血并者，从"小腹满如敦敦之状"，不难得出结论。因水势较甚，故用泻水之峻剂而消之。但对于大黄甘遂汤的应用要把握好应用原则，应由小量开始，中病即止，不可冒施重剂，而至患者有性命之虑。

## 平阴中寒转胞阴吹阴生疮脱下证第七

［原文］

妇人阴寒，温中坐药[1]，蛇床子散主之。

妇人著坐药，强下其经，目眶为痛，足跟难以践地[2]，心中状如悬。

问曰：有一妇人病，饮食如故，烦热不得卧，而反倚息[3]者，何也？师曰：此病转胞[4]，不得溺也。何以故？师曰：此人故肌盛，头举身满，今反羸瘦，头举中空感（一作减），胞系了戾[5]，故致此病。但利小便则愈，宜服肾气丸，以中有茯苓故也。方在虚劳中。

师曰：脉得浮紧，法当身躯疼痛。设不痛者，当射[6]云何，因当射言，若肠中痛，腹中鸣，咳者，因失便，妇人得此脉者，法当阴吹[7]。

师曰：寸口脉浮而弱，浮则为虚，弱则为无血，浮则短气，弱则有热，而自汗出。

趺阳脉浮而涩，浮则气满，涩则有寒，喜噫吞酸，其气而下，少腹则寒。

少阴脉弱而微，微则少血，弱则生风，微弱相搏，阴中恶寒，胃气下泄，吹而正喧[8]。

师曰：胃气下泄，阴吹而正喧，此谷气之实也。膏发煎导之。

少阴脉滑而数者，阴中则生疮。

少阴脉数则气淋，阴中生疮。

妇人阴中蚀疮烂，狼牙汤洗之。

妇人脏肿如瓜，阴中疼引腰痛者，杏仁汤主之。

少阴脉弦者，白肠必挺核[9]。

少阴脉浮而动，浮为虚，动为痛，妇人则脱下。

**［注释］**

［1］坐药：外用药的一种，多用于前后阴疾病。此指以绵裹药纳入阴中，直达病所。

［2］践地：践，踩踏之意。践地，此指以脚着地。

[3]倚息：因呼吸困难，倚凭而息。

[4]转胞：胞即膀胱。转胞为病名，以脐下急痛，小便不通为主症。病由肾气虚弱，膀胱气化不行所致。孕妇常见，现代临床认为主要是尿路感染或阻塞所致。

[5]胞系了戾：指膀胱及尿路排尿不顺，有涩痛扭曲感。了戾，义为扭曲。

[6]射：此为指向之意。

[7]阴吹：指前阴出气，犹如后阴矢气一样。

[8]正喧：正，直也。喧，出声之谓。正喧，直下而有声，此处形容阴吹之状。

[9]白肠必挺核：此处指子宫脱垂。

**[语译]**

妇人阴中受寒，用温中的坐药蛇床子散主治。

妇人阴中纳入坐药，强行调其月经，出现目眶疼痛，足跟不能踏地，心中感觉很空虚。

问：有一妇人患病，饮食正常，但感觉烦热不得卧，斜倚其身而呼吸，这为什么？师答：这是转胞病，不得小便。什么缘故呢？师答：这妇人原来身体很丰满，也很健康，而今却变为形体羸瘦，头感空虚，而且胞系扭转屈曲，故得此病。应当利其小便则愈，宜服肾气丸，因为方中有茯苓的缘故。方在“虚劳篇”中。

师说：脉见浮紧，应当身体疼痛。假设身体没有疼痛，那么，这病当指向身体何处？病人应该会指出的，如肠中痛，腹中鸣，咳嗽时小便因而失禁，妇人得此脉，按理当得阴吹病。

师说：寸口脉浮而弱，浮主虚，弱主血少，浮则短气，弱则有热，因而自汗出。

趺阳脉浮而涩，浮主气满，涩主有寒，常噫气吞酸，其气下趋，少腹则感寒冷。

少阴脉弱而微，微主少血，弱主生风，微弱脉象相搏结，则阴中恶寒，胃气下泄，从前阴吹出而连续作响。

师说：胃气下泄，从前阴吹出，连续作响，这是谷气实，以膏发煎润导。

少阴脉滑而数，主阴中生疮。

少阴脉数，令小便淋痛，阴中生疮。

妇人阴中虫蚀疮烂，用狼牙汤洗之。

妇人子宫肿大如瓜，阴中疼牵引腰痛，用杏仁汤主治。

少阴脉弦的，子宫会脱垂，状如核。

少阴脉浮而动，浮主虚，动主痛，妇人出现浮动脉，可能发生子宫脱垂。

［评介］

本节经文取自《金匮要略·妇杂病脉证并治第二十二》，文字多有出入。主要涉及了妇人五种杂证，即阴中寒、转胞、阴吹、阴生疮、脱下证。其中阴寒以蛇床子散坐药主之；妊娠转胞以肾气丸主之；阴吹以膏发煎主之；阴疮以狼牙汤洗剂主之；子宫因疮而肿者以杏仁汤主之等，部分方剂现仍应用于临床，具有较好的实用性。故本篇内容不可忽视，应深入研究，以利于临床应用。脱下证，在祖国医学文献中统称为“阴挺”，又称“阴菌”、“阴脱”或“产肠不收”。多因身体素虚，分娩时难产、产程过长、用力太过，或产后过早地参加体力劳动，以致脾虚气弱，中气下陷，不能固摄，移位下坠；或产育过多，肾气耗夺，维系无力，因而下坠。其临床表现则如《医宗金鉴·妇科心法要决》曰：“阴中突出一物如蛇，或如菌，如鸡冠者，即古之㿗疝类也。属热者，必肿痛，小便赤数……属虚者，必重坠，小便清长……。”本篇对此证虽未提出治疗方药，但据病机推断可酌情选用补中益气丸或肾气丸之类的方药。

转胞之名出自《金匮要略·妇人杂病脉证治》。《诸病源候论·小便病诸候》：“胞屈辟不通，名为胞转。其病状，脐下急痛，小便不通是也。”胞，通脬，膀胱也。转胞又称胞转、转脬。因忍尿疾走、忍尿入房、饱食忍尿等强忍小便，或寒热所迫，或惊忧暴怒，气迫膀胱，使膀胱屈戾不舒所致。多为急性感染、结石或孕期子宫压迫引起的尿路阻塞，进而尿潴留。治宜疏导，可选用蒲黄散、滑石散，或猪苓汤加甘遂末。年老虚损者宜补肾，可选用金匮肾气丸、六味地黄丸等方。其中因惊忧暴怒，小便卒暴不通者，宜葱白汤。因胎满压迫膀胱所致者，明代赵献可《邯郸遗稿》认为中气虚不能举胎可致本病，主张用补气升举法治之，可选用参术饮、补中益气汤；或令孕妇平卧床榻，双脚抬高，则胎不压脬，小便自通。转胞危困者，当急用导尿法。另外，元代朱丹溪《格致余论》记载了接生妇手涂香油，自产户托起其胎可使溺出的产科手术疗法。现代医学认为本病亦可因子宫过度后倾、子宫肌瘤或妊娠子宫体位的变异而引起。

## 平妇人病生死证第八

[原文]

诊妇人漏血下赤白，日下血数升，脉急疾者死。迟者，生。

诊妇人漏下赤白不止，脉小虚滑者，生。大紧实数者，死。

诊妇人新生乳子，脉沉小滑者，生。实大坚弦急者，死。

诊妇人疝、瘕、积、聚，脉弦急者，生。虚弱小者，死。

诊妇人新生乳子，因得热病，其脉弦小，四肢温者，生。寒清者，死。

诊妇人生产，因中风伤寒热病，喘鸣而肩息[1]，脉实大浮缓者，生。小急者，死。

诊妇人生产之后，寸口脉焱疾[2]不调者，死。沉微附骨不绝者，生。

金疮[3]在阴处出血不绝，阴脉不能至阳[4]者，死。接阳而复出者，生。

［注释］

［1］肩息：因呼吸困难，两肩随呼吸耸动，即呼吸张口抬肩。

［2］焱疾：形容脉象急促，如火上炎，飘忽不定之状。即脉来急疾，脉律不定。焱，同焰，原指火苗上趋，飘忽不定。

［3］金疮：古称金属创伤为金疮。

［4］阴脉不能至阳：阴，尺部。阳，寸部。阴脉不能至阳，即尺部有脉之搏动，而不能到达寸部，为病情危重之脉象。

［语译］

诊察妇人患漏血，色赤白兼有，有的一天下血达数升之多，脉象急疾的，死。脉象迟的，生。

诊察妇人患漏下不止，色赤白兼有，脉象小虚兼滑的，生。脉象大紧实数的，死。

诊察妇人新产乳哺时，脉象沉小滑的，生。脉象实大坚弦急的，死。

诊察妇人疝、瘕、积、聚病，脉象弦急的，生。脉象虚弱小的，死。

诊察妇人新产哺乳，所患热病时，脉象弦小，四肢温暖的，生。四肢寒冷的，死。

诊察妇人分娩后，因受了风寒，或患了热病，气喘，喉鸣，呼吸时肩膀随着耸动，脉象实大浮缓的，生。脉象小急的，死。

诊察妇人分娩后，寸口脉浮疾不齐，死。如果沉微，虽深伏到骨上，但仍连续不断的，生。

金属创伤阴道，流血不止，尺部脉不能到寸部的，死。如果尺部脉能接到寸部并且逐渐增强的，生。

[评介]

本篇主要述及妇人常见病证的症状与脉象，并示范了通过观察脉象与症状的对应关系来判断预后的方法。即阳症当见阳脉，阴症当见阴脉。此法适用于包括妇科在内的临床诸科。清《医宗金鉴·四诊心法要决·病脉顺逆诀》继承了该思想，对此表述为“脉之主病，有宜不宜；阴阳顺逆，吉凶可推。”

随着现代医学的发展及先进医疗器械的应用，古之许多死症，现常有多种痊愈的手段，故而不能光凭脉象作出预后诊断。但此法又不能轻视，如临床遇到死症之脉象，目前未发现症状者，应严密观测，注意治疗调理，待脉象好转，方可无虞。

## 平小儿杂病证第九

[原文]

小儿脉，呼吸八至者平，九至者伤，十至者困。诊小儿脉多雀斗[1]，要[2]以三部脉[3]为主。若紧为风痫[4]，沉者乳不消，弦急者客忤[5]气。

小儿是其日数应变蒸[6]之时，身热而脉乱，汗不出，不欲食，食辄吐哯[7]者，脉乱无苦也。

小儿脉沉而数者，骨间有热，欲以腹按冷清也。

小儿大便赤，青瓣[8]，飧泄[9]，脉小，手足寒，难已。脉小，手足温，易已。

小儿病困，汗出如珠，著身不流者死。

小儿病，其头毛皆上逆者，必死。耳间青脉起者，瘈痛[10]。

小儿病而囟陷入，其口唇干，目皮反，口中出气冷，足与头相抵[11]，卧不举身[12]，手足四肢垂，其卧正直，如得缚[13]，其掌中冷，皆死。至十日，不可复治之。

**[注释]**

[1]雀斗：犹言雀啄，脉象的一种。

[2]要：关键。

[3]三部脉：此指下文的紧脉，沉脉和弦急脉。

[4]风痫：病名。症见颈项强直，两目上视，肢体抽搐。多因肝经热盛导致的动风之象。

[5]客忤：忤，触冒、触犯之意。客忤，因小儿神志脆弱，调节能力差，若受到突然的刺激，如骤见生人，突闻异声，突见异物等，易受到惊吓而惊厥抽搐。因风痰相搏，阻滞于脾胃，可继发吐泻，腹痛等症。

[6]变蒸：又名小儿变蒸。对于婴儿的生长发育过程的一种说法，首见于此书。指在婴儿的生长过程中，三十二天为变，六十四天为蒸，此间小儿有身热、脉乱、汗出等症，而无其他不适。此种说法的科学性待考。

[7]吐哯：哯，音现（xiàn），不呕而吐。吐哯指小儿食乳之后口中有乳汁溢出，俗称"漾奶"。因小儿消化系统尚未发育完全，且胃呈水平位，为生理现象，非呕逆之证。

[8]青瓣：小儿因消化不良大便夹杂青色奶瓣。

[9]飧泄：大便夹杂未完全消化的食物。

[10]瘈痛：抽掣疼痛。

[11]足与头相抵：指角弓反张。此时躯体反向弯曲，头与足相抵。

[12]卧不举身：只平卧不能抬举。

[13]如得缚：如同被绳索捆缚一般。

**[语译]**

小儿病一息八至为正常，一息九至，身体就有所损伤，一息十至，病较重。诊察小儿脉搏，多呈现雀啄脉，要以寸口三部总按为主。如果出现紧脉，多风痫病，沉脉为乳食不消化，弦急脉，多见于小儿客忤病。

小儿按生理发育规律，依一定日数而变蒸，变蒸之时身热，脉乱，汗不出，不思吮乳，食后即吐乳，脉乱，但无其他痛苦。

小儿脉沉而数，骨间有热，喜欢以凉冷之物按腹部。

小儿大便黑赤色，及含有青绿色不消化东西，如果脉小，手足冷，很难治愈。如果脉小手足温，尚容易治愈。

小儿病况较重，汗出如珠，粘腻不流的，死。

小儿病，如果头发上翘的，必死。如果耳后发现青筋暴露，多伴有肢体掣痛症状。

小儿病，如果出现囟门下陷，口唇干，眼皮翻，口中呼出冷气，角弓反张，或躺卧不能翻身，四肢下垂，僵卧不动，象绳子缚住一样，手足掌心冷等症状，皆属死候。如果病延至十天，则更不容易治疗了。

[评介]

本篇指出小儿平脉为八至，此不同于成人的一息四至，并且指出小儿之平脉多现雀啄之象，此区别于病脉的特点在于三部兼见。进而讨论了风痫、食积、受惊等病之脉象，并对一些病的预后进行了判断，如“汗出如珠，着身不流”，“头毛皆上逆”等皆为死候之症。但此等死证，是当时历史条件下的结论。纵观全文，所谓死证，大多为儿科感染性疾病。所述症状反应，多为发热惊厥、脱水、缺氧、电解质紊乱、酸中毒等表现。依现代临床而论，已不可视为死证。

至于小儿变蒸，此乃王氏创见，但王氏对变蒸的具体含义论述不详，仅说明变蒸有一定时日，及若干表现，但有症“无苦也”。纵观本篇的叙述特点，是先述常而后述变，说明王氏认为变蒸是小儿生长发育中的一种生理现象。自王氏提出变蒸之后，巢元方在《诸病源候论》中才对变蒸的具体含义、时日、临床表现及其相应的治疗用药有了较为详细的论述。此后开始对变蒸的诸方面认识逐步深入，并出现了学术争鸣的局面。考对此持肯定态度的医家较众，如唐代有孙思邈、宋代有钱乙、元代有朱丹溪、明代有翁仲仁、万全、玉銮、清代有夏禹铸、陈梦雷等等。其中陈梦雷对变蒸之含义述之较确，即“变者，变其情态；蒸者，蒸其血脉。”对于变蒸时间，较一致的见解是生后每32日一变，64日一蒸，共十变五蒸，计三百二十日。此为小蒸，后又三大蒸，即64日第一大蒸、再64日第二大蒸、再128日第三大蒸，积五百七十六日，则变蒸全部完成。唐孙思邈、明万全等另有它说，可以互参。明代王銮在《幼科类萃》中提出了小儿中有“不热不惊或无他病候”的暗变之说。并认为：“凡小儿之病，无有不因变蒸而得也。”宋代钱乙等提出了变蒸变生脏腑有明确的顺序。而明代徐春甫则进一步提出“亦有不依序而变，如伤寒不循经之次第也。持否定态度的代表人物有明代张景岳、清代陈复正、任赞，以及民国时期的奚瓒黄。如张景岳所言“凡属违和，则不因外感，必以内伤，初未闻有无因而病者，岂真变蒸之谓耶！又见保护得宜，而自生至长，毫无疾痛者不少，抑又何也？虽有暗变之说，终亦不能信然！”变蒸为小儿生长发育的生理现象，但其脏腑娇嫩，极易感受外邪，且变化迅速，故变蒸之小儿往往易并发他症。临床上应审慎对待有发热、汗出等为主要表现的小儿，辨清属生理性、或病理性、或生理、病理同时兼有，切不可只宥于变蒸之说而不及时医治以至贻误病情。然而这种辨别，由于缺乏定量及明确的依据，往往只局限于经验层面，难以实现新的突破。变蒸之说有众多名家赞同，并非空穴来风，应是古代医家通过临床实践对小儿出生之后生长发育现象细致观察的结果，而且此说与现代医学所公认的小儿具有明确的行为变化及枢纽龄具有一致性，故不可简单地予以否定而摒弃。

# 卷　十

## 手检图二十一部

袁校本云凡五十六条，首言十二经脉，次言奇经八脉，次言三部二十四种脉，未见所谓手检图者，岂经原有图，今不传也？宋林亿云：世之传授，其别有三，有以隋巢元方时行病源为第十卷者；有以第五卷分上下卷，而撮诸篇之文，别增篇目者。今则除去重复，补其脱漏，其篇第亦颇改易，仍旧为一十卷。则知此卷经文传疑已久。亿虽补正脱漏，而所谓手检图二十一部者，直据旧目，无从深考耳。

[原文]

经言：肺者，人之五脏华盖[2]也，上以应天，解理万物[3]，主行精气，法五行四时，知五味。寸口之中，阴阳交会，中有五部，前后左右，各有所主，上下中央，分为九道[4]，浮沉结散，知邪所在，其道奈何？岐伯曰：脉大而弱者，气实血虚也。脉大而长者，病在下候。浮直上下交通者，阳脉也，坚在肾，急在肝，实在肺。前如外[5]者，足太阳也。中央如外者，足阳明也。后如外者，足少阳也。中央直前[6]者，手少阴也。中央直中者，手心主也。中央直后者，手太阴也。前如内者，足厥阴也。中央如内者，足太阴也。后如内者，足少阴也。前部左右弹[7]者，阳跷也。中部左右弹者，带脉也。后部左右弹者，阴跷也。从少阳之厥阴[8]者，阴维也。从少阴之太阳者，阳维也。来大时小者，阴络也。来小时大者，阳络也。

前如外者，足太阳也。动[9]，苦头项腰痛，浮为风，涩为寒热，紧为宿食。

前如外者，足太阳也。动，苦目眩，头颈项腰背强痛也。男子阴下湿，女子月水不利，少腹痛，引命门，阴中痛，子脏闭。浮为风，涩为寒血，滑为劳热，紧为宿食。针入九分，却至六分。

中央如外者，足阳明也。动，苦头痛，面赤，微滑，苦大便不利，肠鸣，不能食，足胫痹。

中央如外者，足阳明也。动，苦头痛，面赤热。浮微滑，苦大便不利，喜气满，滑者为饮，涩为嗜卧，肠鸣，不能食，足胻[10]痹。针入九分，却至六分。

后如外者，足少阳也。动，苦腰背胻股肢节痛。

后如外者，足少阳也。浮为气涩，涩为风，血，急为转筋，弦为劳。针入九分，却至六分。（以上足三阳脉六条）

前如内者，足厥阴也。动，苦少腹痛，月经不利，子脏闭。

前如内者，足厥阴也。动，苦少腹痛与腰相连，大便不利，小便难，茎中痛，女子月水不利，阴中寒，子户壅绝内，少腹急，男子疝气，两丸上入，淋也。针入六分，却至三分。

中央如内者，足太阴也。动，苦胃中痛，食不下，咳唾有血，足胫寒，少气，身重，从腰上状如居水中。

中央如内者，足太阴也。动，苦腹满，上管有寒，食不下，病以饮食得之。沉涩者，苦身重，四肢不动，食不化，烦满不能卧，足胫痛，苦寒。时咳血，泄利黄。针入六分，却至三分。

后如内者，足少阴也。动，苦少腹痛，与心相引背痛，淋。从高堕下，伤于内，小便血。

后如内者，足少阴也。动，苦少腹痛，与心相引背痛，淋。从高堕下，伤于尻[11]内，便血，里急，月水来，上抢心，胸胁满拘急，股里急也。针入六分，却至三分。（以上足三阴脉六条）

前部左右弹者，阳跷也。动，苦腰背痛，微涩，为风痫，取阳跷。

前部左右弹者，阳跷也。动，苦腰痛，癫痫，恶风，偏枯，僵仆羊鸣，瘰痹[12]，皮肤身体强（一作淫）痹。直取阳跷，在外踝上三寸直绝骨是。

中部左右弹者，带脉也。动，苦少腹痛引命门，女子月水不来，绝继复下止[13]，阴辟寒[14]，令人无子，男子苦少腹拘急，或失精也。

后部左右弹者，阴跷也。动，苦癫痫，寒热，皮肤强（一作淫）痹。

后部左右弹者，阴跷也。动，苦少腹痛，里急，腰及髋窌[15]下相连阴中痛，男子阴疝[16]，女子漏下不止。（以上阴跷、阳跷、带脉五条）

中央直前者，手少阴也。动，苦心痛，微坚，腹胁急。实坚者，为感忤[17]。纯虚者，为下利，肠鸣。滑者，为有娠，女子阴中痒痛，痛出玉门上一分前。

中央直中者，手心主也。动，苦心痛，面赤，食苦，咽多，喜怒。微浮者，苦悲伤，恍惚不乐也。涩为心下寒。沉为恐怖，如人捕之状也。时寒热，有血气。

中央直后者，手太阴也。动，苦咳逆，气不得息。浮为内风。紧涩者，胸中有积热，时咳血也，有沉热。(以上手三阴脉三条)

从少阴斜至太阳，是阳维也。动，苦肌肉痹痒。

从少阴斜至太阳，是阳维也。动，苦癫，僵仆羊鸣，手足相引，甚者失音，不能言，癫疾。直取客主人[18]，两阳维脉，在外踝绝骨下二寸。

从少阳斜至厥阴，是阴维也。动，苦癫痫，僵仆羊鸣。

从少阳斜至厥阴，是阴维也。动，苦僵仆，失音，肌肉淫[19]痒痹，汗出恶风。

脉来暂小暂大[20]，是阴络也（一作结）。动，苦肉痹[21]，应时自发，身洗洗[22]也。

脉来暂小暂大者，是阳络也（一作结）。动，苦皮肤痛，下部不仁，汗出而寒也。（以上阳维阴维阳络阴络脉六条）

肺脉之来也，如循榆叶[23]，曰平。如风吹毛，曰病。状如连珠者，死。期丙丁日，禺中日中。

心脉之来也。如反笄莞大[24]，曰平。如连珠，曰病。前曲后居，如带钩者，死。期壬癸日，人定夜半。

肝脉之来也，搏而弱，曰平。如张新弓弦，曰病。如鸡践地者，死。期庚辛日，晡时日入。

脾脉之来也，阿阿如缓[25]，曰平。来如鸡举足，曰病。如鸟之啄，如水之漏[26]者，死。期甲乙日，平旦日出。

肾脉之来也，微细以长，曰平。来如弹石，曰病。去如解索[27]者，死。期戊己日，食时日昳，黄昏鸡鸣。(以上平五藏脉五条)

寸口中脉躁竟尺，关中无脉应，阳干阴也。动，苦腰背、腹痛，阴中若伤，足寒。刺足太阳、少阴直绝骨，入九分，灸太阴五壮。

尺中脉坚实竟尺，寸口无脉应，阴干阳也。动，苦两胫、腰重，少腹痛，颠疾。刺足太阴踝上三寸，针入五分。又灸太阳、阳跷，在足外踝上三寸直绝骨是也。

寸口脉紧，直至鱼际下，小按之，如持维干（一作鸡毛）状，其病肠鸣，足痹痛酸，腹满不能食，得之寒湿。刺阳维，在外踝上三寸间也，入五分，此脉出鱼际。

寸口脉沉著骨，反仰其手[28]，乃得之，此肾脉也。动，苦少腹痛，腰体酸，癫疾。刺肾俞[29]，入七分。又刺阴维，入五分。

初持寸口中脉，如细坚状，久按之大而深。动，苦心下有寒，胸胁苦痛，阴中痛，不欲近丈夫也，此阴逆。刺期门，入六分。又刺肾俞，入五分，可灸胃管七壮。

初持寸口中脉，如躁状洪大，久按之，细而牢坚。动，苦腰腹相引痛，以下至足胻重也，不能食。刺肾俞，入四分至五分，亦可灸胃管七壮。

尺寸俱沉，但有关上脉，苦寒，心下痛。

尺寸俱沉，关上无有者，苦心下喘。

尺寸俱数，有热，俱迟，有寒。

尺寸俱微，厥，血气不足，其人少气。

尺寸俱濡弱，发热，恶寒，汗出（一云：内蕴热，手足逆，冷汗出）。

寸口沉，胸中痛，引背（一云：短气）。

关上沉，心痛，上吞酸。

尺中沉，引背痛。

寸口伏，胸中有逆气。

关上伏，有水气，泄溏。

尺中伏，水谷不消。

寸口弦，胸中拘急（一作心下愊愊）。

关上弦，胃中有寒，心下拘急。

尺中弦，少腹脐下拘急。

寸口紧，头痛逆气。

关上紧，心下痛。

尺中紧，脐下少腹痛。

寸口涩，无阳，少气。

关上涩，无血，厥冷。

尺中涩，无阴，厥冷。

寸口微，无阳，外寒。

关上微，中实（一作胃虚），能食，故里急（一作无胃气）。

尺中微，无阴，厥冷，腹中拘急。

寸口滑，胸满逆。

关上滑，中实逆。

尺中滑，下利，少气。

寸口数，即吐。

关上数，胃中有热。

尺中数，恶寒，小便赤黄。

寸口实，即生热；虚，即生寒。

关上实，即痛；虚，即胀满。

尺中实，即小便难，少腹牢痛；虚，即闭[30]。

寸口芤，吐血，微芤，衄血。

关上芤，胃中虚。

尺中芤，下血；微芤，小便血。

寸口浮，其人中风，发热，头痛。

关上浮，腹痛，心下满。

尺中浮，小便难。

寸口迟，上焦有寒。

关上迟，胃有寒。

尺中迟，下焦有寒，背痛。

寸口濡，阳弱，自汗出。

关上濡，下重。

尺中濡，少血，发热，恶寒。

寸弱，阳气少。

关弱，无胃气。

尺弱，少血。

［注释］

［1］手检图二十一部：杨、广、张本均作“三十一部”。历代注家看法

不一。"二十一部"当为十二经中除去三焦经，加上奇经八脉与阴阳二络，合为之数。

[2]华盖：古代用帛制成的大伞。在此用以喻肺。因肺居于上，外邪侵袭，首先犯肺。故肺为华盖之脏，有覆盖和保护其下脏腑的功能。

[3]解理万物：解，通晓也。理，治理之意。解理万物，即治理万事万物。

[4]九道：此指九种切脉部位，即前如外，中如外，后如外，前如内，中如内，后如内，前部中央直，中部中央直，后部中央直。合计九道。

[5]前如外：如，此作"往"字解。前、中、后，指寸口脉的寸、关、尺三部。外，即偏于大指的一侧；内，即偏于小指的一侧。前如外，即指寸口脉在寸部的外侧向。余九道可类推。

[6]中央直前：直，此作"当"字解。"中央直中"、"中央直后"之"直"字，与此义同。中央直前，此指寸口脉的中间部位，正当寸部处。

[7]前部左右弹：弹，搏击手指之意。前部左右弹，指寸部左右弹击手指的脉象，即寸部出现脉紧之象。

[8]从少阳之厥阴：之，在此作"往"字解，即由某经通向某经之意。从少阳之厥阴，指从尺部外侧（后如外）的足少阳斜往至寸部内侧（前如内）的足厥阴。以下可类推。

[9]动：变动之意。此指经气变动而致病。

[10]胻：音衡（héng）。指膝下的足胫部。

[11]尻：音 kāo。尾骶部的通称。

[12]痯：痯，音顽（wán）。痯痹，指手足麻痹。

[13]绝继复下止："复下"张本作"不复"，似应为"绝经复下不止"。

[14]阴辟寒：辟，击、拍之意。阴辟寒，指阴部冷痛，如被击拍之感，实为寒冷而抽掣痛。

[15]髋窌：窌，音缭（liáo），指骨节空隙处。髋，指髋骨。髋窌，此泛指骨盆。

[16]阴疝：此指因寒邪侵袭肝经而致睾丸、阴器急痛、坠胀。

[17]感忤：忤，音物（wù），违逆、抵触之意。感忤，违逆本人的意愿，不顺心、不遂意的事。

[18]客主人：上关穴别名。

[19]淫：过分。

[20]暂小暂大：暂，突然。暂小暂大，即忽小忽大。

[21]肉痹：又名肌痹。以肌肉麻木不仁、疼痛为主症的疾病。

[22]洗洗：寒栗的样子。

[23]如循榆叶：循，抚摸。如循榆叶，形容切脉的感觉好像用手抚摸榆叶一样。形容脉象轻浮虚软，不疾不徐。

[24]如反笋莞大：反笋，倒置的竹笋，此处形容上大下小之态。莞，音关（guān），原意指蒲草，此处形容脉象的圆滑柔软之态。如反笋莞大，形容脉象轻取大而软。

[25]前曲后居：曲，弯曲。居，蹲伏，此用以形容脉象坚牢之态，如人蹲伏。前曲后居，形容脉象轻取坚而不牢，重取则实牢而不动。

[26]阿阿如缓：阿阿，柔美的样子。如，作“而”讲。阿阿如缓，形容脉象柔软而和缓。

[27]如水之漏：形容脉象如屋漏水，点滴无伦。

[28]解索：谓如索之朽坏。形容脉动数而散乱，如朽烂的麻绳，没有次序。

[29]反仰其手：指反诊法。病人覆掌向下，医生仰掌向上的诊脉方法。

[30]肾俞：穴位名。属足太阳经，在第十四椎下两旁，去脊各一寸五分。

## [语译]

医经说：肺在人体五脏中，居于最高位置，可比大伞，覆盖着下面的脏腑。上应天气，治理万物，主司人体功能治节，运行人身的精气，效法五行四时的生长收藏规律，识五味。寸口部位是阴阳交会的地方，其间有前、后、左、右、中五个部分，这五个部分各有所主，再和上、下、中三部相乘，成为前外、中外、后外，中前、中中、中后、前内、中内、后内九个脉络。从脉络的浮脉、沉脉、结脉、散脉可以知道病邪在经在络在脏在腑，这道理是怎么样呢？岐伯答：脉大而弱，是气实血虚。脉大而长，病发生于下部。切脉，轻手候之，觉得脉的上下部，往来流利通畅，这是阳脉。如果这阳脉坚重按较硬，当病在肾，中按较弦急，病在肝，轻按较实，病在肺。寸口脉上浮者，是反映足太阳经的疾病。关脉向上浮者，是反映足阳明经的疾病。尺脉向上浮者，是反映足少阳经的疾病。关脉与寸口脉俱是一样的形象，是反映手少阴的疾病。关脉不与寸口、尺脉俱是一样的形象，是反映手心主经的疾病。关脉与尺脉俱是一样形象，是反映手太阴经的疾病。寸口脉向下沉取而得者，是反映足厥阴经的疾病。寸口关脉向下沉取而得者，是反映足太阴经的疾病。尺脉向下沉取而得者，是反映足少阴经的疾病。寸口脉按之左右两手俱搏击手指的，是反映阳跷脉的疾病。关脉按之左右两手俱搏指的，是反映带脉的疾病。尺脉按之左右两手俱搏指的，是反映阴跷脉的疾病。由左手右手的尺部外侧，即上面所说“后如外者”的足少阳脉，斜向到寸部内侧，即上面所说“前如内者”的足厥阴脉，这是反映阴维脉的疾病。由左手右手的尺部内侧，即上面所说“后如内者”的足少阴脉，斜向到寸部外侧，即上面所说“前如外者”的足太阳脉，这是反映阳维脉的疾病。脉来时大，忽而变小，是反映阴络的疾病。脉来时小，是反映阳络的疾病。

寸口脉向上浮者，是反映足太阳膀胱经的疾病。这经受病邪侵袭，患头项及腰部疼痛，出现浮脉主风疾；涩脉主寒热；紧脉主消化不良。

寸口脉向上浮者，是反映足太阳膀胱经的疾病。这经受风邪侵袭，患目眩，头部、颈部、项部，腰背部都感强硬疼痛。男人阴囊潮湿，女人月经不调，少腹痛，牵引到背部的命门穴和阴道疼痛，脉络不通。出现浮脉主风疾，涩脉主寒凝，血滞，出现浮脉主劳热，紧脉主消化不良。这些证候针治方法，是进针至九分，退针至六分。

关脉向上浮者，是反映足阳明胃经的疾病。这经受病邪侵袭，患头痛，面红，如果脉象微滑，是患大便秘结，肠鸣，厌食，足胫痹痛。

关脉向上浮者，是反映足阳明胃经的疾病。这经受病邪侵袭，患头痛，面红而热，如果脉象出现浮而微滑，是患大便秘结，腹满。出现滑脉是痰饮病，涩脉是四肢懒，爱躺在床上，肠鸣，厌食东西，足胻痹痛。这些证候针治方法，是进针九分，退针至六分。

尺脉上浮者，是反映足少阳胆经的疾病。这经受病邪侵袭，患腰部、背部、胫部、股部和四肢关节疼痛。

尺脉上浮者，是反映足少阳胆经的疾病。如果出现浮脉，是气不畅通，出现涩脉是风病和血病，出现急脉是转筋病，弦脉是劳病。这种情况针治方法，是进针到九分，退针至六分。

以上是论足三阳经脉。

寸口脉沉取得者，是反映足厥阴肝经的疾病。这经受病邪侵袭，患少腹痛，月经不调，胞络不通。

寸口脉沉取得者，是反映足厥阴肝经的疾病。这经受病邪侵袭，患少腹部疼痛牵引腰部，大便不通，小便困难，尿道疼痛，女子月经不调，阴道寒冷，阴道内壅塞不通，少腹部拘急，男人疝气病，睾丸向上牵引，小便急淋。这些证候纠治方法，是进针至六分，退针至三分。

关脉沉取得者，是反映足太阴脾经的疾病。这经受病邪侵袭，患胃中疼痛，厌食，咳嗽痰涎带血，足胫寒冷，短气，身体沉重，腰上如浸在水中。

关脉沉取得者，是反映足太阴脾经的疾病。这经受病邪侵袭，患腹满，胃脘觉得寒冷，厌食，病缘于饮食不节。如果脉象出现沉涩，病人会感到身体笨重，四肢不爱活动，食后有不消化感觉，烦满不得卧，足胫疼痛，怯寒，常常咳血，大便泄泻色黄。这些证候针治方法，是进针至六分，退针至三分。

尺脉沉取得者，是反映足少阴肾经的疾病。这经受病邪侵袭，患少腹痛，牵引到心窝反射背部，小便淋痛。如果病人有从高处堕下的病史，要考虑腹内受伤，小便出血。

尺脉沉取得者，是反映足少阴肾经的疾病。这经受病邪侵袭，患少腹痛，牵引到心窝，反射背部，小便淋痛。如果病人有从高处堕下的病史，要考虑尻内受伤，大便也会出血，并有里急后重感，妇女月经来潮时，气上冲心区，胸胁部既胀满又拘急，股部内侧筋脉也呈拘急。这些证候针治方法，是进针至六分，退针至三分。

以上是论足三阴经脉。

寸口脉出现左右两手搏击应指的，是阳跷经脉的疾病。这经脉受病邪侵袭，患腰背部痛。如果出现微涩脉象，是患风痫，治疗方面取阳跷经脉。

寸口脉出现左右两手搏击应指的，是阳跷经脉的疾病。这经脉受病邪侵袭，患腰痛，癫痫，怕风，半身不遂，僵仆作羊鸣声音，身体麻痹，皮肤或浑身强硬痹感。治疗方面取阳跷经脉的跗阳穴，即在外踝上三寸处和绝骨穴平行的刺激点。

关脉出现左右两手搏击应指的，是带脉疾病的表现。这经脉受病邪侵袭，患少腹疼痛，牵引到命门，女子月经不来，几乎断绝了，又来经水，来后忽而又停止，阴部寒冷，使人不能生育，在男人则少腹部拘急，或遗精。

尺脉出现左右两手搏击应指的，是阴跷脉疾病的表现。这经脉受病邪侵袭，患癫痫，发寒热，皮肤强硬痹感。

尺脉出现左右两手搏击应指的，是阴跷脉疾病的表现。这经脉受病邪侵袭，患少腹疼痛，有拘急感，腰部和髋骨凹陷地方有相牵连于阴器的痛感，男人为疝气，在女子为漏血不止。

以上是论阴跷阳跷带脉。

关脉直上寸口，是反映手少阴心经的疾病。这经脉受病邪侵袭，患心前痛，按之微坚，腹胁部有拘急感。如果脉象硬而有力，是感受心中不顺的事情。如果脉象表现虚象，就发生大便泄泻，肠鸣。如果脉象滑，是怀孕的表现，女子阴痒阴痛，而且延及阴户上一分左右的地方。

关脉不与尺寸上下直者，是反映手厥阴心包经的疾病。这经脉受病邪侵袭，患心前区痛，面红，吃东西都感到苦味，常咽口水，心情易喜易怒。如果脉象微浮，则表现情绪悲伤，心神不定，郁郁不乐。如果出现涩脉，表现心寒冷。如果出现沉脉，表现心情恐怖，好像有人要捕他一样。若有时发寒热者，这是说明气血还没有衰弱。

关脉直向尺部，是反映手太阴肺经的疾病。这经脉受病邪侵袭，患咳嗽，喘息。如果出现浮脉，是为受风。出现紧涩脉，是胸中有热气蕴积，有时咳血，说明热邪潜伏在里。

以上是论右手三阴脉。

寸口脉从后部内侧的足少阴，斜向至前部外侧的足太阳，是反映阳维脉疾病的脉象。这经脉受病邪侵袭，患肌肉痹痛发痒。

寸口脉从后部内侧的足少阴，斜向至前部外侧的足太阳，是反映阳维疾病的脉象。患颠簸不定，或身体僵直，或仆地，声如羊声，手足掣引，严重者失音，不能讲话，是为癫疾。治疗方法取客主人穴，或两边的阳维脉穴位，在两边外踝绝骨下二寸。

寸口脉从后部外侧的足少阳，斜向至前部内侧的足厥阴，是反映阴维脉疾病的脉象。这经脉受病邪侵袭，患癫痫，或僵直，或仆地，声如羊声。

寸口脉从后部外侧的足少阳，斜向至前部内侧的足厥阴，是反映阴维脉疾病的脉象。这经脉受病邪侵袭，患身体僵硬，或仆地，或失音，肌肉作痒且痹痛，汗出恶风。

寸口脉来乍大乍小，是反映阴络的疾病。阴络受病邪侵袭，患肌肉痹痛，每逢阴天则痹痛发作，而且身上象浇了冷水一样感觉寒冷。

寸口脉来乍小乍大，是反映阳络的疾病。阳络受病邪侵袭，患皮肤疼痛，身体下部麻木不仁，汗出恶寒。

正常的肺脉，脉来轻浮虚软，不疾不徐，如抚摩榆叶一样。如果脉来如风吹动羽毛一样，飘忽不定，散动无根，这是肺的病脉。如果脉来时，象一颗颗珠子，连续不断地流过，这是肺的死脉。见死脉，每逢丙丁之日的已时与午时可能发生变证。

正常的心脉，轻取大而软。如果脉来时，象一颗颗珠子，连续不断地流过，这是心的病脉。如果脉来轻取则坚而不柔，重取则实牢而不动，如带钩一般全无冲和之气，这是心的死脉。见死脉，每逢壬癸之日的亥时与子时可能发生变证。

正常的肝脉，弦搏而软。如果脉来一若新张弓弦，急而有力，这是肝的病脉。如果脉来如鸡足踏地一样缓而无力，这是肝的死脉；见死脉，每逢庚辛之日的申时与酉时可能发生变证。

正常的脾脉，是柔软的，如果脉来如鸡举足轻疾不缓；这是脾的病脉。如果脉来如鸟雀啄食，止而又作，又如屋漏水，点滴无次，这是脾的死脉。见死脉，每逢甲乙之日的寅时与卯时可能发生变证。

正常的肾脉，是微细而长。如果脉来坚实如弹石一样，这是肾的病脉。如果脉来动数而散乱，如解索一样，这是肾的死脉。见死脉，每逢戊己之日的辰时、未时，戌时和丑时可能发生变证。

寸口脉躁动及关，尺脉不明显，这是阳气干犯阴气的脉象。病患腰背痛，腹痛，或阴中伤痛，下肢寒冷等症状。治疗方法，可取足太阳、足少阳经与绝骨的骨骼相联续（如跗阳伏溜等穴位），针九分，同时灸太阴经三阴交的穴位五壮。

尺中脉躁动及关，寸脉不明显，这是阴气胜阳气的脉象。病患两下肢及腰部笨重，少腹部痛，或发作癫疾。治疗方法，可取足太阴经踝上三寸的三阴交，针入五分。同时灸太阳、阳跷经脉，在足外踝上三寸与绝骨的骨骼相联续的（如跗阳穴位）。

寸口部脉紧，直至鱼际下，轻按，如持鸡毛状，症见肠鸣，足部酸楚痺痛，腹部胀满食减，发病原因是得之寒湿之邪。治疗方法，可取阳维，在外踝上三寸，针五分，这脉是由鱼际过来的。

寸口部脉沉，按之至骨，稍松其指乃得，这是肾病的脉象。病患少腹痛，腰和四肢酸楚，或发作癫疾。治疗方法，取肾俞穴，针七分。又取阴维经脉，针五分。

初按寸口部，脉细坚，久按寸口部，脉大而深。病患心窝部寒冷，胸胁疼痛，阴中痛，不欲和丈夫接近，这是阴气上逆所致。治疗方法，取期门穴，针六分；肾俞穴，针五分，同时灸胃脘七壮。

初按寸口部，脉躁动而洪大，久按寸口部脉细而牢坚。病患腰腹相引疼痛，腰以下至足胫沉重，不能食等症状。治疗方法，取肾俞穴，针四分至五分，也可灸胃脘七壮。

寸脉与尺脉沉按才可触到，而关脉一触即现，患怕冷，心窝部痛。

寸脉与尺脉沉按才可触到，而关脉纵加沉按仍触不到，患有气从心窝部上逆而气喘的症状。

寸脉与尺脉都现数，是有热象，寸脉与尺脉都现迟，是有寒象。

寸脉与尺脉都现微，出现厥冷，气血不足，病人短气。

寸脉与尺脉都现濡弱，出现发热恶寒，汗出。

寸脉沉，出现胸中痛，牵引背部。

关脉沉，出现心窝部痛，暖气吞酸。

尺脉沉，出现背痛。

寸脉伏，胸中有积气上逆。

关脉伏，中焦有水气，大便溏泄。

尺脉伏，为内伤饮食，宿滞不化。

寸脉弦，出现心窝部气郁不舒。

关脉弦，为胃中有寒疾，心窝部气郁不舒。

尺脉弦，出现少腹脐下急痛不爽。

寸脉紧，出现头痛，风寒之气上逆。

关脉紧，出观心窝部痛。

尺脉紧，出现脐下少腹部痛。

寸脉涩，为阳虚，气短。

关脉涩，为血虚，四肢冷。

尺脉涩，阴中火衰，四肢冷。

寸脉微，为阳虚，觉外寒。

关脉微，为中脘胀满，但仍能食，所以觉有里急的出现。

尺脉微，阴中火衰，四肢冷，腹中有拘急感觉。

寸脉滑，出现胸中壅满作逆。

关脉滑，为食滞中脘，呕逆。

尺脉滑，出现泄泻，短气。

寸脉数，就出现吐。

关脉数，是胃中有热气。

尺脉数，出现恶寒，小便黄赤。

寸脉实，实即生热，虚即生寒。

关脉实，实即痛，虚即胀满。

尺脉实，小便难解，少腹部坚痛，虚即小便闭。

寸脉芤，吐血；微芤，可出现衄血。

关脉芤，为胃中虚。

尺脉芤，出现大便下血；微芤，出现小便出血。

寸脉浮，可见于中风，发热，头痛的病。

关脉浮，出现腹痛，心窝部胀满。

尺脉浮，出现小便难。

寸脉迟，为上焦有寒。

关脉迟，为胃中有寒。

尺脉迟，为下焦有寒，背部痛。

寸脉濡，阳气虚，自汗出。

关脉濡，出现大便下重。

尺脉濡，出现为血虚，兼见发热、恶寒。

寸脉弱，为阳气虚。

关脉弱，为无胃气。

尺脉弱，为阴血虚。

手检图一册篇目下，注云：凡五十六条，未见所谓手检图二十一部者，疑此卷传疑已久，手检图已不传，而仅存旧目。袁表后序亦云，今按李濒湖脉学论气口九道直冠曰手检图云，而所引则此篇之首段，因知此即手检图也。自岐伯曰以下论五部九道之法，详明如绘，则名图之意了然。李氏所引，无阳络阴络及五脏脉二十四种，其无阴阳络二段，当是脱误，其无五脏及二十四种脉。盖已采其义于二十七脉中，故不重引耳。细玩此篇，先论五部九道之部位，次详五脏之平病，后详二十四脉之主病，示人诊法，层次井井，而谓聊以传疑，仅存旧目者，非矣。但钞录既久，讹谬颇多。今以李氏所引证之，衍其重复，订其错误，其中文义可通者，两存其说，又补所脱漏督脉、任脉、冲脉三条，并采李氏所撰之图附焉。庶阅者无遗憾矣。后学张柏谨识。

[评介]

本卷仅有一篇，即“手检图二十一部”。这是一篇意颇难明的文字。其文献渊源亦不知所出。依据篇始有“岐伯曰”字样，似《黄帝内经》文例，但文字不见于现行《灵枢》与《素问》。是王叔和自撰之文，还是采撷他经，不得而知。

本篇既然称“手检图”，可知王叔和撰著此书时，应该绘制了“手检”之“图”。可惜后世传本均无图可见，仅遗留了附意说图的文字。这里有一个显而易见的原因是，唐以前的古籍均以抄本存世。而绘图是高难技艺，不是每一个传抄者所能具备。这就是古图籍均无图的根本原因。无图而仅解其字，必然会给后人带来理解上的困难。脉学是应用科学，文字理解都有困难，应用它就无从谈起。因此，所谓“手检图”的使用方法实质上已经是失传的技艺。

关于“二十一部”，因为经文中没有特意指明，历代解《脉经》都依原文附会其数。其一是自“岐伯曰”以后第一句“脉大而弱者，气实血虚也”，至“来小时大者，阳络也”，共计论二十一脉形。其二是十二经脉去除未论及的三焦经，再合奇经八脉与阴阳二络，可计为二十一部。还有几种说法更是强合其数。另据杨本、广本、张本均作“三十一部”，更是聚讼纷纭，难得其解。

本篇文字尚有诸多谜团难以确知。依据文意，首先应探讨的是，二十一部的坐标基础是什么。本篇开始首先论述“肺者，人之五脏华盖也。上以应天，解理万物，主行精气，法五行四时，知五味。”这显然是“寸口脉学”的基础。然后谈“寸口之中，阴阳交会，中有五部，前后左右，各有所主，上下中央，分为九道。”依据此论，二十一部显系以“寸口”论事。“寸口之中，阴阳交会，中有五部”，其中五部是指前后左右及中央。“上下中央”的“上下”仍指上文“前后”。其中分为“九道”似是指下文的前如外，中如外，后如外，前如内，中如内，后如内，前部中央直，中部中央直，后部中央直。但“五部”和“九道”如何在寸口部确立位置，又是不得而知。后文所论十二经脉、奇经八脉、阴络阳络显然不是经脉循行。它们与寸口之中的“五部”和“九道”的关联是什么，也难以确知。

我们可以用另一种方法来窥测这篇文字，即用《内经》中有关脉学的记述来佐证它，但发现，本篇部分文字既近似《内经》，又不同于《内经》：

其一是有关寸口脉诊的机理，《内经》中首见于《素问·经脉别论》：“脉气流经，经气归于肺，肺朝百脉，输精于皮毛。毛脉合精，行气于府。府精神明，留于四藏，气归于权衡，权衡以平，气口成寸，以决死生。”另，《素问·五藏别论》：“气口何以独为五脏主？岐伯曰：胃者，水谷之海，六府之大源也。五味入口，藏于胃，以养五藏气。气口亦太阴也，是以五藏六府之气味，皆出于胃，变见于气口。”这与本篇开始：“经言，肺者，人之五脏华盖也，上以应天，解理万物，主行精气，法四时五行，知五味，寸口之中，阴阳交会，中有五部，前后左右，各有所主”，文意有相似之处。以上可以说明，《内经》与《脉经》中有关寸口脉的形成机理，都是以肺为根本。而寸口脉是肺经的搏动窗口，再通过肺朝百脉来联系全身。然而《内经》仅提出了一种理论上的说法，而没有更多的操作技艺上的记述。《脉经》已具备了“五部”，“九道”或“二十一部”的理论和方法，更有寸口分寸、关、尺的理论。寸口脉再分寸、关、尺，首见于《难经》，而发扬于《脉经》。由此可知，《脉经》中的此篇文字，应是晚于《内经》的学说而与《难经》成书时代相偕。

其二是“九道”中的“前如外”、“前如内”等寸口周围区域分属问题，近似于《素问·脉要精微论》中诊尺肤的内容：“尺内两傍，则季胁也。尺外以候肾，尺里以候腹中。附上，左外以候肝，内以候鬲；右外以候胃，内以候脾。上附上，右外以候肺，内以候胸中；左外以候心，内以候中。”但《脉经》是指脉诊，而《内经》是指尺肤诊。

其三，有关五脏平脉、病脉与死脉的描述，本篇文字又近似《素问·平人气象论》，但又有很大区别。如对肺脉的描述，《素问·平人气象论》：“平肺脉来，厌厌聂聂，如落榆荚，曰肺平，秋以肺气为本。病肺脉来，不上不下，如循鸡羽，曰肺病。死肺脉来，如物之浮，如风吹毛，曰肺死。”而本篇则为：“肺脉之来也，如循榆叶，曰平。如风吹毛，曰病。状如连珠者，死。”

值得深思的一个问题是有关“二十一部”技艺的失传，现实的每一个人，常对所有失传的东西具有一种惋惜心态，甚至痛惜。事物的失传有各种原因，但有一种属于自然淘汰。特别是实用技术，如果它的价值偏低，难以操作和掌握，或被新的技术方法所取代，旧的东西必然会失传。《内经》中的好多属于操作技法上的东西如“三部九候”诊法，诊尺肤法等等，实质上并没真传而失落，可能属于自然淘汰。《脉经》的“二十一部”手检图也应属于这种情况。尽管历代有多方考证，实质上已成为无头案。这是它自身的实用价值所决定。

# 附　录

## 历代重刊序跋，
## 据校本、引用及参考书目

# 重刻《脉经》书后

右《脉经》十卷旧本，得之京肆，为道光间嘉定黄氏刻本。颇加校正，凡注中“案”字以下所云，并是。独怪其雕工纸色甚恶劣，字句多脱误。或已为坊间翻本，非黄氏原刻矣！然亟求原刻，绝不可得。夫自叔和撰为此经，历千数百年，迭更表章，而不能大显于世。至于今日，寰中几无存书。尝历江淮，走燕赵，编询书肆，都无所得。金山钱氏刻入守山阁丛书。而全书卷帙浩繁，印行未广，兵燹以来，存者益寡。则夫博雅好古君子，犹不尽能见之，市医之懵懵，固无可讥焉。学海累年苦病，频危于医。大惧古籍之沦亡，而脉学之传将失其真。生民夭札之祸，将靡所底也。久欲考订刊行，而汩于举业，未克及此，去年秋后，侨寓维杨，入冬多暇。于是取《内经》、《难经》、《中藏经》、《仲景伤寒论》、《金匮方论》、《甲乙经》，凡叔和之所引据者，以及后来各家之引据脉经者，条列其文，更相校雠。嗣复得西法石印守山阁本，虽与黄本互有异同，已多所取证。其显系写刻错误者，悉为厘正。至于字句多寡，诸本各有增减。其无关理要者，及字义可疑，无从考校者，一切仍旧，不敢妄为更改，转失本来面目，亦存古之意也。二、三同志集赀付梓，将广为印行，播之人间。庶几古籍长传，而生灵永赖矣乎！夫数千百年之后，此书之若存若灭，固不得而知之矣。然而古人竭一生之精力，撰辑成帙。但有裨于民生日用者，必有鬼物为之呵护，不使终泯也。虽星相卜筮，犹且如此。况《脉经》之关于黎元甚大，其屡晦而复显，岂偶然也哉！卷首备载历刻《脉经》，序跋，庶读者有所考。且以见一书之显晦，亦若有数焉存乎其间也。

光绪十七年发次辛卯暮春皖南建德周学海澂初谨书

# 宋校定《脉经》进呈劄子

臣等承诏，典校古医经方书。所校雠中，《脉经》一部，乃王叔和之所撰集也。叔和，西晋高平人，性度沉靖，尤好著述。博通经方，精意诊处，洞识修养之道。其行事具唐甘伯宗名医传中。臣等观其书，叙阴阳表里，辨三部九候，分人迎、气口、神门，条十二，经二十四气，奇经八脉。以举五脏、六府、三焦、四时之疴。若网在纲，有条而不紊。使人占外以知内，视死而别生，为至详悉，咸可按用。其文约，其事详者，独何哉！盖其为书，一本黄帝《内经》。间有疏略未尽处，而又补以扁鹊、仲景、元化之法。自余奇怪异端不经之说，一切不取。不如是。何以历千数百年而传用无毫发之失乎？又其大较，以为脉理精微，其体难辨；兼有数候俱见，异病同脉之惑，专之指下，不可以尽隐伏。而乃广述形证虚实，详明声色王相，以此参伍，决死生之分。故得十全，无一失缪，为果不疑。然而自晋室东渡，南北限隔，天下多事。于养生之书，实未遑暇。虽好事之家，仅有传者，而承疑习非，将丧道真，非夫圣人，曷为釐正？恭惟主上，体大舜好生之德；玩神禹叙亟之文；椎锡福之良心；鉴慎疾之深意。出是古书，俾从新定。臣等各殚所学，博求众本，据经为断，去取非私。大抵世之传授不一，其别有三：有以隋巢元方时行病源，为第十卷者，考其时而缪自破；有以第五分上下卷，而撮诸篇之文，别增篇目者，推其本文，而义无取。稽是二者，均之未睹厥真，各秘其所藏尔。今则考以《素问》、《九墟》、《灵枢》、《太素》、《难经》、《甲乙》仲景之书，并《千金方》及《翼》说脉之篇以校之。除去重复，补其脱漏，其篇第亦颇为改易。使以类相从，仍旧为一十卷，总九十七篇。施之于人，俾披卷者，足以占外以知内，视死而别生，无待饮上池之水矣。

国子博士高保衡，尚书屯田郎中孙奇，光禄卿直秘阁林亿等谨上

熙宁元年七月十六日

# 宋刻《脉经》牒文

国子监准监关，准尚书礼部符，准绍圣元年六月二十五日敕，中书省尚书省送到礼部状，据国子监状，据翰林医学本监三学看治任仲言状，伏睹本监，先准朝旨，刊雕小字圣惠方等共五部出卖，并每节镇各十部，余州各五部。本处出卖，今有《千金翼方》、《金匮要略方》、《王氏脉经补注》、《本草图经》、《本草算之》皆医家要用，而不可阙。本监虽见出卖，皆是大字官本，贫民难于辨钱请买。兼外州军，尤不可得。欲乞刊作小字，重行校对出卖，及降外州军施行，本部看详欲依国子监申请事理施行，状候指挥。六月二十三日奉圣旨，依奉敕如右牒到奉行都省前批六月二十六日未时付礼部施行，仍关合属去处，主者一依敕命，指挥施行。

绍圣三年六月

# 宋广西漕司重刻《脉经》序

硕少时母多病，课医，率不効。因自誓学为方，求古今医书，而穷其原。得所谓王叔和《脉诀》者，怪其词俚而指浅。更访老医，得《脉经》十卷。盖祖黄帝、岐伯、扁鹊经、以及于张氏《伤寒论》，条贯甚明，真王氏书也。验之乃建本，自是求之建阳书坊，绝无鬻者，极亦不存。嘉定己巳岁，京城疫。朝旨命孔硕董诸医。治方药以拯民病。因从医学，求得《脉经》。复借各本校之，与予前后所见者，同一建本也。乃知《脉诀》出而《脉经》隐。医者不读，鬻者不售，板遂亦不存。今之俗医，问以王氏书，则皆诵《脉诀》以对。蜀人史堪，以儒生名。能依其所著方书脾胃条引《脉诀》中语。而议之曰："此叔和知之而未尽也"。予每叹曰："冤哉叔和！如史载之之工，尚引诀而罪问，余又何怪焉！"因思今世俗医，知有朱氏《伤寒百周》而不知有《伤寒论》。俗儒知诵时文，而不知诵经史，其过一律也。因取所录建本《脉经》，略改误文，写以大字，刊之广西漕司，庶几学者，知有本原亡。然恨无他本可校，以俟后之仁者。

侯官陈孔硕序

# 王氏《脉经》后序

医之学以七经为本，犹儒家之六艺也。然七经中，其论脉理精晰，莫详于王氏《脉经》，纲举目分，言近旨远。是以自西晋至于今日，与黄帝卢扁之书并传。学者咸宗师之。

南渡以来，此经罕得善本。凡所刊行，类多讹舛。大任每切病之。有家藏绍圣小字监本，历岁既深，陈故漫灭，字画不能无谬。然昔贤参考，必不失真。久欲校正传之，未暇。兹再承乏医学。偶一时教官，如毛君升、李君邦彦、王君邦佐、高君宗卿，皆洽闻者，知大任有志于斯。乃同博验群书，孜孜凡累月，正其误千有余字。遂鸠工创刊于本局，与众共之。其中旧有阙文，意涉疑似者，亦不敢妄加补注，尚赖后之贤者。

嘉定丁丑仲夏望日濠梁何大任后序

# 元刻《脉经》移文

皇帝圣旨里江西湖东道肃政廉访司来申备龙兴路医学申教授谢缙翁关切。惟儒学以仁义立教，扶植纲常，使天下不犯刑宪；医学以仁心立教，拯救疾病，使生民不致夭瘥。故医之《素问》、《难经》，与儒之六经，相为表里。皆古圣人以利天下后世为心者也。医经之中，王叔和《脉经》十卷，诚为医门不易之法。如蒙将《脉经》刻布流传，诚可裨国朝好生之一端也。缘医别无钱粮，如将上项《脉经》，于儒学内支用有余钱粮，刻布传远，幸甚。保结关请照验，准此，申乞照详得参详医学申请，刊雕《脉经》若于合属学院有余钱粮去处，约量拔支工价，顾匠刊雕成书，从本司收贮印行，似为便益，未敢悬便，申乞照详施行。得此，准申宪司合下，仰照验不妨，本职从省计料，合用工匠、物价、钞，估体见数、就行龙兴路学羡余子粒钱内，支拨刊雕，申司施行。须至指挥右下江西等处，儒学提举柳文林准此。

泰定四年六月初四日中奉大夫江西湖东道肃政廉访使朵列秃

# 元刻《脉经》序二首

晋太医令王叔和撰类《脉经》十卷，其言原本《黄帝内经灵枢》、《素问》，而翼之以扁鹊、仓公、华佗、张仲景、皇甫士安之论，称其为医家之一经矣。今《脉诀》熟在人口，直谓叔和作。而不知叔和所辑者《脉经》耳。当叔和时，盖未有歌括之作。疑宋之中世，始次为韵语。须便讲习，摭其条肄，而忘其根节者也。熙宁中，有旨出内府所藏古医经方书，命光禄卿林亿等典领校雠，镂板行世，而《脉经》与焉。朱文公于庆元初，跋郭长阳医书。谓俗间所传《脉诀》，词最鄙浅，非叔和本书。世之高医，明其为赝，遂委弃之。而独有取于直指高骨为关，分前却为寸尺以定阴阳之位。为合于《难经》，则《脉经》之传已隐，虽文公亦似未知其正出《脉经》也。嘉定始元，上遡熙宁，一百四十年，闽中陈孔硕借得医局建本，是书用阁本参订互考，刻之广西漕司。兵燹以来，板复不存，知者亦寡，况望其传哉？予至江右之明年，与医学教授谢君缙翁，论古书之废。慨然欲以《脉经》刊置学官。使人知古昔圣贤，开示医道之源委，未尝遗外于理者，如此。间请于廉访使师公。公曰："医之有经，取以利人。利焉而传。是焉可泯？子盍谋诸!"会承命稽覆学食钱，得其羡赢。以属宗濂书院山长董天衢，聚工计庸，付之剞劂，既月告成。其卷帙篇第，一用陈氏广西之旧，而不敢辄加增损，志存古也。噫！古书废缺，世未经见，奚独此哉！惜予之心力，不能以偏及之。而姑识其端，以俟世之君子有发焉耳。元泰定四年九月二十五日东阳柳赟述。

医家以切脉为难事。自《素问》、《难经》及仲景书，皆论其要。至西晋王叔和，始汇集诸书，作《脉经》十卷。唐孙思邈著《千金方》及《翼方》，取其书为持脉法。今称王叔和《脉诀》者，不知起于何时。惟陈无择《三因方》序脉云：“六朝时有高阳生者，剽窃作歌诀。刘元宾从而和之。”其说似深知《脉经》者。而于篇后，又自著七表八里九道之名，则无择盖亦未尝详读《脉经》者也。按《脉经》论脉，形状秘诀，二十四种，初无表里九道之目。其言芤脉云：“中央空，两边实”。又云：“减则为寒，芤则为虚，寒虚相搏，妇人则半产漏下，男子则亡血失精”。又云：“脉浮而芤，浮则为阳，芤则为阴”。《脉诀》乃以芤为七表之阳脉。仲景辨脉法云：“脉浮大数动滑，阳也。脉沉涩弱弦微，阴也”。而《脉诀》九道，以动为阴；七表以弦为阳。似此之误颇多。《脉经》则与仲景合，而经中第十卷，分上下中央为九道者，的然非歌诀九道之谓也。宋熙宁初，林亿校正《脉经》序中，于《脉诀》未尝见称。陈孔硕序始云：“《脉诀》出而《脉经》隐”。愚疑《脉诀》或熙宁以后人所作，是不可得而知也。缙翁先世藏《脉经》官本及广西本，窃尝诵而习之。后又得乡人黄南牖家本，校雠无误，揭来予章。幸受知宪使师公，及儒学提举柳先生。间请刻之儒学，以惠久远。二公不鄙其言，慨然成之。自今而后，学者得见是经，而用其心，则歌诀之舛者，不待辨而自见矣。经中颇有疑字，不敢辄改辨而正之，姑俟后贤。泰定四年，岁次丁卯，闰九月既望。龙具路医学教授谢缙翁敬书。

明福建承宣布政使司右参政徐

# 付校《脉经》手札

此王氏《脉经》真本也。后依韵而成歌，不免牵缀。一字失真，百身莫返。心窃痛之。顷从马钟翁老先生家得此本，不啻万金。便欲梓播寰中。但经文句解，参错不分，字既纤细，中多模糊。万一传讹，所击匪细。惟足下兼体好奇，博通群艺。敬劳校正，大书登梓，是为轩岐增一羽翼也，足下阴功，岂微也哉！建初已达鄙意，想蒙亮察。

友生徐中行顿首拜殿撰景从袁先生足下万历三年二月十日

# 袁校《脉经》书后

西晋太医令王叔和作《脉经》十篇，凡十万口千余言。其首篇论著，人脉有三部。曰寸，曰关，曰尺。持脉之法，大都二十有四种：曰浮，曰芤，曰洪，曰滑，曰数，曰促，曰弦，曰紧，曰沉，曰伏，曰革，曰实，曰微，曰涩，曰细，曰软，曰弱，曰虚，曰散，曰缓，曰迟，曰结，曰代，曰动。次本其所主五脏六府，阴阳、荣卫、虚实、顺逆、轻重、从横、伏匿、迟疾、短长，射人疾病所起，与其将差难已之候。其第二、第三、第六篇，著人脉本五脏六府十二经，五脏：曰肝，为足厥阴；心，为手少阴；脾，为足太阴；肺，为手太阴；肾，为足少阴。六府：曰胆，为足少阳，小肠，为手太阳，胃，为足阳明；大肠，为手阳明，膀胱，为足太阳；三焦，为手少阳。十二经之外，又有奇经八脉：曰阳维，曰阴维，曰阳跷，曰阴跷，曰冲，曰督，曰任，曰带。因以各举其阴阳之虚实，形证之同异，用为施治补泻之方。其第七篇论著治病之法，大都有八：曰汗，曰吐，曰下，曰温，曰灸，曰刺，曰火，曰水。察人阴阳交并，虚实，生死，损至，以合治法可否之宜。第四、第五篇，决四时百病生死之分，本仲景、扁鹊、华佗所以察声色消息死生之理。第八篇著杂病治宜。第九篇平妇人童子。其末篇，有手检图二十一部。今观其文，则皆复论十二经脉，与奇经八脉、三部，二十四种。形证所属，无图可见。岂叔和所著，故有图，久不复传耶？乃宋臣林亿劄中，则称世之传授，其别有三；有以隋巢元方《时行病源》为第十篇；有以第五篇分上下，而撮全经之文，别增篇目者；亿曾据《素问》、《九墟》、《灵枢》、《太素》、《难经》、《甲乙》、仲景诸书，校其脱漏，仍为十篇以传。则知末篇传疑已久。亿但补正其文，而所谓手检图二十一部云者，直存旧目，无从考证耳。夫医亦多术，而切脉称巧，乃自古记之矣。神圣不代生。即粗工庸术，亦难语巧。脉书可废哉！今读岐黄《内经》、《太素》、《难经》、仲景诸书，尚矣。其于脉间出绪论、未睹成书。叔和生千载之后，隐括古今，洞察玄微，旁喻曲证，爰著是书，为切家指南，其衷然称经宜尔。其后二百余年，唐甘伯宗作《名医传》亟称叔和。盖是经行于世，自晋迄唐，未始废也。五代高阳生始为《脉诀》歌，而经因掩不行。彼歌固援经勦说以便粗工者。今其所立七表八里九道之目，即内外阴阳，已大戾厥旨，他无论已。世医习之，杀人何算哉！宋熙宁中，是经复出秘阁。历元世已三授刻，世终鲜用，书亦不传。夫医一技耳，复古之难尚尔，可叹也。表自总非，母老多病，已稍稍习方脉。尝取俗所传《脉诀》读之，心弗善也。及举，偕计北上，偶得是经。顾古本漫漶，了不可读。又其经文训解，往往参错不分。久之稍为厘正；试诸方脉辄验。间举以语医，医都不省也。会参伯龙湾徐公，出是本命校，莱与表所藏同本。受之，犁然有当于心。不揣固陋，为之订繁乱，芟重复，正脱讹，以所旧闻，闻为补注。踰月编成。公命余俸，刻布寰中，嗟夫，是编为世复瓿，复二百余年于兹矣。阐幽举废，诚待其人也乎哉！虽然，表窃有闻焉。夫射与御，小技也。飞卫、泰豆以其术鸣当时，而声称后世，诚得其理也。彼其视弓矢辔衔，若衣与食然。而其审固乎百步之内，回旋进退于六焉之间者，犹饥之于食，寒之于衣也。其于弓之劲爽，矢之铰钝，马之驽骏，以至乎箫弣弸弭镝括箙韊之需，镳羁轠輁轮辕軥辖之具，其为良恶端衺坚脆工苦，皆可以目逆而神解也。夫然后得之于侯，应之于矢；得之于马，应之于辔；得之于手，应之予心。不以弦振，不以策驱。神闲体正，百中不虚，而二十四蹄，投之所适，都无余地。此无他，精之也。是故学射者，弧韝未操，必先以悬蝨之视；学御者，策绥未即，必试以容足之木。何者？其操术诚精，则粗者不足辨也。是经所称方脉形候，千状百态，亦弓矢与衔辔之类也。虽然，贯蝨之视，不容瞬也。容足之塗，不可失也。亦精之而已矣。昔蒲且之弋也，弱弓纤缴，乘风振之，落双鸧于云表。詹何悟其术，放而学钓。夫射与御之法，固医者之法也。吾又安得乎悟弋而钓者与之言是经哉！

万历三年暮春晋安袁表撰

# 重刻《脉经》叙

《脉经》者，西晋太医令王叔和集扁鹊、张仲景、华元化诸先哲所论脉法之要，并系之以证。俾后学知所适从。其于伤寒，尤加详焉。其义幽微，其文简古。近代医者浅陋，罕有探讨，其书遂不行于世。闻有抄本刻本，时代渐远，譌谬颇多。余于暇日，稍为订证，注其所可通，阙其所可疑。庶几读者，易以通晓。嗟乎！脉理精微，非高明超悟者不能得。世降已极，圣师罕睹，不由真诠，何缘得入其门耶！哲人往矣，遗言独存。历代名师，莫不祖其微义，嗣其宗旨，始得各著神奇。信乎！医门之龟鉴，百世之准绳也。其衣被医流，靡有终穷矣。校雠甫毕，吾友于润甫别驾，见而奇之，曰："是书得行，诚有俾于医道。其为利济宏且远矣。"亟取付梓人。既终事，余为序诸简端以传世云。

天启甲子孟冬月江左遗民缪希雍撰

# 重刻《脉经》序

昔在黄帝通天地之至数，合人形气血，分以三部，察以九候，别以七诊，必先知经脉。经脉者，十二经自然之脉也。十二经皆有动脉，而独取寸口，自秦越人。然考《素问·玉版论》云："行奇恒之法，以太阴始"。盖气口成寸，以决死生，当于此而求之。其法盖出于黄帝以前，非秦越人所创也。古诊法不传。汉张仲景《伤寒论》篇，犹详辨趺阳、少阴之脉。论者谓危急之病，脉不见寸口者，可以古法通之。而在平时，则不如以关脉为趺阳，尺脉为少阴之为愈，则越人所定，固千古不易之大数矣。

素、难诸书，文义古奥，读者难之。越人《脉经》，久不行世。西晋王叔和出，纂述岐伯、华佗等论脉要诀，叙阴阳表里，辨三部九候，分人迎气口神门，条十二经，二十四气，奇经八脉，五脏、六府、三焦、四时之疴，凡九十七篇，成《脉经》十卷。医家宗之，尊为一经。宋熙宁中，命林亿等校正刊行。迨其后高阳生，撰造《脉诀》，嫁名叔和，鄙俚肤陋，俗工便焉。其间如七表八里九道之非，动阳弦阴之误，二十四种脉，增"长""短"，而去"数""散"之舛。滑伯仁诸公，皆尝辨之。而赝编既显，真本转微。奉者方珍为秘书，攻者并因而集矢。流传辗转，愈晦愈蚀。元明以来，此书之存，不绝如线矣！夫医之治病，犹人之治水也。水周流于天地，脉传注于人身，而要必有其会归之处。江汉旁出为沱潜，沱潜旁导于他水，而其汇流也，以江汉为归。经脉从中焦注乎太阴、阳明。阳明注足阳明、太阴。以达于足少阳、厥阴。而其还注也，以手太阴为归，不察其流，无以辨也，不会其源，无以统也。轩岐之书如《禹贡》，王氏之书如桑郦之《水经》。读《水经》知《禹贡》水道之端委；读《脉经》知《内经》脉法之精微，世医因讹袭谬，习歌括数十条，诩诩然自以为知脉，而其矫为高论者，则执“上工望而知之，中工问而知之，下工脉而知之”之说。于是四诊之法遂置切脉为末务，而不复究心。呜乎！岂非王氏之书不明，以至此哉。余于医经诸家之旨，夙所参稽，访求此书，维有年所。适前万安令朱君以家藏旧本，呈于郡伯张古愚先生。先生以视予，属为付梓。按是书有前明赵邸居敬堂刻本十卷，此本为万历中三山袁君校刊，其版均佚。国朝乾隆中，诏开四库历代旧笈，蒐采大备。独此书未经进呈。夫以叔和之博通经方，潜心著述，讲习讨论，勒为成书。而千百年来，湮沉销没，不获与所编《伤寒论》同登天府。采辑之疏，其咎固有不得辞；而亦可见其为难购之秘笈也。兹者，已坠之绪，幸而复续；已逸之简，仅而得传。运际休明，人无夭札，物无疵疠。遗编之显，适当其时，其斯民仁寿之徵也已！是书出，明医家之一镫，正脉法之大轨。读者得由是而窥古经之秘，祛脉诀之讹。济人利物，端有赖焉。是固郡伯之盛心，而亦余之素志也。刻既成，爰书其颠末。

时嘉庆十有七年会稽沈礼意心斋书于南昌官廨

# 校订《脉经》书后

医之为道，审脉为难，《内经》所载诊法不一。扁鹊仲景所益滋多。故晋王叔和裒萃诸家著《脉经》十卷可谓皇然大备矣。虽参错而录。不无小疵。然所采之书，今不半存。古法之不亡，伊谁之力欤！有唐以前，咸重其书，故《千金方》所录独多。自宋《脉诀》出托名叔和，而此书以晦。元明学者，多未得见，虽心知《脉诀》七表八里之谬，各自为说。大抵不过取《千金方》中二十四脉象射病之法而已。其三部四经，脏气经络，趺阳少阴诸法，识者盖寡焉，岂非由是书不行之故耶！柏自有识以来，即留心医术，求是书二十余年，不可得见，今年仲春，友人陈卯生。自巴州抄寄朱菽原刺史所藏本，伏而读之，见古人之法，灿然毕具。夙昔之疑，一朝冰释，幸何如也。但是书数经传写，别风淮雨，错误实多。苦无善本雠校，爰以《内经》、《难经》及《千金方》等详订之，其意义稍异，则注之于下。有识之士，自别是非，若文义难通，而无证者，仍从阙如，以俟君子！

时道光十二年壬辰岁仲夏丁未朔之望后一日

汉州后学张柏识于成都之敦彝堂

# 校刊《脉经》书后

菽原先生家藏《脉经真本》，已历数世，累欲刊行而未果。自服官后，珍之行箧，弗轻示也。前在江右，曾假刻于南昌令。会稽沈君心斋今兹莅泸，又自刻此本，以广其传。盖先生存古之心与寿民之念，均有肫肫不能自已者。津少从先辈游，即闻叔和之《脉经》与坊行之《脉诀》异，而遍访不可得。友人张君庸舟尤嗜古方。书讯之，亦深以不见为憾。意其亡佚已久。然读前贤著录，往往称引及之，则又疑此书之尚有弃而存之者，三十年来未尝释然也。前年春，从侍先生于巴渠，始得请而读之。见其义精辞隽，明轩岐之奥旨，著万病之根由，有条不紊。唐宋以后，诸名家之櫽矱咸在，益信伪者之不足以乱真。彼其称名曰“诀”，原为便于庸流而设。读者见识卑隘，目不睹叔和之作，遂相习嫁名而不觉耳。夫以三十年求之不得，一旦见之，快也何如！爰录一编，留之巾笥，将与好古之士，同加尝鉴，乃庸舟尤喜得之。更徵之古笈，为之补正其阙误，视林注有加。持视先生，深以为善。兹刻盖即仍其校本。然先生每于公余之暇，辄复亲为考订，然后付梓，抑何慎也！后之学者，诚能于是研求，则庶乎知所依归矣。津承刊雠之役，莫能有所赞襄。仅于文字通俗之间，原刻有未当者，稍为厘定，以便初学而已。剞劂既竣，因书其颠末。

时道光癸已中秋日金堂陈一津识于江山平远楼

# 重刻《脉经》序

《脉经》一书，藏余家有年。余固不知医，以先世旧笈，罔敢失坠。岁壬申，阳城张古愚先生见之。属会稽沈君心斋重刻于南昌，俾真本得以行世。而阳湖恽君子居亦序其历刻之由，载所著大云山房文稾中。无何，沈君谢世。其版不知度置何所，仍不复行。盖此书之传，若斯之难也。当重刻时，余得有印本数帙，旋为人取去。帷原本仅存，携以入蜀。汉州张君庸舟，闻而好之。属友人金堂陈君卯生，抄本以去，张君精于医，乃取《灵素》、《难经》、《伤寒论》、《千金方》诸书，正其阙误。陈君复加参校，持以视余。请再刻以广其传。余惟医之为道，证治百端，而脉学莫专于是书，亦莫精于是书。顾为伪诀所淆。南宋时，坊间已无鬻本。元明廑有官刻，而流播不广。承学之士，有不得见者，盖数百年。此本之存，断而复续。然后知古人覃心撰述。其学洞阴阳；其功在人世，其精神足以自永于天地之间，而不至终晦。斯不特医宗得所指归，而艺林固当珍为秘籍也。张陈二君，选为考校，诚有功于是书。而在吾家留传至余，得以两付刊刻。亦不可谓非厚幸。他时倘沈本复出，与余刻相辅以行，则此书之大显于世，其必有日也已！是为序。

道光十有三年岁次癸巳秋八月侯官朱锡穀撰于四川泸州官署

# 重刻《脉经》序

晋王叔和《脉经》十卷，《隋书》、《新旧唐书》，《宋史》各经笈志皆有之。此本为明万历三年福建布政司督粮道刊本，有袁表后序。其卷，首列宋熙宁元年国子监博士高保衡等，请镂版劄子并校正及进呈，各衔名次列广西漕司重刻陈孔硕序；次列元泰定四年江西龙兴路重刻移文，并柳赟谢缙翁序。盖此书前后凡四刻矣。各序皆斥五代高阳生《脉诀》援剿经说。粗工便之，致此书传习不广，此医学所以日陵夷也。袁表后序言，第十卷录载手检图二十一部，而卷中止复论十二经脉，奇经八脉，三部二十四脉，无手检图。高保衡劄子言，俗本有二：其一，分第五卷为上下卷；其一，入隋巢元方时行病原一卷为第十卷，意者本经第十卷手检图已亡，后世据所见，或分第五卷，或入元方书，以足十卷之数欤？若是，则今之第十卷，亦高保衡所改定，非本经原文也。萩原朱君世藏此书，沈南昌重刻行世，移卷首徐中行书附之后序之左，以从时世：并于十卷录下，删夹注十二行，以注意见后序中，不应复列也。若夫是书之精微博大，足以发轩岐之奥窔，通天地之门户，则四刻各家具言之，学者可得其要领矣。

阳湖恽敬子居撰

# 重校《脉经》序

昔程明道先生曰：“人子事亲，学医最是大事。今人视父母疾，一任医者之手，岂不害事！必须识医药之道理，别病如何?药当如何，故可任医也。如自己曾学，今医者说道理，便自见得；或已有所有，亦要说与他商量”。此即先生格致之意也。炽尝读之，而知先君荫斋公之注释《济阴纲目》，家叔海舫公之蒐讨《脉经》者，有由来矣。夫《济阴纲目》，明武叔卿先生之编辑，未梓而没于世者也。《脉经真本》，晋王叔和先生之手著，七刻而失其真者也。丙辰岁，锡三姚君与家海舫叔商定，续刊《济阴纲目》。命炽任雠校。兹既讫其事矣。海舫叔又出朱葰原先生重刊《脉经真本》，鸠工付梓，欲广其传。复命炽细加考证。炽素不知医。而有母在堂，调摄攸关，不得不稍事涉猎，为事亲之一助。奈赋质迟钝，朝夕钻研，迄未有得。兹承叔父命，不敢固辞。因就原本，遍览详核。信者仍之；疑者阙之。管窥蠡测，未知有当否耶？世有博雅君子，倘匡其所不逮，不惟炽之大幸，抑亦是书之大幸也夫。

时咸丰七年丁已秋七月既望泾阳张尔炽辅清谨识

# 《脉经》跋

西晋王叔和，取素难以下诸家论脉之文，分类编次，为《脉经》十卷。宋林亿称其："若网在纲，有条不紊，使人占外以知内，视死而别生"。可谓推崇之至矣。而西昌喻氏，则谓："于汇脉之中，间一汇证，不赅，不贯"。抑知形有盛衰，邪有微甚。一证恒兼数脉，一脉恒兼数证。故论证不论脉，不备；论脉不论证，不明。王氏汇而编之，深得古人微旨。又西晋时，去古未远，所据医书皆与今本不同。如第七卷云："伤寒一、二日至四、五日厥者，必发热。前厥者，后必热"。今《伤寒论》，误作"前热者，后必厥"。按厥阴之病，乃阳陷入阴，而非有阴无阳。今虽郁极而厥，然阳邪外达，将必复为发热也。故下文即云："厥深者热亦深，厥微者热亦微"。"厥热"二字，误为颠倒，则非其义矣。第七卷又云："脉浮而紧。浮则为风，紧则为寒。风则伤卫，寒则伤营。营卫俱病，骨节烦疼，可发其汗。宜麻黄汤"。今《伤寒论》脱"宜麻黄汤"四字。致后人误解为大青龙证。按大青龙汤，用麻黄以解表，石膏以清里，本为外伤风寒，而内伏暍热者设。此条但言风寒，而无烦躁之内热，其非大青龙证，明矣。第八卷云："寸口脉迟而缓，迟则为寒，缓则为虚。营缓则为亡血，卫迟则为中风"。今《金匮要略》，"卫迟"误作"卫缓"。按缓与迟相类，而实不同。迟以至数言，缓以脉形言。故《伤寒论》又云："阴脉浮大而濡，阳脉浮大而濡，阴脉与阳脉同等者，名曰缓也"。"营缓则为亡血"，申明"缓则为虚"。"卫迟则为中风"，申明"迟则为寒"。古书虽一字，不容擅易如此。第八卷又云："趺阳脉当伏。今反数，本自有热。消渴小便数，今反不利，此欲作水"。今《金匮要略》，"消渴"误作“消谷”。按消渴而小便不利，则所饮之水，无从下泄。势必外走于皮肤分肉之间，而为水证。若云“消谷”，何以决其为水耶？他如第二卷云：“圣人图设沟渠，通利水道，以备不虞”。今《难经》“不虞”误作“不然”。第六卷云：“足阳明之脉，下循鼻外，上入齿中”。今《灵枢》，“入上”二字误倒。又云：“其支者，下膝三寸而别”。今《灵枢》，“膝”误作“廉”。又云：“足少阳之脉，循足跗上出小指次指之端。”今《灵枢》误作“入小指次指之间”。第七卷云：“汗出而热留者，寿可立而倾也”。今《素问》误作“病而留者”。《甲乙经》又误作“热而留者”。推寻文义，当以《脉经》为正。第五卷引张仲景论脉二条，在《伤寒论·平脉篇》中，可证此篇为仲景原文。又引扁鹊脉法，并不见于《难经》，而书中引《难经》之文，又不称“扁鹊曰”，可见《难经》，不知何人所作，《新唐书》属之秦越人者，妄也。医家不知考古，往往舍本逐末，此本由叔和裒集而成。今去叔和又千余载，古书日渐散佚，赖是以略存梗概。洵为医林中不可多得之书。明有吴勉学校本，刊入医统正脉，多脱误不可读。惟袁景从校本，稍为完善。然或以意删改，弥失本真。此书不著录于四库。恐其久而遂亡。故汇集诸书，重为校正付梓，以广其传。其无古书可证者，虽有谬误，因而不革。不敢以一知半解，窥测古人也。

道光辛丑重五金山钱熙祚识

# 《脉经》书后

晋太医令王叔和著《脉经》十卷，考《隋书·经籍志》及《唐志》所载，并同。宋高阳生撰《脉诀》，伪托叔和书。世之业医者，便于习诵。《脉经》遂无有究心者。铉家旧藏钞写本一册，亥豕难读，不知何人手校。戊戌岁，借阅毛君生甫家元泰定本，卷帙不全，字句亦多舛错。从第次欧，曾购得明刻本二；一，袁氏表校本，卷末识童文举复校重梓。与铉所藏写本，互有不同。一，赵府居敬堂刊本，脱伪尤多，就中显误者易之，其有异同处，存疑加案语一二。按是书宋熙宁初林亿等奉敕校正刊行。嘉定间陈孔硕又校刊之。元泰定四年，柳赟谢缙翁校刊于宗濂书院，略加辨正。注中有“一作某字”。及“疑有阙误”等，似不尽林亿原文，而无可区别。袁氏书后云：“以所旧闻，间为补注。”亦未有标识。今据泰定居敬本所无者，为袁氏补注，而别以“袁校”“袁氏”云云。不没前哲苦心，而古书真面目，亦不至失而愈远矣。王君荆门秦子易甫诸子奉之，悉心校勘，并考证《内经》、《难经》、《伤寒》、《金匮》诸书，以订其伪，不可谓非叔和功臣矣。至《脉诀》鄙浅纰缪，自宋朱考亭先生论定后，屡为诸家攻驳。元戴启宗作《刊误》二卷，明李濒湖复出《脉学》一书，自是以来，《脉诀》遂废，医学廓清。独《脉经》刻本，世少流传。铉学识浅陋，不能测其渊微。乃既赖诸君考覈之勤，不敢秘诸箧笥，爰付剞劂氏。后之好学深思之士，或得古人妙用，不爽毫厘，则是刻不为无补尔。

道光二十三年癸卯五月嘉定后学黄铉子仁氏谨跋

# 重刻《脉经》序

昔在黄帝通天地之至数，合人形气血，分以三部，察以九候，别以七诊，必先知经脉。经脉者，十二经自然之脉也。十二经皆有动脉而独取寸口，自秦越人。然考《素问·玉版论》云：“行奇恒之法，以太阴始”。盖气口成寸，以决死生，当于此而求之。其法盖出于黄帝以前，非秦越人所创也。古诊法不传，汉张仲景《伤寒论》篇，犹详辨趺阳，少阴之脉。论者谓危急之病，脉不见寸口者，可以吉法通之。而在平时，则不如以关脉为趺阳，尺脉为少阴之为愈。则越人所定，固千古不易之大数矣。素、难诸书，文义古奥，读者难之。越人《脉经》，久不行世。西晋王叔和出，纂述岐伯，华佗等论脉要诀，叙阴阳表里，辨三部九候，分人迎气口神门，条十二经、二十四气、奇经八脉、五脏、六府、三焦，四时之病，凡九十七篇，成《脉经》十卷。医家宗之，尊为一经。宋熙宁中，命林亿等校正刊行。迨其后高阳生，撰造《脉诀》，嫁名叔和，鄙俚肤陋，俗工便焉。其间如七表八里九道之非，动阳弦阴之误，二十四种脉，增“长”“短”而去“数”“散”之舛。滑伯仁诸公，皆尝辨之。而赝编既显，真本转微。奉者方珍为秘书，攻者并因而集矢。流传辗转，愈晦愈蚀。元明以来，此书之存，不绝如线矣！夫医之治病，犹人之治水也。水周流于天地，脉传注于人身，而要必有其会归之处。江汉旁出为沱潜，沱潜旁导于他水，而其汇流也，以江汉为归。经脉从中焦注手太阴，阳明。阳明注足阳明、太阴。以达于足少阳、厥阴。而其还注也，以手太阴为归。不察其流，无以辨也；不会其原，无以统也。轩岐之书如《禹贡》，王氏之书如桑郦之《水经》。读《水经》知《禹贡》水道之端委；读

《脉经》知《内经》脉法之精微。世医因讹袭谬，习歌括数十条，诩诩然自以为知脉。而其矫为高论者，则执“上工望而知之，中工问而知之，下工脉而知之”之说。于是弦芤代伏之异说，或为二十四脉，或为二十七脉，则又难更仆数者矣。高阳生按《脉经》而为《脉诀》，初亦不敢异经。其后鲁鱼亥豕，遂至阴阳颠倒，讹误不少。若非取本经，起而正之，其遗害岂有穷乎？若夫脉家之说，亦有过者。分浮中沉，足矣，乃更分为五；分尺关寸，足矣，乃言及尺关，关寸之界。每人各异其脉，乃分为春弦夏洪；每脏各异其脉，乃分为日中、平旦。此皆过于求精细，而反泥者也。痰涎之症，当识其地，火毒之症，当辨其路。伤寒者，传尸，阴阳易之虫症，诗所谓“蕴隆虫虫”者也。乃仅称热病。痘疹者，流注天蛊之虫症，诗所谓“蟊贼蟊疾”者也。乃仅称疮疥。人非脏裂肠断，无不可医。乃列不治之症太多。此皆过求穿凿，而反疏者也。然自神农以来，医圣医仙之脉论，叔和悉集而为书。又自加体验，察万人之脉，觇其同异得失，久则习伏众神，遂臻神悟。投其所向，鲜有过差。可谓集脉象之成者矣。虽时异世变，总不能出其范围。秋奕僚丸，稽琴阮啸，一艺通神，皆足千古。况脉其大者哉！是书首宗黄岐，附以诸贤，参以己意。称之曰经，不为僭矣。孔子曰：“人而无恒，不可以作巫医”。后世称巫为佛，称医为仙。至与儒宗礼乐，鼎足而称三教。祠庙赫奕积久弥尊。世之择术者，可以知所处矣。

道光己酉年孟夏月奉新寄沈廖积性撰

# 重刊《脉经》序

甚哉！医道之难也。非医道之难，医道而精于切脉者为难。盖人禀天地之气以生，有阴阳表里之殊，三部九候之辨，人迎气口神门之分。十二经脉，二十四气参变无穷。证候百端。医者占外而知内，视死而别生，非资于指下，则无能为役矣。西晋王叔和先生著《脉经》十卷，条贯详明，会归指下。真切脉之经旨也。迨后五代高阳生阴坏盗名之心，思为欺世之举。剽窃《脉经》为《脉诀》歌。又恐己见不足以服众也，仍标叔和之名。刘九宾从而和之。于是后世学者，群奉为玉律金科。遂至《脉诀》传，而《脉经》晦。柯性庸钝。自解句读以来即爱轩歧之道。尝读《脉诀》，见其文理多谬，意不相联。尝于广坐中，质之业斯道者，大都莫解，佥曰："此叔和之未尽善也。"时先荫斋兄在旁，犹慨然曰："冤哉！叔和。夫叔和自有《脉经》在焉。惜汝未之见耳，近闻川东道菽原朱君，重梓予西蜀官署。若得购而观之，则碔砆不得混玉矣。"后族叔百川公自蜀携书归。柯即披而读之。盖本黄帝岐伯扁鹊经以及张氏《伤寒论》，而荟萃以出之者也。意旨精微，仍复了然心目。与俗所传《脉诀》者，悬若霄壤。柯喜不自胜，以为是书出，而拯瘥疲于荏席之上，使斯民咸登仁寿者，非宗君其谁与归！奈功粗竣，而朱君解任去，以故印刷不广，近闻板又失散。嗟夫！是编断而续，续而断，凡七刻矣。而叔和先生济世之苦衷，终不能大白于天下，几有无可如何之叹焉！柯年近古稀，无功于世，幸家藏《脉经真本》，若不公诸世，则获罪滋甚。是以勉力竭资，付之剞劂，俾后之学者，免惑于他歧，一切疾疢，庶得归于正治矣。至经中间有疑字，不敢辄改，谨识于巅，以俟高明裁之，后来者幸有以教我！

咸丰六年十一月二十五日海舫张柯谨序

# 据校本

一、《脉经》

1. 宋何大任原本，清杨守敬校订本
2. 元广勤堂刊本
3. 明缪希雍本
4. 清道光朱锡谷原刊真本
5. 清道光钱熙祚校订本
6. 清道光黄铉校订本
7. 清道光廖积性本
8. 清咸丰张柯重刊真本
9. 清光绪周学海本
10. 《脉经校释》. 福建市人民医院，人民卫生出版社

二、《灵枢经》

1. 人民卫生出版社印刘衡如校勘本
2. 《黄帝内经灵枢校释》. 山东中医学院等，人民卫生出版社

三、《素问》

1. 人民卫生出版社1963年校勘排印本
2. 《黄帝内经素问》唐·王冰注，商务印书馆印
3. 《黄帝内经素问校释》. 山东中医学院等，人民卫生出版社

四、《难经》

1. 《古本难经阐注》清·丁锦注，上海科学技术出版社
2. 《难经本义》元·滑寿著，人民卫生出版社
3. 《难经校释》南京中医学院，人民卫生出版社

五、《伤寒论》

1.《注解伤寒论》人民卫生出版社印

2.《影印宋本伤寒论》上海中华书局发行

六、《金匮要略》

1.《金匮要略心典》清·尤在泾注．上海人民出版社

2.《金匮翼》清·尤在泾著．上海文瑞楼印

七、《千金方》

1.《千金要方》唐·孙思邈著，上海久敬斋书庄印

2.《千金翼方》唐·孙思邈著，人民卫生出版社印

八、《类经》

1.《类经》明·张介宾编．人民卫生出版社印

# 引用及参考书目


1. 《黄帝内经灵枢注证发微》明·马元台. 人民卫生出版社
2. 《黄帝内经灵枢集注》清·张隐菴注. 上海卫生出版社
3. 《黄帝内经太素》隋·杨上善撰注. 人民卫生出版社
4. 《黄帝内经素问》唐·王冰注. 人民卫生出版社
5. 《难经本义》元·滑寿著. 人民卫生出版社
6. 《古文难经阐注》清·丁锦注. 上海科学技术出版社
7. 《难经经释》清·徐灵胎. 上海锦文堂印
8. 《伤寒来苏集》清·柯琴编撰. 上海科学技术出版社
9. 《医宗金鉴》清·吴谦著. 人民卫生出版社
10. 《金匮要略心典》清·尤在泾注. 上海人民出版社
11. 《医门法律》清·喻嘉言著. 上海扫叶山房印
12. 《金匮要略浅注》清·陈修园著. 科技卫生出版社
13. 《金匮翼》清·尤在泾著. 上海文瑞楼印
14. 《说文解字》汉·许慎. 中华书局影印
15. 《康熙字典》清·张玉书等. 同文书局原版
16. 《辞源》. 商务印书馆
17. 《辞海》. 中华书局
18. 《中国医学大辞典》谢观. 商务印书馆
19. 《中华字海》. 中华书局